脑积水分流术并发症
预防、确诊与管理

Complications of CSF Shunting in Hydrocephalus
Prevention，Identification，and Management

主　编　Concezio Di Rocco[意]

　　　　Mehmet Turgut[土]

　　　　George Jallo[美]

　　　　Juan F. Martínez-Lage[西]

主　译　胡　锦　毛　颖

副主译　张玉琪　鲍　南

上海科学技术出版社

图书在版编目（ＣＩＰ）数据

脑积水分流术并发症预防、确诊与管理 ／（意）康塞齐奥·迪罗科等主编；胡锦，毛颖主译. -- 上海 ：上海科学技术出版社，2020.5
ISBN 978-7-5478-4772-5

Ⅰ. ①脑… Ⅱ. ①康… ②胡… ③毛… Ⅲ. ①脑积水－分流术－并发症－研究 Ⅳ. ①R742.7

中国版本图书馆CIP数据核字(2020)第020697号

Translation from the English language edition:
Complications of CSF Shunting in Hydrocephalus
Prevention, Identification, and Management
edited by Concezio Di Rocco, Dr. Mehmet Turgut,
George Jallo and Dr. Juan F. Martínez-Lage
Copyright © Springer International Publishing Switzerland 2015
This Springer imprint is published by Springer Nature
The registered company is Springer International Publishing AG
All Rights Reserved

上海市版权局著作权合同登记号　图字：09 - 2017 - 1008 号

脑积水分流术并发症预防、确诊与管理
主　编　Concezio Di Rocco［意］
　　　　Mehmet Turgut［土］
　　　　George Jallo［美］
　　　　Juan F. Martínez-Lage［西］
主　译　胡　锦　毛　颖
副主译　张玉琪　鲍　南

上海世纪出版（集团）有限公司
上海 科 学 技 术 出 版 社　出版、发行
（上海钦州南路 71 号　邮政编码 200235　www.sstp.cn）
上海盛通时代印刷有限公司印刷
开本 787×1092　1/16　印张 18　插页 4
字数：350 千字
2020 年 5 月第 1 版　2020 年 5 月第 1 次印刷
ISBN 978 - 7 - 5478 - 4772 - 5/R · 2010
定价：168.00 元

本书如有缺页、错装或坏损等严重质量问题，
请向工厂联系调换

内容提要

　　本书由国际神经外科领域著名专家编写，对脑积水分流术和神经内镜检查的并发症作了深入描述，也讨论预防和管理的方法，涵盖几乎所有与脑积水分流术有关的并发症，覆盖面广。本书不仅引用最新的相关文献，同时结合个人经验和观点，对现有情况进行描述，更对脑积水并发症相关领域研究的未来进展进行展望。该书层次简明而合理，内容全面而周详，适合神经外科、神经内科、儿科（神经病学）、放射科、急诊科医师学习使用。

译者名单

主　译　胡　锦　毛　颖

副主译　张玉琪　鲍　南

参译者（按姓氏笔画排序）

王镛斐　毛　颖　史之峰　朱侗明

汤海亮　孙一睿　寿雪飞　花　纬

杜倬婴　李智奇　吴　惺　吴雪海

沈　明　张玉琪　张　荣　张　新

陈　功　陈峻叡　郑　康　郑佳俊

赵剑澜　赵　麟　胡　锦　秦智勇

袁　强　顾宇翔　倪　伟　谢　嵘

虞　剑　鲍　南　潘之光

编者名单

主编

Concezio Di Rocco
Pediatric Neurosurgery
Catholic University Medical School
Rome，Italy

Mehmet Turgut
Department of Neurosurgery
Adnan Menderes University School
of Medicine
Aydın，Turkey

George Jallo
Division of Pediatric Neurosurgery

Johns Hopkins Hospital
Baltimore，MD
USA

Juan F. Martínez-Lage
Regional Service of Neurosurgery and
Unit of Pediatric Neurosurgery
Virgen de la Arrixaca University
Hospital
Murcia，Spain

编者

Edward S. Ahn，MD
Division of Pediatric Neurosurgery, The Johns Hopkins Hospital，Baltimore，MD，USA

Ali Akhaddar，MD
Department of Neurosurgery, Avicenne Military Hospital of Marrakech，University of Mohammed V Souissi，Rabat，Morocco

María-José Almagro，MD
Pediatric Neurosurgery Section and Regional Service of Neurosurgery，Virgen de la Arrixaca University Hospital，El Palmar，Murcia，Spain

Eduardo Aran-Echabe，MD
Department of Surgery（Neurosurgery），Univer-

sity of Santiago de Compostela，Santiago de Compostela，Spain Neurosurgical Service，Clinic Hospital of Santiago de Compostela，Santiago de Compostela，Spain

David A. Chesler，MD，PhD
Division of Pediatric Neurosurgery，The Johns Hopkins Hospital，Baltimore，MD，USA

Ernesto Domenech，MD
Section of Pediatric Radiology，Service of Diagnostic Radiology，Virgen de la Arrixaca University Hospital，El Palmar，Murcia，Spain

Concezio Di Rocco，MD
Pediatric Neurosurgery，Institute of Neurosurgery，

Catholic University Medical School，Rome，Italy
Pediatric Neurosurgery，International Neuroscience Institute，Hannover，Germany

Federico Di Rocco，MD，PhD
Pediatric Neurosurgery，Necker Hospital，Paris，France

Fatih Erdi，MD
Department of Neurosurgery，Necmettin Erbakan University，Meram Faculty of Medicine，Konya，Akyokus/Meram，Turkey

Yoshua Esquenazi，MD
Departments of Neurosurgery and Pediatric Surgery，Children's Memorial Hermann Hospital，and Mischer Neuroscience Institute，University of Texas Health Science Center at Houston，Houston，TX，USA

Carmen María Fernández-Hernández，MD
Section of Pediatric Radiology，Service of Diagnostic Radiology，Virgen de la Arrixaca University Hospital，El Palmar，Murcia，Spain

Paolo Frassanito，MD
Pediatric Neurosurgery，Institute of Neurosurgery，Catholic University Medical School，Rome，Italy

Marcelo Galarza，MD，MSc
Regional Department of Neurosurgery，"Virgen de la Arrixaca" University Hospital，Murcia，Spain Regional Service of Neurosurgery，Hospital Universitario Virgen de la Arrixaca，El Palmar，Murcia，Spain

Miguel Gelabert-González，MD
Department of Surgery（Neurosurgery），University of Santiago de Compostela，Santiago de Compostela，Spain Neurosurgical Service，Clinic Hospital of Santiago de Compostela，Santiago de Compostela，Spain

Ethem Taner Göksu，MD
Department of Neurosurgery，Akdeniz University Faculty of Medicine，Antalya，Turkey

José Hinojosa，MD
Pediatric Neurosurgical Unit，Hospital Universita-

rio 12 de Octubre，Madrid，Spain

Jamie B. Hoffberger，MD
Department of Neurosurgery，The Johns Hopkins University School of Medicine，Baltimore，MD，USA

George M. Ibrahim，MD
Division of Neurosurgery，Department of Surgery，Hospital for Sick Children，Toronto，ON，Canada

George I. Jallo，MD
Division of Pediatric Neurosurgery，The Johns Hopkins Hospital，Baltimore，MD，USA

Ignacio Jusué-Torres，MD
Department of Neurosurgery，The Johns Hopkins University School of Medicine，Baltimore，MD，USA

Erdal Kalkan，MD
Department of Neurosurgery，Necmettin Erbakan University，Meram Faculty of Medicine，Konya，Akyokus/Meram，Turkey

Bülent Kaya，MD
Department of Neurosurgery，Necmettin Erbakan University，Meram Faculty of Medicine，Konya，Akyokus/Meram，Turkey

Mehmet Saim Kazan，MD
Department of Neurosurgery，Akdeniz University Faculty of Medicine，Antalya，Turkey

Rizwan A. Khan，MD，MS，MCh
Department of Pediatric Surgery，JNMC，AMU，Aligarh，India

Abhaya V. Kulkarni，MD，PhD，FRCSC
Division of Neurosurgery，Department of Surgery，Hospital for Sick Children，Toronto，ON，Canada

Antonio L. López-Guerrero，MD
Pediatric Neurosurgery Section and Regional Service of Neurosurgery，Virgen de la Arrixaca University Hospital，El Palmar，Murcia，Spain

Bernard Trench Lyngdoh, MD
Department of Neurosurgery, Woodland Hospital, Shillong, Meghalaya, India

Patricia Martínez, MD
Department of Thoracic Surgery, "Virgen de la Arrixaca" University Hospital, Murcia, Spain

Juan F. Martínez-Lage, MD
Pediatric Neurosurgery Section and Regional Service of Neurosurgery, Virgen de la Arrixaca University Hospital, El Palmar, Murcia, Spain

Luca Massimi, MD, PhD
Pediatric Neurosurgery, A. Gemelli Hospital, Institute of Neurosurgery, Catholic University Medical School, Rome, Italy

Jogi V. Pattisapu, MD, FAAP, FACS, FAANS (L)
Pediatric Neurosurgery, University of Central Florida, College of Medicine, Orlando, FL, USA

Miguel Angel Pérez-Espejo, MD
Pediatric Neurosurgery Section and Regional Service of Neurosurgery, Virgen de la Arrixaca University Hospital, El Palmar, Murcia, Spain

María Antonia Poca, MD, PhD
Department of Neurosurgery and Neurotraumatology Research Unit, Vall d'Hebron University Hospital and Vall d'Hebron Research Institute, Universitat Autònoma de Barcelona, Barcelona, Spain

Ian Pople, MD
Department of Neurosurgery, North Bristol NHS Trust, Bristol, UK

Daniele Rigamonti, MD
Department of Neurosurgery, The Johns Hopkins University School of Medicine, Baltimore, MD, USA

Juan Sahuquillo, MD, PhD
Department of Neurosurgery and Neurotraumatology Research Unit, Vall d'Hebron University Hospital and Vall d'Hebron Research Institute, Universitat Autònoma de Barcelona, Barcelona, Spain

David I. Sandberg, MD
Departments of Neurosurgery and Pediatric Surgery, Children's Memorial Hermann Hospital, and Mischer Neuroscience Institute, University of Texas Health Science Center at Houston, Houston, TX, USA

Ramón Serramito-García, MD
Department of Surgery (Neurosurgery), University of Santiago de Compostela, Santiago de Compostela, Spain Neurosurgical Service, Clinic Hospital of Santiago de Compostela, Santiago de Compostela, Spain

Cristina Serrano, MD
Section of Pediatric Radiology, Service of Diagnostic Radiology, Virgen de la Arrixaca University Hospital, El Palmar, Murcia, Spain

Spyros Sgouros, MD
Department of Neurosurgery, "Mitera" Childrens Hospital, Athens, Greece Department of Neurosurgery, University of Athens, Athens, Greece

William Singleton, MD
Department of Neurosurgery, North Bristol NHS Trust, Bristol, UK

Kevin Tsang, MD
Department of Neurosurgery, North Bristol NHS Trust, Bristol, UK

Vasilios Tsitouras, MD
Department of Neurosurgery, "Mitera" Childrens Hospital, Athens, Greece

Ahmet Tuncay Turgut, MD
Department of Radiology, Ankara Training and Research Hospital, Ankara, Turkey

Mehmet Turgut, MD, PhD
Department of Neurosurgery, Adnan Menderes University School of Medicine, Aydın, Turkey

Joanna Y. Wang
Division of Pediatric Neurosurgery, The Johns Hopkins Hospital, Baltimore, MD, USA

3

中文版序

　　脑积水是中枢神经系统的常见病、多发病，它具有既复杂又简单的特点。复杂系指它的病因"五花八门"，如多见于儿童的先天性脑积水；后天性或获得性脑积水则可继发于炎症、外伤、血管性和肿瘤等病变；如按颅内压力分，脑积水可有高压性、常压性和低压性，甚至负压性。但是，脑积水的治疗却相对简单和直观，即把颅内压力调整到正常范围，可借分流导管系统或脑室造瘘术。20世纪50～70年代，因受条件限制，脑积水的外科治疗多采取脑室-枕大池分流术（Torkildson术），即用塑料管或小儿导尿管，把侧脑室脑脊液（CSF）引流到枕大池内。有时，甚至进行脑室-乳突分流术，术后脑积水症状缓解，但CSF会从患者鼻腔流出。可见上述手术虽然有一定作用，但是并发症发生率很高。后来经神经外科医生与工程技术人员的共同努力，研制出各种具有固定"高、中、低"压力阀的分流装置，以适用于不同颅内压增高的脑积水患者，取得了一定疗效。可是，临床实践中又发现，术前难以准确预测患者的颅内压，加之患者的体位改变会影响CSF流动，为此又研制出可调控压力分流管、抗虹吸分流管。经过半个多世纪的努力，CSF分流装置设备的制作日益精良。可令人遗憾的是，术后并发症虽然较过去减少，但仍像影子一样伴随。在一些报道中，科室近半数手术与脑积水分流术有关，其中不少与并发症有关。事实上，脑积水分流术的并发症，大多数是可预防的。因此，如何提高临床神经外科医生对这些并发症的认识和预防，以及一旦发生后的正确处置，是我们面临的挑战。

　　目前，关于脑积水分流术后并发症的描述多见于一些医学杂志文献和神经外科专著的某些章节，鲜有以脑积水分流术并发症为主题的专著。德国汉纳威天主教大学医学院神经外科研究所的小儿专家Conezio Di Rocco教授组织来自46个国家的专家，编写了这本 *Complications of CSF Shunting in Hydrocephalus Prevention，Identification，and Management*。全书共 24 章，图文并茂，涵盖脑积水分流术并发症的方方面面，既有文献最新进展的内容，又有作者的个人经验。为了及时向国内同仁介绍，在贝朗公司支持下，复旦大学附属华山医院神经外科胡锦教授组织国内同仁，利用繁忙的日常工作间隙，翻译全书。我相信，该书的出版，将有利于提高我国神经外科脑积水的诊治水平，造福广大患者及其家属。

中国工程院院士
复旦大学神经外科研究所所长
复旦大学附属华山医院神经外科主任
上海神经外科临床医学中心主任

周良辅

2020 年 1 月

中文版前言

    脑积水是每一个神经外科医生都会遇到的神经外科常见疾病。改革开放以来，随着神经外科在我国县市级医院得到建立，CT已普及到县甚至镇一级医院，各种类型的分流管也得以引进和使用，绝大多数的神经外科医生已经把脑积水分流手术看成是神经外科危险性最小、操作最容易的手术了。诚然，神经外科医生救治了大量脑积水患者，不仅挽救了患者的生命，而且也改善了大多数患者的生活质量。但是脑积水手术带来的并发症逐年增多，医疗差错和医疗纠纷层出不穷。最常见的原因莫过于分流手术没有带来预想的效果，还有感染、出血、分流管堵塞等一系列并发症，严重者甚至死亡，不仅给患者及家人带来无限的痛苦，也给神经外科医生带来了极大的困惑和苦恼。究其原因，是我们对脑积水发病原因的病理生理学机制没有搞清楚，分流手术对患者病情的改善及预后没有被充分地考虑，尤其欠缺的是我们对脑积水患者在植入分流装置以后缺乏一系列的随访。因此，到患者出现并发症时才匆忙应对，教训十分深刻。

    十年前，周良辅院士在我们复旦大学附属华山医院神经外科创伤中心查房时发现一例多次进行脑室-腹腔分流术（VP分流术）由外院转入的外伤性脑积水患者。他亲自给患者查体，测颅内压，第一次在病房诊断出患者是外伤性低颅压，而且还是负压性脑积水，他亲自指导患者的系统治疗，终于使患者得到康复。随后，他又在国内多个重要的学术会议上详细和系统地介绍了低颅压性、负压性脑积水的诊断和治疗原则，要求我们创伤中心重视脑积水的基础和临床研究，对脑积水患者的手术治疗要慎之又慎。在他的严格要求下，我们系统地加强了脑积水患者术前和术后的管理制度，避免了许多医疗差错和事故，同时也强化了我们对脑积水复杂性的认识，提高了我们的医疗水平。但是，临床上仍然有许多复杂性脑积水及其相关并发症需要我们应对。目前国内还没有一本详细介绍有关脑积水及其神经外科治疗和管理的参考书，国外相关专著也鲜见。功夫不负有心人，在德国贝朗公司的支持下，查找到由 Springer 公司出版的 *Complications of CSF Shunting in Hydrocephalus Prevention，Identification，and Management*，让我们喜出望外。遂组织复旦大学附属华山医院的神经外科医生一起翻译。

本书由意大利的 Concezio Di Rocco、土耳其的 Mehmet Turgut、美国的 George Jallo 和西班牙的 Juan F. Martinenz-Lage 四位神经外科专家主编，参编者来自欧洲、美洲、亚洲、非洲许多国家的神经外科医生。全书分 3 个部分，24 个章节，系统地介绍脑积水的发病原因、流行病学、社会和疾病负担与生活质量，分流术的历史发展、分类及并发症，分流系统的研发原理及返修，各种原因脑积水的诊断、治疗和预防，侧重阐述了各种脑脊液分流术的利弊及并发症的处理，还增加了近十年来神经内镜治疗脑积水的经验和教训。我们在翻译中也发现，由于各个章节的作者来自不同的国家，写作方式存在很大差异，很多章节内容雷同甚至重复，但毕竟是各位专家个人及所在医院经验的总结。给我们印象深刻的是，所有患者的资料都保存完整，随访资料非常详细，尤其是将对手术适应证的把握及医源性损害都毫无保留地呈现出来，提高了我们对手术无加害原则的理解。

参与翻译此书的绝大多数人员是我们医院科室从事临床一线的神经外科医生，平时工作繁忙，时间有限，书中难免存在不足之处，希望读者能够谅解并指正。在本书的翻译过程中，为了加强对婴幼儿脑积水的理解和认识，特别邀请了两位著名的小儿神经外科专家参加本书的翻译，他们是清华大学附属玉泉医院的张玉琪教授和上海交通大学附属儿童医学中心的鲍南教授，在此深表敬意。希望本书对神经内外科医生、放射科医生、急诊科医生、小儿科医生乃至患者及家人都有参考价值。

非常感谢中国工程院周良辅院士始终关注本书的翻译进度,并且亲自为本书作序,感谢贝朗公司的王昕先生、文毅先生在翻译过程中的热情帮助,感谢所有参译的同事,还有复旦大学附属华山医院虹桥院区 ICU 的全体医生作为第一批读者对清样的修改,特别感谢上海科学技术出版社认真仔细的校对及编辑。没有他们的帮助,本书不可能出版。

由衷地希望从事脑积水诊断和治疗的神经外科医生能够系统地阅读此书,从国外专家的经验和教训中获得知识及警醒,提高自身的业务水平,最终惠及我们的患者。

胡 锦 毛 颖

2020 年 3 月

英文版前言

对脑积水的处理无疑已成为全球神经外科医师的日常工作。该症状不仅存在于婴儿,还可发生于生命的各个阶段。脑积水是一个由多重因素造成的先天性或获得性终末状态。对于脑积水发展的病因解释可谓百家争鸣,各抒己见;对于脑积水最适管理方式的探讨是最为激烈的。如今普遍认为脑积水的发病率正在下降,这一观点可能在儿童脑积水患者中得以确证,但是相反地,获得性脑积水的发生率似乎逐渐增长,如同步发生的脑出血后脑积水。但是,我们对脑积水严重程度的重视似乎普遍不足。

当助理教授 Mehmet Turgut 提出撰写一本关于"脑脊液分流术并发症"的图书时,很显然,他已真正并及时地将目前文献中层出不穷的与脑积水治疗有关的不良事件纳入了考虑。同时,他在思考内容设置时也考虑到了神经内镜技术使用的增加,并讨论与之相关的并发症。

本书侧重于阐述脑积水分流术或神经内镜术可能带来的并发症,同时也讨论其处理,以及更重要的内容——预防。我们十分赞同这样一句俗话:"无分流即是最好的分流",同时,我们也赞同一个观点,即许多并发症虽无法避免,却通常可以预防。充分了解其并发机制(包括脑脊液分流术后感染等)毫无疑问会降低并发症的发生率。对机械性并发症机制的了解也同样重要。然后,即使人们对脑脊液过度引流综合征及其管理已足够重视,但如何积极采取有效措施预防其发生仍尚未起步。不论从解剖学还是从生理学角度,正在发育中的大脑与成人大脑是不同的,这将影响随之为其制订的最适治疗决策。目前尚未出现完全符合婴儿及成人需求的脑脊液分流阀。

避免脑积水分流术并发症的首要原则是确立脑积水早期治疗的适应证。备用方法,如内镜治疗或清除阻塞团块,必须从一开始就考虑。特定阀相较于其他阀的优势从未被科学地考证，专家们一般会偏爱其自己的选择，他们大多数会选择自己熟悉的或部门习惯使用的装置。此外，为了预防并发症，医师需要特别注意分流阀的置入、更换过程，即使这些过程不是那么关键。

过去的 20 年，将神经内镜技术用于管理脑积水引起了很多争议，关于适应证、年龄、结局或操作，本书都会逐一讨论。

考虑了这些问题后，我们组织多位专家共同执笔编写本书。全书共分为 24 个专题，由欧洲、美洲、亚洲和非洲多个国家的 46 位专家撰写。书中引用了不断更新的脑积水并发症的相关文献，同时结合部分作者的个人观点，重点介绍脑脊液分流术和神经内镜检查并发症的诊断、治疗和预防。不可避免地，书中某些内容会重复，但可能更便于读者查询相关专题。编者希望本书对神经外科医师、神经外科的患者、神经内科医师、儿科医师、儿科神经病学专家、放射科医师和急诊科医师存在价值。

最后，我们要感谢 Springer 公司和 Springer 的工作人员 Gabriele Schröder，Antonia von SaintPaul，Sushil Kumar，Meena 女士，特别要感谢 Rosemarie C. Unger（项目协调员）的努力与合作，感谢他们的耐心和在本书出版中给予宝贵的建议。我们也要感谢我们家属的支持和宽容。最后，同样重要的是，感谢我们的患者及其家属给予了我们信心和爱护，并原谅我们在医护过程中某些不可避免的"误伤"，这些都给予了我们有关脑脊液分流术并发症的经验，并促使我们开展对其管理和预防的研究。

Rome，Italy   **Concezio Di Rocco，MD**

Aydın，Turkey   **Mehmet Turgut，MD，PhD**

Baltimore，MD，USA   **George I. Jallo，MD**

Murcia，Spain   **Juan F. Martínez-Lage，MD**

目　录

第 2 部分　鞘外脑脊液分流术并发症
Complications of Extrathecal CSF Shunts

第 3 部分　内镜治疗(鞘内分流)的并发症
Complications of Intrathecal Shunts-Endoscopic Treatment

19 脑脊液分流术并发症的流行病学进展、手术失败及其并发症

24 远期手术失效 ··· 258
Late failure

第 1 部分

概　　述

Introduction

病因、发病率、社会和经济损失与生活质量

General Introduction: Why They Exist, Incidence, Social and Economic Costs, and Quality of Life

1

George M. Ibrahim and Abhaya V. Kulkarni
林久銮　张玉琪　译

引　言

　　脑脊液（cerebrospinal fluid，CSF）分流术是世界范围内最常见的神经外科治疗措施。大部分的分流方法是进行脑室-腹腔分流（ventriculoperitoneal，VP）。在美国，每年实施脑室-腹腔分流术大约有 30 000 例，年发生率为每 100 000 人中有 5.5 人[52]，医疗费用达到 9 500 万美元[1,3,37]。毫无疑问，分流手术大大降低了脑积水的病死率和发病率，因此，它是神经外科医师的重要法宝。然而，近一半的分流相关手术，是分流术后的重新调管[37]，突出了这些分流系统在治疗脑积水过程中存在的缺陷。

　　虽然，分流术有其必要性，并被广泛应用，但也是被公认的在患者一生中可以出现各式各样的并发症（表 1.1）。在一个大样本的 5 年随访研究中，分流术的累积并发症高达 32%[52]。并发症可以包括因为分流故障、机械断裂或破损导致的分流系统梗阻、感染和过度引流。儿童患者中，分流术后一个月内出现问题的有 14%[35]，一年内有 35%～50% 的分流管需要重新调整[27,34,45]。29% 的成人也会在分流术后一年内经历分流故障。大部分的脑积水分流术后患者在一生中都需

要进行分流管调整[38]。分流术并发症的相关因素包括性别、社会经济地位低下、年轻、反复分流故障、梗阻性脑积水（非交通性）、孕早期的分流术[35,45,52]。

　　这些并发症对个人和社会的影响是非常大的。本专题研究分流术并发症对患者和健康保障系统的影响。对个人而言，分流术并

表 1.1　分流故障的原因

分流系统相关并发症
梗阻、颅内压增高
破损
错位
迁移
感染
流体动力相关并发症
过度引流
裂隙脑室/裂隙脑室综合征
硬脑膜下积液
腹腔内并发症
感染、腹膜炎、脓肿
脑脊液囊肿
内脏并发症（肠梗阻、穿孔）

发症可以致残或致死。而且,近年来,大家更加关注脑积水及分流术并发症对患者生活质量的影响。分流术并发症的社会影响也需重要关注。我们回顾发展中和发达国家的相关文献,强调预防、早期识别和处理是非常必要的,从而减轻了分流术并发症的个人和社会成本。

实践及并发症的差异

为了分析分流术并发症对个人和社会的影响,对脑积水分流术来说,外科决策存在大量的不一致性,认识到这些非常重要[43]。目前还没有达成理想的脑脊液分流方法的共识,更不用说有更具体的设备、应采用的程序和统一的方案去降低分流术并发症的风险。为了减轻并发症对个人和社会造成的负担,必须采用单一标准来确认改良的方式是否可能引起随后的分流障碍。实际上,这仍然是许多世界性医学组织和协会的使命。

众所周知,在需要脑室-腹腔分流的患者中,各种各样的不可避免的可能因素可以导致术后并发症。例如,早产儿比其他同等条件下分流术患者更容易引起分流术后感染[24]。而且,脑积水的潜在病因与并发症也相关,梗阻性脑积水相比交通性脑积水,其发生并发症的概率更高[35,45,52]。一些研究验证了新的手术方式可以减少分流术并发症,然而结果大部分令人失望,因此,很难对手术决策进行标准化。例如,很多研究无法得出更复杂或更昂贵的分流系统比简单的分类系统更有优点[39]。治疗方法经常是外科主治医师根据不同患者的临床和影像学表现而酌情决定的。

但是,一些证据表明,手术方式的变化可能减少某些并发症[21]。例如,在分流管置入时,限制手术现场人员、围手术期抗生素应用可以大大降低分流术后感染[20]。最近,鞘内应用抗生素、减少分流管暴露、避免术中手套破裂[24]和用抗生素浸泡分流管[13]已经被认为可减少并发症的发生。临床医师认识到,在具体实践的不同情况下力求最佳的做法,以减少分流术并发症,是非常重要的。

对个人的影响

需分流手术治疗的脑积水,其潜在的病理情况也存在个体差异。这些病理情况可能包括先天畸形如中脑导水管狭窄和脊髓脊膜膨出、继发感染后或蛛网膜下腔出血后的脑积水。更重要的是,潜在脑积水的病因可能是独立的,其可导致预后差、生活质量下降;事实上,将它们从其他公认的分流术并发症的影响因素中分离出来往往很难。

评价分流术并发症对个人健康的影响是相当复杂的,因为大量的外因降低了患者医疗或外科手术的并发症。例如,社会经济地位低下、家庭功能缺失与父母教育水平低下在儿童脑积水的研究中,被证明与术后生活质量下降相关[22]。当评估分流术并发症时需要考虑到多个变量中多方面的相互作用。病死率、致残率和时间损失的具体数据公正地评价了分流术并发症对患者生活的影响。生活质量指标是更能反映术后对患者影响的指标,可以提供更深入的分流术并发症对患者不同方面的影响。以下部分,我们提供了各种指标,用于指导评价术后并发症对患者健康的影响。也就是说,我们的评价指标包括病死率、残疾率、时间损失、生活质量和认知功能。

病死率和住院时间

也许量化分流术并发症对患者的影响最简便的方法是回顾医院病死率、致残率及住院时间这些指标数据。因为它们代表最终预后,并且对最后的资源分配决策起决定性作用。它们也是以纵向方式衡量干预措施和政策影响的有用统计数据。然而,由于描述不充分的局限性,不能解释分流术并发症如何影响个体,以及如何导致预后不良的一连串事件。例如,分流术并发症引起的死亡可能源于延迟诊断或延迟转运到神经外科中心。这些结局也是基于总人口数据总结的结果,因此为了努力提高患者的护理质量,每个神经外科医师需要在他们各自的临床实践中,积极地记录、监测并发症和不良反应事件的发生率。分流障碍可以导致颅内压增高、脑疝和猝死[17]。一组大样本病例研究发现,分流手术住院患者的病死率为2.7%[37]。同组研究中,最常见的诊断为分流故障(40.7%),并且对其中的42.8%进行了分流管调整。表明分流术并发症占脑积水病死率很大比例。事实上,一组20年涉及138名儿童脑积水分流术的研究发现,4名患儿的死亡(2.9%)直接由于分流故障引起[38],而且分流术后感染被证明与患者分流术后死亡高度相关[46]。一篇关于分流术后患者长期随访的文献报道显示,分流术后感染导致的死亡占分流术后死亡的2%~5%[3,16,17,18]。重要的是,一些与分流术相关的死亡发生突然,很多患者死亡前只出现几小时或几周的症状,这就突显了一线医护人员对患者关注和教育的重要性[17]。分流术后患者经常住院时间延长,有近50%的患者住院时间超过5天[37]。一项西班牙的研究显示,分流术后患者平均在ICU的住院时间为8.2天[11]。这显示患者因为分流术并发症使得住院时间较

分流术患者不成比例地延长。例如,患者因为分流手术导致脑脊液感染,需进行分流管调整,估计平均住院时间延长为16.3天[50]。毫无疑问,住院时间延长不仅对患者影响巨大,也会造成社会生产力损失、医疗费用增加。

生活质量

为了充分讨论、量化并最终减轻分流术并发症对患者个体的影响,必须定义超越标准的、有临床意义的、可以衡量的结果,如病死率和住院时间。生活质量是个人日常生活多维度的概念,应该包含他们的情感状态、社会地位和身体状况。健康相关生活质量量表(Quality of Life,QOL)是评估个人生活是否幸福,是否可以耐受疾病、时间、残疾或功能异常影响的工具。如前所述,在基准测试中遇到的困难是,由于脑积水潜在病因的存在,分流术后脑积水患者生活质量已经下降,当评估分流术并发症如何进一步抑制这个基线水平时,可能会遇到一个"地板效应",其基线以下的情况变得难以测试。

评估个人生活质量时,重要的是需要考虑这个测试是从哪个角度出发的。在一些研究中,生活质量是指个人能力,可以通过外部评估。比如,医师可以通过让患者执行一个特别的任务来评估患者的能力,最后推断出他们的生活质量,或者由父母代表孩子描述,他能做和不能做什么。在评估生活质量方面,患者越来越多地从自己的角度来评估他们是否生活得有价值。患者自己的角度是很重要的,研究表明这部分人群容易出现抑郁、依赖、药物滥用、失业和驾驶能力丧失[14]。

QOL可以分成两部分:通用部分(即SF-36,36个问题)和特殊疾病问题部分。前者主要了解疾病对患者总体的影响,后者

主要针对特定患者群体。通过 SF - 36 通用问卷评估，脑积水分流患者可显示出较差的健康感知，在 SF - 36 八个部分中有两个部分显示患者身体功能下降（步行能力、生活自理能力和总体健康方面）[38]。从文献中还无法得出结论，分流术并发症（如分流管调整的次数）是否与 SF - 36 评估糟糕的表现或感到生活质量下降有关。

Kulkarni 和他的同事已经制定了 51 题的问卷，专业地量化儿童脑积水的身体、认知和社会情感的健康状况，称为脑积水问卷（ Hydrocephalus Outcome Questionnaire, HOQ）量表[25,26]。这个量表已经被评估是否有效和可靠。有效即是否可以达到所声称的程度，可靠性为在多种条件下可以反复得到可重复的结论。HOQ 量表可以很好地显示与一些独立健康量表的相关性，包括量表的强度和难度[12] 以及对儿童独立功能的测定[36]。有趣的是，应用这个从 QOL 研究中来的数据，显示在 QOL 得分上存在大量的异质性[25]。例如，5％的脑积水分流儿童的QOL 分数低，可以被解释为比死亡更糟，而20％的 QOL 分数在正常人群范围内。

由此疾病分类的生活量表，可以更好地获得患者的主观感受，与分流术相关的并发症也变得更加明显。在多变量分析 346 例儿童的 QOL 数据后发现，分流术后感染和过度引流的住院时间增加，以及分流管脑室端的数量与更差的 QOL 分数显著相关[25]。而且，最近的研究表明，分流术后感染的程度越重，QOL 分数越低[28,22]。

认知结果

涉及中枢神经系统的疾病和与其他器官的疾病不一样，因为其影响到大脑，它是自我认识、社会身份和认知能力的基础。脑积水

患者认知困难，这不足为奇，认知困难明显降低了他们的生活质量[25]。脑积水患儿的认知功能下降更加明显。个人认知可能有不同程度的受损，可达到 60％以上[44]，可能涉及众多神经心理学领域，包括语言、记忆与学习。

大多数研究评价分流术后患者的认知功能都集中在儿童人群[44]。的确，脑积水对发育中大脑功能的影响是个重要的课题，需要积极的研究。多达一半的脑积水患儿的智商低于 70[16,29,32]，相当比例的脑积水患儿也有很严重的认知功能障碍[10]。此外，即使是智商大于 70 的患者，其学习、记忆和执行力也差[33]。然而，是否由于分流术并发症引起了认知功能障碍仍存在争议[29]。一些研究表明，中枢神经系统感染可能导致认知功能损害[7]。需要进一步研究的是，认知功能障碍和分流术并发症之间是否存在因果关系。

癫痫也是一个重要的预测认知功能的指标，尤其是脑积水分流术后的儿童患者[2,32]。分流术后患者癫痫的发病率为 20％～50％[40]。癫痫发作的频率也与脑积水分流术后患者的生活质量下降有关[28,22]。目前尚不清楚癫痫发作是否是潜在的大脑功能恶化的标志（或者是更糟糕的结果），是否是脑积水病因的结果，或者是分流的结果。一项研究数据表明分流管脑室端的位置可能和癫痫有关，而且位于额部的分流管比顶部的更容易导致癫痫[4]。分流管脑室端调整的次数也可能与癫痫发病率增加有关[4]，虽然这些发现都没有其他的研究被证实。

社 会 影 响

分流术并发症也导致巨大的社会负担。分流术并发症对社会的真正影响难以从文献

中找到答案。脑积水分流患者与同龄人相比，获得高等教育的机会更少、社会功能更差、就业前景更差[38]，导致巨大的生产力损失。据估计，分流术并发症的患者，由于失业时间、住院时间延长和健康花费的增加，加剧了压力和挑战。这些对家庭和社区的影响都是巨大的。分流术并发症的社会影响程度也与他们对个人造成损伤的程度相关，如认知障碍、儿童发病和病程拖延可能导致更大的社会成本[15]。

有几种方法可以测量脑积水和分流术并发症的社会影响。一个显著的指标是对分流和分流管调整干预的花费。医疗费用一般占国家预算的很大部分，并对社会产生影响，特别是社会医疗保障系统[15]。更重要的是，脑积水和分流术并发症导致残疾的准确社会成本很难量化。相关指标，如潜在生命损失年（years of potential life lost，YPLL）、有价值的潜在生命损失年（valued years of potential life lost，VYPLL）、潜在的生产力损失年（years of potential productivity lost，YPPL）和潜在寿命损失年（lifetime years of potential life lost，LYPLL），可试图用于量化这种影响[30]。另外，一些其他指标，如质量调整生命年（quality-adjusted life years，QALY），也被纳入疾病影响生活质量的考量中。这些是经常被使用的成本-效用分析，评价特定的干预对减轻社会疾病成本的影响。不幸的是，很少有对分流术并发症如何影响这些指标的研究。卫生经济学是一个新兴领域的研究，更着重研究分流术并发症对未来社会措施的影响。

发达国家的社会影响

脑积水与分流术并发症也与发达国家和发展中国家独特的社会成本相关。在发达国家，社会影响的大小可以通过与分流术并发症相关的治疗费用来测量。在一项研究中，分流术治疗个体的费用估计是 35 816 美元，大概每年的医疗金额负担约 10 亿美元[37]。在儿科人群中进行的类似研究发现，美国每年医院脑积水患儿的总费用为 14 亿～20 亿美元[42]。虽然住院率仅为 0.6%，但脑积水的治疗消耗了儿科医院住院天数的 1.8% 和医院费用的 3.1%。一个小型的、以加拿大社区为基础的研究也证实了此观点[5]。在美国，医疗费用的主要付款人是私人保险（43.8%），其次是医疗保险（26%）和医疗补助（24.5%）[37]。

Patwardhan 和 Nanda 研究发现脑积水相关并发症费用在医疗保险中所占的比例，排名第一的是分流故障，占 40.7%；其次是非交通性（16.6%）和交通性（13.2%）脑积水[37]。其再次表明，分流术并发症使脑积水患者付出了惊人的经济代价，这使得大家关注一种可以减少分流感染的设备和方法，如用抗生素浸泡分流管脑室端以减少感染[8,9]。这种方法与对照组相比，抗生素浸泡分流管组存在较低的治疗费用，这是由于感染的减少，并且由此带来的经济效益。此外，一项研究表明，一组单一分流故障患者的平均医疗成本为 3 964 美元，而伴发梗阻和感染患者的医疗费用达到 23 541 美元[41]，其中自付的护理人员费用分别为 361 美元和 472 美元。

对发生分流术并发症与不放置分流管并可能从手术中获益患者[即老年正常压力脑积水（NPH）]的社会成本的进一步讨论表明，这组患者在脑积水诊断和治疗方面仍面临着困难。据估计，治疗 65 岁以上的个体，可以降低每名患者 5 年的医疗费用高达 25 477 美元或每年 1.843 亿美元[51]。此外，一项研究认为，症状性正常压力脑积水患者的分流能减少患者家属的负担[19]。因此,重要的是要记住,虽然分流术并发症是一个沉重的社会负担,但是与未处理的脑积水的成本相比黯然失色。

对发展中国家的社会影响

发展中国家脑积水的发病率或流行率没有可靠的数据,由于存在未经治疗、中枢神经系统感染和营养不良等原因,该并发症的发生率可能高于发达国家[31,48]。发展中国家能强烈感受到来自外科护理和手术技术落后而导致的压力,使得脑积水的治疗对于他们仍然是一种持久的挑战。在开展 CSF 分流的地区,因为不存在分流故障紧急处理的安全保障,所以并发症发生率非常高[49]。在这些国家,新技术的应用很滞后[47],金融、地理、物流因素往往阻碍他们诊断和治疗分流术并发症。

对发展中国家来说,应将更多的重心放在脑积水治疗上[49],减少分流术并发症的影响,有望挽救更多生命。一个避免发生分流术并发症的方法是进行内镜第三脑室造瘘术(endoscopic third ventriculostomies, ETV),结合脉络丛烧灼。在乌干达儿童医院对大部分非洲儿童采用了这种方法。这种策略在儿童脑积水的管理中是非常受欢迎的,因为 6 个月以内的患儿更容易发生分流故障,运用此技术,他们可能更容易耐受,且对没有经验的医务人员来说也更容易诊断[49]。选择了适当的患者队列,ETV 可能比分流术更有优势[6,23],并可能作为一种替代技术,以减轻分流术并发症的影响。

总　　结

脑积水分流患者可能发生的并发症包括

分流失败。分流术并发症对个人和社会的影响都是巨大的(表 1.2)。并发症可能造成死亡、住院时间延长、生活质量下降,以及大量的医疗费用和生产力损失。虽然分流术无疑降低了脑积水患者的病死率和发病率,但仍需要进一步的研究和调查,以减轻他们的并发症对个人和社会的影响。

表 1.2　分流术并发症对个人和社会影响

对个人的影响
病死率
发病率
主观或客观的残疾
住院时间
生活质量
一般健康
身体健康
认知健康
社会情绪健康
其他指标
重要的合并症
癫痫
发育延迟
社会经济影响

对社会的影响
医疗费用
个人成本
潜在生命损失年
有价值的潜在生命损失年
潜在生产力损失年
潜在寿命损失年
质量调整生命年

参考文献

［1］ Bondurant CP，Jimenez DF（1995）Epidemiology of cerebrospinal fluid shunting. Pediatr Neurosurg 23：254 - 258；discussion 259.

［2］ Bourgeois M，Sainte-Rose C，Cinalli G et al（1999）Epilepsy in children with shunted hydrocephalus. J Neurosurg 90：274 - 281.

［3］ Casey AT，Kimmings EJ，Kleinlugtebeld AD et al（1997）The long-term outlook for hydrocephalus in childhood. A ten-year cohort study of 155 patients. Pediatr Neurosurg 27：63 - 70.

［4］ Dan NG，Wade MJ（1986）The incidence of epilepsy after ventricular shunting procedures. J Neurosurg 65：19 - 21.

［5］ Del Bigio MR（1998）Epidemiology and direct economic impact of hydrocephalus：a community based study. Can J Neurol Sci 25：123 - 126.

［6］ Di Rocco C，Massimi L，Tamburrini G（2006）Shunts vs endoscopic third ventriculostomy in infants：are there different types and/or rates of complications? A review. Childs Nerv Syst 22：1573 - 1589.

［7］ Donders J，Canady AI，Rourke BP（1990）Psychometric intelligence after infantile hydrocephalus. A critical review and reinterpretation. Childs Nerv Syst 6：148 - 154.

［8］ Eymann R，Chehab S，Strowitzki M et al（2008）Clinical and economic consequences of antibiotic-impregnated cerebrospinal fluid shunt catheters. J Neurosurg Pediatr 1：444 - 450.

［9］ Farber SH，Parker SL，Adogwa O et al（2010）Cost analysis of antibiotic-impregnated catheters in the treatment of hydrocephalus in adult patients. World Neurosurg 74：528 - 531.

［10］ Fernell E，Hagberg G，Hagberg B（1994）Infantile hydrocephalus epidemiology：an indicator of enhanced survival. Arch Dis Child Fetal Neonatal Ed 70：F123 - F128.

［11］ Gomez Lopez L，Luaces Cubells C，Costa Clara JM et al（1998）Complications of cerebrospinal fluid shunt. An Esp Pediatr 48：368 - 370.

［12］ Goodman R，Meltzer H，Bailey V（1998）The strengths and difficulties questionnaire：a pilot study on the validity of the self-report version. Eur Child Adolesc Psychiatry 7：125 - 130.

［13］ Govender ST，Nathoo N，van Dellen JR（2003）Evaluation of an antibiotic-impregnated shunt system for the treatment of hydrocephalus. J Neurosurg 99：831 - 839.

［14］ Gupta N，Park J，Solomon C et al（2007）Long-term outcomes in patients with treated childhood hydrocephalus. J Neurosurg 106：334 - 339.

［15］ Hewer RL（1997）The economic impact of neurological illness on the health and wealth of the nation and of individuals. J Neurol Neurosurg Psychiatry 63（Suppl 1）：S19 - S23.

［16］ Hoppe-Hirsch E，Laroussinie F，Brunet L et al（1998）Late outcome of the surgical treatment of hydrocephalus. Childs Nerv Syst 14：97 - 99.

［17］ Iskandar BJ，Tubbs S，Mapstone TB et al（1998）Death in shunted hydrocephalic children in the 1990s. Pediatr Neurosurg 28：173 - 176.

［18］ Jansen J，Jorgensen M（1986）Prognostic significance of signs and symptoms in hydrocephalus. Analysis of survival. Acta Neurol Scand 73：55 - 65.

［19］ Kazui H，Mori E，Hashimoto M et al（2011）Effect of shunt operation on idiopathic normal pressure hydrocephalus patients in reducing caregiver burden：evidence from SINPHONI. Dement Geriatr Cogn Disord 31：363 - 370.

［20］ Kestle JR，Hoffman HJ，Soloniuk D et al（1993）A concerted effort to prevent shunt infection. Childs Nerv Syst 9：163 - 165.

［21］ Kestle JR，Riva-Cambrin J，Wellons JC 3rd et al（2011）A standardized protocol to reduce cerebrospinal fluid shunt infection：the hydrocephalus clinical research network quality improvement initiative. J Neurosurg Pediatr 8：22 - 29.

［22］ Kulkarni AV，Cochrane DD，McNeely PD et al（2008）Medical，social，and economic factors associated with health-related quality of life in Canadian children with hydrocephalus. J Pediatr 153：689 - 695.

［23］ Kulkarni AV，Drake JM，Kestle JR et al（2010）Endoscopic third ventriculostomy vs cerebrospinal fluid shunt in the treatment of hydrocephalus in children：a propensity score-adjusted analysis. Neurosurgery 67：588 - 593.

［24］ Kulkarni AV，Drake JM，Lamberti-Pasculli M（2001）Cerebrospinal fluid shunt infection：a prospective study of risk factors. J Neurosurg 94：195 - 201.

［25］ Kulkarni AV，Drake JM，Rabin D et al（2004）Measuring the health status of children with hydrocephalus by using a new outcome measure. J Neurosurg 101：141 - 146.

［26］ Kulkarni AV，Rabin D，Drake JM（2004）An instrument to measure the health status in children with hydrocephalus：the hydrocephalus outcome question-naire. J Neurosurg 101：134 - 140.

［27］ Kulkarni AV，Riva-Cambrin J，Butler J et al（2013）Outcomes of CSF shunting in children：comparison of hydrocephalus clinical research network cohort with historical controls：clinical article. J Neurosurg Pediatr 12：334 - 338.

［28］ Kulkarni AV，Shams I（2007）Quality of life in children with hydrocephalus：results from the hospital for sick children，Toronto. J Neurosurg 107：358 - 364.

［29］ Lacy M，Pyykkonen BA，Hunter SJ et al（2008）Intellectual functioning in children with early shunted posthemorrhagic hydrocephalus. Pediatr Neurosurg 44：376 - 381.

［30］ Lee WC（1997）Quantifying the future impact of disease

on society: life table-based measures of potential life lost. Am J Public Health 87:1456 - 1460.

[31] Li L, Padhi A, Ranjeva SL et al (2011) Association of bacteria with hydrocephalus in Ugandan infants. J Neurosurg Pediatr 7:73 - 87.

[32] Lindquist B, Carlsson G, Persson EK et al (2005) Learning disabilities in a population-based group of children with hydrocephalus. Acta Paediatr 94: 878 - 883.

[33] Lindquist B, Persson EK, Uvebrant P et al (2008) Learning, memory and executive functions in children with hydrocephalus. Acta Paediatr 97:596 - 601.

[34] Liptak GS, McDonald JV (1985) Ventriculoperitoneal shunts in children: factors affecting shunt survival. Pediatr Neurosci 12:289 - 293.

[35] McGirt MJ, Leveque JC, Wellons JC 3rd et al (2002) Cerebrospinal fluid shunt survival and etiology of failures: a seven-year institutional experience. Pediatr Neurosci 36:248 - 255.

[36] Msall ME, DiGaudio K, Rogers BT et al (1994) The functional independence measure for children (WeeFIM). Conceptual basis and pilot use in children with developmental disabilities. Clin Pediatr (Phila) 33:421 - 430.

[37] Patwardhan RV, Nanda A (2005) Implanted ventricular shunts in the United States: the billion-dollar-a-year cost of hydrocephalus treatment. Neurosurgery 56:139 - 144; discussion 144 - 5.

[38] Paulsen AH, Lundar T, Lindegaard KF (2010) Twenty-year outcome in young adults with childhood hydrocephalus: assessment of surgical outcome, work participation, and health-related quality of life. J Neurosurg Pediatr 6:527 - 535.

[39] Pollack IF, Albright AL, Adelson PD (1999) A randomized, controlled study of a programmable shunt valve versus a conventional valve for patients with hydrocephalus. hakim-medos investigator group. Neurosurgery 45:1399 - 1408; discussion 1408 - 11.

[40] Sato O, Yamguchi T, Kittaka M et al (2001) Hydrocephalus and epilepsy. Childs Nerv Syst 17:76 - 86.

[41] Shannon CN, Simon TD, Reed GT et al (2011) The economic impact of ventriculoperitoneal shunt failure. J Neurosurg Pediatr 8:593 - 599.

[42] Simon TD, Riva-Cambrin J, Srivastava R et al (2008) Hospital care for children with hydrocephalus in the United States: utilization, charges, comorbidities, and deaths. J Neurosurg Pediatr 1:131 - 137.

[43] Stagno V, Navarrete EA, Mirone G et al (2013) Management of hydrocephalus around the world. World Neurosurg 79: S23. e17 - S23. e20.

[44] Topczewska-Lach E, Lenkiewicz T, Olanski W et al (2005) Quality of life and psychomotor development after surgical treatment of hydrocephalus. Eur J Pediatr Surg 15:2 - 5.

[45] Tuli S, Drake J, Lawless J et al (2000) Risk factors for repeated cerebrospinal shunt failures in pediatric patients with hydrocephalus. J Neurosurg 92:31 - 38.

[46] Tuli S, Tuli J, Drake J et al (2004) Predictors of death in pediatric patients requiring cerebrospinal fluid shunts. J Neurosurg 100:442 - 446.

[47] Upadhyaya P, Bhargava S, Dube S et al (1982) Results of ventriculoatrial shunt surgery for hydrocephalus using Indian shunt valve: evaluation of intellectual performance with particular reference to computerized axial tomography. Prog Pediatr Surg 15:209 - 222.

[48] Warf BC (2005) Hydrocephalus in Uganda: the predominance of infectious origin and primary management with endoscopic third ventriculostomy. J Neurosurg 102: 1 - 15.

[49] Warf BC, East African Neurosurgical Research Collaboration (2010) Pediatric hydrocephalus in east Africa: prevalence, causes, treatments, and strategies for the future. World Neurosurg 73:296 - 300.

[50] Wilkie MD, Hanson MF, Statham PF et al (2013) Infections of cerebrospinal fluid diversion devices in adults: the role of intraventricular antimicrobial therapy. J Infect 66:239 - 246.

[51] Williams MA, Sharkey P, van Doren D et al (2007) Influence of shunt surgery on healthcare expenditures of elderly fee-for-service medicare beneficiaries with hydrocephalus. J Neurosurg 107:21 - 28.

[52] Wu Y, Green NL, Wrensch MR et al (2007) Ventriculoperitoneal shunt complications in California: 1990 to 2000. Neurosurgery 61:557 - 562; discussion 562 - 3.

脑脊液分流术并发症的临床表现

Clinical Manifestations of CSF Shunt Complications

2

Juan F. Martínez-Lage，Antonio L. López-Guerrero，and María-José Almagro

潘之光 毛 颖 译

引言：脑积水和分流术后异常

脑脊液（cerebrospinal fluid，CSF）分流术是治疗各种原因所致脑积水的主要方法，也是在小儿神经外科中最多见的术式[88]。脑积水可分为梗阻性和交通性（非梗阻性）两种，最常用的两种治疗方法为 CSF 分流术和第三脑室造瘘术（endoscopic third ventriculostomy，ETV）。目前多数梗阻性脑积水经神经内镜治疗，其中又以 ETV 为主要术式。而 CSF 分流术仍用于治疗其他梗阻性脑积水和非梗阻性脑积水。

由于分流术后并发症发生较多，目前对于其应用存在质疑。但也不可否认，分流术的确挽救了不少患者的生命，降低了脑积水的致残率和致死率，并提高了患者的生活质量。因此，即使术后可能并发一系列体征和症状，目前临床上仍继续开展各类分流术及 ETV，其中 ETV 的开展日益增多。

脑积水和脑脊液分流术后再手术调整的概况

根据 Bondurant 和 Jimenez 的报道，在美国每年有 125 000 例脑积水住院患者出院，其中有 36 000 例接受了分流相关手术，33 000 例接受了分流装置植入，每年的花费需 1 亿美元。这其中的一半用于分流术后再手术调整治疗[7]。Massimi 等认为近年来脑积水的病因学发生了变化[54]。他发现，脊髓脊膜膨出、导水管狭窄、中枢神经系统（central nervous system，CNS）感染、颅脑畸形及颅脑外伤所致脑积水的发病率在下降，脑出血后脑积水的发病率稳定，而肿瘤相关脑积水的发病率在上升[54]（表 2.1）。我们认为，小儿神经外科中约 40% 的手术涉及脑积水及其并发症的治疗。我们同时发现，随着预防措施的完善、产前检查诊断水平的提高及新生儿护理水平的提高，婴幼儿脑积水的新增病例数在持续减少。此外，再手术调整率也有所下降，这也可能和脑积水总发病率的下降、可调压式分流装置的普遍使用及脑室外引流的应用有关。我们尚未发现正常压力脑积水（normal pressure hydrocephalus，NPH）的手术率发生显著变化。

近年来，Wong 等报道了 CSF 分流术后相关的不良事件[88]。分流失败是一个非常严峻的问题，每年医疗费用高达 14 亿～20 亿美元。该作者同时分析了成人和儿童中 14 683 例新接受脑室分流的患者后发现，第一

表 2.1 CSF 分流术并发症的发病率

并发症类型	发病率(%)
机械性并发症:近端导管、阀门,或远端导管阻塞、断离、折断、位移等	8~64
功能性并发症(引流过度和引流不足)	3~50
分流感染	3~12
腹腔内并发症(仅限于脑室-腹腔分流)	1~24
颅内出血	4
癫痫	20~30

年的分流失败率高达 $50\% \sim 70\%$,此后每年的分流失败率约 5%[87]。表 2.1 总结了最常见的脑积水手术治疗后的并发症。简而言之,脑积水手术治疗后出现的不良事件可归为 3 类:①机械性;②感染性;③功能性。有关医源性分流失败将在另一专题中详述。

术语、概念和定义

过多 CSF 积聚于颅内腔隙中(或其周围)会导致脑积水。根据脑积水发生的病因学,可将其分为先天性和获得性。先天性畸形、脑室出血、感染、创伤、脑肿瘤及脑囊肿(表 2.2)均可诱发一系列病理改变,致脑积水。有关脑积水的病理生理机制,通常认为是 CSF 产生过多、吸收障碍或流动受阻。脑积水可累及不同的颅内腔隙,放射科医师依据梗阻致扩张的脑室数量,将脑积水称为单个、两个、三个、四个脑室脑积水。外部性脑积水指因吸收障碍致脑实质外发生积液。故蛛网膜囊肿也可被看作一种局部脑积水,交通性脊髓积水也同样被认为是髓内脑积水[44,52]。对于正常压力脑积水(normal pressure

表 2.2 脑积水的病因学

分 类	病 因
先天性	大脑导水管狭窄 产前交通性脑积水,病因不明 脑室孔的狭窄/闭塞 Dandy-Walker 畸形 颅内囊肿 Chiari 畸形Ⅰ型和Ⅱ型 颅颌面畸形 Galen 静脉瘤 产前中枢神经系统感染 贮积病
获得性	颅内出血后(早产) 颅内出血后(成人) 肿瘤性(梗阻性或局部吸收性) 一般感染和寄生虫感染后(梗阻性或局部吸收性) 颅脑外伤后
正常压力脑积水	

hydrocephalus,NPH)的发病原因目前尚无定论,它又被称为成人慢性脑积水[64]。

根据发病时间可将脑积水分类为急性、亚急性及慢性脑积水。脑积水可以主动发生或被动出现,诊断时需要和脑萎缩相鉴别。儿童患者中,严重的脑部疾病如中枢神经系统感染、出血或外伤,均可继发脑积水,故需要明确脑积水的原因。老年患者或合并高血压、动脉粥样硬化、糖尿病,以及有心血管意外或腔隙性梗死既往史者,影像学上也可有脑萎缩的表现。

所谓的静止性脑积水,是指已被恰当治疗(经分流术治疗)的脑积水,而代偿性脑积水是指存在部分代偿,但患者仍表现出某些脑积水相关症状的脑积水。而儿童中失代偿性脑积水患者的脑室会进行性增大,合并头大畸形。失代偿性脑积水也包括一类脑室大小虽稳定,但有发育延迟、认知障碍、意识障碍,以及神经功能缺损进行性加重的患者。即使应用颅内压(intracranial pressure,ICP)监测和 CSF 流体动力学试验,亦不足以明确诊断脑积水,故临床上很少使用"治愈"来描述分流术后脑积水患者的病情转归。Rekate 发现在交通性脑积水患儿中,有50% 的患儿在稍年长后不再依赖分流[67]。对于那些本身仅被疑似诊断为脑积水的患者,其检查结果常模棱两可,有时甚至可达到治愈标准。因此对于脑室增大的儿童患者,即使其神经症状体征稳定、精神运动发育正常,也仍需连续多次进行眼科随访和心理评估。

分流装置的结构

CSF 分流是将多余的液体从脑室(或其他充满液体的腔隙,如硬脑膜下、颅内囊肿)分流至其他体腔。一般而言,分流装置可分为三部分:近端(脑室端)导管、阀门及远端导管。整套分流装置可以是一体式(unishunt)的,也可以是各自分离的部件,经术中拼接连成一整套分流系统。大多数分流装置已整合了泵或储液囊,以及独立的抗虹吸装置或含有抗虹吸功能的阀门。

多数阀门具有差压、节流及抗重力的特点。阀门压力可以是固定式的(低、中、高压),也可以是可调节式的(程控阀门)。起到调节 CSF 流动和阀门压力的部件有:缝、隔膜、弹簧、弹簧球或椎体阀。硅是制作分流装置的主要材料,同时聚丙烯或硬塑料也被用于制作其他分流部件,有时也使用金属制作连接段。有些硅导管内含银,可增强导管抗牵拉或抗扭折的能力。若导管内含钡,则有助于影像学检查评估分流装置的连接完好性。

脑脊液引流的种类

最常采用的分流类型是脑室-腹腔分流(ventriculoperitoneal shunt,VP),其次为脑室-胸腔分流(ventriculo-pleural)、脑室-心房分流(ventriculoatrial,VA)、腰大池-腹腔分流(lumboperitoneal,LP),以及比较罕见的脑室-胆囊分流(ventriculogallbladder,VGB)。其他的分流术式目前仅有记载,已不再采用。脑室外引流(external ventricular drainage,EVD)由一根临时脑室(或硬脑膜下)导管组成,其体外端外接引流液收集袋。脑室-帽状腱膜下分流是一种变异的分流术,此术式将脑室内 CSF 引流至帽状腱膜下间隙,适用于脑室出血或感染后需临时控制颅内压力的患者。此外,ETV 通过联通第三脑室底和基底池,使 CSF 被内源性引流。目前,ETV 愈来愈多地被应用,以预防 CSF 分流术后多种并发症的发生。

分流失败、分流故障和并发症

对于分流失败的定义,目前文献中尚无非常确切的描述。关于分流失败的共识是,凡分流术未能达到原定手术治疗目标者都算分流失败。CSF 分流失败是指分流手术无法有效控制脑积水(相反者称为分流成功),需通过进一步的手术以调整、更换或移除分流装置。并发症是指任何能影响手术成功的不良事件,包括进一步植入、调整或更换阀门。并发症的发生未必和手术者的技巧或阀门相关,而再手术调整或置换也未必能将其治愈。阀门、患者以及手术相关的问题都可导致并发症。目前文献中,分流失败和并发症两者在概念上可互换使用。分流装置的种类繁多,从侧面反映了目前对于脑积水的病理生理机制尚缺乏充分的认识;同时对于 CSF 分流术的治疗,尚缺乏被广泛认可的治疗指南。此外,目前尚未发现任何一种分流术式是最佳的。

分流失败的临床表现

如前所述,分流术后需要再次手术调整、更换、去除分流装置或术后死亡,都属于分流失败。其原因可以是:①机械故障;②感染;③引流过度或引流不足。

分流失败的一般临床表现

分流失败的起病缓急、进程快慢、临床表现不尽相同。分流故障可急性起病,并引发脑疝相关体征,如意识水平下降、瞳孔变化、特殊姿势、呼吸骤停及心动过缓。这些体征的出现提示患者病情危重[1,25,40]。医生在急诊接诊这类患者时常无暇思考,需要立即作出判断并处理。亚急性起病者更多见,其病情相对轻,医护人员有足够时间可以详细评估病情,并制定进一步治疗(手术或一般医疗)方案。慢性期分流故障的临床表现还包括精神运动性抑制、视力下降、眼球运动障碍、步态不稳易跌倒、情绪变化、学习成绩下降、下肢肌张力增高和腱反射亢进,以及出现脑干受累或脊髓积水的相关症状[51,57]。若NPH出现分流故障,患者会再次倒退至术前状态,出现缓慢的智力减退、尿急或尿失禁和步态愈发不稳。头痛、头晕以及局灶性症状和体征仅出现于 NPH 分流故障发生时。

机械性故障的临床特征

机械性故障是 CSF 分流失败的最常见病因。在儿童中发生率可高达 50%[4]。近端导管阻塞(最常见)、阀门阻塞、远端导管闭塞、分流部件之间断开、导管折断、近端或远端导管位移都是机械故障发生的原因。脑组织残屑、脉络丛、血块、组织反应产物通常会使近端导管阻塞。裂隙脑室及脑室内导管放置不当也会阻碍导管内 CSF 的流动。

相反,阀门本身是整套分流装置中最可靠的部件。阀门阻塞非常罕见,我们的经验更是屈指可数。阀门阻塞通常因血块阻塞所致[42]。阀门损坏的发生可无明显诱因或继发于颅脑损伤。远端导管阻塞通常出现于使用远端隔离阀(distal slit valve)的患者,而在使用开放式导管的患者中非常罕见[15]。远端导管可被粪便阻塞,这种情况提示肠道穿孔,比较罕见。在腹腔中,间皮细胞和成纤维细胞可向远端导管内生长,致其阻塞[17]。导管打结也是一种非常罕见的情况,通常因导管放置不当所致。

几乎所有脑室导管断离都因打结不牢或使用可吸收缝线所致。远端导管断离主要发生在导管和阀门连接处,即使使用焊接式阀门,远端导管断离仍可能发生。分流导管应力破断可致导管分裂成两段甚至更多,其常见发生部位是颈前部、胸壁上段,通常由反复或持续的牵拉摩擦所致。分流装置植入 5 年以上,可出现分流装置功能退化[20]。导管破裂和破断的主要部位有:导管外表发生钙化处(图 2.1)或导管本身生物降解处。钙化的发生和导管老化有关[6,17,20,21,76]。增加阀门装置和导管的横断接触面积可能有助于减少导管破裂[79]的发生。

近端导管、储液囊乃至整套分流装置都可能发生位移。脑内、脑室内、皮下或帽状腱膜下都可能是位移发生的部位。阀门位移(图 2.2)或储液囊位移是伴随导管位移的[12,24,42,72]。表面覆有水凝胶(BioGlide)的导

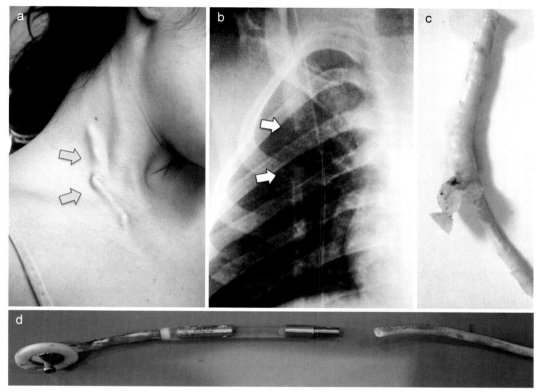

图2.1 (a)20岁患者出现皮下导管钙化(箭头所示);(b)影像学检查提示导管钙化(箭头所示);(c)拔除后的导管;(d)所拔除的发生钙化且损坏的导管

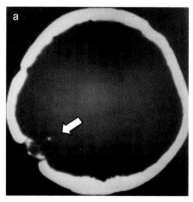

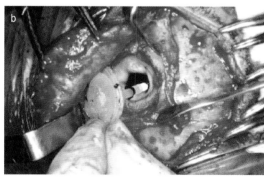

图2.2 (a)CT扫描提示阀门储液囊在颅内发生位移(箭头所示);(b)术中更换储液囊时,发现颅骨骨孔增大

管(为减少细胞黏附以降低导管阻塞和导管感染的发生率)与传统分流装置相比,其发生断裂或颅内位移的概率似乎更低[12]。同样,近端导管(及相应的储液囊和阀门)可因牵拉而被拔出脑室,沿着皮下隧道走行而发生位移。远端导管也可因牵拉,从腹腔内被拔出至腹部或胸部皮下乃至胸腔内,甚至可上行位移,破入颅骨,进入脑室[43,78]。远端导管断离或断损后,断离的导管可完全位移至腹腔内。

对于远端导管穿破并位移至一些体腔脏器的报道更是罕见。远端导管可破入肠道、胃、肝脏、胆囊、阴囊、膀胱、胸腔、气道、心脏等体腔脏器,其中破入肠道是最严重的并发症[16]。导管甚至可以经肛门、脐部、口腔、阴道、手术瘢痕、中腰段凸出外露[16,19,29]。

脑室-心房分流的远端导管断离后不一定位移,但也可位移至右心房、右心室、肺动脉或上下腔静脉内[36]。通常在发生这类机械故障后,患者会出现相应引流腔隙(腹腔、胸腔、心脏、腰椎)受累的症状和体征。

分流故障的危险因素:年龄

CSF 分流术相关并发症在婴幼儿中常见,这和此年龄段患者的特殊性相关[18,19,48]。与年长儿童和成人患者相比,婴幼儿患者的导管故障率及导管感染率更高。这种差异和婴幼儿颅脑尚未发育完全、颅骨相对柔软、皮肤脆弱(图 2.3a)及免疫力低下相关。新生儿和婴儿患者中,烦躁、呕吐、纳差、嗜睡合并心动过缓和发作性呼吸骤停等症状的出现,通常提示分流故障可能发生[40]。临床体检可发现头围生长异常、前囟鼓起(图 2.3a)、颅缝分开、眼球日落征及头皮静脉怒张(表

2.3)。触诊前囟可估计颅内压力,在颅骨尚未闭合的儿童患者中,这是一个非常可靠的体征(图 2.3b)。

年长儿童和成人分流失败患者,通常出现以头痛、呕吐、嗜睡[4]为主的三联征,同时患者也可能主诉视物模糊(视力下降)、斜视、纳差、情绪变化、新发或频发癫痫。在年长儿童

表 2.3 婴幼儿患者分流障碍的症状与体征

症 状	体 征
烦躁	头围增大
呕吐	前囟膨出
嗜睡	颅缝分开,头皮静脉怒张
纳差	日落征
活动减少	中枢性肌张力降低,肢体肌张力增高/腱反射亢进
非特异性症状	心动过缓 呼吸骤停发作 储液囊、阀门、分流管周围积液 分流管区域皮肤红肿 皮肤损伤、皮肤溃疡、脑脊液漏

最可靠:烦躁、呕吐、前囟膨出及日落征

图 2.3 (a)阀门置换后患儿前囟膨出;(b)前囟触诊方法

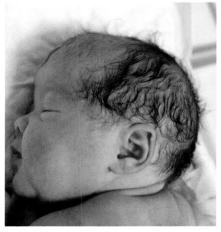 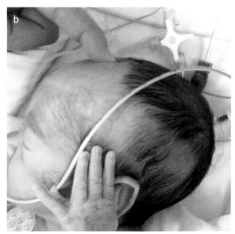

和成人患者发生分流失败后,出现的常见(及罕见)症状和体征,均在表 2.4 中列举。儿童患者若症状和体征不明确,则需和一些常见的儿科疾病进行鉴别诊断,尤其是胃肠道病毒感染或上呼吸道感染。儿童也更易发生中耳炎,而脊髓脊膜膨出患者更易出现反复尿路感染,尿路感染的相关症状和分流失败者相似(其症状也可掩盖分流失败的症状)。

出现分流故障后,比较少见的情况为出现缓慢进展的视力下降、情绪和行为变化、步态不稳、易跌倒、生长发育停滞或退化,甚至学习成绩退步。临床体检可发现视盘水肿、痉挛性下肢轻瘫、肌张力增高、腱反射亢进、单侧或双侧展神经麻痹、颈抵抗、脊柱强直、皮肤发红、假瘤样包块,以及分流管走行区域的皮下局部积液(图 2.4)。诊断远端导管破裂或断裂,可以通过触诊分流管走行全路径的皮肤组织后明确。远端导管发生局部钙化,提示导管降解,此时需警惕是否发生导管断裂,以及导管在腹腔中是否发生位移(图 2.1)。腹腔分流后出现分流故障的临床表现,通常以腹部体征最突出(表 2.4)。

有一些儿童患者可因分流失败而反复入院(分流不良患者,poor-shunt patients)[81]。近端导管阻塞是反复分流故障的原因。该并发症的其他致病因素包括:分流装置植入时患者年龄较小、引流过度、同时接受其他手术及其他原因引起的脑积水[81]。

Bergsneider 和 Vinchon 等[5,84]报道了成年患者出现的几类脑积水术后分流故障。这些患者的特点是,其脑积水均在儿童期起病。该报道中也讨论了其他并发症,如成人裂隙脑室综合征、多腔性脑积水、新发非交通性脑积水,以及非正常压力脑积水和 NPH[5]。成年患者发生分流故障的危险因素包括:患者在脑室-心房分流术后曾接受多次外引流治疗[32]。NPH 的成年患者发生分流故障后,通常会复诊并主诉出现病情恶化,这和 NPH 患者术后即刻出现相关症状改善/消失截然不同。NPH 患者的其他临床表现还包括进行性步态不稳、排尿异常愈发严重、记忆力下降。而头痛、精神迟钝、头晕、癫痫等相对罕见。查体可发现腱反射亢进、巴氏征阳性、共济失调步态、帕金森综合征及额叶释放症状如出现吸吮反射及抓握

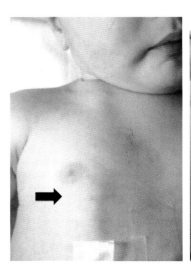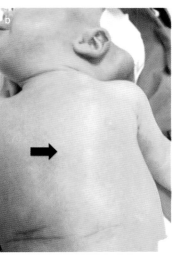

图 2.4 (a)分流感染(箭头所示)致走行区域胸壁皮肤发红;(b)脑室-腹腔分流管胸段皮下积液(箭头所示)

表 2.4　年长儿童和成人患者分流障碍的症状与体征

症　状	体　征	症　状	体　征
头痛	视神经盘水肿	不确切症状	展神经麻痹/斜视
呕吐	意识水平下降	癫痫发作次数增多	上视困难
嗜睡	分流管走行区域皮下积液	精神运动发育迟缓	可触及分流管间断
昏睡	腱反射亢进	共济失调	可触及分流管管周假瘤包块/分流管钙化
视物模糊/复视	肢体肌张力增高	晕厥	发作性呼吸骤停/呼吸停止
颈/背部疼痛	痉挛性瘫痪	学习困难	四肢轻瘫
分流性疼痛（Shun-talgia）	心动过缓/心动过速	腹痛/便秘	腹肌肌卫/腹胀
行走不稳/共济失调性步态/跌倒	头大畸形	呼吸困难	胸痛/咳嗽

正常压力脑积水后，无法改善/恢复至术前情况
最常见：头痛、呕吐、嗜睡及视神经盘水肿

反射。肌力和感觉通常无特殊，但是如果出现局灶性体征（如偏瘫），则需要考虑可能发生硬脑膜下血肿。一项关于慢性硬脑膜下血肿的研究发现，仅 6 例（0.6%）的发生和脑积水分流术相关，并出现头痛或行为异常[26]症状。

早期分流失败和晚期分流失败

大部分早期并发症发生于分流装置植入后 1 年内。并发症出现与否，还与患者的年龄、自身情况、手术者水平及阀门的功能相关。在儿童和成年患者中，早期最常见的并发症是近端导管阻塞及颅内感染[23]。我们的经验是阀门类型选择不当（压力和大小）及放置不当也会致早期分流失败。晚期分流故障几乎全因近端或远端导管阻塞引起，但导管植入时间久远、迟发性感染致导管折断或分离也是晚期分流故障的原因之一。无论是初次还是再次分流术后，分流失败发生率随着分流植入时间的延长而相应降低，即分流装置完好时间愈久，分流失败发生率愈低[53]。发生分流术后感染的机会同样随着时间的延长而降低。据 McGirt 的报道，所有分流术后首月的分流失败率为 14%，而 4 年后仅为 5%[53]。儿童的生长发育致远端导管相对变短也是与年龄相关的晚期分流失败的原因之一。

脑积水类型和分流失败

有关脑积水类型与分流术后并发症发生之间的关系，目前尚无共识。一些学者认为不同类型脑积水的分流失败发生率无差异[28,63]。也有报道称脑室出血、脑膜炎或肿瘤均会增加分流术并发症的发生率[37,39,63]。肿瘤性脑积水的分流故障危险因素包括：年龄、肿瘤组织学类型以及和分流术同期进行的手术或既往手术的情况（如脑室外引流

术、开颅术等)[66]。脊髓脊膜膨出合并 Chiari Ⅱ型畸形的患者,出现严重并发症的概率更高。这类患者发病早期即可出现脑干和上颈髓损伤,继之出现呼吸困难和四肢轻瘫[25,51,67]。

不同引流部位的分流故障

脑室-腹腔分流后,多种因素可致分流故障,如腹水(图 2.5a)、疝、阴囊积水、肠梗阻、肠套叠、大网膜囊肿扭转、腹膜炎、腹膜假性囊肿、肠扭转、内脏穿孔、腹膜假性肿瘤及分流管(经脐、直肠、阴道、阴囊、口、胃造口术伤口等处)挤出体外。当发生上述并发症后,分流故障或分流感染的相关症状相继出现[16]。严重便秘也可导致分流故障(图 2.5b),腹内压力升高会减少脑室脑脊液的分流,这种并发症经常被忽视[49,54,71]。

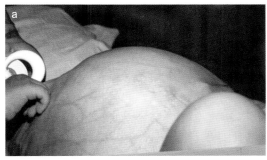

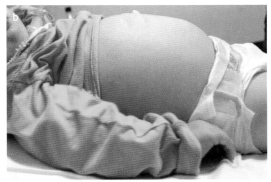

图 2.5 两例分流故障。(a)一位感染致腹水;(b)另一位因慢性便秘致腹胀

胸腔积液(无菌性胸腔积液)和气胸是脑室-胸腔分流术后阀门故障的常见病因,而胸膜积脓、纤维胸也可致分流故障,但相对罕见[45,80]。胸腔受累症状包括胸痛、咳嗽、呼吸急促、呼吸浅促。体检可发现呼吸音减弱、叩诊呈浊音、皮下气肿、面色苍白、出汗、呼吸急促和发绀。

脑室-心房分流术所引起的并发症相对严重,故其目前较少被使用。在儿童患者中,脑室-心房分流的导管需经常延长,以适应生长发育的需要。脑室-心房分流阀门故障引起的特异性并发症相对危重,如普通或脓毒性肺栓塞、肺动脉高压、心内膜炎、肺源性心脏病、心律不齐及分流性肾炎。临床表现包括胸痛、呼吸急促及低热。分流性肾炎可引起肝脾肿大、高血压、血尿和蛋白尿[61,83]。

腰大池-腹腔分流术多用于治疗交通性脑积水、NPH、假性脑瘤、脑脊液瘘及术后假性脊膜膨出。腰大池-腹腔分流术并发症的发生率相对较高[14,85]。难以评估术后分流装置的功能状态,是腰大池腹腔分流的一大缺陷。机械性故障(如阻塞、位移)、过度引流(硬脑膜下积液)、感染及获得性 Chiari 畸形的发生,都是腰大池-腹腔分流出现分流故障的病因。其中以获得性小脑扁桃体下疝最为危重,其多发生于使用无阀门分流的患者。临床表现包括背部疼痛僵硬、坐骨神经痛、下肢受累症状、脊柱侧凸,以及出现小脑扁桃体下疝引发的相关症状[14,85]。

脑室-胆囊分流术仅在脑室-腹腔分流术、脑室-心房分流术、脑室-胸膜分流术失败后进行,其主要并发症包括分流故障、导管断离、分流感染、胆囊收缩乏力、胆囊结石、腹膜炎、胆源性脑室炎[27,77]。

硬脑膜下-腹腔分流适用于引流硬脑膜下积液,其主要并发症有导管阻塞、感染、断离、位移(包括整套分流装置在颅内发生位移)、脑脊液漏、皮肤溃疡,以及引流过度所致的颅脑不相称和近端导管与脑组织表面粘连。导管粘连会致再手术时移除导管相对困难[22,34]。

脑室-帽状腱膜下分流术目前仅适用于过渡性治疗脑室出血的早产新生儿患者。此分流术后可出现感染、阻塞、脑脊液切口漏、脑实质出血,以及帽状腱膜积液压迫头颅所致的头颅变形。

什么是分流术后感染的临床表现

脑室分流术后感染是脑脊液分流术后的一种常见并发症,病死率和致残率都很高。近来,一项关于儿童患者中脑脊液分流术后感染的研究结果提示,在 7 071 例患者中,825 例出现感染,4 434 例因感染再手术[74]。24 个月的随访资料提示,分流术后的感染率为每人次 11.7%,每次手术的感染率为 7.2%。感染相关的重要危险因素($P<0.05$)包括低龄、女性、美籍非裔、使用公立保险、脑室出血、慢性呼吸系统综合征、再次分流术、医院的大小、总手术量[74]。另一项队列研究发现,在 979 例接受分流手术的患者中,130 例(13%)脑脊液细菌培养阳性,58 例(9%)最终被诊断为分流术后感染[70]。分流术后感染的危险因素包括:既往 90 天内接受分流手术、发热、腹痛、脑脊液漏及分流皮下隧道出现红肿[70]。此研究同时发现,鉴别分流失败和初(再)次分流术后感染的主要依据是,有无发热及白细胞是否增多($>15\,000$)[70]。

成人分流术后感染的危险因素包括:既往发生脑脊液鼻漏、分流障碍后再次手术、是否接台手术及手术时间相对较长[32]。通常情况下临床表现不足以鉴别分流障碍和分流术后感染,但结合实验室检查后,部分病例可以确诊分流术后感染(表 2.5)。

表 2.5　分流术后感染的症状和体征

症 状	体 征
头痛	发热
恶心/呕吐	分流管走行区域皮下积液
纳差	分流管走行区域皮肤发红
嗜睡	蜂窝织炎
烦躁	切口感染/明显化脓
意识改变	颈抵抗/脑膜刺激征
颈/背部疼痛	
腹痛	腹胀/肌卫
腹泻/便秘	可触及腹部包块
呼吸道症状:胸痛、咳嗽、呼吸困难	呼吸功能不全体征/通气不足/呼吸急促

分流术后感染的常见症状包括:分流障碍所致症状(头痛、呕吐等)及感染相关症状,如纳差、发热、精神萎靡、疲劳、嗜睡。体征包括颈项强直、分流管皮下隧道发生红肿或蜂窝织炎(图 2.4)、脑脊液漏或切口处明显化脓。对于儿童(图 2.6a)、残疾、长期卧床的患者,选择在头颅非凸起部位放置阀门,有助于预防阀门处皮肤溃疡[33]。储液囊(或其他分流走行区域)存在皮肤瘢痕者,通常提示曾术后感染(图 2.6b)。但是,显著的伤口或皮下导管感染并不常见。由凝固酶阴性葡萄球菌或其他表皮微生物引起的轻度感染是分流术后感染的主要元凶,但这些细菌感染不一定致体温升高。

腹腔分流(VP 或 LP)后感染的腹部症状最显著。患者常主诉腹痛、腹胀、恶心、呕吐及便秘。触诊可发现腹软,但合并腹膜炎

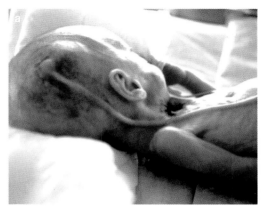
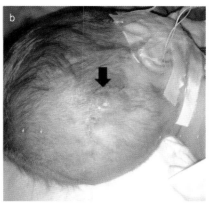

图2.6 （a）早产儿皮肤菲薄，整个分流管皮下隧道清晰可见；（b）阀门储液囊暴露部分（箭头所示）

或腹水后可出现肌卫、腹胀（图2.5a），若形成假性囊肿，常可扪及腹部肿块。脑室-心房分流术后若合并全身性感染、脓毒症、心内膜炎，无论是发生于术后早期或晚期，均明确提示存在阀门感染。分流性肾炎是脑室-心房分流术后晚期感染的特殊类型，可表现为脓毒症、高血压、血尿、蛋白尿。脑室-胸腔分流术后感染的患者，常有胸膜痛、发热、呼吸急促、呼吸困难或其他呼吸道受累的症状。

严格遵循无菌概念及一丝不苟的操作，是预防分流术后感染的关键[13,82]。减少手术室内人员数、将分流术安排于当日第一台手术、使用可粘贴手术巾、佩戴双层手套、遵循不接触技术（no-touching technique）、将阀门等部件充分浸泡于抗菌溶液中、严密缝合皮肤预防脑脊液漏等改进措施都有助于降低感染率。对于剃刮头发与分流感染两者之间的关系目前尚存争议，相关的研究亦无定论[9]。对于手术者的经验（规范化培训生和有经验的术者）与感染的关系目前同样存在争议[41,74]。

我们认为预防分流术后感染的关键是术野的术前准备（消毒）。我们习惯遵循 Vene 推荐的措施预防感染[81]。例如：在术前即刻剃刮患者的毛发；在使用聚维酮碘（碘伏）擦拭皮肤10分钟后，再用可粘贴手术巾覆盖周围皮肤；术前还将分流装置浸泡于含万古霉素的溶液中，并静脉使用3剂预防性抗生素[48]。一篇系统性综述回顾分析了5 613例接受分流术的成人和儿童患者，结果表明将分流装置浸泡于抗生素溶液中显著降低了术后感染率，并未增加微生物的耐药性[60]。

功能性并发症

脑脊液引流不足会引起颅内高压症状，而过度引流会引起低颅压症状。本专题将简述这些引流异常的临床表现。

引流不足的临床表现

有关脑脊液引流不足所致的颅内高压症状和体征，前已概述（表2.3和表2.4）。若阀门调压值高于患者的实际需要，则会出现脑脊液引流不足。在婴幼儿患者中，使用抗虹吸装置者或流量调节阀门者也可能出现脑脊液引流不足。分流腔隙的压力增高，也可能导致脑脊液引流不足，如肥胖、妊娠[87]、腹部肿瘤、便秘[49,55,71]等，均可导致腹腔（或胸腔）压力增高。脑脊液蛋白质含量增高会使腹膜的吸收能力下降，致腹水，这种情况在视交叉肿瘤中多见[86]。对于多分隔性脑积水可使用多根导管引流治疗,会使各引流腔隙间的颅内压力存在差异,出现相应的症状和体征。

孤立性第四脑室可有下述一种或多种临床表现:第 6、7 对脑神经功能受累、声音嘶哑、吞咽困难、发音困难、心动过缓、复视、眼球颤动、共济失调、呼吸异常、颈部疼痛、颈强直,以及脑干和高位颈髓受压后发生偏瘫。比较罕见的是颅内导管放置过长,直接伤及脑干后发生上述症状[38,59]。第四脑室增大或孤立性第四脑室所致的脑脊液压力增高,会诱发颈髓水肿(脊髓空洞前状态)或交通性脊髓积水,并出现脑干受累和四肢瘫痪的临床表现[51,57]。

引流过度的临床特点

最常见的脑脊液过度引流症状是低颅压性头痛,通常在患者躺卧至水平位后缓解。低颅压性头痛多见于初次或再次分流术后,

通常自行缓解,无须治疗。婴幼儿患者发生脑脊液过度引流后,会出现囟门凹陷、颅骨重叠(图 2.7),并伴有食欲下降、躯干肌张力减退。此年龄段患者中出现症状性硬脑膜下血肿者相对罕见。

在年长儿童和成人患者中,脑脊液引流过度可致硬脑膜下积液或慢性硬脑膜下血肿发生。患者可无临床表现或仅出现局灶性神经功能障碍。此外,脑脊液引流过度还可能是近端导管反复阻塞的病因。眼球内陷也是脑脊液引流过度的一个晚期体征,与低颅压相关[31]。

目前有许多关于裂隙脑室和裂隙脑室综合征(slit-ventricle syndrome,SVS)病理机制和治疗的研究[3,11,46,68]。裂隙脑室多数经影像学检查后才被发现,通常无症状,不需要进一步手术治疗。但 SVS 则不同,它会引起严重的头痛、呕吐、情绪变化、视力衰退、晕厥、精神错乱合并意识状态改变。严重者会出现昏迷、脑疝合并心动过缓、呼吸骤停、瞳

图 2.7 (a)患儿因分流术后引流过多,致囟门下陷,颅骨重叠。经可调压分流阀上调压力后,情况改善;(b)该患者调压前的 CT 结果

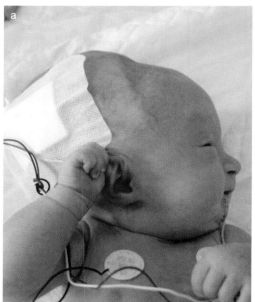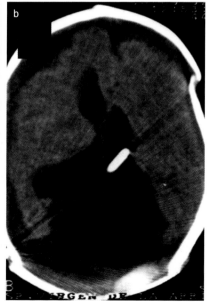

孔固定及特殊姿势。有报道称 SVS 的发病年龄仅限儿童期,但是在成人中,该综合征的相关临床表现亦可出现[5]。目前脑萎缩患者中尚未报道合并出现 SVS[19]。蛛网膜囊肿患者在接受囊肿-腹腔分流术后可出现 SVS[47,52]。颅脑不相称是脑脊液引流过度引起的一种临床表现,它是一种特殊类型的功能性或结构性颅缝早闭,导致脑组织受压[47]。有关脑脊液引流过度相关综合征的诊断和处理会在另一专题中详述。

分流的并发症:出血

脑室出血可在导管穿刺脑室的操作时发生。通常而言,使用温生理盐水冲洗脑室数分钟并稍耐心等待后,脑脊液可变澄清。若无法控制出血,则需放置脑室外引流,适时再拔除。脑室出血是更换近端导管最可怕的手术并发症之一。这种情况的发生,多因导管和脉络丛或脑室壁发生粘连所致,因此需格外小心地拔除旧导管。有数种方法有助于降低脑室内出血的发生率,譬如轻柔地边旋转边拔除导管。也有学者提倡使用生理盐水冲洗导管腔以冲断粘连,或以导管导芯为介导或使用内镜手术中常用的可弯曲电凝电极止血[50]。术中须配备两根脑室段导管,以备发生血凝块或脑组织堵塞第一根导管时使用。如果术中诊断导管和脑室存在粘连,不需强求拔除导管。也有学者提出使用电凝或内镜辅助下激光止血。无论使用何种方法拔出脑室端导管,我们均使用蚊式直钳紧密钳住脑室导管的皮质外露部分,以避免发生脑室内位移(这也是导致脑室段导管拔除困难的常见病因之一)。出现严重的脑室内出血后,新的导管或被血块堵塞,患者可突发神经功能退化。这种情况常见于术后早期,需要再次

手术调整治疗。全脑室内血肿是脑脊液分流术后的一种罕见并发症,需行脑室外引流[35],并辅以尿激酶以加速血块溶解[50]。

皮质出血可在切开硬脑膜时发生,采用单极或双极电凝止血后常易控制。若止血效果不满意,可以进一步扩大骨孔以暴露出血动脉,方便止血。这些表浅的出血通常不会引起临床症状,患者术后通常无新的症状出现。

头颅较大或皮质较薄的患者在接受分流术后,可发生硬脑膜下血肿。硬脑膜下血肿可见于儿童头大畸形合并脑室增大的患者,以及老年脑萎缩患者[2]。硬脑膜下血肿在成人中的发病率(4%~23%)高于儿童中(2.8%~5.4%),在 NPH 患者(20%~46%)中亦常见。其发病机制是脑脊液过度引流致桥静脉受到牵拉后破裂出血。硬脑膜下血肿的临床表现多种多样,可相对无任何症状或仅有分流失败的症状,也可出现占位效应所引发的症状。对于出现临床症状或影像学检查提示中线位移的患者,需接受进一步治疗。

硬脑膜外血肿的发生会使脑脊液分流治疗更为复杂[2,65]。硬脑膜外血肿常见于头大畸形合并脑室增大的年轻患者。与年长患者相比,其硬脑膜和颅骨相对易剥离,致静脉受牵拉而出血。其临床表现同样可以无任何症状,也可出现分流失败的相关症状,乃至占位效应所引起的症状。其治疗原则和颅脑外伤中的小硬脑膜外血肿一样,多数情况下对于小的硬脑膜外血肿不需要进一步处理,而若其引发症状则需进一步行开颅手术,并上调压力。

脑脊液分流术相关癫痫

相对于总发病人群,脑积水并已接受分

流术的儿童患者，更容易发生癫痫（6%～59%）[8]。在剔除肿瘤性脑积水的患者后，一项大规模研究发现分流术后的癫痫发病率可高达30%[8]。此群患者中癫痫发生的危险因素包括：不同的脑积水病因学（尤其是先天性异常、颅脑畸形）、既往分流术后再手术者、分流术后发生阀门感染，以及分流装置本身都可能是致癫痫的病因[8]。支持这种观点的论据有：脑电图提示分流管同侧大脑，尤其是分流管入皮质处存在异常慢波和痫样放电。但这种观点也未得到广泛认同。在儿童脑积水患者中，合并癫痫的患者智力发育较差、行为常异常。在我们看来，癫痫在裂隙样脑室患者中尤其多见。

分流失败的诊断

作出分流失败的诊断，需要仔细询问患者临床病史。问诊内容包括脑积水的病因学、接受分流术的次数、初次接受分流术的年龄、所使用阀门类型、既往感染史和病情转归、既往分流故障和相应出现的症状，以及末次分流术所使用的阀门类型和末次调压值。病史记录需要包括主诉、患者的文化水平及社交能力、目前所患疾病和治疗情况，以及过敏史（脊柱裂患者常对乳胶过敏）。常规进行神经影像学检查，并比对其结果有助于诊断分流障碍。

体格检查需包含完整的神经系统检查评估（包括眼底检查），每次评估需要记录头围值，以确保其发育适于生长曲线。在新生儿和婴幼儿患者中，还需进一步视诊患者的头颅外形并触诊囟门（图2.3b），以评估其有无颅缝分开、眼球的位置（有无日落征、斜视），以及评估头皮静脉的粗细。其次，还需要触诊分流阀门和分流管的走向全径，以评估其完整性。触诊可发现潜在的管间缺口、管周积液，以及假瘤样肿块或钙化病灶。

我们的经验是，穿刺分流储液囊有助于分流失败的诊断[69]。正常情况下，储液囊能够轻易地被排空并再充盈。对于熟练的操作者，按压储液囊3～4次足以明确分流系统是否通畅。如果触按储液囊感觉较硬，可能提示阀门或远端导管阻塞。如果近端导管阻塞，虽然按压后储液囊能排空，但其再充盈缓慢或无法充盈并凹陷（呈"肚脐状"）（图2.8a）。也有人对该试验的可靠性提出质疑[62,67,69]。另一些学者认为该试验可能导致

图2.8 （a）储液囊凹陷。穿刺时发现脑室段导管完全被脉络丛阻塞；（b）储液囊穿刺的方法

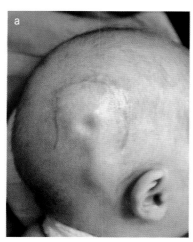
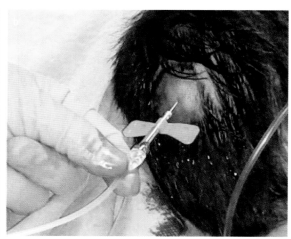

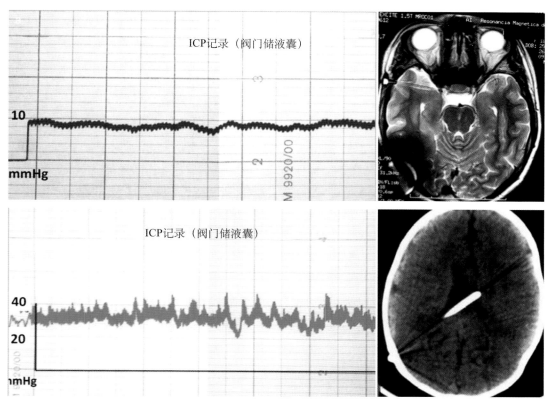

图2.9 (a)疑似分流故障的病例可通过储液囊测定记录脑室压力。脑室压力值处于阀门压力范围内。右图为患者的 MRI 结果,示近端导管位于中路的蛛网膜囊肿内;(b)远端导管故障:通过穿刺储液囊测定压力,提示基础压为20 mmHg,并伴有高达 40 mmHg 的波峰出现。右图为该患者的 CT 检查结果,示既往缩小的脑室扩张

低颅压,故家长不应该自行按压储液囊腔[10]。

穿刺分流储液囊也是评估阀门功能的一个重要方法[75]。具体的操作方法是:在严格无菌的条件下,使用 23G 或 25G 静脉输液针穿刺储液囊(图2.8b)后,测定脑室压力。如果穿刺后脑脊液无法自主滴出,可使用针筒轻轻回抽,以利于液体流动而滴出。当近端导管阻塞时,经上述方法操作后不会有液体自主流出。穿刺后,输液针外接塑料测压计可以获得脑室内压力值。通过穿刺可以定期收集脑脊液标本,进行生物化学和细胞学检查以及微生物原培养。另一种评估分流阀门功能状态的方法是穿刺针的针端穿刺储液

囊,管段外接记录仪,以持续获得颅内压力数据(图2.9)。穿刺储液囊具有便宜、简单、可反复操作的特点[75]。该操作方法的感染率低,并发阀门或储液囊损坏或脑出血的概率更低[56,58]。对于疑似的分流失败病例,可以通过测量 ICP 以明确诊断[30,73]。

神经影像学检查显然是诊断脑脊液分流失败的方法之一。最常用的检查方法包括经囟门超声检查、分流管全长平片检查、计算机断层成像(CT)、颅脑 MRI 及多普勒检查。分流管造影术可评估脑脊液在分流管内的流动情况,在储液囊内注入造影剂后进行。同位素脑脊液流动影像学检查目前仅适用于特殊情况。

结　　论

脑脊液分流术并发症可分为机械性、感染性及功能性。确诊具体的分流失败病因可能比较困难。各种并发症的临床表现不尽相同，故在决定再手术调整之前，需要详细评估患者的症状和体征。患者的年龄、脑积水的种类、脑脊液所引流的腔隙、阀门类型及距离初次或末次手术的发病时间的差异都会导致不同的临床表现。

综上所述，脑脊液分流的目标是：①使升高的颅内压得以控制；②避免机械性和功能性并发症；③预防感染；④尽可能延迟分流术后再手术调整或更换的时间。

只有当充分认识脑脊液分流失败的发生机制、能采取有效措施预防相关并发症及改进分流管制作的工艺技术之后，脑脊液分流术并发症发生的数量和严重程度才可能进一步下降。

参考文献

[1] Adderley R (2010) Acute respiratory failure following shunt disconnection. Cerebrospinal Fluid Res 7 (Suppl 1):552.

[2] Aguiar HA，Shu EBS，Freitas ABR et al (2000) Causes and treatment of intracranial hemorrhage complicating shunting for pediatric hydrocephalus. Childs Nerv Syst 16:218–221.

[3] Albright AL，Tyler-Kabara E (2001) Slit-ventricle syndrome secondary to shunt-induced suture ossification. Neurosurgery 48:764–770.

[4] Barnes NP, Jones SJ, Hayward RD et al (2002) Ventriculoperitoneal shunt block: what are the best predictive clinical indicators? Arch Dis Child 87:198–201.

[5] Bergsneider M，Miller C，Vespa PM，Hu X (2008) Surgical management of adult hydrocephalus. Neurosurgery 62 (SHC Suppl 2)：SHC643–SHC660.

[6] Boch AL，Hermelin E，Sainte-Rose C，Sgouros S (1998) Mechanical dysfunction of ventriculoperitoneal shunts caused by calcification of the silicone rubber catheter. J Neurosurg 88:975–982.

[7] Bondurant CP，Jimenez DF (1995) Epidemiology of cerebrospinal fluid shunting. Pediatr Neurosurg 23:254–258.

[8] Bourgeois M，Sainte-Rose C，Cinalli G et al (1999) Epilepsy in children with shunted hydrocephalus. J Neurosurg 90:274–281.

[9] Broekman MLD，Van Beijnum J，Peul WC，Regli L (2011) Neurosurgery and shaving: what's the evidence? J Neurosurg 115:670–678.

[10] Bromby A，Czosnykya Z，Allin D et al (2007) Laboratory study on intracranial hypotension created by pumping the chamber of a hydrocephalus shunt. Cerebrospinal Fluid Res 4:2.

[11] Caldarelli M，Novegno F，Di Rocco C (2009) A late complication of CSF shunting: acquired Chiari I malformation. Childs Nerv Syst 25:443–452.

[12] Chen HH，Riva-Cambrin J，Brockmeyer DL et al (2011) Shunt failure due to intracranial migration of Bioglide ventricular catheters. J Neurosurg Pediatr 7:408–412.

[13] Choux M，Genitori L，Lang D，Lena G (1992) Shunt implantation: reducing the incidence of shunt infection. J Neurosurg 77:875–880.

[14] Chumas PD，Kulkarni AV，Drake JM et al (1993) Lumboperitoneal shunting: a retrospective study in the pediatric population. Neurosurgery 32:376–383.

[15] Cozens JW，Chandler J (1997) Increased risk of distal ventriculoperitoneal shunt obstruction associated with slit valves or distal slits in the peritoneal catheter. J Neurosurg 87:682–686.

[16] Davidson RI (1976) Peritoneal bypass in the treatment of hydrocephalus: historical review and abdominal complications. J Neurol Neurosurg Psychiatry 39:640–646.

[17] Del Bigio MR (1998) Biological reactions to cerebrospinal fluid shunt devices: a review of cellular pathology. Neurosurgery 42:319–326.

[18] Di Rocco C，Marchese E，Velardi F (1994) A survey of the first complication of newly implanted CSF shunt devices for the treatment of nontumoral hydro-cephalus. Cooperative survey of the 1991–1992 Education Committee of the ISPN. Childs Nerv Syst 10:321–327.

[19] Di Rocco C，Massimi L，Tamburrini G (2006) Shunts vs. endoscopic third ventriculostomy in infants: are there different types and/or rates of complications. Childs Nerv Syst 22:1573–1589.

[20] Echizenya K，Satoh M，Ueno H et al (1987) Mineralization and biodegradation of CSF shunting systems. J Neurosurg 67:584–591.

[21] Elisevich K，Mattar AG，Cheeseman F (1994) Biodegradation of distal shunt catheters. Pediatr Neurosurg 21:71–76.

[22] Ersahin Y，Tabur E，Kocaman S，Mutluer S (2000)

Complications of subduroperitoneal shunts. Childs Nerv Syst 16：433 – 436.

[23] Ferguson SD，Michael N，Frimm DM (2007) Observations regarding failure of cerebrospinal fluid shunts early after surgery. Neurosurg Focus 22(4)：E7.

[24] Fukuhara T，Namba Y，Kuyama H (2004) Ventricular reservoir-migration into the lateral ventricle through the endoscopic tract after unsuccessful third ventricu-lostomy. Pediatr Neurosurg 40：186 – 189.

[25] Galarza M，Gravori T，Lazareff JA (2001) Acute spinal cord swelling in a child with a Chiari II malformation. Pediatr Neurosurg 35：145 – 148.

[26] Gelabert-Gonzalez M，Iglesias Pais M，García-Allut A，Martínez-Rumbo R (2005) Chronic subdural haematoma：surgical treatment and outcome in 1000 cases. Clin Neurol Neurosurg 107：223 – 229.

[27] Girotti ME，Singh RR，Rodgers BM (2009) The ventriculo-gallbladder shunt in the treatment of refractory hydro-cephalus：a review of current literature. Am Surg 75：734737.

[28] Griebel R，Khan M，Tan L (1985) CSF shunt complications：an analysis of contributory failure. Childs Nerv Syst 1：77 – 80.

[29] Gupta A，Ahmad FU，Kumar A et al (2006) Umbilical CSF fistula：a rare complication of ventriculoperitoneal shunt. Acta Neurochir (Wien) 148：1205 – 1207.

[30] Hanlo PW，Gooskens RHJ，Faber JAJ et al (1996) Re-lationship between anterior fontanelle pressure measure-ments and clinical signs in infantile hydrocephalus. Childs Nerv Syst 12：200 – 209.

[31] Hwang TN，Rofagha S，McDermontt MW et al (2011) Sunken eyes，sagging brain syndrome：bilateral enophthalmos from chronic intracranial hypotension. Ophthalmology 118：2286 – 2295.

[32] Korinek AM，Fulla-Oler L，Boch AL et al (2011) Morbidity of ventricular cerebrospinal fluid shunt surgery in adults：an 8-year study. Neurosurgery 68：985 – 995.

[33] Kouyialis AT，Stranjalis G，Boviatsis EJ (2005) Selection of cranial site for shunting debilitated patients. Acta Neurochir (Wien) 147：763 – 765.

[34] Kurschel S，Puget S，Borgeois M et al (2007) Factors influencing the complication rate of subduroperitoneal placement for the treatment of subdural hematomas in children. J Neurosurg 106(3 Suppl)：172 – 178.

[35] Kuwamura K，Kokunai T (1982) Intraventricular hematoma secondary to a ventriculoperitoneal shunt. Neurosurgery 10：384 – 386.

[36] Langmoen IA，Lundar T，Vatne K，Hovind KH (1992) Occurrence and management of fractured peripheral catheters in CSF shunts. Childs Nerv Syst 8：222 – 225.

[37] Lazareff JA，Peacock W，Holly L et al (1998) Multiple shunt failures：an analysis of relevant factors. Childs Nerv Syst 14：271 – 275.

[38] Lee M，Leahu D，Weiner HL et al (1995) Complications of fourth-ventricular shunts. Pediatr Neurosurg 22：309 – 314.

[39] Liptak GS，McDonald JV (1985) Ventriculoperitoneal shunts in children：factors affecting shunt survival. Pediatr Neurosci 12：289 – 293.

[40] Livingston JH，McCullagh HG，Kooner G et al (2011) Bradycardia without associated hypertension：a common sign of ventriculo-peritoneal shunt malfunction. Childs Nerv Syst 27：729 – 733.

[41] Lund-Johansen M，Svendsen F，Wester K (1994) Shunt failures and complications in adults as related to shunt type，diagnosis，and the experience of the surgeon. Neurosurgery 35：839 – 844.

[42] Martinez-Lage JF，Poza M，Esteban JA (1992) Mechanical complications of the reservoirs and pumping devices in ventricular shunt hydrocephalus. Br J Neurosurg 6：321 – 325.

[43] Martínez-Lage JF，Poza M，Izura V (1993) Retrograde migration of the abdominal catheter as a complication of ventriculoperitoneal shunts：the fishhook sign. Childs Nerv Syst 9：425 – 427.

[44] Martínez-Lage JF，Ruíz-Maciá D，Valentí JA，Poza M (1999) Development of a middle fossa arachnoid cyst. A theory on its pathogenesis. Childs Nerv Syst 15：94 – 97.

[45] Martínez-Lage JF，Torres J，Campillo H et al (2000) Ventriculopleural shunts with new technology valves. Childs Nerv Syst 16：867 – 871.

[46] Martínez-Lage JF，Pérez-Espejo MA，Almagro MJ et al (2005) Síndromes de hiperdrenaje de las válvulas en hidrocefalia infantil. Neurocirugia (Astur) 16：124 – 133.

[47] Martínez-Lage JF，Ruiz-Espejo Vilar A，Pérez-Espejo MA et al (2006) Shunt-related craniocerebral disproportion：treatment with cranial vault expanding procedures. Neurosurg Rev 29：229 – 235.

[48] Martínez-Lage JF，Almagro MJ，Del Rincón IS et al (2008) Management of neonatal hydrocephalus：feasibility of use and safety of two programmable (Sophy and Polaris) valves. Childs Nerv Syst 24：549 – 556.

[49] Martínez-Lage JF，Martos-Tello JM，Ros-de-San Pedro J，Almagro MJ (2008) Severe constipation：an under-appreciated cause of VP shunt malfunction：a case-based update. Childs Nerv Syst 24：431 – 435.

[50] Martínez-Lage JF，Almagro MJ，Ruíz-Espejo A et al (2009) Keeping CSF valve function with urokinase in children with intra-ventricular haemorrhage and CSF shunts. Childs Nerv Syst 25：981 – 986.

[51] Martínez-Lage JF，Alarcón F，López-Guerrero AL et al (2010) Syringomyelia with quadriparesis in CSF shunt malfunction：a case illustration. Childs Nerv Syst 26：1229 – 1231.

[52] Martínez-Lage JF，Pérez-Espejo MA，Almagro MJ，López-Guerrero AL (2011) Hydrocephalus and arachnoid cysts. Childs Nerv Syst 27：1643 – 1652.

[53] McGirt MJ，Leveque JC，Wellons JC 3rd (2003) Cerebrospinal shunt survival and etiology of failures：a seven-year institutional experience. Pediatr Neurosurg 38：34 – 40.

[54] Massimi L，Paternoster G，Fasano T，Di Rocco C (2009) On the changing epidemiology of hydrocephalus. Childs Nerv Syst 25：795 – 800.

[55] Mirzayan MJ，Koenig K，Bastuerk M，Krauss JK

(2006) Coma due to meteorism and increased intraabdominal pressure subsequent to ventriculoperitoneal shunt dysfunction. Lancet 368:2032.

[56] Moghal NE, Quinn MW, Levene MI, Puntis JWL (1992) Intraventricular hemorrhage after aspiration of ventricular reservoirs. Arch Dis Child 67:448 – 449.

[57] Muthukumar N (2012) Syringomyelia as a presenting feature of shunt dysjunction: implications for the pathogenesis of syringomyelia. J Craniovertebr Junction Spine 3:6.

[58] Noetzel MJ, Baker RP (1984) Shunt fluid examination: risks and benefits in the evaluation of shunt malfunction and infection. J Neurosurg 61:328 – 332.

[59] O'Hare AE, Brown JK, Minss RA (1987) Specific enlargement of the fourth ventricle after ventriculoperitoneal shunt for posthemorrhagic hydrocephalus. Arch Dis Child 62:1025 – 1029.

[60] Parker SL, Anderson WN, Lilienffeld S et al (2011) Cerebrospinal fluid shunt infection in patients receiving antibiotic-impregnated versus standard shunts. J Neurosurg Pediatr 8:259 – 265.

[61] Piatt JH Jr, Hoffman HJ (1989) Cor pulmonale: a lethal complication of ventriculoperitoneal CSF diversion. Childs Nerv Syst 5:29 – 31.

[62] Piatt JH (1992) Physical examination of patients with cerebrospinal fluid shunts: is there useful information in pumping the shunt? Pediatrics 89:470 – 473.

[63] Piatt JH Jr, Carlson CV (1993) A search for determinant of cerebrospinal fluid survival: retrospective analysis of a 14-year institutional experience. Pediatr Neurosurg 19:233 – 242.

[64] Poca MA, Sahuquillo J, Mataró M (2001) Actualizaciones en el diagnostico y tratamiento de la hidrocefalia "normotensive" (hidrocefalia crónica del adulto). Neurologia 16:353 – 369.

[65] Power D, Ali-Khan F, Drage M (1999) Contralateral extradural haematoma after insertion of a programmable-valve ventriculoperitoneal shunt. J R Soc Med 92:360 – 361.

[66] Reddy GK, Bollam P, Caldito G et al (2011) Ventriculoperitoneal shunt complications in hydrocephalus patients with intracranial tumors: an analysis of relevant risk factors. J Neurooncol 103:333 – 342.

[67] Rekate HL (1991 – 1992) Shunt revision: complications and their prevention. Pediatr Neurosurg 17:155 – 162.

[68] Rekate HL (2004) The slit ventricle syndrome: advances based on technology and understanding. Pediatr Neurosurg 40:259 – 263.

[69] Rocque BG, Lapsiwala S, Iskandar BJ (2008) Ventricular shunt tap as a predictor of proximal shunt malfunction in children: a prospective study. J Neurosurg Pediatr 1:439 – 443.

[70] Rogers EA, Kimia A, Madsen JR et al (2012) Predictors of ventricular shunt infection among children presenting to a Pediatric Emergency Department. Pediatr Emerg Care 28:405 – 407.

[71] Sahuquillo J, Arikan F, Poca MA et al (2008) Intraabdominal pressure: the neglected variable in selecting the ventriculoperitoneal shunt for treating hydrocephalus. Neurosurgery 62:143 – 150.

[72] Schueler WB, Mapstone TB, Gross NL (2010) Migration of a ventricular tapping reservoir unto the third ventricle. J Neurosurg Pediatr 6:550 – 552.

[73] Schumann M, Sood S, McAllister JP et al (2008) Value of overnight monitoring of intracranial pressure in hydrocephalic children. Pediatr Neurosurg 44:269 – 279.

[74] Simon TD, Hall M, Riva-Cambrin J et al (2009) Infection rates following initial cerebrospinal fluid shunt placement across pediatric hospitals in the United States. J Neurosurg Pediatr 4:156 – 165.

[75] Sood S, Kim S, Ham SD et al (1993) Useful components of the shunt tap test for evaluation of shun malfunction. Childs Nerv Syst 9:157 – 162.

[76] Stannard MW, Rollins NK (1995) Subcutaneous catheter calcification in ventriculoperitoneal shunts. AJNR Am J Neuroradiol 16:1276 – 1278.

[77] Stringel G, Turner M, Crase T (1993) Ventriculogallbladder shunts in children. Childs Nerv Syst 9:331 – 333.

[78] Taub E, Lavyne MH (1994) Thoracic complications of ventriculoperitoneal shunts: case report and review of the literature. Neurosurgery 34:181 – 184.

[79] Tomes DJ, Hellbusch LC, Albert LR (2003) Stretching and breaking characteristics of cerebrospinal fluid shunt tubing. J Neurosurg 98:578 – 583.

[80] Torres-Lanzas J, Ríos-Zambudio A, Martínez-Lage JF et al (2002) Ventriculopleural shunts to treat hydrocephalus. Arch Bronconeumol 38:511 – 514.

[81] Tuli S, Drake J, Lawless J et al (2000) Risk factors for repeated cerebrospinal shunt failures in pediatric patients with hydrocephalus. J Neurosurg 92:31 – 38.

[82] Venes JL (1976) Control of shunt infection. J Neurosurg 45:311 – 314.

[83] Vernet O, Campiche R, de Tribolet N (1995) Long-term results after ventriculo-atrial shunting in children. Childs Nerv Syst 11:176 – 179.

[84] Vinchon M, Boroncini M, Delestret I (2012) Adult outcome of pediatric hydrocephalus. Childs Nerv Syst 28:847 – 854.

[85] Wang VY, Barbaro NM, Lawton MT et al (2007) Complications of lumboperitoneal shunts. Neurosurgery 60:1045 – 1049.

[86] West GA, Berger MS, Geyer JR (1994) Childhood optic pathway tumors associated with ascites following ventriculoperitoneal shunt placement. Pediatr Neurosurg 1:254 – 259.

[87] Wisoff JH, Kratzert KJ, Handweker SM et al (1991) Pregnancy in patients with cerebrospinal fluid shunts: report of a series and review of the literature. Neurosurgery 29:827 – 831.

[88] Wong JM, Ziewacz JE, Ho AL et al (2012) Patterns in neurosurgical adverse events: cerebrospinal fluid shunt surgery. Neurosurg Focus 33(5): E13.

脑脊液分流术并发症的神经影像学表现

Neuroimaging in CSF Shunt Complications

Ernesto Domenech、Cristina Serrano、and Carmen María Fernández-Hernández

杜倬婴　胡　锦　译

3

引　言

脑室分流是治疗脑积水的常用手段。脑脊液（cerebrospinal fluid，CSF）分流术是神经外科医师最常开展的术式之一。虽然分流术较以往有大量改进，但分流管故障和手术并发症仍很常见[1,2]。分流术后前2年内发生分流失败的患者可达40%～50%[3]。脑室-腹腔（ventriculoperitoneal，VP）分流术后1年的失败率为25%～40%，10年可高达为63%～70%。脑室-心房分流术和脑室-胸腔分流术的失败率则更高[4]。

分流管故障通常是由并发症导致的，如堵塞、破裂、移位或感染。CSF分流术并发症需要采用系统性的方法以评估分流失败的原因[5]。首先需要评估患者的症状[5]。分流管故障的临床表现为头痛、恶心、腹痛、脊髓脊膜膨出、修补术区疼痛、激惹、发热、头围增大、前囟持续膨隆及癫痫[2]。

影像学检查有助于明确诊断并揭示潜在病因[4]。因此，分流管故障的诊断需要采取多种影像学检查手段，包括X线平片、超声（US）、计算机断层扫描（CT）、磁共振（MRI）、放射性核素成像（同位素显像）、CSF压力测定及培养等，以提供综合互补的信息[5]。放射科专家应熟悉所有导致分流失败的潜在原因，以及各种影像学检查的诊断优势和局限性[2]。

影像学检查技术

诊断从拍摄X线平片开始，观察分流管全程，初步明确是否存在导管接口脱落、打折、断裂或移位，以便后续采取其他方法确认。后续的检查手段包括：头颅CT以评估脑室大小改变或其他颅内压（ICP）增高的征象；腹部超声用于评估分流管腹腔端的情况；MRI用于发现颅内感染或出血的征象；以及分流管系统内注射造影剂，以明确是否存在脑脊液漏或导管断裂，或者判断导管堵塞的位置[2,6]。

常规影像学检查（分流管系列摄片）

常规影像学检查主要用于排查导管断裂、脱落或移位[4]。影像学所谓的"分流管系列摄片"是指头部、胸部及腹部的正位和侧位片，用于显示分流装置的全长[6,7]（图3.1）。肥胖患者由于光子散射以及横向穿越软组织所需的峰值压力较高、成像对比度较低，因此显示腹腔内导管可能比较困难。长时间曝光

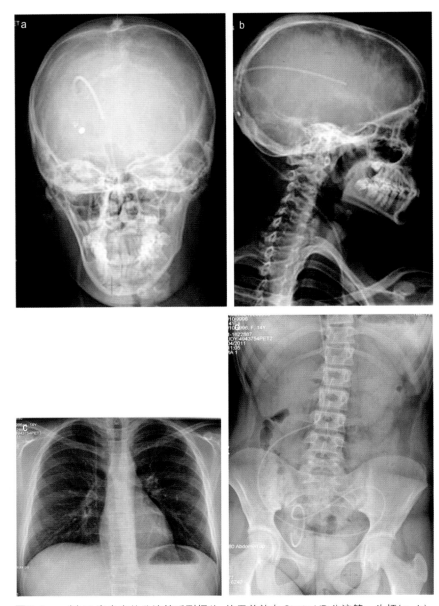

图 3.1 一例 14 岁患者的分流管系列摄片,使用美敦力 Strata VP 分流管。头颅(a、b)、胸部(c)和腹部(d)平片显示分流管全程

时运动伪影也相应增多,将进一步降低了影像质量。为了解决这一问题,可能需要对腹部 4 个分区分别曝光摄片[4]。

为了方便显影,一些导管以及远端管道在生产时使用钡剂浸渍,因而在 X 线片上能显示全程;也有的用不透光标记对导管行程以及头端进行间断标注。几乎所有的阀门都能全部显影[7]。VP 分流管脱落的机制是明确的,几乎都发生在阀门连接远端和近端导管的位置[8]。同样地,分流管断裂往往发生在颈部活动度较大的部位[7]。

通过 X 线平片也可以发现分流管导管

的异位。导管打结导致的分流障碍可以在平片上显影。有时在系列摄片上可以观察到位置固定、静止不动的远端导管头端,提示存在腹腔内假性囊肿或导管粘连[3,7]。

总体而言,导管堵塞在分流管系列摄片上可以没有任何表现。因此,平片的价值仅限于发现分流系统整体的异常,如脱落或打结[7]。有研究者报道,系列摄片的敏感性低于19.4%,而其他的研究显示敏感性不高于31%。平片检查用于诊断分流管异常的敏感性较低,假阴性率显著升高。此外,其不能发现其他多种原因导致的分流管异常,以及存在电离辐射,因此分流管系列摄片诊断导管异常的临床价值有限[2,7]。

头颅、胸部及腹部平片的辐射剂量为525毫雷姆(5.28 mSv),相当于2年的基础辐射量[7]。分流管的X线平片能提供手术计划所需要的关键信息。一些研究者建议,在综合临床、CT、MR和(或)放射性核素影像学检查结果后决定进行分流管探查手术时,最好再行分流管X线平片检查[6]。

超声检查

经囟门超声检查可用于探查大脑和脑室,但仅限于12~18个月龄、囟门未闭的幼儿(图3.2)。超声检查可用于床旁筛查。侧脑室的形态和大小很容易被显示,而第三脑室和第四脑室常常难以被探查到,因此,仅根

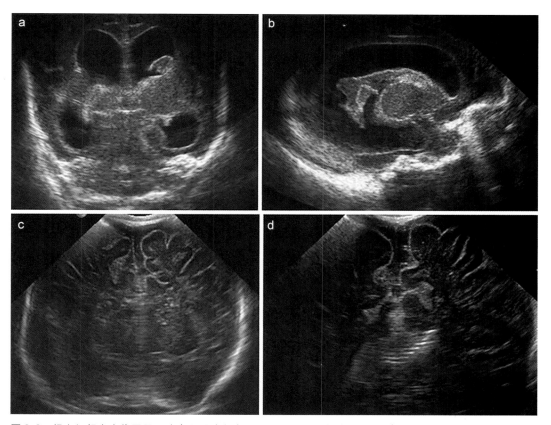

图3.2　经囟门超声声像图显示脑出血后脑积水。(a、b)孕29周新生儿,Ⅲ级出血,冠状面(a)和矢状面(b)图像显示脑积水合并左侧脑室内血肿;(c、d)孕27周新生儿因进行性脑积水被放置了Polaris分流阀,超声声像图显示颅缝骑跨,提示过度引流。冠状面图像显示脑室塌陷(c)和脑室内瓣膜(d)

据超声检查难以对脑积水及其原因作出精确的诊断。此外,一般情况下,超声检查难以显示后颅窝、导水管、第三脑室底部及枕骨大孔的细节,而且超声的图像质量与操作者的水平密切相关,重复性也较差。因此,超声检查的最佳适应证是 2 岁以下小儿手术前后脑室扩张情况的随访。当脑室扩张有外科手术指征时,也需要常规进行其他颅脑影像学检查[5,8,9]。

腹部超声检查常用于评估 VP 导管的腹腔端,可以显示诸如导管头端位置异常、脑脊液假性囊肿等并发症。胸部超声检查可用于评估脑室-胸腔分流术后的胸腔积液情况(由于胸腔积液多见,该术式很少被采用)[2,10]。

计算机断层扫描(CT)

CT 是颅脑影像学检查的最佳方法,具有便利、成像可靠、兼容其他生命支持设备等特点[8]。因为普及、易用、成像快速,CT 通常是首选的影像学检查方法(尤其在急诊)[11]。由于很容易对多次 CT 影像结果进行比较,因此头颅 CT 也常被用作随访检查的手段。小儿无须镇静就可以进行 CT 扫描。分流管堵塞时,尽管细节显示仍然有所不足,CT 也能显示堵塞近端脑室扩张而远端脑室大小正常或受压。CT 可作为首次接受分流手术患者的术后随访检查(图 3.3)。脑室大小一般在分流管植入后 12 个月内逐步缩小,随后保

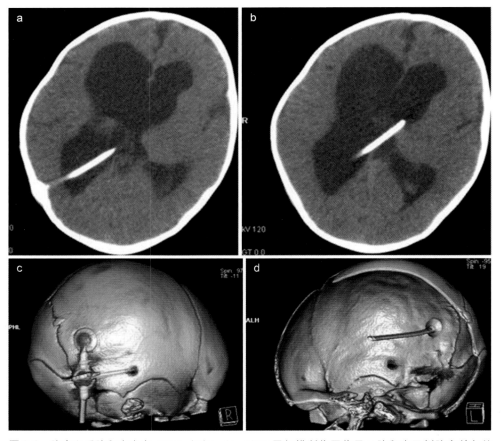

图 3.3 脑出血后脑积水患者,Polaris 阀门。(a、b)CT 平扫横断位图像显示脑积水及侧脑室前角的导管位置良好。(c、d)3D 表观容积重建(VR)影像显示脑室内导管、储液囊、阀门及远端导管

持稳定。大多数研究者认为术后 1 年的头颅 CT 检查是长期随访最有用的基线影像[5]。

然而,考虑到大多数 CSF 分流管故障都发生于术后不久,术后第 1 年内尤其常见,故一些学者推荐 1 年内随访。此外,小儿需要终身随访,当发生疑似分流管故障时,常需要频繁地进行 CT 检查[9,12]。分流术后儿童接受 CT 随访时最重要的顾虑是反复的电离辐射及其累积可能导致的后期致癌风险[5]。因此,需要多次 CT 随访检查的小儿尤其应该注重采取措施避免长期电离辐射带来的并发症风险。低剂量 CT 扫描方案可保障低电离辐射剂量下的成像质量[11]。

磁共振成像(MRI)

MRI 能获得与 CT 类似的结构成像,其使用越来越普遍,以减少电离辐射[4]。MRI 是显示脑室扩张的最佳影像学手段,不仅能鉴别脑室扩张和脑积水,并且能显示其潜在的病因[8]。

最新的分流阀在进行 MRI 检查时一般没有 MRI 诱导的发热现象。外源性磁场可用于对现代可调压阀的压力进行设定。阀门暴露于外源性磁场后,压力设定常会发生改变[13]。在对带有可调压阀的患者进行 MRI 检查之前,放射科医师必须确认分流装置是否具有抗磁功能。扫描后,神经外科医师通常会使用阀门制造商提供的指南针检查阀门压力设置是否改变[4,14]。较新一代的阀门,如 Polaris 和 Pro-GAV,即使在 3-T 磁场下也具有抗磁能力,因此在 MRI 检查后不需要调整设备的压力设置。如果必须对不熟悉阀门类型的患者进行 MRI 检查,放射科医师必须检查患者关于阀门类型的临床报告或联系制造商(或代表),以获取特定的 MRI 检查安全指南。

目前,对 CSF 通路的常规解剖、CSF 循环系统的功能都需要进行仔细的检查。因此,除了常规 T1、T2 加权影像以外,应单独或联合行新型 MRI 序列成像检查。虽然不同 MRI 脑池成像和运动敏感的 MRI 技术已经开展,但三维稳态构成干扰序列(3D-CISS)或等同的 TSE、FSE 或电影相位对比(cine PC)技术用于评估 CSF 流动及描绘脑池解剖已经非常普及[15,16]。

常规序列

T1 和 T2 加权是常规开展的 MRI 序列。两者都能显示脑实质内病变信号强度,提供诊断信息,并能测量脑室形状和大小。此外,这些序列能够显示大多数轴内和轴外的占位性病灶(图 3.4)[8]。常规 MRI 也能提供脑积水病因的诊断信息。然而,这些诊断标准取决于神经影像学专家的主观评估,因此在某些情况下难以通过影像进行评价,因此也难以比较多次术后影像[17,18]。对 2 岁以下小儿使用含铁血黄素敏感的序列能有效地显示脑室内出血和与出血相关的隔膜。梯度回波(GRE)T2* 或磁敏感加权成像(SWI)很容易显示既往脑室及脑池内出血。

三维稳态构成干扰序列(3D-CISS)

三维稳态构成干扰序列(three-dimensional constructive interference in the steady state,3D-CISS)是一种高分辨率梯度回波成像技术,不仅对液体流动敏感,还能提供 CSF 通路精细的解剖细节。3D-CISS 能定位堵塞位点,并明确上游的影响。它能显示第三脑室的形态及其与周围结构的关系,细节丰富,可用于制订第三脑室造瘘术(ETV)的术前计划。这些序列能清晰地显示导水管,有助于分流管堵塞原因的诊断,往往优于传统成像序列[8,15,16,19,20]。3D-CISS 序列用于脑积水的诊断已经显示了其价值,

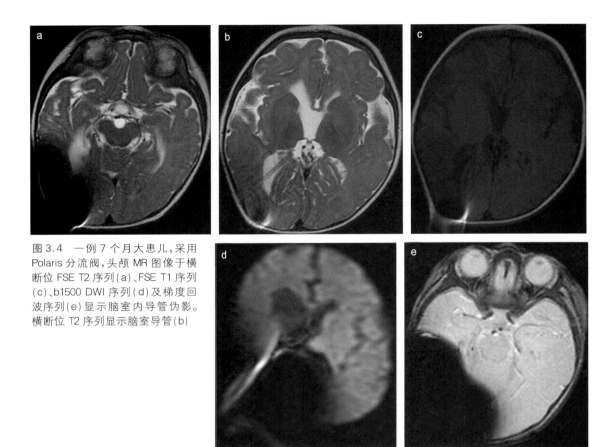

图3.4 一例7个月大患儿,采用 Polaris 分流阀,头颅 MR 图像于横断位 FSE T2 序列(a)、FSE T1 序列(c)、b1500 DWI 序列(d)及梯度回波序列(e)显示脑室内导管伪影。横断位 T2 序列显示脑室导管(b)

它的优势不仅限于显示解剖细节,更在于显示脑池中隔膜的存在与否、位置及延伸方向,这些都有助于指导 ETV 治疗[16,21]。传统的 T1 和 T2 加权影像可能无法显示室间孔、上髓帆、第四脑室出口的隔膜及脑室内囊性占位病变,但上述序列可以显示[16]。笔者常规采集中线矢状位平面的 3D - CISS 影像数据,这一平面包括了中线结构、基底池及第四脑室出口。成像时使用最高解析度,以便在各种平面进行无损重建(图3.5)。

电影相位对比(cine-PC)序列

心电门控的电影相位对比(phase-contrast,PC)MRI 是目前唯一能够无创显示 CSF 流动的序列。它成像快速、简单且无

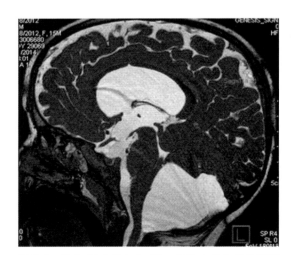

图3.5 患儿15个月大小,3D - CISS 中线矢状位图像显示第四脑室巨大囊肿、继发性脑积水,行 ETV。该序列可显示所有中线结构、ETV 造瘘口及基底池

创,对 CSF 流动敏感[8,15,22,23]。PC - MRI 通过使横向磁化相位对运动速度敏感,从而对流动和静止的原子核产生信号对比[24]。该技术在一个心动周期内用特殊设计的对流动敏感的 GRE 序列,呈现 CSF 往复流动的速度和方向。CSF 流动是搏动性的,并与心动周期同步,因此心电门控能提升成像的敏感性[24,25]。心电门控相位敏感技术是基于两个相似的 GRE 序列的剪影而获得的。其中,一个采用流动编码激活的梯度,而另一个序列的参数与前者完全相同,但未激活梯度。剪影后图像的相位差是由特定回波轴线上的运动所导致的。这样,静态组织的信号被完全抵消。评价 CSF 流动性可采用 2 个序列的成像。其一是横断面,平面内对头端至尾端的流速编码、量化;另一个平面是矢状面,平面内对头-尾向的速度编码,以便质量评估[24]。

流速编码梯度的敏感性必须被设定妥当以防止锯齿的出现。必须采集矢状位的定性影像和与之垂直的横断位定量影像。门控时,采集这两个序列的影像最多需要 10 分钟[15,16]。头-尾向流动采用白色系进行编码,而尾-头向流动采用黑色系进行编码。

CSF 流动 MRI 检查可用于鉴别交通性和非交通性脑积水,判断梗阻性脑积水的堵塞位点,明确蛛网膜囊肿与蛛网膜下腔是否交通,鉴别蛛网膜囊肿与蛛网膜下腔,区别脊髓空洞与囊性脊髓软化症,以及评估后颅窝囊性畸形的液体流动特征。这一影像技术也能作为 Chiari Ⅰ 型畸形和 NPH 的术前诊断,以及为接受 ETV 和 VP 分流手术患者的术后随访提供重要信息[24]。

但 Cine-PC 也有其局限性。扫描前必须合理设定速率编码梯度的强度,以避免锯齿伪影干扰定性和定量分析的质量[16]。另一方面,Cine-PC 能显示 CSF 的流动,但不能显示脑池的解剖细节,因此需要与 3D - CISS 序列结合运用。此外,该技术也不能显示涡流和测定体积流量,因此应用有限[8,23]。

分流管的放射性核素检查

放射性核素检查能够评估导管通畅性,并能区分近端和远端堵塞。在部分病例中,还能显示堵塞位点,表现为放射性同位素的活性停止向前移动。事实上,诊断分流管故障时采用 CT 与核素影像结合的方法比单用 CT 具有更高的敏感性。成像时,患者取平卧位,将[99m]Tc-五乙酸或过锝酸盐(0.25~1.5 mCi)注入分流阀的储液囊。由于鞘内注射时人体对内毒素的敏感性高于静脉注射,因此用药前必须仔细确认放射性药物被用于鞘内注射的安全性。注药后立即采集动态影像,最长可采集 30 分钟,采集速度一般为 30 s/帧。放射活性逐步在分流管内积聚,随后快速在导管远端退散。在部分阀门模型中,核素也会逆流进入脑室。当活性在注射位点局部浓聚,则提示堵塞或同位素外渗。如果胸部和腹部显像提示全身吸收的征象,则可排除后者[4]。

脑脊液分流管的正常影像表现

脑室分流管

脑积水可以通过 CSF 分流或内镜下 ETV 手术治疗[26]。脑室分流是治疗脑积水的传统方法。脑室分流管的结构包含了 3 个部分:近端导管、阀门(带或不带储液囊)及远端导管。导管通常使用硅胶制成,直径 2~3 mm。导管在 T1 加权的影像为低信号,而在 T2 加权的影像为高信号,CT 则为高密度影。储液囊和阀门本身不显影,但通常带有显影标记,以便成像(图 3.1)。近端导管的头端应放置在侧脑室额角最宽的部位,应远离脉络丛,正对室间孔的上方[5]。近端导管可以经颅骨钻孔从额角或枕角穿刺置入[26]。导管从颅骨孔引出,与储液囊相连接,以便于采集 CSF 标本和脑室测压。储液囊与阀门的单向流入道连接,而远端导管则与阀门的流出道相连,并经皮下隧道进入引流腔。阀门管控 CSF 引流量,是脑积水治疗成功与否的关键因素[5]。在可调压阀门中,阀门具有磁性,能经皮调节阀门的开放压[2,4]。分流管通常被置于腹腔、右心房和胸腔。由于开放腹腔更为便利,且并发症相对较少,因此脑室-腹腔分流是多数神经外科医师首选的分流术式[27]。存在腹腔内病变如腹腔粘连或复发性腹膜炎时,需要将分流管置入其他引流位点[4]。当 VP 分流失败或存在禁忌时,一般采用脑室-心房分流术(ventriculoatrial,VA)。导管可经皮从面静脉、锁骨下静脉或颈内静脉置入右心房[28],并可通过食管超声确认 VA 导管就位。VA分流的主要缺陷是可能导致严重的血管内并发症。另一方面,脑室-胸腔分流则很少被用于长期分流,术后气胸的发生率很高。一些学者报道了将脑室-胸腔分流术作为临时手段,用于 VP 或 VA 分流术后感染或肿瘤性脑积水的患者[4]。

影像学专家常需要根据导管的位置及脑室大小对分流管功能进行评估。分流后脑室变小取决于包括脑积水病因在内的多种因素。在一般情况下,分流术后 24 小时头颅CT 检查即可显示脑室快速缩小。60%～80%接受分流的儿童术后头颅 CT 检查可见正常脑室或裂隙样脑室[5]。若脑室大小在术后 1～3 天保持不变,则需要考虑分流管的通畅性[26]。

内镜第三脑室造瘘术

内镜第三脑室造瘘术(endoscopic third ventriculostomy,ETV)能避免多种分流相关的并发症,尤其是分流管依赖的并发症和过度引流,因而这一术式在临床上被越来越普及[21]。ETV 的主要指征是梗阻性脑积水,如导水管狭窄或周围肿瘤压迫[26]。年龄是 ETV 术后的主要预后决定因素,小儿尤其是新生儿的预后较差[29]。具体而言,ETV 在 2 岁以上的儿童中脑积水的缓解率达80%,而 2 岁以下的小儿由于蛛网膜颗粒未发育成熟而有效率较低[21,30,31]。ETV 使用内镜在第三脑室底部,紧贴乳头体的前方建一瘘口,使脑室内的 CSF 通过该漏口进入脚间池和鞍上池,继而向上向外侧进入大脑凸面 CSF 的吸收位点[26]。如果 ETV 术后脑室没有显著缩小,则可能需要行脑室分流术。

在分流管故障需要换管的情况下,可以考虑行内镜手术,以避免分流管相关的并发症。有些病例需要分期进行内镜手术,以使局灶性脑积水与周边充分交通[32]。与分流相反,ETV 术后脑室缩小较慢,一般需要数周[31]。第三脑室底部术中造瘘口的通畅性,以及 CSF 的搏动性流通仅能通过 MR 进行观察[26],因此评价 ETV 成功与否首选 MR检查(图 3.5)。

分流管术后并发症(表 3.1)

脑室出血

接受分流术的患者行分流管探查时可发生脑室出血,这是一个潜在的严重并发症,几乎都是由于近端导管头端与脉络膜丛脑室壁发生粘连的缘故[5,33,40]。脑出血合并分流管

障碍是后期 ETV 失败的预测因子。脑室内出血来自室管膜下血管或脉络丛,当这些血

管结构被脑室镜或内镜设备损伤时就可发生。一般情况下,出血可以用林格液持续冲洗清除血块来控制,如果持续出血则可能需要放置脑室外引流[5,33-35]。术后神经影像学检查可显示室管膜下血肿(图 3.6),可能需要进一步手术处理[33,36]。

虽然一些学者认为幼儿并发脑室出血的发生率可高达 3.5%～6%[38,39],但是一般文献报道的脑室出血发生率为 1%～3%[34,37]。幼儿发生率较高可能是由于这一年龄段患者的解剖结构不典型所致,如室间孔偏小、丘脑

表 3.1 CSF 分流术后并发症

并发症
脑室出血
脑实质出血
硬脑膜下出血或积液
气颅
脑室塌陷/皮质翻转
蛛网膜下腔出血

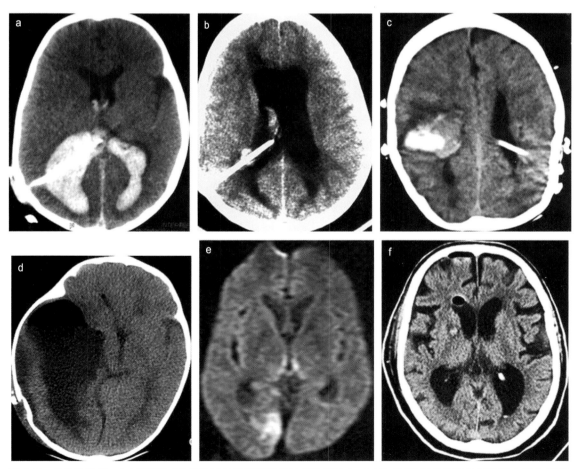

图 3.6 术后并发症。(a)横断位 CT 影像显示穿刺置管后枕角脑室出血;(b)头颅 CT 平扫影像显示脑室内出血及脑室内导管周围脑血块;(c)术后 CT 影像显示侧脑室附近右额叶脑实质出血;(d)一例局灶性脑积水患者分流术后颞角气颅的 CT 影像;(e)急诊置管术后 b1500 DWI-MRI 影像显示左枕叶亚急性缺血性梗死灶;(f)ETV 术后横断位头颅 CT 影像显示内囊前肢血肿和右侧额角气颅

粘连较大等,均可使与手术操作相关的损伤发生率增加[33]。

脑室出血通常是急性并发症,一般通过 CT 检查进行评估。

脑实质出血

脑实质出血由穿刺置入近端导管或脑室镜时脑血管损伤所致,虽然并不常见,但可导致严重的并发症[5,33,35,41]。大量的脑实质和脑室出血是灾难性的,特别是凝血功能障碍或接受抗凝治疗的患者(图 3.6)[2]。CT 可以清晰地显示这些出血,较小的血肿无须外科手术。

硬脑膜下血肿或积液

硬脑膜下血肿或积液通常为良性病程[5,42]。急性硬脑膜下血肿主要由于内镜操作中 CSF 过度流失所致[33]。分流术后硬脑膜下积液在长期巨颅及颅脑比例失衡的患者中更多见,这类患者的特点是颅内顺应性显著降低[33,43]。与此相反,ETV 术后硬脑膜下积液偶见于报道(大宗队列中的总发生率为 0.5%～1.5%)[35]。

神经影像学检查(CT 或 MRI)有助于硬膜下积液的诊断,并可随访病情的演变并监测治疗效果。总体而言,积液的表现与其他原因导致的硬脑膜下积液和出血在普通影像上没有区别。

气颅

CSF 分流术后或内镜操作后颅内积气通常没有重要意义,但是张力性气颅是罕见而危险的并发症[44]。颅内积气(图 3.6)是由于围手术期 CSF 分流或 ETV 操作中的 CSF 流失过多导致脑组织容量减少而产生

的[33,45]。气颅的容量和分布可在现有的影像学检查中明确显示(CT、MRI 及头颅 X 线平片)。

其他并发症

过度引流的另一个极其罕见的并发症是脑室塌陷及其相关的脑皮质翻转,在 CT 和 MRI 图像上可以明确显示[96]。这种情况下需要更换控制流量的阀门,重新设定阀门开放压或增加抗虹吸装置[5]。另一个少见的 CSF 分流术并发症是蛛网膜下腔出血,研究发现 CT 和 MRI 也能清晰显示。

脑脊液分流的颅内并发症(表 3.2)

急性-亚急性并发症

分流管感染

感染是分流管故障的第二大常见原因,发生率仅次于机械故障[5,33]。文献报道的发生率在 1%～40%,平均 8.5%～15%[33,46,47]。大部分分流管感染发生于术后阶段(70% 在 1 个月内,85% 在 9 个月内),大部分都是由于术中污染造成的[5,27,33,50]。皮肤菌群是主要的术中污染源,其他感染源包括近端的脑膜炎及远端的腹膜炎和伤口感染[5]。皮肤菌群如表皮葡萄球菌(占 50%～90% 的病例)及金黄色葡萄球菌(占 14%～40%)是早期感染最常见的病原菌[33,51]。其他致病菌包括革兰阴性杆菌(15%)及痤疮丙酸杆菌[5]。分流手术污染通常来源于皮肤切口,消毒不严格、手术器械污染及手术时间过长与之密切相关[33,52]。

晚期感染不常见。分流术后 1 年发生的感染仅占总感染数的 10%～15%。远端导管被内脏内容物污染或细菌经浅表伤口侵

表 3.2 CSF 分流的颅内并发症

并发症类型
急性-亚急性并发症
分流管感染
堵塞
断裂、脱落
导管异位、移位
过度引流和裂隙脑室综合征
局部包裹
皮下 CSF 积聚和 CSF 漏
ETV 相关的并发症
慢性并发症
颅缝早闭
颅脑比例失调
脑膜纤维化
分流管周围脑穿通畸形及脑室周围白质软化
孤立第四脑室
气颅

袭[33,50] 是主要原因。晚期感染相关的病原菌(痤疮丙酸杆菌、粪肠球菌、屎肠球菌)来源于毛囊或直肠内容物,可能污染导管并导致脑室感染[33,50]。

VP 分流管感染的表现包括伤口感染、发热、分流管功能异常或腹膜炎。VA 分流感染的发生率与 VP 类似,如引起心内膜炎和感染性栓子,其相关的病死率和并发症率更高。同样,脑室-胸腔分流感染可导致脓胸[4]。

与鞘外 CSF 分流相比,ETV 相关感染的严重程度较轻。由于没有异物存在,感染发生率仅为 $1\% \sim 5\%$[33-35,48]。感染的发生率更多取决于既往分流管或外引流相关的感染,而不是 ETV 操作本身[33,35,37,49]。

感染的临床表现包括恶心、头痛及嗜睡。可以表现或不表现为发热。可以没有脑膜刺

激征,因为受感染的脑室和脑膜 CSF 之间很少交通。腰椎和脑室穿刺是明确病原菌的常规检查,但培养常常是阴性的。而从储液囊中采集的 CSF 中病原菌的阳性率更高[5]。分流管感染有多种治疗方法[2,5],会在后续专题中详细讨论。

脑膜炎和脑室炎在 CT 和 MRI 影像上分别表现为异常的软脑膜和脑室室管膜强化[4]。脑室炎在增强 CT 和 MRI 影像上表现为室管膜和脑皮质沟回的线性不规则强化[2,5]。脑室内感染残渣在 MRI 影像上表现为与正常 CSF 信号不同的异常成分,在 DWI 序列影像上尤其突出,是诊断脑室炎的最佳影像特征。造影剂增强的序列影像显示室管膜线性摄取造影剂。散在的脑膜强化不仅见于感染,也见于过度分流,并可在术后持续存在数月[4,5]。

分流管堵塞

分流管可在 3 个部位堵塞:近端导管、阀门和远端导管。最常见的堵塞点是脑室导管头端和分流阀。前者常由于脉络丛阻挡所致,而后者常见于血块和残渣阻塞[5]。

一般情况下,围手术期分流管最容易发生残渣和血块堵塞。但堵塞也可发生于置管后的任何时间,发生率约为每个月 0.5%[4,5]。脑室分流管堵塞是引起机械故障(63.2%)、远端导管堵塞(23.5%)、导管移位(8.8%)、脱落(1.4%)及断裂(1.4%)的最主要原因[33]。

分流术后 2 年内的失败事件 50% 是由近端导管堵塞导致的[4]。脑室端导管头部脉络丛和室管膜反应常导致近端导管梗阻。事实上,导管头端接近脉络丛是导致近端导管障碍的最常见原因[33]。

不论哪个位点发生堵塞,症状总是与继发性颅内压升高相关[33]。临床表现因患者的年龄而异。幼儿通常表现为恶心、呕吐和激惹,较大的小儿和成人则多表现为头痛、恶

心、呕吐、脑神经麻痹和共济失调[5,27]。

影像学检查能显示近端导管的位置、正常连接及脑室扩大(图 3.7)。将基线影像与最新影像进行对比是发现细微脑室扩大征象的有效方法。当脑室体积相同时,CSF 跨室管膜弥散、导管周围水肿及帽状腱膜下积液所导致的脑室边缘模糊常提示急性梗阻[5]。近端导管也可能在脑室内移位,导致 CSF 未引

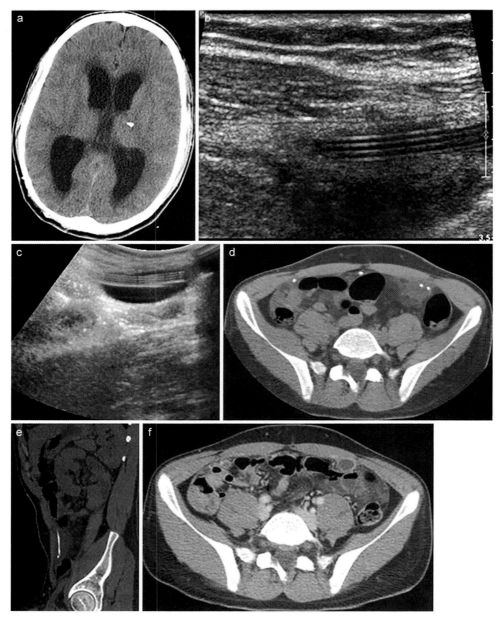

图 3.7　一例 20 岁男性患者,因意识障碍行 VP 分流术。(a)横断位 CT 影像显示远端导管堵塞导致的弥漫性脑积水和跨室管膜 CSF 渗出;(b、c)腹部超声声像图显示腹腔导管头端周围液体积聚;(d)横断位 CT 影像和(e)矢状位重建影像显示腹腔内左侧结肠旁沟导管头端液体积聚;(f)1 个月后随访,横断位 CT 影像显示左侧假性囊肿有所好转

流。最常见的是近端导管向外移位,这是由于胸壁和腹部入口处瘢痕牵拉远端导管所致[27]。分流管堵塞可以通过比较术后 CT 和出现症状时影像上导管的位置来进行诊断[4]。

导管脱落和破损

导管脱落通常在植入后短期内发生[2,4],

它是儿童分流失败的第二大常见原因,最常见于活动性最大的颈部[2,5]。分流管部件脱落可发生于导管和储液囊或在 Y 形阀门的连接处,这种 Y 形结构用于同时引流双侧脑室(图 3.8)[2]。自从一体化分流管及焊接导管上市后,脱落事件已经很少发生。目前,导管

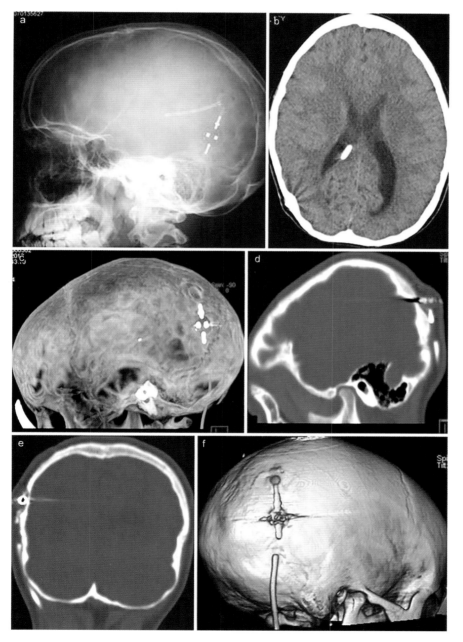

图 3.8　10 岁患儿,植入 Sophy 阀门,临床怀疑分流管功能异常,影像证实远端导管脱落。头颅矢状窦侧位片(a)、矢状位(d)和冠状位(e)2D 多平面重建(MPR)、3D 最大密度投影(MIP)(c)和头颅 CT 的 VR 重建(f)影像显示分流阀附近远端导管脱落。横断位头颅 CT 影像显示脑室轻度扩张及脑室内导管(b)

脱落一般是由于近端或远端导管与阀门连接处受牵拉，或者分流管被折断而引起[33,40]。

材料损坏和手术失误是分流管脱落的首要原因[27]。潜在能导致分流管脱落的因素包括分流管老化、活动受限、反复创伤以及导管和分流阀门存在连接。随着分流管的老化，逐步出现钙化和生物降解，导致分流管容易破裂。沿着导管生长的纤维组织使导管位置固定，随着小儿的生长发育，导管也容易出现脱落和断裂[5]。

分流管脱落的神经影像学诊断主要依靠分流管系列 X 线平片检查（图 3.9）[27]。该诊断方法能显示管道节段之间 X 线不显影的间隙，有时也能显示钙化区域。需要注意的是，某些导管的部件也是不显影的，需要与导管脱落进行鉴别（这是常见的诊断缺陷）。由于多种导管或阀门都存在不显影的部件，因此对比多次影像学检查结果非常重要[2,4,5]。脱落或断裂的位点附近可存在少量 CSF 积聚，有时可在 CT 扫描的层面上发现。CT 检查也能够显示帽状腱膜下积液和扩大的脑室[2,5,33]。

导管位置异常和移位

分流管近端和远端导管位置异常可以引起功能异常。然而在一些病例中，导管头端的位置与既往相比无明显改变时，导管的侧孔可仍然留在脑室中，此时分流管可不出现功能障碍。分流管移位可发生于远端或近端导管的末端（图 3.10）。一旦瘢痕形成使得导管被固定在皮下组织，随着小儿的持续生

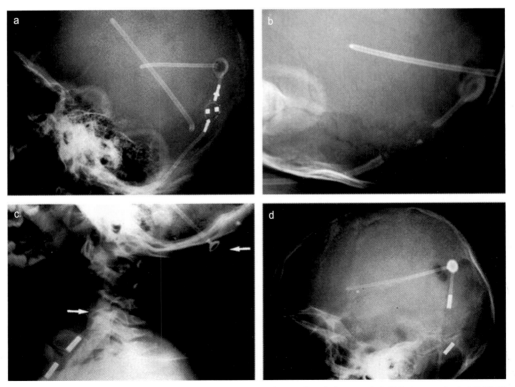

图 3.9 头颅侧位片显示导管脱落和断裂。(a)脑室内残留导管，注意另一种分流阀(Sophy)；(b)储液囊脱落；(c)储液囊脱落移位(箭头所示)；(d)分流管阀门在颅脑创伤后破裂

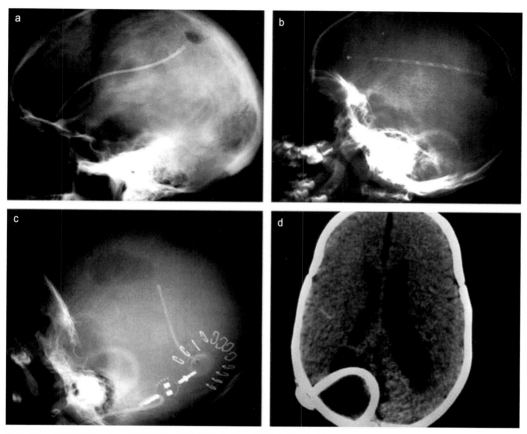

图 3.10　导管异位。(a、b)头颅矢状窦侧位片显示脑室内导管过长;(c)术后头颅 X 线片显示气颅及分流阀后方打折的导管;(d)横断位 CT 影像显示脑室内弯折的导管及周围的脑穿通畸形

长发育使导管受到牵拉,最终造成导管移位。近端导管能移位至非引流区域,如脉络丛,或者进入脑室外的脑实质内[5]。

　　头颅的屈伸动作能使腹腔端导管向上移位。此外,腹腔内正压、脑室的负向吸引、皮下组织丢失及分流管使用弹簧圈[53]都可以促使导管向近端移动,进入脑室、蛛网膜下腔及硬膜下腔或帽状腱膜下的头皮组织内[33,54]。

过度引流和裂隙脑室综合征

　　CSF 脑室分流管置入后可出现不同程度的过度引流[55]。在笔者经治的一组脑积水患儿中,18%的患者出现了临床表现不一的过度引流[56]。脑室大小在术后 24 小时内恢复正常,后续能否进一步缩小取决于脑积

水的原因和病程。如果侧脑室塌陷过快,脑组织来不及回弹填充空腔的话,就会导致大脑体积与颅骨容积不匹配(图 3.11),可能导致硬脑膜下积液或血肿形成[4,5]。

　　慢性过度引流相对更常见,50%接受分流的患儿可在神经影像上表现为小脑室或裂隙样脑室[4]。裂隙样脑室在大部分患者中并没有重要的临床意义。这一影像表现受关注的原因在于当裂隙样脑室的患者合并临床症状时,称为"裂隙脑室综合征(slit ventricle syndrome,SVS)"。这一综合征被定义为与裂隙样脑室相关的间歇性 ICP 升高[33]。

　　在接受分流手术的患儿中,仅 0.9% ~ 3.3%出现 SVS 的临床表现。大部分小脑室

图 3.11　CT 影像显示过度引流。(a) 脑室内导管及脑室变形,双侧硬脑膜下积液及冠状缝钙化;(b) 脑室内导管及额部亚急性硬脑膜下血肿,右侧额部蛛网膜囊肿及大脑塌陷

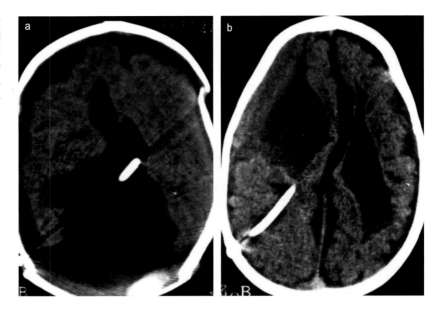

患者无临床症状,而一旦出现分流管异常,脑室会增大[2]。然而,在出现分流失败相关症状的患儿中,由于 SVS 的存在,表现为裂隙样脑室者可达 11%。虽然这一综合征较罕见,但它是导致分流管二次手术的重要原因[5,57]。SVS 通常在分流术后 10 年内发生[33],手术时患儿年龄 <1 岁者发病风险更高[5,58]。

裂隙样脑室的发生机制中最被公认的是 CSF 过度引流导致脑室过度缩小。此时导管间歇性被脑室壁阻断,随后由于继发性脑室压力升高,导管又重新开放[33]。慢性脑积水则与此相反,慢性过度引流是由于静脉淤血、室管膜下角质增生以及纤维化或小头结构异常导致了非顺应性脑室,在这种情况下,虽然脑室内高压非常危险,但仍然可导致脑室在导管头端周围一直处于塌陷状态。

诊断依据为临床显著的颅高压症状,而影像表现无脑室扩大。目前针对 SVS 的诊断还没有影像学标准[4]。这一综合征的患者在 CT 和 MR 影像上表现为小脑室[2]

(图 3.12)。其他过度分流的神经影像学表现包括近端导管周围侧脑室塌陷、皮质塌陷及硬脑膜下血肿[5]。

脑室分隔形成

脑室分隔形成指在脑室内形成分隔的、互不相通的液体囊腔。脑出血或脑室炎患儿发生的风险更大。当初次置管时,由于脑室扩大,分隔常常难以被发现。分隔可以进行性发展,导致脑室系统呈节段性分隔,最终导致分流不足。这些 CSF 腔室可以增大,压迫周围组织产生症状[3]。治疗时最好的办法是在神经内镜下打通被分隔的脑室内腔室,仅保留 1 根分流管[3]。MRI 检查是显示分隔腔室的最佳方法(图 3.13),也能显示孤立腔室周围跨皮质的液体流动[4]。

皮下 CSF 积聚及 CSF 漏

皮下 CSF 积聚及 CSF 漏可以是分流阀机械故障的表现,然而在分流管通畅的患者中也有发生。分流管工作正常的患者皮下积液和 CSF 漏的发生率为 0.1%～5.5%[59]。CT 或 MRI 影像显示脑室持续扩张,提示存在

3 脑脊液分流术并发症的神经影像学表现

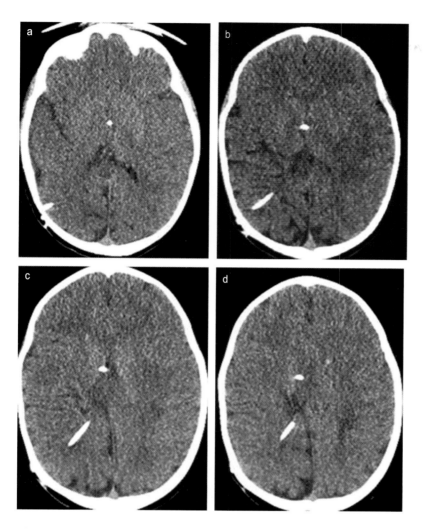

图3.12 裂隙脑室综合征。一例脑出血后脑积水患者,植入 Miethke 分流阀,临床表现为头痛和癫痫。头颅影像 CT 显示近端导管及裂隙样脑室(a~d)

分流不足。帽状腱膜下 CSF 积聚也发生于 ETV 术后,总体发病率为 2%～18%,通常提示手术操作失败[35,60]。

ETV 并发症

ETV 可以并发血管损伤。基底动脉及其分支损伤是 ETV 罕见但极其严重的并发症。最常损伤的是脚间池内的血管,包括基底动脉、大脑后动脉 P1 段及脉络膜后动脉,以及后颅窝血管,如基底动脉和大脑后动脉的穿支。这些血管损伤通常表现为环池或脑室出血,急诊 CT 检查能明确显示。MRI 和血管 MRI 检查是显示血管破裂晚期并发症的最佳手段。在可疑存在假性动脉瘤的情况下,可以行血管造影检查。

神经系统并发症来自内镜设备导致的神经组织损伤。第三脑室壁和室间孔周围组织最容易在 ETV 操作中受损。短期并发症多为丘脑、穹隆或乳头体挫伤,都是由于脑室镜或其他内镜设备的不当操作引起的(图 3.6)[35]。

慢性并发症

慢性过度引流可导致非顺应性脑室,这是

45

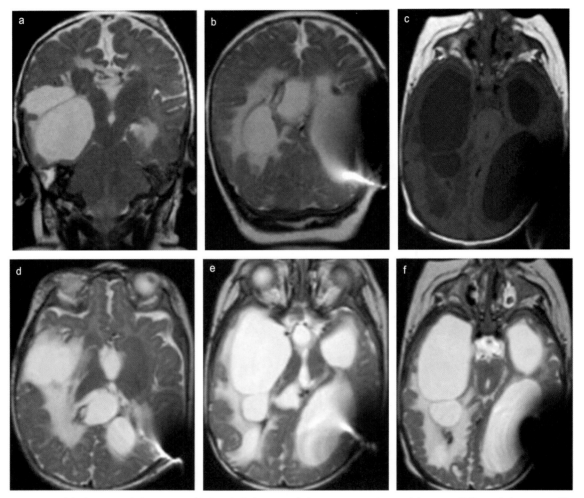

图 3.13 脑室内分隔。脑室炎后分隔性脑积水患者,VP 分流术后(Polaris 阀门)。头颅 MR 冠状位 T2 加权(a、b)、横断位 T1 加权(c)及横断位 T2 加权(d~f)影像显示分隔性脑积水和跨皮质水肿

由静脉淤血、室管膜下胶质增生、小头畸形以及颅缝早闭等多种原因造成的[60-63]。有时虽然颅内压极度升高,在导管周围的脑室仍然可以塌陷[64]。诊断完全依据患者的颅内压升高的临床表现,同时结合 CT 或 MRI 影像上没有脑室扩大的征象[33]。

颅缝早闭

颅缝早闭继发于 CSF 分流术后,发病率 10%~15%,通常与 SVS 相关。这一现象来自颅高压缓解后成骨/破骨活动导致的颅骨重构与压合,伴有颅骨内板的新骨形成。幼儿尤其好发。一些发病因素也仅限于这一年龄段,如前囟凹陷、原先分离的颅骨相互重叠及颅缝提早闭合。其他危险因素如颅缝周边骨密度增高、板障边界早显、板障间隙增宽、脑回和颅骨下血管标志减少及颅面比例缩小等[63]。在这种情况下,可能需要进行颅骨切开或颅骨整形术为脑组织生长发育提供空间,并缓解颅内高压(图 3.14)。颅缝早闭的特征与颅脑比例失调密切相关。骨缝闭合需要头颅 CT 骨窗位设置以及 3D 重建。继发于颅骨硬化的脑组织结构改变在 MRI 影像

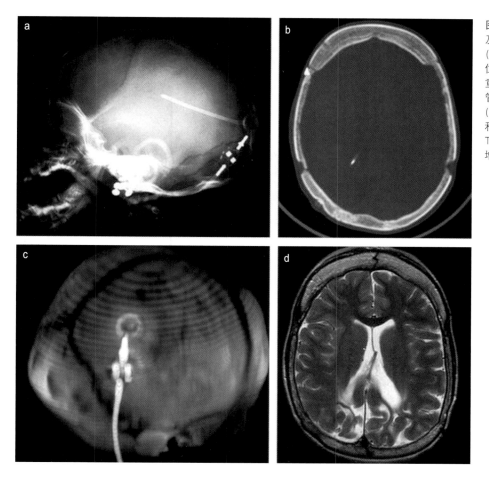

图 3.14 颅缝分离及颅骨骨质增生。(a)颅骨矢状位侧位片及(c)VR-CT重建影像显示分流管和颅缝分离；(b)横断位CT影像和(d)MR横断位T2影像显示板障增宽

上可见，间接表现为脑组织受压或继发性小脑扁桃体下疝。

继发性颅脑比例失调

继发性颅脑比例失调是鞘外 CSF 分流术后更晚期的并发症，几乎仅见于婴儿时期接受手术的患者。其特征性表现为小脑扁桃体向下疝入高位颈椎（继发性 Ciari Ⅰ 型畸形）合并小脑蚓部向上移位进入 Galen 静脉池[65,66]。CT 及 MRI 的神经影像可显示这一病症（图 3.14）。

脑膜纤维化

脑膜纤维化是 CSF 过度或长期引流后的另一个表现，也可由慢性硬脑膜下积液导致。纤维化的形成与胶原沉积及血管肉芽组织相关，在 CT 和 MRI 增强影像上表现为显著强化。

分流管周围脑组织软化及脑室旁白质软化

分流术后慢性期的患者常可在 CT 和 MRI 影像上发现分流管周围（常见于分流失败者）和脑室周围白质软化（图 3.15）。

第四脑室孤立

骨髓异常增生的患儿发生脑室系统分隔的原因包括解剖异常，诸如中间块扩大，尾状核头部、近端联合纤维异常隆起以及侧脑室额角前突导致的室间孔狭窄[67]。进一步的风险因素包括感染后或脑出血后脑积水，以及化疗、放疗相关的脑室炎导致的炎性粘连形成。过度分流也参与 SVS 脑室孤立和第四

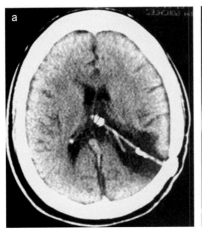
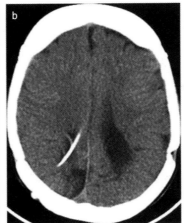
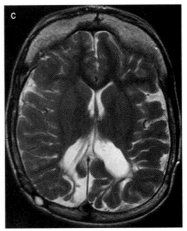
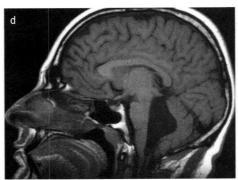
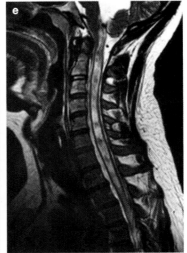

图 3.15　分流管周围脑穿通畸形及孤立第四脑室。(a)横断位 CT 影像显示分流管周围左顶叶脑软化;(b)横断位 CT 影像和 (c)头颅 MR T2 加权影像显示分流管周围脑软化以及右枕叶和脑室形态异常;(d)矢状位 MR T1 加权影像显示显著扩张的孤立第四脑室;(e)脊髓 MR T2 加权影像显示颈髓积水

脑室孤立的发病[68]。在第一种情况下,大脑结构的扭曲导致 CSF 循环中断。第二种情况下,分流产生幕上(压力较低)和幕下脑室(压力较高)压力差,压力差导致小脑中线结构向上移位进入天幕切迹,伴有导水管扭曲及继发性 CSF 循环异常的表现。

第四脑室孤立在蛛网膜粘连导致第四脑室中间孔和外侧孔堵塞的患者中尤其常见。第四脑室孤立的发生率(约 2.5%)高于幕上脑室(0.5%～1%)[67-69]。脑室分隔将第四脑室与幕上脑室分开时形成了孤立的第四脑室。这些改变的形成是由于导水管、第四脑

室中间孔和外侧孔瘢痕粘连以及分流术后导水管继发性关闭。在第四脑室内置入第二根脑室造口导管有助于缓解因第四脑室扩张导致的颅内压升高及脑干压迫症状(图 3.15)。

上述表现通过神经影像学研究发现,MRI 检查尤其有用。该影像显示正常或缩小的侧脑室,而第四脑室扩大,压迫脑干。矢状位 MRI 检查对于显示导水管梗阻和变形尤其有用[5]。

颅内积气

气颅是脑室分流术后罕见的晚期并发症,可在分流术后数月至数年内发生。导管头端虹吸作用产生颅内负压,将气体吸入颅

内[70]。当颅内存在负压时,气体也能够通过先天性或获得性颅底骨孔进入颅内。气颅也可见于颅内感染(结肠穿孔)。CT 及 MRI 影像不仅可显示颅内气体,也有助于气颅原因的判断。

脑脊液分流的颅外并发症(表 3.3)

典型的分流装置包括脑室内导管及位置可变的远端导管。由于腹腔面积大、CSF 吸收能力强,因此 VP 分流是最常用的 CSF 分流术式。其他可用于远端导管置入的位置包括上腔静脉、右心房及胸腔。腰椎-腹腔分流术及脑室-膀胱分流术目前也有开展。其他如输尿管分流、输卵管分流等术式现在只有历史意义。

VP 分流容易出现各种经验不足相关的并发症,分流失败率在术后第一年达 40%,次年可达 50%[8]。分流失败的原因可以是

表 3.3　脑脊液分流的颅外并发症

并发症类型
分流管异位
脱落/断裂
远端梗阻
气胸、皮下积气
胸腔积液/胸膜渗出
胸腔纤维化
其他分流相关的并发症(VA 分流) 　三尖瓣病变 　血栓栓塞性疾病/肺动脉高压
腹腔并发症 　假性囊肿 　腹水 　腹股沟疝/阴囊鞘膜积液 　内脏穿孔

机械的或功能性的,也可以是感染后的并发症[71]。非感染原因导致的分流失败包括梗阻、脱落和断裂。此外,特定的腹腔内原因导致的机械故障也有报道,如腹腔内假性囊肿、腹水、自发性导管打结以及导管经肛门移位或进入其他部位如帽状腱膜下腔[3,54,72]。有时可在腹部平片及其随访影像上发现位置固定静止的远端导管头端,提示存在腹腔假性囊肿或腹腔导管粘连[3]。

分流管异位

分流管异位也可发生于远端导管,如腹腔、心房和胸腔的导管。患者表现为腹部不适,最终发生头痛、恶心或呕吐。当腹腔远端导管放置位置有误时,CT 检查可表现为迟发的脑室扩张[8]。常见错误置管的地方是腹膜前间隙,通常表现为腹部切口下方皮下积液。腹部 X 线侧位片可显示导管在前腹壁成圈。

VP 分流管移位或凸出与上文所提的并发症相比较为少见。在婴儿,导管固定得太松以及腹腔内活动度太大也促使了导管移位的发生[54]。另一方面,腹腔内压力升高相关的鞘突未闭合[73]或脐端卵黄管通常可能分别与远端导管进入阴囊或从脐部凸出有关。

VP 远端导管胸腔内移位进入胸膜腔、心脏和肺动脉虽然罕见,但有明确的记录。导管可能经膈上途径进入胸膜腔,可能的原因包括皮下隧道操作不当或经先天膈肌裂孔、Bochdalek 孔、Morgagni 孔及食管裂孔或从小的膈肌穿孔处进入[76,77]。导管胸腔内移位的并发症包括张力性胸腔积液或气胸、支气管穿孔和肺炎[78]。导管移位进入心脏的机制主要包括导管意外进入静脉,以及导管头端在吸气时被负压吸引进入心脏。呼吸运动和(或)先天性横膈裂孔如 Morgagni 孔或 Bochdalek 孔,可导致导管头端侵蚀膈肌,

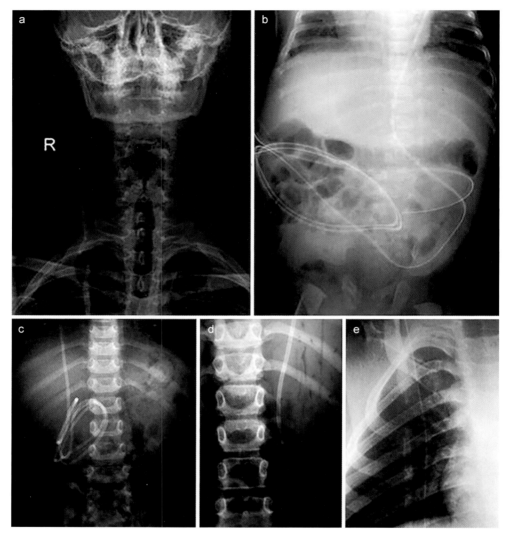

图 3.16 (a)胸部和颈部 X 线片显示重度钙化、长期使用后的 VP 导管脱落；(b)腹部 X 线片显示断裂保留的远端导管；(c)腹部 X 线片提示分流管卷曲；(d、e)胸片显示短而钙化的导管

也可能是导管进入纵隔腔或胸腔的原因[79-81]。引流道上的皮下积液可由导管脱落或破裂（应力性折断）引起（图 3.16）[40]。导管脱落在一体化的导管中不会发生。这些并发症以及远端导管位置异常都能在 X 线平片或 CT 影像上显示[74,75]。

导管脱落或断裂

导管脱落通常术后不会立即发生，一般认为是早期并发症，但也可以发生于晚期[2]。导管断裂部位的皮下 CSF 积聚可在 CT 影像上显示。X 线片可显示分流管近端导管和储液囊或分流阀与远端导管之间的间隙。需要注意的是，一些型号的阀门和分流管具有部分不显影的区域，不要误认为是导管脱落。此时，X 线不显影的连接管近端和远端的导管呈线性排列，而当导管脱落时，两端的导管则成角分布。动态比较 X 线影像对于诊断很有帮助[5]。

相反,分流管断裂是晚期并发症,其发生与机械应力、导管退化、钙化及患者的生长发育有关。相应的,分流管断裂几乎仅见于大龄小儿和青少年[82,83]。远端导管本应在皮下自由滑动,由于受皮下组织及腹部瘢痕的固定,受剪切应力的作用,促进了断裂[5]。断裂最常见于颈部和上胸部导管活动度最大的地方。常见临床表现包括颅高压相关症状,伴有头痛,导管沿线、断裂点附近皮肤红肿[8]。由于导管周围的纤维瘢痕可作为临时引流而发挥作用,有时候患者可以没有症状[8]。在断裂点,有时可以触摸到皮下 CSF 积聚。分流管 X 线平片是显示导管连续性中断和远端导管移位的最佳手段。VP 分流管的远端部分也可能完全卷曲进入腹腔[8]。VA 分流管远端移位的危险性更大,由于导管位于右心房,可导致心律失常或肺动脉栓塞(图 3.16)[84]。

远端堵塞

假性囊肿形成是远端堵塞的常见原因。假性囊肿是导管终末端 CSF 的囊性分隔。VP 分流的假性囊肿源于腹腔粘连或大网膜移位至导管头端[85]。假性囊肿也可发生于脑室-胸腔分流术后,由于慢性胸膜激惹导致的粘连所致。

常规影像学检查显示远端导管在腹腔软组织肿块内卷曲或存在分隔状胸腔积液。当 CT 或超声检查显示导管头端周围分隔状液体积聚时,可确诊。此外,放射性核素显影也能在导管头端显示局灶性放射性浓聚。治疗手段为拔除导管以及引流假性囊肿。若囊液未感染,原导管可重新置入,或转移至另一处[86]。对于感染性假性囊肿,必须拔除导管,放置 EVD 以及使用抗生素(图 3.7)[3]。

导致远端导管堵塞的其他原因包括导管移位或侵蚀进入软组织。VP 术后的儿童更容易出现导管移位,主要是由于手术时腹腔内会置入较多冗余导管,以利于患儿后期的生长发育[5]。导管侵蚀进入空腔脏器可表现为急性腹膜炎的症状,进入泌尿生殖道或胃肠道时也可呈隐匿表现而无症状[87]。CSF 积聚增加了腹腔内压力,能扩张腹股沟疝和未闭的鞘管,使导管进入阴囊[81]。导管也可侵蚀并进入实质脏器,如肝脏,或者进入腹壁。罕见的情况下,导管可环绕肠道,导致机械性肠梗阻[85]。

脑室端梗阻比腹腔端梗阻更常见。远端梗阻可以源于导管与腹腔粘连。VP 分流管采用远端裂隙阀门设计者更容易出现梗阻。另一处容易梗阻的位点是分流阀门,血块、残渣及炎性产物很容易造成堵塞。CSF 的蛋白质浓度对近端和远端导管堵塞没有影响。虽然导管采用了一些防塌陷材料,可是导管打折(有时是操作技术有误)仍然能导致功能性堵塞。打折可由于肠道粘连及内脏结构移位或腹腔外导管被牵拉所致。大部分此类并发症可通过 X 线平片、超声和 CT 检查作出诊断。

气胸和肺气肿

术后气胸伴或不伴气肿可发生于 10%～20% 的脑室-胸腔分流术,也可见于其他各种分流术式。气体可以通过手术切口进入皮下。脑室-胸腔分流术后气体进入的途径还包括正压通气时胸腔内支气管瘘[88]。皮下气肿通常没有显著的临床意义,导致上呼吸道梗阻或张力性纵隔气肿少见(图 3.18)[88]。远端脑室-胸腔导管移位由于该分流术式使用有限,因此很少见于文献报道。导管侵蚀进入胸壁导致皮下水肿及分流故障也见于临床报道[89]。

胸腔积液（胸水）

1954 年，Ransohoff 报道了使用脑室-胸腔（ventriculopleural，VPL）分流术治疗肿瘤性脑积水[92]。然而，由于担心气胸或 CSF 胸腔积液等并发症，这一术式并没有获得广泛认可[90,93]。儿童的手术风险更大，因而是手术禁忌[91]。头端安放阀门和抗虹吸装置能减少症状性胸腔积液的发生[91]。VPL 很少作为 CSF 引流的替代方法[94]。然而，也有一些病例队列研究证明了 VPL 和硬脑膜下-胸腔分流的可行性和安全性[90,97]。一些研究者也将这一术式作为治疗脑积水的首选方法[97]。

临床上针对 VPL 并发症的报道抵消了它的获益，限制了其临床使用。症状性张力性气胸、胸腔积液、胸腔纤维化、胸腔脓肿、CSF 乳瘘以及肿瘤沿分流管播散都见于文献报道[90,93-95,99]。最常见的并发症是症状性气胸导致的呼吸窘迫[90,93]。一些报道称胸腔积液与年龄有关[98]，因此 VPL 不主张在小儿中使用。与此相反，另一些作者则认为 VPL 可以作为 3 岁以下小儿安全的替代方法。

评估 VPL 分流术的结果时，应考虑到这一术式常常被用于较复杂的病例。患者一般事先经历了失败的腹腔或血管分流，尤其是反复腹膜炎导致阀门感染的患者[100]。这些适应证使 VPL 难以与其他分流术式直接比较[97]。Jones 等使用抗虹吸装置连接阀门，以预防临床上严重的 CSF 积聚[91]。这些研究者报道的 52 例患儿中，仅 1 例出现症状性胸腔积液，需要转换为 VP 分流[91]。尽管如此，儿童中使用抗虹吸装置常可导致引流不足，这些装置控制高颅压的效力有限。

VPL 术后患者若没有呼吸系统症状，即使影像上有胸腔积液的表现，也没有重要的临床意义[91]。笔者认为，在无症状的患儿，

发现少量胸腔积液意味着分流管工作正常。但对 VPL 术后患儿仍应常规定期随访，有报道认为由于阀门压力或胸腔吸收能力的改变，张力性胸腔积液可在任何阶段出现[91]。Megison 和 Benzel 对合并肺部疾病的成人患者行 VPL 手术提出了警告[97]。在合并脊髓后侧凸的脊髓脊膜膨出患者以及 Chiari 畸形患者中，必须特别关注呼吸功能储备[97]。任何患者，在已经存在呼吸功能受限的情况下，再增加胸腔积液的负担，可能直接诱发呼吸衰竭[97]。部分研究者仅将 VPL 作为暂时性 CSF 引流手段，特别是在 VP 或 VA 导管感染或肿瘤根治性切除之前[101,102]。

较大量的积液能使患者产生呼吸系统症状，当积液引起张力时尤其明显，但少量无症状性胸腔积液无须治疗[90]。分流管激惹或感染导致细菌、白细胞和炎症介质积聚，与富含蛋白质的 CSF 混合，再加上分流而来的 CSF 共同形成了胸腔积液。肺不张则进一步减少胸膜面积，影响了液体吸收[90]。儿童患者尤其是婴儿，由于具有吸收功能的胸膜面积相对较小，且频繁病毒感染和疫苗接种会导致免疫反应更强，因而更容易受胸腔积液的影响。抗虹吸装置和新型阀门能够减少过度引流，有助于减少胸腔积液的发生[101]。

CSF 胸腔积液的另一个原因是 VP 分流远端导管进入胸腔。技术上的误操作或预先存在的解剖因素可导致这一并发症的发生[76,77]。已有报道显示，VP 分流术后症状性和张力性胸腔积液在无导管向胸腔移位的情况下出现[81,103,104]。儿童由于吸收积液欠佳更容易出现胸腔积液，但成人患者也有报道[105]。诊断时可将对比剂或放射性核素注入分流管储液囊，显示胸腔内的积聚[106]。胸腔穿刺和生化分析也能明确胸腔积液的 CSF 成分（图 3.17）[103]。

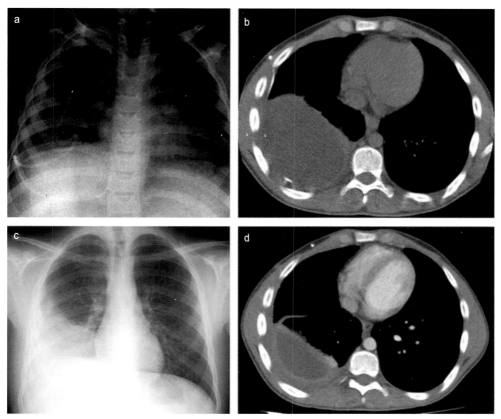

图 3.17　30 岁男性患者，VPL 术后胸腔积液。(a)胸部 X 线片、(b)横断位 CT 影像显示脑室-胸腔分流管头端在右侧胸腔积液内弯曲；(c)胸部 X 线片及(d)横断位 CT 影像显示拔除分流管 1 个月后右侧胸腔积液好转

胸腔积液在胸部平片和 CT 检查时都显影良好。

胸腔纤维化

胸壁纤维化肺包裹是 VPL 的一个罕见并发症[107]。胸腔纤维化是由 CSF 炎症反应或慢性轻度致病性感染所导致的。VPL 术后发生纤维化的时间具有很大的个体差异[107]。确诊胸壁纤维化需要影像学表现。

分流管相关并发症

对标准 VP 分流术后发生并发症（如 CSF 假性囊肿、复发性远端梗阻）的患者可以使用备选的分流管类型。在这些分流系统中，将远端导管放置于右心房、胸膜腔、胃、输尿管、胆囊等。在常规 VP 分流失败或无效的情况下，权衡胆道感染的风险后，胆囊也可被用于放置远端分流导管。急性胆囊炎发作及脑室-胆囊分流失败后，超声检查可见胆囊壁增厚、泥沙样结石等非特异性表现，肝胆放射性核素检查可见胆囊无活性。

三尖瓣病变

远端导管导致的三尖瓣慢性机械激惹可造成三尖瓣纤维化、钙化及狭窄[108]。导管也可引起瓣膜破坏，直接导致三尖瓣反流。其他导管相关的心脏损伤包括心内膜炎和混合型血栓，这些并发症需要行超声心动图以及更为详尽的心脏检查进行评估。

血栓栓塞性疾病和肺动脉高压

脑室-血管 CSF 分流术可在 VP 分流无法开展或近期腹腔感染的患者中实施。VA 分流术也会发生一些严重甚至致命的并发症。分流管肾炎、肺栓塞、菌血症时分流管感染以及需要将导管周期性延长，都是近年来血管内 CSF 分流术开展得逐步减少的原因。血管内导管可以促进颈内静脉血栓形成，血栓可延伸至上腔静脉或位于心房内的导管头端[85]。这些栓子均可发生钙化。

上腔静脉中导管头端位置不当可增加静脉栓塞的风险。实时二维超声心动图可以探查计划手术的大小、位置及附着区域。导管或 CT 造影检查可以显示上腔静脉堵塞以及同期的侧支血管。冠状窦血栓合并急性心肌梗死也见于报道。肺动脉高压在儿童中少见，但在成人接受 VA 分流的患者中，根据超声心动图和肺功能测试标准诊断的肺动脉高压的患病率可达 8%。这是由于肺栓塞合并肺梗死在 VA 分流患者中的发病率可高达 50%，而肺动脉高压可以继发于慢性血栓栓塞性疾病[109]。由于肺动脉高压可以发生潜在的严重并发症，对于 VA 术后患者建议每 12 个月进行一次超声心动图和肺功能检查[110]。

与 VP 分流不同，VA 分流的远端导管在放置初期不能留得太长，以允许小儿生长发育，否则导管头端将顶住心房壁[85]。因此，随着患儿长大，导管头端常会上升至上腔静脉。这一位置不利于 CSF 引流，因此需要延长导管，而这一操作可以预先进行。VA 分流失败的原因包括导管在心房内右移位，或者进入未闭合的卵圆孔，导致引流不畅。远端导管头端侵蚀右心室的游离壁进入心包

的个例也有报道，导致心包大量 CSF 积聚而发生致命的心脏压塞。导管引起房间隔穿通后，则形成了一个异位栓子的通路[111]。

腹部并发症

虽然导管粘连、腹腔囊肿和近期腹膜炎病史能导致腹膜吸收 CSF 的能力丧失[94]，但是脑室-腹腔分流仍被认为是目前最安全的分流式式。

腹部 CSF 假性囊肿

假性囊肿是腹腔内分隔状的液体积聚，通常在腹膜周围形成。假性囊肿比腹水更常见。若假性囊肿巨大，可产生肠梗阻症状。腹部 CSF 假性囊肿发生率为 1% ~ 10%[112,113]。假性囊肿形成与腹腔内炎症反应有关，导致肠系膜包裹腹腔端导管，并形成分隔状积液。这一并发症可能同时受感染和无菌性因素的影响[3,112]。存在感染性因素的情况下，败血症中最常见的病原菌是表皮葡萄球菌。非感染性原因包括导管、CSF 蛋白质及导管内播散的肿瘤细胞相关的炎症反应。既往腹部手术史是引起并发症的另一个危险因素。一些研究者的关于较小的假性囊肿是感染性的、而较大的是无菌性的观察结果尚未被他人证实（图 3.7）[2,100]。

腹水

分流术后患者出现腹水源于腹腔内 CSF 积聚，原因可能是吸收能力下降，也可能是 CSF 容量过多。婴儿的腹腔容积较小，因此吸收能力比年龄较大的小儿更差，且更容易受到病毒感染[81]。然而感染是干扰腹膜吸收 CSF（在弥漫性腹腔炎症反应的情况下）以及产生高蛋白质 CSF（在脑室炎的情况下）最常见的致病因素。在肿瘤性脑积水的情况下，高蛋白质 CSF 是产生腹水的独立危险因

素，如儿童视神经胶质瘤或颅咽管瘤[114,116,117]。肿瘤性脑积水时，由于肿瘤细胞在腹腔内弥散，干扰了腹腔 CSF 的吸收，也能导致腹水[86,114]。此外，脉络丛乳头状瘤导致脑积水的机制是单纯的 CSF 过度分泌。

既往腹膜炎或手术操作形成的瘢痕也是导致脑积水吸收能力下降的原因[115]。感染、

导管相关的异物反应以及与分流播散的肿瘤转移相关的炎症反应使腹腔液体的渗透压升高。腹水所致的腹胀和呼吸功能受损可在分流管植入后数周、数月甚至数年内发生。腹水也与腹股沟疝和阴囊鞘膜积液的发病相关（图 3.18）[81,118]。腹水可在超声和 CT 检查时显示。

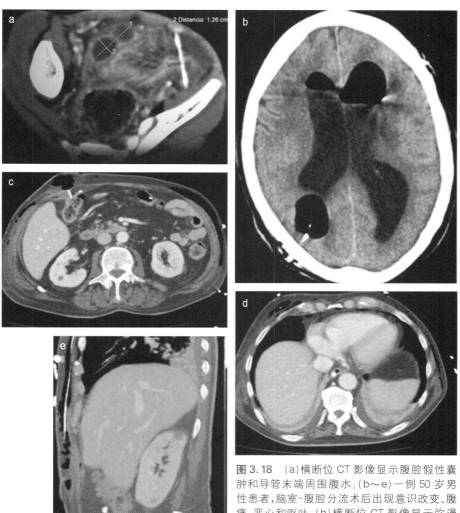

图 3.18　(a)横断位 CT 影像显示腹腔假性囊肿和导管末端周围腹水；(b～e)一例 50 岁男性患者，脑室-腹腔分流术后出现意识改变、腹痛、恶心和呕吐；(b)横断位 CT 影像显示弥漫性脑积水和气颅，导管周围积气；(c、d)横断位 CT 影像显示结肠穿孔后纵隔积气和皮下积气；(e)矢状位重建影像显示导管周围皮下积气

腹股沟疝和阴囊鞘膜积液

VP 分流最常见的腹腔并发症是腹股沟疝和阴囊鞘膜积液,术后发生率为 $3.8\%\sim16.8\%$[80]。出生后数月大的患儿 VP 分流术后该并发症的发生率可高达 30%,而 1 岁患者术后的发生率则降至 10%。腹腔 CSF 吸收不足(可能与胶质细胞在腹腔内种植有关)[119]可导致腹内压升高,而鞘膜管未闭(3 个月大时发生率为 $60\%\sim70\%$,1 岁时 $50\%\sim60\%$,2 岁时 40%)[73]是发病的重要因素,也是婴儿期高发的原因。症状和体征可在术后早期(1 天)或数月后出现,双侧受累的患者可高达 50%[120]。这些并发症的诊断主要依靠临床表现。影像和超声检查可用于确诊并制订术前计划。

内脏–肠道穿孔

自柔软而又有弹性的硅胶管被应用于临床后,原本就罕见的内脏穿孔并发症的发生率进一步降低[121],但这仍然是 VP 分流术严重的并发症,病死率可高达 15%[121]。穿孔可发生于植入导管早期,也可以在晚期发生,甚至在分流管植入后数年才出现[121,122]。腹膜粘连、皮肤切口不当以及手术医师在置管时混淆腹膜与内脏壁是发生这种情况的最常见原因。套管直接穿刺腹腔一般并不增加穿孔的发生率,但骨髓增生异常合并膀胱过度充盈的婴儿例外。

在晚期穿孔的发生机制中,局灶炎症、导管粘连于内脏壁、慢性摩擦是最主要的原因[121,123]。肠道是最常发生穿孔的部位(占所有分流术并发症的 0.1%),其次是膀胱、胃、肝脏、胆囊、阴囊和阴道(图 3.18)。对腹腔导管导致的内脏穿孔应进行彻底探查,也需要影像、超声和 CT 检查,并且需要儿科和普外科医师协助诊疗。

结　　论

分流失败在术后前两年内的发生率可达 $40\%\sim50\%$。根据病史和体格检查提示颅内高压的征象常可作出疑似诊断,而影像学检查则用于确诊以及明确病因。因此,影像学家应熟悉神经影像以及其他影像学诊断技术,以评估分流管故障及分流术后并发症。

分流故障和并发症是分流术后常见的风险。相关的影像学检查方法是评估 CSF 分流失败的重要辅助措施。影像学家可通过一系列诊断工具明确故障或并发症。与经治医师密切交流是制订影像学检查方案以解决特定问题的关键。

参考文献

[1] Weprin BE, Swift DM (2002) Complications of ventricular shunts. Tech Neurosurg 7(3):224–242.

[2] Goeser CD, McLeary MS, Young LW (1998) Diagnostic imaging of ventriculoperitoneal shunt malfunctions and complications. Radiographics 18:635–651.

[3] Browd SR, Gottfried ON, Ragel BT, Kestle JR (2006) Failure of cerebrospinal fluid shunts: part II: overdrainage, loculation, and abdominal complications. Pediatr Neurol 34:171–176.

[4] Wallace AN, McConathy J, Menias CO, Bhalla S, Wippold FJ II (2014) Imaging evaluation of CSF shunts. AJR Am J Roentgenol 202:38–53.

[5] Sivaganesan A, Krishnamurthy R, Sahni D, Viswanathan C (2012) Neuroimaging of ventriculoperitoneal shunt complications in children. Pediatr Radiol 42:1029–1046.

[6] Lehnert BE, Rahbar H, Relyea-Chew A, Lewis DH, Richardson ML, Fink JR (2011) Detection of ventricular shunt malfunction in the ED: relative utility of radiography, CT, and nuclear imaging. Emerg Radiol 18:299–305.

[7] Desai KR, Babb JS, Amodio JB (2007) The utility of the plain radiograph "shunt series" in the evaluation of suspected ventriculoperitoneal shunt failure in pediatric patients. Pediatr Radiol 37:452–456.

[8] Browd S, Ragel B, Gottfried O (2006) Failure of cere-

brospinal fluid shunts. Part I：obstruction and mechanical failure. Pediatr Neurol 34：83 - 92.

［9］ Dinçer A，Özek MM (2011) Radiologic evaluation of pediatric hydrocephalus. Childs Nerv Syst 27：1543 - 1562.

［10］ Van Lindert EJ，Beems T，Grotenhuis JA (2006) The role of different imaging modalities：is MRI a condition sine qua non for ETV? Childs Nerv Syst 22：1529 - 1536.

［11］ Martínez-Lage JF，Torres J，Campillo H，Sanchezdel-Rincón I，Bueno F，Zambudio G et al (2000) Ventriculopleural shunting with new technology valves. Childs Nerv Syst 16：867 - 871.

［12］ Udayasankar UK，Braithwaite K，Arvaniti M，Tudorascu D，Small WC，Little S et al (2008) Lowdose nonenhanced head CT protocol for follow-up evaluation of children with ventriculoperitoneal shunt：reduction of radiation and effect on image quality. AJNR Am J Neuroradiol 29：802 - 806.

［13］ Guillaume DJ (2010) Minimally invasive neurosurgery for cerebrospinal fluid disorders. Neurosurg Clin N Am 21：653 - 672.

［14］ Inoue T，Kuzu Y，Ogasawara K，Ogawa A (2005) Effect of 3-tesla magnetic resonance imaging on various pressure programmable shunt valves. J Neurosurg 103：163 - 165.

［15］ Lillis SS，Mamourian AC，Vaccaro TJ，Duhaime AC (2010) Programmable CSF shunt valves：radiographic identification and interpretation. AJNR Am J Neuroradiol 31：1343 - 1346.

［16］ Dincer A，Yildiz E，Kohan S，Ozek M (2011) Analysis of endoscopic third ventriculostomy patency by MRI：value of different pulse sequences，the sequence parameters，and the imaging planes for investigation of flow void. Childs Nerv Syst 27：127 - 135.

［17］ Dincer A，Kohan S，Ozek MM (2009) Is all "communicating" hydrocephalus really communicating? Prospective study on the value of 3D-constructive interference in steady state sequence at 3 T. AJNR Am J Neuroradiol 30：1898 - 1906.

［18］ Kim SK，Wang KC，Cho BK (2000) Surgical outcome of pediatric hydrocephalus treated by endoscopic III ventriculostomy：prognostic factors and interpretation of postoperative neuroimaging. Childs Nerv Syst 16：161 - 168.

［19］ Schroeder HW，Schweim C，Schweim KH (2000) Analysis of aqueductal cerebrospinal fluid flow after endoscopic aqueductoplasty by using cine phase contrast magnetic resonance imaging. J Neurosurg 93：237 - 244.

［20］ Doll A，Christmann D，Kehrli P，Abu Eid M，Gillis C，Bogorin A et al (2000) Contribution of 3D CISS MRI for pre and post-therapeutic monitoring of obstructive hydrocephalus. J Neuroradiol 27：218 - 225.

［21］ Laitt RD，Mallucci CL，Jaspan T，McConachie NS，Vloeberghs M，Punt J (1999) Constructive interference in steady-state 3D Fourier-transform MRI in the management of hydrocephalus and third ventriculostomy. Neuroradiology 41：117 - 123.

［22］ Warf BC，Campbell JW，Riddle E (2011) Initial experience with combined endoscopic third ventriculostomy and choroid plexus cauterization for post-hemorrhagic hydrocephalus of prematurity：the importance of prepontine cistern status and the predictive value of FIESTA MRI imaging. Childs Nerv Syst 27：1063 - 1071.

［23］ Kim DS，Choi JU，Huh R，Yun PH，Kim DI (1999) Quantitative assessment of cerebrospinal fluid hydrodynamics using a phasecontrast cine MR image in hydrocephalus. Childs Nerv Syst 15：461 - 467.

［24］ Stoquart-El Sankari S，Lehmann P，Gondry-Jouet C，Fichten A，Godefroy O，Meyer ME et al (2009) Phase-contrast MR imaging support for the diagnosis of aqueductal stenosis. AJNR Am J Neuroradiol 30：209 - 214.

［25］ Battal B，Kocaoglu M，Bulakbasi N，Husmen G，Tuba Sanal H，Tayfun C (2011) Cerebrospinal fluid flow imaging by using phase-contrast MR technique. Br J Radiol 84：758 - 765.

［26］ Connor SE，O'Gorman R，Summers P，Simmons A，Moore EM，Chandler C et al (2001) SPAMM，cine phase contrast imaging and fast spin-echo T2-weighted imaging in the study of intracranial cerebrospinal fluid (CSF) flow. Clin Radiol 56：763 - 772.

［27］ Barkovich AJ (1996) Pediatric neuroimaging, 2nd edn. Lippincott-Raven，Philadelphia，pp. 439 - 475.

［28］ Ellegaard L，Mogensen S，Juhler M (2007) Ultrasound-guided percutaneous placement of ventriculoatrial shunts. Childs Nerv Syst 23：857 - 862.

［29］ Drake JM (1993) Ventriculostomy for treatment of hydrocephalus. Neurosurg Clin N Am 4：657 - 666.

［30］ Dias MS，Li V (1998) Pediatric neurosurgical disease. Pediatr Clin North Am 45：1539 - 1578.

［31］ Teo C，Jones R (1996) Management of hydrocephalus by endoscopic third ventriculostomy in patients with myelomeningocele. Pediatr Neurosurg 25：57 - 63.

［32］ Teo C，Kadrian D，Hayhurst C (2013) Endoscopic management of complex hydrocephalus. World Neurosurg 79：S21. e 1 - 7.

［33］ Di Rocco C，Massimi L，Tamburrini G (2006) Shunts vs endoscopic third ventriculostomy in infants：are there different types and/or rates of complications? A review. Childs Nerv Syst 22：1573 - 1589.

［34］ Beems T，Grotenhuis JA (2004) Long-term complications and definition of failure of neuroendoscopic procedures. Childs Nerv Syst 20：868 - 877.

［35］ Schroeder HWS，Niendorf W-R，Gaab MR (2002) Complications of endoscopic third ventriculostomy. J Neurosurg 96：1032 - 1040.

［36］ Schönauer C，Bellotti A，Tessitore E，Parlato C，Moraci A (2000) Traumatic subependymal hematoma during endoscopic third ventriculostomy in a patient with a third ventricle tumor：case report. Minim Invasive Neurosurg 43：135 - 137.

［37］ Fukuhara T，Vorster S，Liciano MG (2000) Risk factor for failure of endoscopic third ventriculostomy for obstructive hydrocephalus. Neurosurgery 46：1100 - 1111.

[38] Buxton N, Macarthur D, Mallucci C, Punt J, Vloeberghs M (1998) Neuroendoscopy in the premature population. Childs Nerv Syst 14:649–652.

[39] Koch D, Wagner W (2004) Endoscopic third ventriculostomy in infants of less than 1 year of age: which factors influence the outcome? Childs Nerv Syst 20:405–411.

[40] Tamburrini G, Caldarelli M, Di Rocco C (2002) Diagnosis and management of shunt complications in the treatment of childhood hydrocephalus. Rev Neurosurg 3:1–34.

[41] Tubbs RS, Banks JT, Soleau S, Smyth MD, Wellons JC III, Blount JP et al (2005) Complications of ventriculo-subgaleal shunts in infants and children. Childs Nerv Syst 21:48–51.

[42] Aguiar PH, Shu EB, Freitas AB, Leme RJ, Miura FK, Marino R Jr (2000) Causes and treatment of intracranial haemorrhage complicating shunting for paediatric hydrocephalus. Childs Nerv Syst 16:218–221.

[43] Oi S, Shimoda M, Shibata M, Honda Y, Togo K, Shinoda M et al (2000) Pathophysiology of long-standing overt ventriculomegaly in adults. J Neurosurg 92:933–940.

[44] Hamada H, Hayashi N, Kurimoto M, Umemura K, Hirashima Y, Nogami K et al (2004) Tension pneumocephalus after neuroendoscopic procedure — case report. Neurol Med Chir 44:205–208.

[45] Saxena S, Ambesh SP, Saxena HN, Kumar R (1999) Pneumocephalus and convulsion after ventriculoscopy: a potentially catastrophic complication. J Neurosurg Anesthesiol 11:200–202.

[46] Schreffler RT, Schreffler AJ, Wittler RR (2002) Treatment of cerebrospinal fluid shunt infections: a decision analysis. Pediatr Infect Dis J 21:632–636.

[47] Whitehead WE, Kestle JRW (2001) The treatment of cerebrospinal fluid shunt infections. Pediatr Neurosurg 35:205–210.

[48] Schroeder HWS, Oertel J, Gaab MR (2004) Incidence of complications in neuroendoscopic surgery. Childs Nerv Syst 20:878–883.

[49] Hopf NJ, Grunert P, Fries G, Resch KDM, Perneczky A (1999) Endoscopic third ventriculostomy: outcome analysis of 100 consecutive procedures. Neurosurgery 44:795–806.

[50] Baird C, O'Connor D, Pittman T (2000) Late shunt infections. Pediatr Neurosurg 32:269–273.

[51] Filka J, Hutova M, Tuharsky J, Sagat T, Kralinski K, Krcmery V Jr (1999) Nosocomial meningitis in children after ventriculoperitoneal shunt insertion. Acta Paediatr 88:576–578.

[52] Drake JM, Kestle JR, Tuli S (2000) CSF shunts: 50 years on past, present and future. Childs Nerv Syst 16:800–804.

[53] Park CK, Wang KC, Seo JK, Cho BK (2000) Transoral protrusion of a peritoneal catheter: a case report and literature review. Childs Nerv Syst 16:184–189.

[54] Dominguez CJ, Tyagi A, Hall G, Timothy J, Chumas PD (2000) Sub-galeal coiling of the proximal and distal components of a ventriculo-peritoneal shunt. An unusual complication and proposed mechanism. Childs Nerv Syst 16:493–495.

[55] Martínez-Lage JF, Pérez-Espejo MA, Almagro MJ, Ros de San Pedro J, López F, Piqueras C et al (2005) Syndromes of overdrainage of ventricular shunting in childhood hydrocephalus. Neurocirugia 16:124–133.

[56] Martínez-Lage JF, Ruíz-Espejo AM, Almagro MJ, Alfaro R, Felipe-Murcia M, López-Guerrero A (2009) CSF overdrainage in shunted intracranial arachnoid cysts: a series and review. Childs Nerv Syst 25:1061–1069.

[57] Kestle J, Drake J, Milner R (2000) Long-term follow-up data from the Shunt Design Trial. Pediatr Neurosurg 33:230–236.

[58] Eldredge EA, Rockoff MA, Medlock MD (1997) Postoperative cerebral edema occurring in children with slit ventricles. Pediatrics 99:625–630.

[59] Rohde C, Weinzierl M, Mayfrank L, Gilsbach JM (2002) Postshunt insertion CSF leaks in infants treated by an adjustable valve opening pressure reduction. Childs Nerv Syst 18:702–704.

[60] Foltz EL (1993) Hydrocephalus: slit ventricles, shunt obstructions, and third ventricle shunts: a clinical study. Surg Neurol 40:119–124.

[61] Epstein F, Lapras C, Wisoff JH (1988) "Slit-ventricle syndrome": etiology and treatment. Pediatr Neurosci 14:5–10.

[62] Engel M, Carmel PW, Chutorian AM (1979) Increased intraventricular pressure without ventriculomegaly in children with shunts: "normal volume" hydrocephalus. Neurosurgery 5:549–552.

[63] Albright AL, Tyler-Kabara E (2001) Slit-ventricle syndrome secondary to shunt-induced suture ossification. Neurosurgery 48:764–769.

[64] Buxton N, Punt J (1999) Subtemporal decompression: the treatment of noncompliant ventricle syndrome. Neurosurgery 44:513–518.

[65] Di Rocco C, Tamburrini G (2003) Shunt dependency in shunted arachnoid cysts: a reason to avoid shunting. Pediatr Neurosurg 38:164–168.

[66] Di Rocco C, Velardi F (2003) Acquired Chiari type I malformation managed by supratentorial cranial enlargement. Childs Nerv Syst 19:800–807.

[67] Berger MS, Sundsten J, Lemire RJ, Silbergeld D, Newell D, Shurtleff D (1990) Pathophysiology of isolated lateral ventriculomegaly in shunted myelodysplastic children. Pediatr Neurosurg 16:301–304.

[68] James HE (1990) Spectrum of the syndrome of the isolated fourth ventricle in post-hemorrhagic hydrocephalus of the premature infant. Pediatr Neurosurg 16:305–308.

[69] Montgomery CT, Winfield JA (1993) Fourth ventricular entrapment caused by rostrocaudal herniation following shunt malfunction. Pediatr Neurosurg 19:209–214.

[70] Barada W, Najjar M, Beydoun A (2009) Early onset tension pneumocephalus following ventriculoperitoneal

shunt insertion for normal pressure hydrocephalus: a case report. Clin Neurol Neurosurg 111:300 – 302.

[71] Drake J, Kestle J, Milner R et al (1998) Randomized trial of CSF shunt valve design in pediatric hydrocephalus. Neurosurgery 43:294 – 305.

[72] Woerdeman PA, Hanlo PW (2006) Ventriculoperitoneal shunt occlusion due to spontaneous intraabdominal knot formation in the catheter. Case report. J Neurosurg 105 (3 Suppl): 231 – 232.

[73] Oktem IS, Akdemir H, Koc K, Menku A, Tucer B, Selcuku A, Turan C (1998) Migration of abdominal catheter of ventriculoperitoneal shunt into the scrotum. Acta Neurochir 140:167 – 170.

[74] Hermann EJ, Zimmermann M, Marquardt G (2009) Ventriculoperitoneal shunt migration into the pulmonary artery. Acta Neurochir (Wien) 151:647 – 652.

[75] Fewel ME, Garton HJ (2004) Migration of distal ventriculoperitoneal shunt catheter into the heart: case report and review of the literature. J Neurosurg 100(2 Suppl Pediatrics): 206 – 211.

[76] Martin LM, Donaldson-Hugh ME, Cameron MM (1997) Cerebrospinal fluid hydrothorax caused by transdiaphragmatic migration of a ventriculoperitoneal catheter through the foramen of Bochdalek. Childs Nerv Syst 13:282 – 284.

[77] Di Roio C, Mottolese C, Cayrel V, Artru F (2000) Respiratory distress caused by migration of ventriculoperitoneal shunt catheter into the chest cavity. (letter). Intensive Care Med 26:818.

[78] Doh JW, Bae HG, Lee KS, Yun IG, Byun BJ (1995) Hydrothorax from intrathoracic migration of a ventriculoperitoneal shunt catheter. Surg Neurol 43:340 – 343.

[79] Bryant M (1998) Abdominal complications of ventriculoperitoneal shunts. Am Surg 54:50 – 54.

[80] Guillén A, Costa JM, Castelló I, Claramunt E, Cardona E (2002) Unusual abdominal complication of ventriculoperitoneal shunt. Neurocirugia 4:401 – 404.

[81] Hadzikaric N, Nasser M, Mashani A, Ammar A (2002) CSF hydrothorax — VP shunt complication E. Domenech et al. 71 without displacement of a peritoneal catheter. Childs Nerv Syst 18:179 – 182.

[82] Sainte-Rose C, Piatt JH, Renier D et al (1991) Mechanical complications in shunts. Pediatr Neurosurg 17:2 – 9.

[83] Cuka GM, Hellbusch LC (1995) Fractures of the peritoneal catheter of cerebrospinal fluid shunts. Pediatr Neurosurg 22:101 – 103.

[84] Irie W, Furukawa M, Murakami C et al (2009) A case of V-A shunt catheters migration into the pulmonary artery. Leg Med (Tokyo) 11:25 – 29.

[85] Murtagh FR, Quencer RM, Poole CA (1980) Extracranial complications of cerebrospinal fluid shunt function in childhood hydrocephalus. AJR Am J Roentgenol 135:763 – 766.

[86] Kariyattil R, Steinbok P, Singhal A, Cochrane DD (2007) Ascites and abdominal pseudocysts following ventriculoperitoneal shunt surgery: variations of the same theme. J Neurosurg 106(5 Suppl): 350 – 353.

[87] Haralampopoulos F, Iliadis H, Karniadakis S, Koutentakis D (1996) Invasion of a peritoneal catheter into the inferior vena cava: report of a unique case. Surg Neurol 46:21 – 22.

[88] Haret DM, Onisei AM, Martin TW (2009) Acuterecurrent subcutaneous emphysema after ventriculopleural shunt placement. J Clin Anesth 21:352 – 354.

[89] Pearson B, Bui CJ, Tubbs RS, Wellons JC 3rd (2007) An unusual complication of a ventriculopleural shunt: case illustration. J Neurosurg 106(5 Suppl): 410.

[90] Beach C, Manthey DE (1998) Tension hydrothorax due to ventriculopleural shunting. J Emerg Med 16:33 – 36.

[91] Jones RF, Currie BG, Kwok BC (1988) Ventriculopleural shunts for hydrocephalus: a useful alternative. Neurosurgery 23:753 – 755.

[92] Ransohoff J (1954) Ventriculopleural anastomosis in treatment of midline obstructional masses. J Neurosurg 11:295 – 301.

[93] Sanders DY, Summers R, Derouen L (1997) Symptomatic pleural collection of cerebrospinal fluid caused by a ventriculoperitoneal shunt. South Med J 90:831 – 832.

[94] Detwiler PN, Porter RW, Rekate HL (1999) Hydrocephalus — clinical features and management. In: Choux M, Di Rocco C, Hockley A, Walker M (eds) Pediatric neurosurgery. Churchill-Livingstone, London, pp 253 – 274.

[95] Iosif G, Fleischman J, Chitkara R (1991) Empyema due to ventriculopleural shunt. Chest 99:1538 – 1539.

[96] Moron MA, Barrow DL (1994) Cerebrospinal fluid galactorrhea after ventriculo-pleural shunting: case report. Surg Neurol 42:227 – 230.

[97] Piatt JH Jr (1994) How effective are ventriculopleural shunts? Pediatr Neurosurg 21:66 – 70.

[98] Willison CD, Kopitnik TA, Gustafson R, Kaufman HH (1992) Ventriculoperitoneal shunting used as a temporary diversion. Acta Neurochir 115:62 – 68.

[99] Yellin A, Findler G, Barzylay Z, Lieberman Y (1992) Fibrothorax associated with a ventriculopleural shunt in a hydrocephalic child. J Pediatr Surg 27:1525 – 1526.

[100] Roitberg BZ, Tomita T, McLone DG (1998) Abdominal cerebrospinal fluid pseudocysts: a complication of ventriculoperitoneal shunts in children. Pediatr Neurosurg 29:267 – 273.

[101] Grunberg J, Rebori A, Verocay MC, Ramela V, Alberti R, Cordoba A (2005) Hydrothorax due to ventriculopleural shunting in a child with spina bifida on chronic dialysis: third ventriculostomy as an alternative of cerebrospinal diversion. Int Urol Nephrol 37:571 – 574.

[102] Kanev PM, Park TS (1993) The treatment of hydrocephalus. Neurosurg Clin N Am 4:611 – 619.

[103] Born M, Reichling S, Schirrmeister J (2008) Pleural effusion: beta-trace protein in diagnosing ventriculoperitoneal shunt complications. J Child Neurol 23:810 – 812.

[104] Adeolu AA, Komolafe EO, Abiodun AA, Adetiloye

VA (2006) Symptomatic pleural effusion without intrathoracic migration of ventriculoperitoneal shunt catheter. Childs Nerv Syst 22:186－188.

[105] Matushita H, Cardeal D, Pinto FC, Plese JP, de Miranda JS (2008) The ventriculoomental bursa shunt. Childs Nerv Syst 24:949－953.

[106] Chang CP, Liu RS, Liu CS et al (2007) Pleural effusion resulting from ventriculopleural shunt demonstrated on radionuclide shuntogram. Clin Nucl Med 32:47－48.

[107] Khan TA, Khalil-Marzouk JF (2008) Fibrothorax in adulthood caused by a cerebrospinal fluid shunt in the treatment of hydrocephalus. J Neurosurg 109:478－479.

[108] Akram Q, Saravanan D, Levy R (2011) Valvuloplasty for tricuspid stenosis caused by a ventriculoatrial shunt. Catheter Cardiovasc Interv 77:722－725.

[109] Milton CA, Sanders P, Steele PM (2001) Late cardiopulmonary complication of ventriculo-atrial shunt. Lancet 358:1608.

[110] Kluge S, Baumann HJ, Regelsberger J et al (2010) Pulmonary hypertension after ventriculoatrial shunt implantation. J Neurosurg 113:1279－1283.

[111] El-Eshmawi A, Onakpoya U, Khadragui I (2009) Cardiac tamponade as a sequela to ventriculoatrial shunting for congenital hydrocephalus. Tex Heart Inst J 36:58－60.

[112] Pathi R, Sage M, Slavotinek J, Hanieh A (2004) Abdominal cerebrospinal fluid pseudocysts. Australas Radiol 48:61－63.

[113] Rainov N, Schobess A, Heidecke V, Buckert W (1994) Abdominal CSF pseudocysts in patients with ventriculoperitoneal shunts. Report of fourteen cases and review of the literature. Acta Neurochir 127:73－78.

[114] Kumar R, Sahay S, Gaur B, Singh V (2003) Ascites in ventriculoperitoneal shunt. Indian J Pediatr 70:859－864.

[115] Diluna ML, Johnson MH, Bi WL, Chiang VL, Duncan CC (2006) Sterile ascites from a ventriculoperitoneal shunt: a case report and review of the literature. Childs Nerv Syst 22:1187－1193.

[116] Olavarria G, Reitman AJ, Goldman S, Tomita T (2005) Post-shunt ascites in infants with optic chiasmal hypothalamic astrocytoma: role of ventricular gallbladder shunt. Childs Nerv Syst 21:382－384.

[117] Mobley LW 3rd, Doran SE, Hellbusch LC (2005) Abdominal pseudocyst: predisposing factors and treatment algorithm. Pediatr Neurosurg 41:77－83.

[118] Kimura T, Tsutsumi K, Morita A (2011) Scrotal migration of lumboperitoneal shunt catheter in an adult: case report. Neurol Med Chir (Tokyo) 51:861－862.

[119] Magee JF, Barker NE, Blair GK, Steinbok P (1996) Inguinal herniation with glial implants: possible complication of ventriculoperitoneal shunting. Pediatr Pathol Lab Med 16:591－596.

[120] Ammar A, Ibrahim AW, Nasser M, Rashid M (1993) CSF hydrocele — unusual complication of V-P shunt. Neurosurg Rev 14:141－143.

[121] Sathyanarayana S, Wylen EL, Baskaya MK, Nanda A (2000) Spontaneous bowel perforation after ventriculoperitoneal shunt surgery: case report and review of 45 cases. Surg Neurol 54:388－396.

[122] Kin S, Imamura J, Ikeyama Y, Jimi Y, Yasukura S (1997) Perforation of the intestine by a peritoneal tube 10 years after a ventriculo-peritoneal shunt. No Shinkei Geka 25:573－575.

[123] Shetty PG, Fatterpekar GM, Sahani DV, Shroff MM (1999) Pneumocephalus secondary to colonic perforation by ventriculoperitoneal catheter. Br J Radiol 72:704－705.

第2部分

鞘外脑脊液分流术并发症

Complications of Extrathecal CSF Shunts

脑脊液分流术的应用、选择及并发症

The Use of Extrathecal CSF Shunts, Optional vs Mandatory, Unavoidable Complications

4

Rizwan A. Khan
郑佳骏　郑　康　译

脑脊液分流术的类型

　　人类对脑积水治疗的探索走过了漫长的道路。1895 年，Gartner 首次提出将 CSF 引流至 CSF 循环外的低压部位，如静脉、淋巴系统或腹腔[1]。Fergusson 在 1898 年首次使用这种分流方法，之后被包括 Cushing 在内的多位医师接纳，但效果并不理想。崭新的引流时代源于 Nulsen 和 Spitz 发明了一种可以经颈静脉引流至心房的单通道调压阀（图 4.1 和图 4.2）。历史上曾出现多种引流方法，目前仍在使用的 CSF 分流术式有腰大池-腹腔分流术、脑室-静脉分流术、脑室-心房分流术、脑室-胸膜腔分流术、脑室-输尿管分流术、脑室-胆囊分流术、脑室-腹腔分流术[2,3]。

腰大池-腹腔分流术

　　腰大池-腹腔（lumboperitoneal，LP）分流术适用于交通性脑积水及其他类型 CSF 分流术（脑室-腹腔分流或脑室-心房分流）引起的过度引流以及脑室分流方法无效的患者。该种引流方法的优势在于：避免脑室分流管造成的损伤；保持脑室的开放状态，避免脑室分流过程中脑室塌陷引起分流失效；梗阻和继发感染的风险低。但是，LP 分流术容易发生分流管滑出椎管或腹腔，存在继发脑疝的风险，这种情况在小儿患者中更常见。相较于脑室分流术，LP 分流术难以评价引流的效果[4]。

脑室-心房分流术

　　脑室-心房（ventriculoatrial，VA）分流术是将 CSF 从脑室引流入右心房。VA 分流

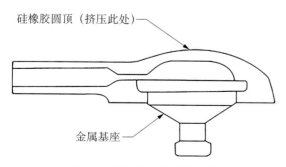

图 4.1　传统的脑室-腹腔分流

硅橡胶圆顶（挤压此处）

金属基座

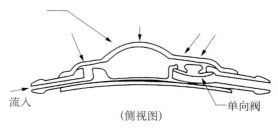

图 4.2　带有抗虹吸装置的脑室-腹腔分流

流入

（侧视图）

单向阀

术并不是 CSF 引流的首选方法,只适用于 VP 分流术多次失败后(表 4.1)。术中选择合适的静脉及准确的引流位置对减少并发症的发生至关重要[5]。

脑室-胸膜腔分流术

脑室-胸膜腔分流术(ventriculopleural shunts)由 Ransohoff 于 1954 年首次提出,并作为脑积水引流方法之一,临床并不常用,只作为 VP 分流失效后的备选方案。脑室-胸膜腔分流术的并发症发生率低,易于操作,但是需要胸外科医师的介入和配合。对新生儿患者使用该方法容易出现胸腔积液,但是可以使用抗虹吸装置来预防[6]。

脑室-输尿管分流术

脑室-输尿管分流术(ventriculoureteric shunt,VUS)在现今神经外科实践中因有更好的方法可供选择而极少被使用。VUS 术中暴露肾盂、输尿管的操作需要泌尿科医师的帮助。该术式不需要行肾切除术及输尿管再植入术,但为了防止滑脱,导管远端需添加突缘。低钠血症是 VUS 术后常见的代谢并发症[7]。

脑室-胆囊分流术

脑室-胆囊分流术(ventriculo-gallbladder shunts,VGS)有多重优势:利用胆管系统适当地控制颅内压;由于胆汁的无菌特点,继发感染的风险很低;引流液进入小肠可以实现电解质再吸收(表 4.1)。但 VGS 并不是首选的分流方法,适用于多重分流方法失败、腹腔假性囊肿形成、视神经交叉的下丘脑星形细胞瘤分流继发腹水的患者。胆系结石阻塞分流管远端是 VGS 的常见并发症,也存在胆囊炎引起逆行性或顺行性感染的可能[8]。

脑室-腹腔分流术

由于腹腔是最有效、可靠的重吸收部位,脑室-腹腔(ventriculoperitoneal,VP)分流术是目前应用最广泛的一种方法。该术式允许放置足够长度的分流管,可能引起的并发症不如 VA 分流术严重,并且易于调节。由于这些优势,腹腔也是儿童最理想的分流部位。第一例 VP 分流术由 Kaush 在1908 年完成,他使用橡皮管将侧脑室与腹腔相连通,但是该患者最终因过度引流而死亡。

表 4.1　脑脊液分流术的特点

类　型	引流终点	实用性	常见并发症
脑室-腹腔分流术	腹腔	最常用	机械故障,破裂,感染
脑室-胸腔分流术	胸腔	第二常用	胸腔积液
脑室-心房分流术	右心房	VP 分流术失效	梗阻,栓子形成
脑室-输尿管分流术	输尿管/肾盂	很少使用	低钠血症
脑室-胆囊分流术	胆囊	多种分流术失效	胆石梗阻导管远端
腰大池-腹膜分流术	腹腔	其他 CSF 分流术引起过度引流综合征	机械性并发症,脑疝

适 应 证

根据是否有典型的颅内压增高症状（剧烈头痛伴喷射样呕吐，复视，向上凝视麻痹）和脑室系统扩张的影像表现，不难判断患者是否需要 CSF 分流[2,9]（表 4.1）。

对于伴有颅内压增高的梗阻性脑积水成人患者，及时进行 CSF 分流可以避免永久性神经功能损伤或影响神经功能损伤的进展。除了临床症状，脑室扩张的影像表现可以辅助诊断。Evan 指数被用来评价脑室扩张的程度，定义为侧脑室前角最大宽度与颅腔最大内径的比值。通常 Evan 指数大于 0.3 提示脑积水存在。MR T2WI 影像可以显示 CSF 透过室管膜流动和室管膜下脑白质损伤。

评价正常压力脑积水（NPH）患者是否需要 CSF 分流依然困难。同它的名字不同，在这种疾病的早期阶段，颅内压常存在周期性波动现象。间歇性颅内压增高的存在证明了分流治疗的合理性，以此减轻颅内压增高对脑的损伤。NPH 患者颅脑的影像表现为侧脑室颞角扩张及脑顶部脑沟扁平。24 小时颅内压监测出现 B 波被认为是 NPH 患者分流术后可能预后良好的有效预测方法。当 NPH 患者存在步态异常以及"三联征"中另外两种症状（尿失禁、认知异常）至少一种时需考虑进行 CSF 分流。文献报道神经丝蛋白光（neurofilament protein light，NFL）浓度增高可能有助于 NPH 的诊断[10]。

对于早产儿，需考虑其头部的快速增长及膨胀、紧张的前囟，患儿常表现为头皮静脉曲张、发作性呼吸暂停或心动过缓。足月儿会出现应激、呕吐、困倦、轴向张力减退和落日征，可能出现视网膜出血，但视神经盘水肿少见。大龄儿童可能表现为头痛、喷射样呕吐、复视（外展神经麻痹）、视力模糊、视力减低和视神经盘水肿。经前囟颅脑超声（transfontanellar craniosonography）检查可以用来监测脑室扩张进展，CT 和 MRI 检查可以通过测量 Evan 指数和观察室管膜下 CSF 的吸收来评价脑积水严重程度[11]。最困难的在于评价存在巨头畸形但发育正常的患儿。CT 检查显示硬脑膜下积液同时伴有正常或轻度扩张的脑室，这种表现可能是新生儿良性硬脑膜下积液，为一过性交通性脑积水的一个进展阶段，通常在 12～18 个月后缓解。这种情况仅是临床诊断而非影像学诊断，需与交通性脑积水相鉴别。如果患儿发育正常，仅需密切地进行神经发育检查和头围测量；如果患儿有神经异常表现，放射学核素脑池显像有助于评价 CSF 流体动力学变化。放射学核素脑池显像也被用来诊断交通性脑积水。腰椎穿刺显示颅内压增高，4 小时尿排泄率降低（正常为 50%，临界值 30%～40%，<30% 为明确异常），24 小时脑室持续现象，脑凸面流动减弱，这些表现均提示交通性脑积水的诊断，是 CSF 分流的指征[12]。

不可避免的并发症

为缓解颅内压力，在体内植入外来分流装置，必然引发一些分流相关并发症。虽然许多分流相关并发症可以通过适当的预防措施或使用合适的分流装置来避免或实现最小化，如感染、梗阻、过度引流、引流不足、形成小腔等，但始终存在一些特殊的并发症不能被神经外科医师所控制。

与材质相关的并发症

Holter 第一个使用带有多缝隙阀设计

的硅胶管做分流术。作为当前分流系统不可缺少的材料,医用级别硅胶(二甲基聚硅氧烷)符合生物兼容性、无免疫性、抗疲劳性(可承受被施加的持续剧烈压力,适用于右心房分流)、耐热性(可以热力灭菌)和电稳定性。硅胶虽然具有化学惰性,但为不均匀生物惰性,存在使用硅胶分流的患者发生硅胶过敏的情况。脑室分流管植入后,已被破坏的局部血脑屏障需 2～3 周恢复正常,这会导致血小板依附(炎症反应物依附于导管),将影响分流装置远端的功能(如阀动装置)。在分流管腹腔段,向内生长的内皮细胞和纤维母细胞可能使其堵塞,同时局部吸附的蛋白质会进一步促进炎症细胞的黏附。

人体对硅胶的反应可分为 3 种类型:局部反应与肉芽肿形成、硅胶迁移、自身免疫病。所有植入硅胶的病例均会发生一种慢性炎症反应,局部形成纤维假囊,在分流管周边最为明显。此外,随着局部巨噬细胞、组织细胞、上皮细胞、巨细胞、淋巴细胞、浆细胞的聚集,可形成肉芽肿,或被称为"硅胶肉芽肿(siliconomas)"。这些反应经常出现在分流通路经过多次调整的患者。硅胶可以循淋巴通路、造血通路及引流通路迁移,继而引发硅胶过敏反应,这种情况多发生在假体乳房植入、人工心脏瓣膜、心肺分流术、频繁透析的患者。自身免疫病常发生在使用硅胶聚合胶水后,以及使用硅胶注射或以植入方法隆胸的女性,其临床症状有关节炎、关节痛、局部或区域淋巴结肿大。在怀疑或证实患者发生过敏反应时,需使用聚氨酯导管或无 CO_2 的硅胶导管,但并不能降低故障复发的风险[13,14]。

与设计相关的并发症

一些结构设计的调整并没有达到预期效

果,比如增加柔软的径向突缘以抵抗脑组织对管腔的挤压。现在已经清楚,仅仅添加突缘并不能阻止组织生长。相反,一些神经外科医师甚至报道相较于标准分流管,使用添加突缘分流管的病例组织生长反而更为严重。

对阀门系统的技术改进(如 Codman Medos 阀的阶梯机制)使得 CSF 流动呈湍流状态,并且易受碎片堆积物的影响,这些均可导致分流失败。使用隔膜的抗虹吸装置在封装时容易梗阻。理论上,开放系统发生任何故障将仅仅丧失抗虹吸功能,并不会像封闭系统在压力为零时因停止流动而造成梗阻,但至今没有证据显示开放系统优于封闭系统。带有控流装置的分流系统的压力容积补充储备有限,在心血管波动时容易引起颅内压力急剧升高,尤其在夜间容易发生,患者可能发生夜间或晨起头痛症状[15]。随着钙磷酸和铝在分流管外层的沉积,分流系统的硅橡胶组件(尤其是皮下包埋段)将变得易碎、易裂。虽然硅胶管中添加的钡成分不是钙化、老化的主要促进因素,但不添加钡成分将使得分流管的影像定位非常困难[16]。

与年龄相关的并发症

行分流术的年龄也是分流生存的一个预测因素。大于 2 岁的患者较小于 2 岁者有较长的分流生存期。这种差异可能是因为新生儿的免疫缺陷和特殊的细菌菌落。过早的分流器植入也需要后续的多次调整,这些与分流器植入后引发的基本组织反应有关[17]。

与其他原因相关的并发症

联合手术被认为是增加分流失败风险的原因。分流术通常是一个独立手术,但当患者同时伴有肿瘤需要活检时，可能同时进行两个手术，在这种情况下手术时间延长，并发感染或分流失败的风险也将增高[18]。

有研究显示白种人的分流生存期长于非白种人，多种因素特别是非白种人有较高的早产率以及通常免疫功能低下较常见与这种现象有关[19]。

事实上，现在仍没有完美无瑕的分流方式。寻找一种理想的分流方法来治疗脑积水仍然是未来的目标，这种方法应该可以满足针对每个患者实现流量调节来分流合适的CSF量。目前使用的所有CSF分流系统均存在一定的失败风险，努力寻找完美的分流方法应该一直继续。

参考文献

[1] Greenberg MS (1997) Handbook of neurosurgery, 4th edn. Greenberg Graphics, Lakeland.

[2] Milhorat TH (1995) Hydrocephalus: pathophysiology and clinical features. In: Wilkins RH, Rengachary SS (eds) Neurosurgery, vol 3,2nd edn. McGraw Hill, New York, pp 3625 – 3632.

[3] Nulsen FE, Spitz EB (1952) Treatment of hydrocephalus by direct shunt from ventricle to jugular vein. Surg Forum 2:399 – 403.

[4] Aoki N (1990) Lumboperitoneal shunt: clinical applications, complications, and comparison with ventriculoperitoneal shunt. Neurosurgery 26:998 – 1003.

[5] Nash DL, Schmidt K (2010) Complications and management of ventriculoatrial (VA) shunts, a case report. Cerebrospinal Fluid Res 7 (Suppl 1): S42.

[6] Piatt JH Jr (1994) How effective are ventriculopleural shunts? Pediatr Neurosurg 21:66 – 70.

[7] Pittman T, Steinhardt G, Weber T (1992) Ventriculoureteral shunt without nephrectomy. Br J Neurosurg 6:261 – 263.

[8] Aldana PR, James HE, Postlethwait RA (2008) Ventriculogallbladder shunts in pediatric patients. J Neurosurg Pediatr 1:284 – 287.

[9] Kausch W (1908) Die Behandlung des Hydrocephalus der Kleinen Kinder. Arch Klin Chir 87:709 – 796.

[10] Gallia GL, Rigamonti D, Williams MA (2006) The diagnosis and treatment of normal pressure hydrocephalus. Nat Clin Pract Neurol 2:375 – 381.

[11] Robinson S, Kaufman BA, Park TS (2002) Outcome analysis of initial neonatal shunts: does the valves make the difference? Pediatr Neurosurg 37:287 – 294.

[12] Fouyas IP, Casey AH, Thompson D, Harkness WF, Hayward RD, Rutka JT et al (1996) Use of intracranial pressure monitoring in the management of childhood hydrocephalus and shunt-related problems. Neurosurgery 38 (4):726 – 732.

[13] Jimenez DF, Keating R, Goodrich JT (1994) Silicone allergy in ventriculoperitoneal shunts. Childs Nerv Syst 10(1):59 – 63.

[14] Snow RB, Kossovsky N (1989) Hypersensitivity reaction associated with sterile ventriculoperitoneal shunt malfunction. Surg Neurol 31:209 – 214.

[15] Drake JM, Kestle J, Milner R et al (1998) Randomized trial of CSF shunt value design in paediatric hydrocephalus. Neurosurgery 43:294 – 305.

[16] Echizenya K, Satoh M, Murai H et al (1987) Mineralization and biodegradation of CSF shunting systems. J Neurosurg 67:584 – 619.

[17] Serlo W, Fernell E, Heikkinen E et al (1990) Functions and complications of shunts in different etiologies of childhood hydrocephalus. Childs Nerv Syst 6:92 – 94.

[18] Shurtleff DB, Stuntz JT, Hayden PW (1985/1986) Experience with 1201 cerebrospinal fluid shunt procedures. Pediatr Neurosci 12:49 – 57.

[19] Vinchon M, Dhellemmes P (2006) Cerebrospinal fluid shunt infection: risk factors and long-term follow-up. Childs Nerv Syst 22:692 – 697.

脑脊液分流术的医源性并发症

Iatrogenic Complications of CSF Shunting

Juan F. Martínez-Lage，Miguel Angel Pérez-Espejo，and Ahmet Tuncay Turgut
鲍　南　译

5

引　言

什么是医源性

医源性指的是由于医学检查或治疗导致的有关后果（有利或有弊）。这一名称目前用于特指任何治疗和医学行为所产生的非预期后果，通常这种后果是可以避免的。广义上说，医源性的原因包括药物应用、外科操作、偶发事件、过错或失误。在外科手术后发生的并发症中，医源性并发症通常易于分辨和确认。因此这一名称常用来代表手术（或药物）治疗后导致的可预防性损伤。但是，其他的表述方式如非预期效果、副作用、不良反应、并发症等和医源性损伤中的定义存在重叠，并没有明确的界限来相互区分。医源性失败也被认为是一种"误伤"。尽管放置分流管产生的手术瘢痕无法避免，但这也是一种医源性损伤。脑室外分流感染是另一种医源性损伤，尽管采取严格的措施但仍无法完全避免。因此，本专题我们将探讨各种脑积水治疗的医源性并发症，其中部分是可以避免的。必须牢记，不存在一种完全没有损伤的医学行为。

最近一项 2004～2005 年两年间美国医疗器械相关并发症的调查表明，共有 144 799 项事件发生，包括 5 205 次 VP 分流术的不良事件，其中 3 340 次需要住院治疗[63]。这种大规模的 VP 分流术相关并发症是导致儿童住院（63%）最常见的原因[63]。美国一项 CSF 分流术相关的医院床位占用率、费用、合并症和死亡的研究表明，脑积水是一种慢性疾病，在美国其治疗占用了与其并不相符的住院天数和医疗费用[127]。还有几项研究表明，脑积水患者随着年龄增长其共患病增加，脑积水相关的疾病治疗需要加大科研力度和投入[127,156]。

考虑到有大量的 CSF 分流术并发症的报道，因此在进行分流手术前有必要进行一系列评估，下列是其中的一部分基本原则：

- 有必要放置分流管。
- 没有更佳选择。
- 需详细讨论术前计划和手术操作。
- 适当地培训和监管进修学习人员。
- 患者体质处于最佳状态。
- 已经纠正 CSF 感染和凝血功能障碍。
- 检查和准备好合适的器械设备，包括备用阀门，使之易于获取。

手术指征错误

对于 CSF 分流术来说，良好的手术指征选择是预防医源性并发症的首要措施。脑积水诊断和处理的目的是为了确定以下内容：①治疗的必要性；②治疗的性质；③可能的后果；④治疗效果的改善[156]。如果存在常见的临床表现（头痛、呕吐和意识障碍），那么 CSF 分流术的指征显而易见。单纯脑室的大小不能作为脑积水诊断和治疗的标准[156]。影像学上的解剖改变通常也不足以作为诊断脑积水的单一方法。笔者在后续专题分析了在 CSF 动力学受损的常见情况下，CSF 分流术适应证的选择困难和疗效不确定性，旨在预防医源性问题的发生。

新生儿和婴幼儿脑积水

新生儿和婴幼儿脑积水通常表现为头颅增大、前囟张力增高、颅缝哆开、易激惹和喂养困难[160]。定期常规测量头围是 1 岁以下儿童脑积水诊断的重要手段[160]。在这一年龄组，前囟隆起和颅缝扩大是脑积水的有力证据[49,153]。在出血后脑积水的新生儿，头围生长的数据应该记录在头围量表中。但是如果颅缝已经闭合，这些症状（前囟隆起和颅缝扩大）就不会太明显。定期超声检查通常提示头颅的扩大和脑室的扩张相一致。对此类患者在确定要放置 CSF 阀门之前，应当先控制高颅压，根据医院的诊疗常规或指南可以定期进行腰穿、脑室外引流（EVD）、储液囊抽液或脑室帽状腱膜下引流[11]。尽管有些学者主张尽早放置阀门以预防长期保守治疗导致的脑损伤，但是上述操作有助于避免不必要的分流手术[119]。对于此类患者如何选择合适的阀门和最佳手术时机尚存在诸多争议[11,119]。最近，一项包括 5 416 例婴幼儿（< 1 岁）的研究比较了第三脑室造瘘术（ETV）和分流的效果，结果表明 ETV 患儿的手术失败率更高，尤其是小于 90 天的患儿[63]。

ETV 失败率增高与早产、脑室内出血和脊柱裂相关[63]。对于婴幼儿我们习惯应用可调压阀，通过阀门压力的设定，以适应婴幼儿脑组织发育变化的需要。应用可调压阀的目的不仅是为了预防早期发生的分流过度和（或）不足，还可改善晚期的过度分流，特别是裂隙脑综合征和颅脑比例失调[82]。新生儿出血后脑积水分流手术延期的指征包括：①出现血性 CSF；②CSF 感染；③CSF 蛋白质含量较高。放置 CSF 阀门的标准包括：①每周头围增加超过 1.5 cm；②脑室腔最大横径为 10 mm；③多普勒超声检查显示舒张期流速下降和搏动指数增加。如果新生儿出现心动过缓和窒息，则需要急诊行 CSF 减压手术。

在脊髓脊膜膨出的患儿中，有的学者试图降低分流管的使用率[19]，据报道，脊髓脊膜膨出患者中脑积水的发生率在 80% 左右，通过规范置入标准和指征，阀门置入率可以下降至 52%。其阀门置入的标准包括：①颅内压增高表现：前囟隆起、心动过缓、落日征和头颅生长过快；②定期超声或 CT 检查显示脑室扩张增加。与之相反，他们认为假性脊膜膨出或伤口 CSF 漏不是分流手术的适应证[19]。

儿童正常压力脑积水

有一组所谓的"隐性脑积水"患儿[36]，其并没有高颅压临床表现，被认为是慢性成人脑积水或正常压力脑积水的儿童期表现（或先发表现）。患儿表现为非特异性的症状和体征，如轻微的头颅增大、视力下降、轻度精神发育迟滞、步态不稳、下肢肌张力增高和深反射亢进、眼球运动受损、癫痫和内分泌障碍[36]。有些患儿可以有围生期脑出血或脑膜炎的病史，这或许是引起脑积水的原因，但大多数病例并没有明确的病因。30 例此类患儿接受了 CSF 分流手术并全部康复[36]。这类患儿的手术指征不是十分明确，因此需要更多的诊断依据来确诊。

无症状的儿童脑室扩大

由影像学检查如 CT 或 MRI 检测出的无症状性儿童脑室扩张是一个较为复杂的问题。有学者认为，对于 3 岁以下存在中度及以上脑室扩大的儿童来说，由于无法保证他们将来不会出现脑损伤，宁可接受阀门放置的后果，也应当选择手术[86]。5 岁以上儿童如果脑室扩张没有进展，智力发育处于正常范围且保持稳定，可以观察随访。这种情况可能是成人长期明显脑室扩张（long-standing overt ventriculomegaly of adults，LOVA）的前期表现[100,115]。脑室扩张和脑萎缩之间的鉴别常常需要进行额外检查，如颅内压监测（ICP）或 CSF 流体动力学监测[122]。但是，对于诊断不明确的脑积水患者，通常这类检查的结果也会模棱两可。如果确定对一个病例不进行手术，那么客观的指标如定期眼科和心理测试等密切随访就非常关键。一项小儿神经外科医师对待无症状性脑积水患儿分流态度的研究表明，目前对待手术普遍存在一种保守的观点[34]。综上所述，对没有临床证据支持的单纯脑室扩张的患者严禁手术，错误的手术适应证只可能导致医源性并发症。

成人正常压力脑积水

成年人如果没有明显的原因而出现痴呆、尿失禁和共济失调步态，同时合并脑室扩张和 CSF 测量压力正常，就可以诊断为特发性正常压力脑积水（NPH）。然而，由于脑积水和脑萎缩都可以发生在老年人中，并且可以和高血压、糖尿病和老龄化血管问题同时存在，因此，NPH 的正确诊断，尤其和脑萎缩的鉴别可能存在诸多争议。为避免医源性的误诊，需要下列一种或以上的检查来进行确诊：定期大容量腰穿、心理测试、颅内压测定和（或）注水试验。到目前为止，除定期腰穿或腰大池外分流以外，其他筛查手段诊断 NPH 尚缺乏足够的敏感性和特异性，无法提供比自动分流配置更好的结果[15]。对于那些不太可能从分流手术中受益的患者来说，必须慎重选择以避免这种费用昂贵、有潜在风险且可能无效的手术操作[15,147]。在预测可疑 NPH 患者分流成功率的因素中，治疗费用、有创性和潜在的并发症（如脑膜炎）限制了腰大池外分流的应用[147]。多数学者推荐应用低压阀进行治疗，但是低压阀可能引起医源性硬脑膜下积血和积液。从另一个方面来说，中压阀或抗虹吸装置可能导致分流不足。可调压阀和抗重力装置可能降低 NPH 患者医源性失败的概率。

外伤后脑积水和外伤后脑萎缩

要评价重度颅脑损伤幸存者是否能够从分流手术中获益，可以应用 ICP 监测、压力/容量指数和 CSF 吸收阻力等指标。这些检查可能有助于鉴别外伤后脑积水和外伤后脑萎缩。

未明确的分流障碍

因分流障碍而更换分流管是小儿神经外科最常见的手术之一。分流管更换术很少是择期的，似乎总是发生在不合适的时间，经常比初次手术更紧急[114]。如果没能发现存在分流障碍，这也算是医源性并发症的一种。首先，儿童分流失败鉴别诊断时必须要排除儿童期常见疾病如病毒性脑病或（甚至）阑尾炎。X 线片辨别分流管序列、CT 或 MRI 检查和阀门穿刺经常被用来避免由于"诊断失败"导致的后果,那是一种防御性医疗行为[156]。分流障碍时影像学上对脑室大小和基线水平进行比较是非常重要的部分。

然而,分流障碍患者经常会出现脑室扩张,但并非一定存在。有的患者出现与分流障碍相一致的症状会迁延持续,但脑室大小却正常,最终在手术时证明为分流障碍,需要更换管道。储液囊 CSF 流速缓慢可表明存在部分导管阻塞、CSF 压力低或脑室塌陷[158]。持续脑室内压力监测可以鉴别分流障碍的可疑病例[35,122]。在一项研究中,分流障碍患儿可以表现为轻微症状加重,CSF 动力学检查显示压力-容量曲线顺应性异常、急性间歇性压力波消失[41]。医师通常信任神经影像学检查,但是约有 10% 的分流患者在分流失败时不会出现脑室扩张。分流障碍导致的诊断和治疗过度延误会导致医源性神经功能和智力受损、失明甚至死亡[146]。有些临床指南已经建议在急诊情况下对可疑的分流障碍进行评估和处理[102]。

明显的临床静止性脑积水

在代偿性脑积水患者中,比如长期管道无功能的患者,由于尚不明确 CSF 产生和吸收之间平衡的自然病程,这种代偿可能不一定是永久性的。脑积水晚期的失代偿可以在炎症状态时自发出现,也可以在轻微头部外伤后诱发[107]。在有些青少年和年轻人,特别是脊柱裂、脑室内出血的脑积水和有些肿瘤性脑积水可以演变为明显的临床静止性脑积水。代偿性脑积水的脊柱裂患者经常有长期的静止性脑积水表现和轻微的病情加重,或表现为模糊的症状如乏力、精神迟钝等,也可以表现出多年发展而来的因脊髓积水而出现

的脊髓受累表现。对这类患者必须进行随访并寻找细微的神经和认知功能变化。对某些患者可以通过定期神经心理学测试和 ICP 监测作出诊断。静止性脑积水患者经常在常规门诊复查时发现分流管破损,但并没有任何症状。同样,神经检查包括眼底检查都是正常的。其原因可能是管道周围存在纤维束形成的通道,能够间歇性引流 CSF[25]。另一个解释是 CSF 吸收功能的成熟。850 例儿童中有 27 例能够被成功拔除引流管(3.2%),这是小于 1 岁儿童初次放置分流管时最可靠的预后因素[56]。如果患者长期没有症状,那就不建议探查或替换分流管,希望他们可以不必依赖分流管。但是对这类患者必须在一段时间内进行密切随访,随访时间尚无定论。告知患者如果出现 ICP 增高的症状,就必须马上到医院就诊。忽视这些简单的预防措施就会导致医源性神经功能损伤,甚至导致患者死亡。

脑外积液

有些情况可能和轴外积液的神经影像学结果有关。对这种积液分类的诸多问题已有广泛讨论[6,55,88,97,116]。各种积液情况见下文。

良性脑外积液

良性脑外积液指的是蛛网膜下腔扩大,主要位于大脑半球额顶部凸面,表现为头围和前囟宽大。良性脑外积液通常没有症状,但可能会引起可疑或轻微的发育落后。这种情况常常有家族性表现,而且男孩多见。如果出现 ICP 增高和相关的脑室扩张,那么这种积液可以被认为是不正常的[99]。积液的病程为良性过程,在 1 岁内减少,通常在 3 岁时消失而无须手术(图 5.1)[6,54,88]。对良性蛛网膜下腔积液患者仍需要定期进行临床随访和影像学检查[88]。其病因是由于"蛛网膜

颗粒"的液体吸收能力缺陷或颅骨和脑组织发育不匹配,其主要问题是使受累婴幼儿发生硬膜下血肿的风险增高[97]。如果和慢性硬脑膜下血肿相混淆可能会导致不必要的硬脑膜下-腹腔分流管的放置,短期内可能出现伤口的 CSF 漏[6]或长期的医源性过度分流[81]。

图 5.1　(a)MRI 影像显示 6 个月的男孩良性脑外积液;(b)该患儿 3 岁时脑外积液和脑室扩张自行消失

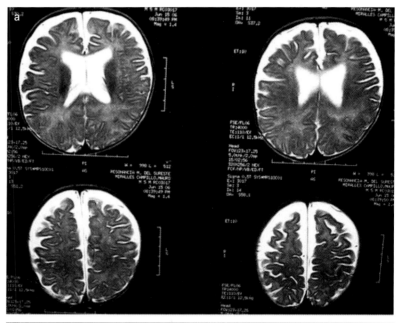

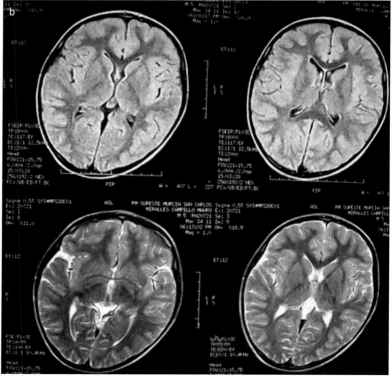

外伤后和感染后硬脑膜下积液

外伤后和感染后积液含有血性或黄色液体(硬脑膜下渗出),可能会导致脑组织受压、头颅增大、出现神经症状而需要外科治疗,比如硬脑膜下穿刺、骨孔引流、暂时外引流或可能需要硬脑膜下-腹腔分流术。MRI 影像上的液体显示出较正常 CSF 更高的信号影。最常见的治疗方法是硬脑膜下-腹腔分流术。

交通性脑积水的初期阶段

早期交通性脑积水可以表现为蛛网膜下腔、脑裂和脑池扩张,脑室也可轻度扩大[55,16]。这种情况下,必须进行定期影像学检查,MRI 检查为佳,以免延误对真正脑积水的手术治疗。鉴别硬脑膜下积液和交通性脑积水的方法包括神经影像学检查和钻孔引流时用测压管测定硬脑膜下压力[55]。

脑萎缩

类似的,脑萎缩时确实会出现大脑凸面、脑裂、脑池的蛛网膜间隙扩大。从逻辑上说,分流这些间隙内的被动积液只会引起医源性并发症,而不会带来任何的临床受益。

肿瘤的软脑膜种植

偶尔脑外积液可能由于良性或恶性脑肿瘤的隐匿性软脑膜种植引起[134],这种情况通过硬脑膜下对比剂增强扫描可以显示原发病灶。

蛛网膜囊肿

由于缺乏相关的指南而且存在多种可能的手术选择,因此颅内蛛网膜囊肿的正确处理比较困难。与颅内蛛网膜囊肿有关的并发症来自医源性操作本身和基于错误手术指征的过度外科治疗。有的蛛网膜囊肿仅仅是一种局部脑积水的表现,存在一定程度的局部脑萎缩。

由于绝大多数的诊断方法都不能明确手术治疗是否对囊肿有益,因此蛛网膜囊肿分流的手术指征必须建立在"临床标准"之上[83]。除颅内压增高的症状以外,根据患者的年龄、囊肿大小、局部脑组织受压和脑组织移位情况,蛛网膜囊肿可以产生相应的临床症状。经影像学检查无意中发现的蛛网膜囊肿无症状患者仅需要定期观察随访。蛛网膜囊肿的治疗方案包括内镜开窗、开颅囊肿切除或开窗以及囊肿分流[83]。以往推荐的囊肿-腹腔分流术存在许多同 VP 分流术类似的并发症。目前多建议应用神经内镜或开颅开窗术以避免分流相关的并发症。在我们最近发表的一篇文章中,我们坚持两个事实[84]。首先,许多蛛网膜囊肿仅仅被意外发现,只需要临床观察。其次,不恰当的分流通常会导致医源性过度引流,比如,短期的体位性头痛和长期的更严重的并发症如分流管依赖、裂隙脑综合征、假瘤综合征、后颅窝过度拥挤或(甚至)扁桃体疝(获得性 Chiari 畸形)[7,17,50,76,83]。

诊断性操作的医源性损伤

储液囊按压

神经外科医师经常通过按压阀门储液囊来评价分流是否通畅。这种方法的作用有限,但确实能够在适当的临床情况下估测阀门的功能[106]。冲压数次后储液囊不能再次充盈可能表示脑室端导管梗阻,其缓慢充盈可能意味着低颅压、管道部分阻塞或脑室塌陷。如果储液囊保持脐形凹陷状态,那么分流阻塞的诊断就更可信。与之相反,如果按压时储液囊很硬,说明阀门或远端管道梗阻。反复阀门冲压可能易导致医源性分流梗阻,不应该鼓励家人按压储液囊[13]。

分流管穿刺

阀门储液囊的穿刺也可以用来检测分流

的功能,并且可以获得 CSF 进行生化和微生物学检查[91,96,117,129]。这一技术包括仔细的皮肤准备和消毒,应用能够连接测压装置的 23G 或 25G 穿刺针(经常是蝴蝶系统)[96]。正常情况下,记录的压力应当等于或略高于阀门的开放压力,使液体能够自行滴下。如果没有自主的 CSF 流动,可以用小注射器进行轻微抽吸。如果这些操作后仍然没有液体流出,那就可能存在近端梗阻。如果记录的压力明显高于阀门的开放压力,则提示远端梗阻。在手术证实分流管阻塞时也可能出现模棱两可的读数[150]。这种操作比较安全但可能产生医源性并发症:①分流管感染;②储液囊破损;③抽吸时表层或大脑出血[91]。

ICP 监测

通常有数种方法来评价首次放置分流管前和分流可能失败时的 ICP[35,49,122,155]。腰椎穿刺测压十分不准确。通过阀门储液囊持续测压难以维持较长时间,而且低龄儿童不够配合而几乎无法操作。在出现可疑的进展性脑积水或分流障碍表现的患者中,经囟门 ICP 监测是一种安全的非侵袭性操作并能够提供有用的信息[49]。脑室内压力监测长期以来被认为是 ICP 测定的金标准,但其应用因下列几点而受到限制:①感染风险;②放置时间有限;③穿刺受压变形的脑室比较困难。

硬脑膜下监测是另一种 ICP 监测的方式,但尚未得到广泛认可。硬脑膜外探头没有脑室内装置的读数准确,而且随时间会有移位可能。但在日常工作中,硬脑膜外监测是测定 ICP 的一种良好方法。硬脑膜外探头可以固定较长时间,由于脑膜的屏障作用还可以降低感染的风险。目前最常应用的监测系统是脑实质内探头。其在脑积水中的应用有两个主要指征:慢性进展的脑积水和怀疑

逐渐出现的分流失败。尽管这个方法可能会导致脑损伤、出血或感染,但其操作创伤较小[155]。

神经影像学检查相关的医源性损伤

神经影像学检查有 3 个方面值得考虑:①检查结果误读的风险[48,59];②电离辐射反复使用的相关危险,尤其是儿童;③检查的诊断率。目前,内科医师而不是神经外科医师经常要评价可疑分流障碍的复杂病例,他们更加依赖于没有被提及或诊断分流障碍的影像学检查[59]。在目前已知的检测分流功能的方法中,超声检查无疑是最无害的一种。超声检查较为可靠、便宜、无创,可以按需重复检查,能够床边操作而不需要镇静。超声检查的缺点包括大脑凸面和后颅窝显示不清,而且对颅骨闭合的儿童实用性不大。

所谓的"分流管序列"经常在急诊室内作为可疑分流失败病例的一种常规操作。X 线检查可以评价分流管的完整性,如断裂和分离,以及描述导管的位置。通常来说,分流管序列的诊断率比较低[31,143]。儿童和较瘦患者的分流管完整性也可以通过简单的从头端到腹腔端触摸皮下分流管的轨迹来探查。由于许多分流患者("困难分流患者")会反复来急诊室就诊,"分流管序列"应当仅在确实需要时进行,而绝不应该作为防御性医疗检查[31,143,141]。

在评价分流障碍方面,CT 和 MRI 检查更为可靠(图 5.2)[71]。头颅 CT 扫描是分流障碍急诊评价的金标准。经常 CT 扫描可导致电离辐射的暴露累积。CT 扫描通常时间较短,绝大多数病例不需要镇静和全身麻醉,CT 设备通常 24 小时可用。另外,有的放射科应用快序列、低剂量扫描技术而不会损失成像质量[93,141]。平片和 CT 扫描在诊断分

流障碍时敏感率较低,因此在怀疑分流失败时应当咨询神经外科医师[59,85]。

显示脑室影像的最佳方法是 MRI 检查。但是,许多医院不能够全天实施检查,而且儿童和欠配合的患者需要镇静甚至麻醉。数据采集需要更长时间,因此在急诊情况下应用不是很实际。最近已经开发出一种评价儿童脑积水的快速序列 MRI 操作指南[8]。

为明确分流的通畅性,可以通过将对比剂注入储液囊束获得头颅和腹部的影像,形成"分流造影术"来判断分流管通畅与否。同位素分流造影目前较少应用,其指征与造影剂相同,在急诊情况下作用不大。

其他检查

感染的生物标志物如 C 反应蛋白和血常规对诊断分流术后感染非常重要,但是最可靠的还是阀门储液囊内 CSF 化验结果的阳性。也有一些其他的检查用来诊断、指导手术治疗、评价分流功能,如 EEG、诱发电位等。其中绝大多数是无创的,没有明显的并发症,尽管在慢性功能障碍中有价值,但在急诊情况下不太适用。

技 术 问 题

许多和分流治疗有关的技术性问题主要来自缺乏相关标准来选择最合适的治疗方案,比如:①选择 ETV 还是分流术;②确定分流管穿刺的技术;③选择阀门类型。如果要避免医源性并发症,就不能再把分流管置入的基本原理看作是一种复杂的"管道工作",在新设备的设计和性能及寻找新型材料方面,还必须考虑到脑搏动、大体 CSF 流动和整个 CSF 轴的流体力学的特征。表 5.1 概述了分流手术的步骤。

手术准备

在这一专题中,我们描述了一个标准的

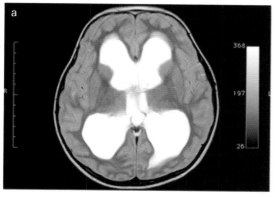
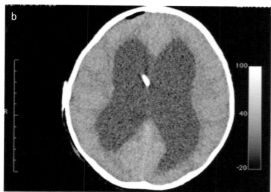
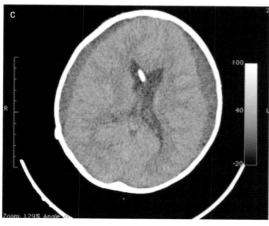

图 5.2　MR(a)和 CT(b、c)扫描显示了 52 岁女性患者因脑积水行脑室-腹腔分流术后硬脑膜下积液的发展(感谢 Recep Brohi MD, Ankara, Turkey)

分流手术流程(特别是我们单位的操作)。我们目前应用的分流装置包括:①脑室管;②骨孔型储液囊;③包含一体化腹腔管的调压阀门(Sophysa Polaris®)。表 5.2 列出了 VP 分流术常见的医源性失败原因。

表 5.1　分流手术步骤

分流手术步骤概况
● 有必要进行手术
● 没有更佳的治疗方法
● 放置分流管没有禁忌
● 一般状况和皮肤情况良好
● 选择手术/分流方式
● 详细计划
● 仔细手术操作

表 5.2　VP 分流术失败的常见医源性原因

分流管的部位	并发症/原因
脑室管	长度错误
	头端位置不佳
	脑室内移位
	分流管更换时出血
储液囊	形状/大小不匹配
阀门	阀门不匹配
皮下隧道	浅表通过时皮肤破损
	穿破胸腔
	穿破肝、胆囊、肺
	肺尖穿孔
腹腔管	置入腹膜外
	内脏穿孔
	血管穿破
	泌尿系膀胱穿孔
连接处	连接断开:对正在生长中的患儿避免使用接头

(1)患者必须处于最佳状态。已经事先纠正感染、脓毒症和凝血功能紊乱。通常继续服用先前的药物。强烈建议进行术前麻醉评估。对早产儿需要采取临时措施延期手术,直到达到一个满意的体重(我们单位是 1 300 g)。如有需要,准备不含乳胶的手术室和辅助材料。

(2)病历(包括已签署的知情同意书)和神经影像学检查,随同患者带至手术室。

(3)必须准备必要的设备(包括两套阀门)。阀门在无菌包内时就把可调压阀的压力事先设定好。

(4)术前应用预防性抗生素,8～12 小时后重复,持续应用 1～2 天。

(5)用抗菌洗发露洗头,手术开始前才剃头,以避免小的头皮损伤污染[12]。

体位

患者通常取仰卧位,头转向手术切口的对侧,将头、颈、胸和腹部置于一个水平面,有助于管道的通过。

皮肤

应用碘溶液消毒皮肤(碘过敏者可用洗必泰),10 分钟后用无菌巾擦干。术区铺无菌巾,覆盖黏性透明塑料薄膜。重要的是在更换分流管时,所有管道走行的皮肤区域都应该按上述方法准备,这样就可以更换近、远端的管道了。

局部麻醉

在术区皮肤切口注射局部麻醉药,以镇痛、预防出血和分离皮肤层次。

皮肤切口、骨孔和硬脑膜开口

皮肤切口

头皮切口通常是弧形或小的皮瓣,不推荐直切口是因为伤口感染时切口会接触到分流装置。不应将切口作在气管造瘘或胃造瘘的近端。帽状腱膜和骨膜的分离十分重要，尤其是婴幼儿，术毕要做到不漏水缝合。

骨孔

足够大小的骨孔作在理想的置管点上（额、顶后或枕部）。目前尚无科学证据表明额角和后角穿刺孰优孰劣[3,14]。如果应用骨孔类型的储液囊，骨孔必须够大以容纳储液囊，但又不能过大而导致储液囊（或阀门）的颅内位移。

硬脑膜开口

硬脑膜和脑组织应用单极电凝凝固，开口尺寸与头端管道一致。硬脑膜开口过大容易引起管道周围液体渗漏，同时，任何硬脑膜或皮质的出血点都需要电凝止血。

脑室管穿刺相关问题

脑室管的选择

脑室管的长度可以术前通过 CT 或 MRI 扫描测量。将管道头端放置在室间孔（Monro 孔）前方，以避开脉络丛[3]。在脑室大的患者中穿刺问题不大，对于脑室较小的患者，可以应用超声、立体定向或导航技术[157]。

脑室穿刺置管

然后轻柔地置入带有鞘芯的管道。通过外科医师的手感可以得知进入脑室，CSF 自行流出则可以进一步证实。将 CSF 标本送检进行分析和细菌学检测。避免 CSF 过度流失，以预防气颅和早期的过度引流。如果液体不能够正常流出，可以冲洗或替换脑室管。近端管道阻塞是分流障碍最常见的原因，因此必须确认 CSF 流出顺利。几种具有不同孔洞和直径的脑室管模型已被研制用来避免（或延缓）阻塞发生[43]。不推荐非直线型或头端有凸缘的管道，因其并不能够预防

阻塞，反而在更换手术时会增加出血风险。再次手术时，脑室管不用鞘芯的，可从原有隧道置入。

脑室管位置不佳

脑室管头端可以被无意识地放置在脑室壁内、脑实质、透明隔内、颞角或（甚至）脑池内（图 5.3）。计划好长度和角度方向能够避免此类并发症。管子嵌入脑实质通常会引起梗阻。治疗包括分流管探查和更换。有报道称第四脑室分流管嵌入脑干会导致猝死[75]。

脑室管的颅内移位或存留

由于结扎过松、应用可吸收缝线或分流管置换时脑室内部的吸力作用都会导致近端管道和储液囊（或阀门）的连接断开。水凝胶（BioGlide）的头端管道似乎更容易分离而使其被取出困难[20]。也有报道称由于口径不匹配和与骨膜的固定不当会有部分管道在脑室系统内移位。在患者的生长过程中，管道也可以因同样的方式滑脱至颅外。

分流管探查时颅内出血

头端管道探查时较首次穿刺更容易发生脑室内出血[67]。据报道，分流管探查时脑室出血的发生率约为 30%[14]。拔管时，管道经常可以被顺利拔出，但有时管道也会紧密粘连于脉络丛、透明隔或脑室壁，拔管时就需要小心操作。如果管道持续粘连不易被拔除，最好还是将其留置原位。拔除头端管道时暴力操作经常是医源性出血的原因。安全拔除分流管所提倡的操作方法包括轻柔牵拉、管道轻微旋转、生理盐水冲洗、鞘芯或软式纤维内镜电极的脑室内电凝或另开骨孔进行激光电凝[14,80,130]。遗憾的是，没有哪种方法能够完全避免出血。脑室内应用尿激酶可以缩短外引流的时间和减少新导管的阻塞[83]。也有在拔除一个长期植入的分流管后医源性动脉瘤延迟性出血的报道[62,139]。

图 5.3　医源性位置不佳示例。(a)颅骨 X 线平片显示放置于颞角并紧密粘连的脑室管;(b)CT 影像显示头端管道位于透明隔内导致的分流障碍;(c)MRI 影像显示第四脑室导管置入脑干内;(d)X 线平片显示腹腔内导管置入腹膜外间隙

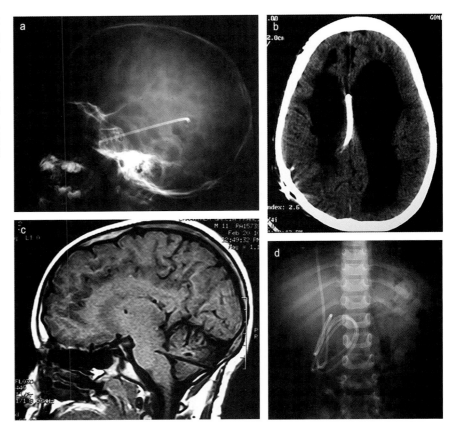

脑实质内出血

　　虽然脑室管穿刺引起的脑内出血非常少见,但是如果分流管置入或探查后不行常规 CT 扫描,一些没有症状的出血可能会被忽略[89]。这种出血的原因可能来自皮质血管(动脉或静脉)或头端管道周围血管。出血更多见于老年人和存在脑血管疾病、脑水肿、未察觉的凝血疾病和出血性疾病的患者群。出血也可能发生在反复脑室穿刺之后。实质内出血可以在置管后早期发生,也可以延迟出现。多数情况下出血没有临床症状,不需要手术,但是如果出现神经功能障碍就需要探查止血,甚至进行开颅手术。预防出血包括仔细电凝硬脑膜和皮质血管及避免反复脑室穿刺。出血也可以出现在远离脑室管的位置(硬脑膜外或硬脑膜下间隙),通常和突然的

CSF 流失有关(图 5.4)[2,109]。

腹部切口方式

　　常用的腹部切口为脐旁切口。腹部皮肤切口应远离胃造瘘口或结肠造瘘口。通常可选用以下 3 种方式进入腹腔。

开放手术

　　行小切口进腹。切开皮肤后,再切开皮下筋膜层,将筋膜横行切开,纵行分离肌层,然后暴露腹膜。用直角蚊式钳将腹膜提起,再用脑膜剪剪开腹膜。这样神经外科医师就能在直视下看到肠襻,从而避免将分流管置于腹膜外(这是最常见的腹腔端分流障碍的医源性原因之一,是可以预防的)。可用窄条的脑压板将分流管引导至腹腔内。

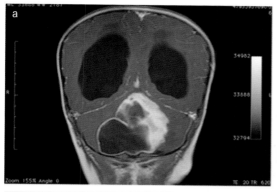

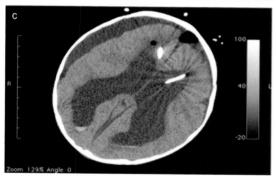

图 5.4　(a) 15 个月男孩后颅窝 2 级毛细胞黏液样星形细胞瘤术前 CT 影像；(b、c) 同一患儿的 CT 影像，脑室脑池分流 (Torkildsen) 障碍后行 VP 分流术出现硬脑膜下出血 (感谢 Recep Brohi MD，Ankara，Turkey)

套管穿刺

套管也可被用来打开腹膜置入分流管。套管可能会刺破主动脉、髂动脉、上腔静脉、膀胱、胃肠等，但极其罕见[29]。我们曾有这样的意外发生，所以现在已经摒弃了该方法。新生儿、营养不良和腹膜粘连曾手术的患儿发生穿孔的风险较高。通常套管穿刺前应排空膀胱 (特别是脊柱裂患儿)，停用肌松药。套管并没有明显优势，相反，它可能会引起非常严重的损伤。如果事先知道患者存在腹部问题，需要请普外科医师一起解决相关问题。肠穿孔一般发生于分流手术早期，毫无疑问这是一种医源性并发症。后期的肠穿孔与手术本身无关，早期有报道称应用弹簧分流管可能与后期肠穿孔有关[105,126]。肠穿孔可引起由革兰阳性菌、厌氧菌导致的严重并发症，如腹膜炎、脑室炎、化脓性颅内积气、脑脓肿[105,126]。

腹腔镜技术

腹腔镜越来越多地被用于分流管置入术和分流管探查术。指征包括：有腹部手术史、肥胖、腹腔感染史、腹腔残留破损器械和假性囊肿[77]。尽管如此，但有时因为器械不合适，请内镜外科医师来帮忙并不方便。腹腔镜手术并不能避免内脏或血管损伤的风险。

分流管腹腔端断裂或损坏都可通过开放手术或腹腔镜手术来修复。尽管如此，分流管探查时如果腹腔端分流管残留于腹腔不能被取出，将其留置腹腔即可，因为它并不会导致身体损害。大量的分流相关腹腔并发症已被报道[30,46]，将在本书另一专题中详细阐述。

分流管皮下隧道的建立

患者平卧非常重要，这将使分流通道的建立更容易。分流管可以从头端切口通向腹部切口,亦可从腹部切口通向头端切口。在分流管经过的部位,在皮下组织注射生理盐水会使分流管通过更容易,特别是新生儿和儿童。建立皮下隧道时应非常小心,用手指触碰分流管头部,严格控制分流管在皮下的走向。

建立隧道时有 3 点需特别注意[123]:分流管要高于肋骨(不会损伤肝脏、胆囊、肺);高于胸膜顶(不会产生气胸);对颅缝开裂的孩子要避免在颅内交界处刺破颅腔[108,135]。建立隧道时应避免在女性乳房下通过,以预防乳腺癌切除、隆胸等手术的远期并发症对分流管造成的影响[121]。建立隧道时应小心,不要刺破新生儿皮肤。绝大多数的分流管可以塑形,以适应患者的解剖结构。在成人可能需要一个或多个皮肤切口来建立隧道。

分流管重置时,原隧道是可用的,用 4-0 丝线将新分流管的一端与原分流管末端缝扎相连,缓慢拖出原分流管即可。这种方法通常对分流管放置早期发生分流管障碍的患者奏效,但对时间久、分流管已经老化的患者无效。这种分流管在拔除时可能会断成几段,完全拔除非常困难,这时将其留置体内即可。不必作多个切口取出,以免影响外观。

当腹腔感染不得不拔除分流管时,应从腹腔端拔出分流管,而不能从头端将分流管抽出,因为从头端拔出时会造成隧道污染,从而引起严重的皮下蜂窝织炎。

一旦分流管断裂或滑脱,不能在儿童胸部及腹壁水平放置连接器,因为这样还可能再次滑脱。这种情况下,在头端将整个远端分流管重新放置比较合适。

分流管断裂、脱落、移位

有大量关于分流管生物降解、断裂、脱落、移位(包括体内移位或凸出于体外)的报道。这些情况与手术技巧无关,可以不认为是医源性并发症[10,68]。这些并发症包括:胸腔积液,移位至胸膜[27,135]、支气管、心脏[64]、头皮下卷曲[53],逆行至皮下[79],蛛网膜下腔移位,脑室内移位[125],移位至胃肠、膀胱、阴道[103]、阴囊[111]、脐[1]、口腔[45]、鼻腔、肛门、皮肤切口[32,154]等处。上述情况绝大多数是非医源性的,因此很难避免[10,42,68,79]。已有报道称无阀门的、圆柱形阀门或一体式分流管发生了脑室内移位,提示主刀医师需将分流管与骨膜牢固固定,避免应用上述类型的分流管,以防止发生脑室内移位[53,125]。

储液囊、阀门及抗虹吸装置

储液囊

绝大多数神经外科医师会优先选用带储液囊的分流管,以便评估分流是否通畅及引流出 CSF[96,106,117,129]。储液囊有颅骨镶嵌式或阀门水平一体式。幸运的是,储液囊和冲洗装置引起的医源性并发症很少,皮肤坏死或堵塞可能是最常见的并发症[78]。

阀门

绝大多数阀门是通过调节脑室端和远端分流管的压力梯度而起到引流 CSF 作用的。主要有两种类型的阀门:压力阀和流量控制阀。标准的压力阀有 3 种模式(低、中、高压),指阀门关闭时的压力。流量调节阀如 Orbis Sigma Ⅰ和 Orbis Sigma Ⅱ能提供更符合生理的引流量,但由于其阻力较大,不适用于 NPH 和颅缝未闭的新生儿。所谓的可调压阀是指通过磁性装置经头皮来设定阀门的压力。远端封闭留有侧孔的阀门不被推荐使用,因为其更加容易造成远端堵塞[28]。目前抗虹吸或抗重力的新装置也得到了应用,但报道显示这些阀门与之前的阀门相比并没

表5.3 我们中心个体化治疗方案

脑积水类型	手术方式/阀门类型
标准大小脑室	可调压阀或中压阀
早产儿和新生儿	可调压阀设定为低压,低压阀,小阀门
脑室大,慢性脑积水,成人 NPH	可调压阀,流量控制阀(OS-Ⅱ),抗重力阀/抗虹吸阀
裂隙脑过度引流	流量调节重力阀,抗虹吸装置
梗阻性脑积水	内镜第三脑室造瘘术CSF 分流
多囊性脑积水,蛛网膜囊肿,孤立性第四脑室	神经内镜一根管或 Y 形管连接两根分流管的 DVP 手术

有明显差别[37,107,140]。

阀门可以放置于骨孔或邻近的颅骨表面。表5.3中,我们总结了目前公认的每种手术方式的指征,可根据患者的特点及脑积水的病因选用阀门。大部分分流术都可能引起分流不足或分流过度,具体情况将在相应的专题中阐述。为避免阀门或储液囊表面皮肤坏死,可采用一些方法:①骨孔远离顶骨;②充分游离皮下组织,为阀门构筑一个囊袋;③选用弧度小、体积小的储液囊;④避免患者头偏向储液囊一侧;⑤对早产儿和新生儿选用低压阀或可调压阀,将压力设定于较低水平,使 CSF 更容易引流,这将缓解阀门引起的头皮张力。这些方法特别推荐用于新生儿和体弱的患者。

选择最合适的分流装置需要专业知识和科学常识。但我们认为选用最熟悉的分流装置是阀门植入的基本原则。

抗虹吸装置

抗虹吸装置已被用于绝大部分阀门中,其主要作用是降低不同压力分流管的虹吸效应。抗虹吸阀在新生儿患者中不被推荐使用,因其可能导致分流不足。有些抗虹吸装置可能因纤维组织的填塞而失效。

一体式过滤器

原先,一体式过滤器被用于防止肿瘤细胞沿分流管扩散,因为很容易堵塞,目前已很少使用。

分流部件的连接、关闭切口和伤口包扎

分流部件需用 2-0 丝线结扎组装(细线容易切割硅胶管如尼龙线)。不推荐使用可吸收线,因为它们可导致分流管滑脱。线结需朝向颅骨,以避免线结压迫颅骨导致皮肤坏死。需用 4-0 丝线将储液囊缝扎固定在骨膜上。关闭切口前需要检查阀门,确认处于正常工作状态。将远端分流管置于患者平面以下,通过按压阀门或用小的注射器抽吸远端分流管,观察 CSF 的滴速来判断分流是否通畅。然后将腹腔端分流管植入腹腔。逐层关闭头端和腹部切口,对切口再次消毒,用敷料覆盖,适度加压包扎即可。

其他专家造成的分流管"误伤"

无视分流管的存在可导致严重的医源性并发症。其他专业的医师必须了解患者过去的病史才不至于忽略分流管的存在。比如,有些粗心的麻醉医师行颈静脉穿刺时可能刺穿分流管[21]。最好将皮下输液泵置于阀门的对侧。腰椎穿刺或脊椎麻醉也可能会导致分流障碍[33]。如果有些普外科医师在进行腹部手术时不注意分流管的话,也可能无意间切断分流管。我们就曾遇见行食管裂孔疝

修补术、胆囊切除术及阑尾炎手术时损伤分流管的情况。另外，也有分流管探查时由于腹腔脏器与腹膜粘连而切开胃的报道[77]。在这篇文章中有一例颅内积气的报道[113]。此外，人工气腹可增加腹内压从而阻碍 CSF 的引流[142]。

要考虑到脑积水患儿的一些症状可能与分流管无关，如阑尾炎引起的腹痛。在治疗阑尾炎或进行其他无菌的腹部手术时，可将分流管留置于腹腔。但腹腔感染时，建议将分流管外置[38,72,110]。经皮或腹腔镜胃造瘘术可能会导致分流障碍，但发生率低[9]。这篇文章提到腹透可能会导致腹膜炎，但分流管仍然被留置于腹腔内[47]。神经外科医师在固定头端连接桥时也可能会刺破分流管。上述医源性并发症非常罕见，但仍强烈推荐神经外科医师和其他专业专家密切合作。

因分流指征及远端分流管放置位置不同而导致的医源性并发症

因远端分流管放置位置不同而导致的医源性并发症将在本书的各专题中详述。表 5.4 列举了一些 VP 分流术以外的引流方式导致的常见并发症。

脑室-心房分流术

目前，很多中心已将 VA 分流术作为二线手术方案。有报道称 VA 分流术后有肺源性心脏病、慢性肺动脉血栓、心脏压塞、分流管肾炎、下腔和肝动脉血栓、败血症、支气管瘘、胸腔积液、分流管位置不当和分流管长度不足等并发症[39,74,161]。VA 分流术的主要缺点是需预防性延长分流管。VA 分流术后并发症的严重程度越高，死亡率越高。心房端导管位置不当是医源性并发症。可通过穿

表5.4 其他引流方式导致的常见医源性并发症

引流方式	并发症/原因
脑室-心房分流术	心房端分流管长度不合适
	并发症诊断滞后
	心房导管置入时用力过猛
	心房导管拔除时用力过猛
脑室-胸腔分流术	肺穿孔
	气胸
腰大池-腹腔分流术	无阀门分流管
	没认识到并发症
	过度引流（扁桃体下疝等）
脑室-胆囊分流术	胆道感染
脑室-膀胱分流术	高渗性膀胱
	尿路感染
硬脑膜下-腹腔分流术	误诊/指征错误
	位置不正确
	分流管拔除时皮质损伤
囊肿-腹腔分流术	指征错误
	应用无阀门分流管
局限性脑积水	位置不正确
后颅窝引流	应用多根分流管

刺时借助体表解剖定位、术中 X 线透视、ECG、心脏超声检查来避免。穿刺和拔管时不要过度用力，可避免血管和心脏损伤[40,137]。

脑室-胸腔分流术

考虑到存在胸腔积液、张力性气胸、胸腔纤维化、胸腔脓肿、肿瘤沿分流管发生胸腔转移等胸部并发症，VPL 分流术并没有得到广泛认可。即使为了引流儿童的 CSF，我们中心仍将 VPL 视为二线手术方案[136]。可通过开放手术或内镜手术放置胸腔端分流管。VPL 分流术的医源性并发症包括肺穿孔、气

胸。这种情况需给予适当的预防及处理。胸腔积液可通过应用乙酰唑胺或反复胸腔穿刺得到完全治愈或至少得到暂时性缓解。

腰大池-腹腔分流术

腰大池-腹腔（LP）分流术可用于交通性脑积水、特发性颅内高压、NPH、假性脑脊膜膨出、脑脊液漏等。LP 分流术适用于脑室狭小的患者，这种分流方式不经颅脑，因此避免了脑损伤及脑出血，同样降低了感染和癫痫的发生率。它的主要缺点是很难判断引流是否通畅，此外，不能避免过度引流。与其相关的并发症包括腰背痛、坐骨神经痛、脊柱侧弯、后颅窝狭窄、获得性 Chiari 畸形、脊髓空洞症，甚至死亡[23,24,149,152]。绝大多数并发症发生于经皮穿刺无阀门的 LP 分流管中，在 T 形及其他类型分流管中并发症罕见。并发症的治疗包括：将 LP 分流术改成 VP 分流术；后颅窝减压治疗后颅窝狭窄、获得性 Chiari 畸形及脊髓空洞[23,24,148]。

脑室-胆囊分流术

脑室-胆囊分流术很少被采用，尽管报道称其并发症与其他分流手术相似[44,132]。脑室-胆囊分流术通常在 VP、VA、VPL 分流术均失败的情况下应用。禁忌证为存在胆道系统疾病。特殊并发症为胆囊失弛缓症和胆囊结石。有该术式并发胆汁反流脑室炎致死的病例报道[44,132]。

脑室-膀胱分流术

目前脑室-膀胱分流术已不再用于临床。该术式的特殊并发症包括上尿路感染、分流管移位至输尿管外、远端移位至膀胱肌层内和容量丢失所致的电解质紊乱[58]。应避免将这种手术用于高渗性膀胱和上尿路感染的患者，以免带来相关并发症[58]。

脑室-帽状腱膜下引流术

放置脑室-帽状腱膜下引流管是临时引流 CSF 的方法。主要用于早产儿脑积水、分流管感染及脑肿瘤患者。帽状腱膜下腔隙很大，可以吸收来自脑室或硬脑膜下的 CSF。一般用低压阀将 CSF 引流至此。并发症包括堵塞、感染、皮肤渗液、皮肤溃疡、颅内出血及 CSF 聚集引起的颅骨畸形[138]。进行两层严密缝合切口可预防医源性皮肤裂开及渗液，可床边缝合裂开的伤口。

硬脑膜下-腹腔分流术

儿童慢性硬脑膜下积血的手术治疗包括经皮穿刺抽吸、外引流、硬脑膜下帽状腱膜下引流、硬脑膜下腹腔引流[87]。报道显示硬脑膜下-腹腔分流术的并发症发生率为 26%，包括堵塞、移位、皮肤坏死、硬脑膜下积脓、肠穿孔和肠梗阻。皮肤坏死多发生于有储液囊的患儿。拔除分流管时头端分流管与硬脑膜及脑皮质粘连的情况也曾被报道。将分流管与骨膜牢固缝扎或放置一个储液囊可避免分流管向上或向下移位。近端分流管堵塞甚至可以导致患者死亡[112]。当不再需要引流时应拔除分流管，从而避免医源性脑皮质损伤和过度引流[81]。

蛛网膜囊肿分流术

现代神经影像学手段的应用及对一些巨大囊肿的担忧导致了对一些本不该接受手术的患者过度医疗[84]。蛛网膜囊肿分流术成功的标准是减轻患者症状而不是以影像学上囊肿变小为目的。我们不推荐放置无阀门的分流管，因为这将引起严重的低颅压症状和非常危险的脑组织移位。应用可调压阀主要是根据病情需要精细地调节压力。蛛网膜囊肿合并脑积水时同时进行囊肿-脑室分流术可以避免危险的颅内压力差产生。蛛网膜囊肿分流术的并发症包括直立性头痛、CSF漏、硬脑膜下积液和积血。尽管如此,此术式最严重的并发症是过度引流的后期效应,如裂隙脑综合征、颅缝早闭、颅脑不对称、后颅窝过度拥挤及获得性小脑扁桃体下疝[7,17,50,76,84]。

多房性脑积水和孤立性第四脑室

多房性脑积水

多房性脑积水是一种很严重的病症,单一治疗往往不奏效[162]。它可能是先天性的也可能是活动性的(感染、颅内出血及过度引流)。症状和体征取决于孤立房隔间的压力梯度。治疗的目的主要有三个方面:改善患者症状、减少手术次数和减少手术并发症。一旦不能实现上述目标就可能导致反复多次的分流管重置和病情进行性恶化,甚至死亡。尽量避免放置多根分流管[65],因为这只会导致更多的分流障碍发生[101,162]。目前可采用神经内镜将透明隔、孤立性房隔与脑室沟通,或者房隔和房隔沟通,这样就可不用放或少放分流管。目前提倡采用微创技术将幕上和幕下孤立性的脑室打通,但这类方法有较高的致残率和病死率[4,95,120]。

后颅窝囊肿、孤立性第四脑室和 Dandy-Walker 囊肿

第四脑室分流手术通常用于治疗有症状的孤立性第四脑室、后颅窝囊肿和 Dandy-Walker 畸形[69]。严重的医源性并发症已被报道,如新的脑神经损害、颅内囊肿出血和分流管压迫脑干[69,75]。尽量在侧方进行导管穿刺可避免将导管插入脑干(图 5.3c)[69,75]。有学者倡导用微创小切口手术将孤立性第四脑室与脑池沟通或者内镜下将孤立性第四脑室、Dandy-Walker 囊肿与脑池打通[4,92,145]。有报道称在对 Dandy-Walker 畸形患儿行幕上引流时可引起医源性的小脑幕切迹上疝[94]。通常我们用一个 Y 形管连通幕上和幕下囊肿,远端将其与阀门相连来引流治疗这类囊肿性病变。这样可避免脑隙间的压力差改变而导致的脑神经损害。对于一些选择性患者,我们也用小切口将后枕颅骨切开,此作为二线治疗方案。

可 调 压 阀

一些神经外科医师首选体外可调压阀,他们认为可调压阀的作用包括:①减少分流管重置的次数,进而降低费用;②能预防过度分流综合征;③有利于逐步拔管[82,133]。但是上述观点未被普遍认同[51,151]。MRI 检查后,患者及家属需来院检测阀门压力情况(最终需要重设压力)。一些医疗设备如 MRI 设备、人工耳蜗、经颅刺激仪、迷走神经刺激仪等会干扰阀门的功能[18,61,70],其他一些有磁性的设备如手机、玩具磁铁、平板电脑、便携式游戏机、iPad2 和 iPad3、电视及其他家用电器、日本的磁悬浮高铁等都能导致阀门压力改变[5,90,98,124,131]。不同的新式设备植入同一人,特别是儿童,其相互作用日益受关注,这是新时期需要探讨的问题[104,124,148]。鉴于可调压阀有这些缺点,早期我们中心仅将可调压阀应用于一些特殊类型的脑积水,但现在已成为我们中心绝大多数分流手术的标准配置(图 5.5)。新一代抗磁可调压阀(Polaris,Sophysa)现已问世,它们有自锁定系统,可克服由磁场导致的阀门压力意外

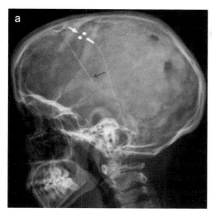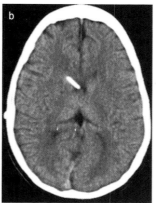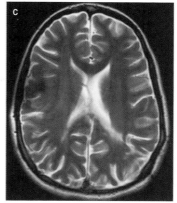

图 5.5　通过重设可调压阀压力来改善轻度症状性裂隙脑。(a)X 线片显示可调压阀原定压力为 150 mmH$_2$O；(b)同一患者的 CT 影像；(c)MRI 影像显示阀门压力上调后脑室轻度扩张

改变问题[57,73]。

分 流 管 感 染

分流管感染相关问题将以专题讨论。尽管如此,一些有关分流管感染存在医源性因素的观点是正确的。首先,内科医师及急诊科医师应知晓分流管感染的指标,以避免误诊断和治疗[118];其次,精细的手术及根据感染预防指南用药是避免分流管感染的关键[22,144,159];再次,标准化和医院感控登记制度可能有助于认识分流管感染的相关因素,进而改进放置策略[128,159]。

随访、宣教及持续照护

绝大多数分流障碍发生在术后第一年,分流管感染主要发生在术后 3 个月,因此通常建议术后 1 年内密切随访。新生儿术后脑室变化的评估最好通过一系列的超声检查进行。由于 CT 扫描方便快捷,其被普遍选用。起初,分流术后 3 个月进行 1 次随访;然后,6个月、12 个月随访 1 次;此后每年 1 次直至 5岁。接着,每 2 年随访 1 次或根据病情需要

再频繁一些;18 岁以后每 5 年随访 1 次即可。超声和 MRI 检查没有辐射风险,正逐渐代替 CT 检查用来评估脑室大小变化。此外根据患者情况,我们采取"门户大开"政策,可以在急诊或社区医院进行随访。我们医院是我们自治州唯一的医院,集中了绝大多数分流患者,这样随访更方便。同样,接受分流手术的儿童和成人均由同一神经外科团队进行,以确保持续照护的满意度。如此,我们注意到有些患者到青春期或成人后未再进行定期随访,他们只有在怀疑分流障碍产生症状时才来复诊。有些作者认为脑积水是一种慢性病需要得到儿科医生、家庭医生及神经外科医生的长期医学监管[26,52,66,127]。他们还强调对患儿或家属进行可疑分流障碍相关表现宣教的重要性。预防措施以讲座的形式传授给脊柱裂和脑积水社团以及该地区的儿科医生。有些作者还强调不进行足够的随访可能会导致严重的神经损害症状恶化,甚至死亡[16,60]。

结　　论

分流障碍的发生率很高,后果亦很严重,

需要快速诊断和处理。很多分流障碍是可以预防的,总结分流障碍的易发因素、提高手术技巧、改进分流材料无疑将减少分流障碍的发生,最大限度地降低不良后果的发生。脑积水是一种慢性病,正因如此,值得进一步深入研究并期待技术上的进步。需注重对分流手术患儿进行短期和长期的照护,这对降低分流手术及分流管再置手术相关的致残率和病死率以及提高患者生活质量尤其重要。

参考文献

[1] Adeloye A (1973) Spontaneous extrusion of the abdominal tube through the umbilicus complicating peritoneal shunt for hydrocephalus. J Neurosurg 38:758 – 759.

[2] Aguiar PH, Shu EBS, Freiras ABR et al (2000) Causes and treatment of intracranial haemorrhage J. F. Martínez-Lage et al. 103 complicating shunting for pediatric hydrocephalus. Childs Nerv Syst 16:218 – 221.

[3] Albright LA, Haines SJJ, Taylor FH (1988) Function of parietal and frontal shunts in childhood hydrocephalus. J Neurosurg 69:883 – 886.

[4] Ambruster L, Kunz M, Ertl-Wagner B et al (2012) Microsurgical outlet restoration in isolated fourth ventricular hydrocephalus: a single-institutional experience. Childs Nerv Syst 28:2101 – 2107.

[5] Anderson RCE, Walker ML, Viner JM, Kestle JRW (2004) Adjustment and malfunction of a programmable valve after exposure of toy magnets. J Neurosurg 101 (Suppl 2):222 – 225.

[6] Anderson H, Elfverson J, Svendsen P (1984) External hydrocephalus in infants. Childs Brain 11:398 – 402.

[7] Aoki N, Sakai T, Umezawa Y (1990) Slit ventricle syndrome after cyst-peritoneal shunting for the treatment of intracranial arachnoid cysts. Childs Nerv Syst 6:41 – 43.

[8] Ashley WW Jr, McKinstry RC, Leonard JR et al (2005) Use of rapid-sequence magnetic resonance imaging for evaluation of hydrocephalus in children. J Neurosurg Pediatr 103 (Suppl 2):124 – 130.

[9] Backman T, Berglund Y, Sjövie H, Arnbjörnsson E (2007) Complications in video-assisted gastrostomy in children with or without a ventriculoperitoneal shunt. Pediatr Surg Int 23:665 – 668.

[10] Boch AL, Hermelin E, Sainte-Rose C, Sgouros S (1998) Mechanical dysfunction of ventriculoperitoneal shunts caused by calcification of the silicone rubber catheter. J Neurosurg 88:975 – 982.

[11] Bravo C, Cano P, Conde R et al (2011) Posthemorrhagic hydrocephalus in the preterm infant: current evidence in diagnosis and treatment. Neurocirugia (Astur) 22:381 – 400.

[12] Broekman MLD, Van Beijnum J, Peul WC, Regli L (2011) Neurosurgery and shaving: what's the evidence? J Neurosurg 11:670 – 678.

[13] Bromby A, Czosnyka Z, Allin D et al (2007) Laboratory study on 'intracranial hypotension' created by pumping the chamber of the hydrocephalus shunt. Cerebrospinal Fluid Res 4:2.

[14] Brownlee RD, Dold ONR, Myles ST (1995) Intraventricular hemorrhage complicating ventricular catheter revision: incidence and effect on shunt survival. Pediatr Neurosurg 22:315 – 320.

[15] Burnett MG, Sonnad SS, Stein SC (2006) Screening tests for normal-pressure hydrocephalus: sensitivity, specificity and cost. J Neurosurg 105:823 – 829.

[16] Buxton N, Punt J (1998) Failure to follow patients with hydrocephalus shunts can lead to death. Br J Neurosurg 12:399 – 401.

[17] Caldarelli M, Novegno F, Di Rocco C (2009) A late complication of CSF shunting: acquired Chiari I malformation. Childs Nerv Syst 25:443 – 452.

[18] Chadwick KA, Moore J, Tye GW, Coelho H (2013) Management of patients with cochlear implants and ventriculoperitoneal shunts. Cochlear Implants Int 15:185 – 190.

[19] Chakraborty A, Crimmins D, Hayward R, Thompson D (2008) Toward reducing shunt placement rates in patients with myelomeningocele. J Neurosurg Pediatr 1:361 – 365.

[20] Chen HH, Riva-Cambrin J, Brockmeyer DL et al (2011) Shunt failure due to intracranial migration of BioGlide ventricular catheters. J Neurosurg Pediatr 7:408 – 412.

[21] Cho KH, Yoon SH, Kim SH et al (2004) Neck mass after catheterization of a neck vein in a child with a ventriculoperitoneal shunt. Pediatr Neurosurg 40:182 – 186.

[22] Choux M, Genitori L, Lang D, Lena G (1992) Shunt implantation: reducing the incidence of shunt infection. J Neurosurg 77:875 – 880.

[23] Chumas PD, Armstrong DC, Drake JM et al (1993) Tonsillar herniation: the rule more than the exception after lumboperitoneal shunting in the pediatric population. J Neurosurg 78:568 – 573.

[24] Chumas PD, Kulkarni AV, Drake JM et al (1993) Lumboperitoneal shunting: a retrospective study in the pediatric population. Neurosurgery 32:376 – 383.

[25] Clyde BL, Albright AL (1995) Evidence for a patent fibrous tract in fractured, outgrown, or disconnected ventriculoperitoneal shunts. Pediatr Neurosurg 23:20 – 25.

[26] Çolak A, Albright AL, Pollack IF (1997) Follow-up of children with shunted hydrocephalus. Pediatr Neurosurg

27:208 - 210.

[27] Cooper JR (1978) Migration of the ventriculoperitoneal shunt into the chest. Case report. J Neurosurg 48:146 - 147.

[28] Cozzens JW, Chandler JP (1997) Increased risk of distal ventriculoperitoneal shunt obstruction associated with slit valves or distal slits in the peritoneal catheter. J Neurosurg 87:682 - 686.

[29] Danan D, Winfree CJ, McKhann GM II (2008) Intra-abdominal vascular injury during trocarassisted ventriculoperitoneal shunting: case report. Neurosurgery 63: E613.

[30] Davidson RI (1976) Peritoneal bypass in the treatment of hydrocephalus: historical review and abdominal complications. J Neurol Neurosurg Psychiatry 39:640 - 646.

[31] Desai KP, Babb JS, Amodio JB (2007) The utility of plain radiograph "shunt series" in the evaluation of suspected ventriculoperitoneal shunt failure in pediatric patients. Pediatr Radiol 37:452 - 456.

[32] DeSousa AL, Worth RM (1979) Extrusion of peritoneal catheters through abdominal incision: report of a rare complication of ventriculoperitoneal shunt. Neurosurgery 5: 504 - 506.

[33] Dias MS, Li V, Pollina J (1999) Low-pressure shunt 'malfunction' following lumbar puncture in children with shunted obstructive hydrocephalus. Pediatr Neurosurg 30:146 - 150.

[34] Dias MS, Shaffer ML, Iantosca MR, Hill KL Jr (2011) Variability among pediatric neurosurgeons in the threshold for ventricular shunting in asymptomatic children with hydrocephalus. J Neurosurg Pediatr 7:134 - 142.

[35] Di Rocco C, McLone DG, Shimoji T, Raimondi AJ (1975) Continuous intraventricular cerebrospinal fluid pressure recording in hydrocephalus children during wakefulness and sleep. J Neurosurg 42:683 - 689.

[36] Di Rocco C, Caldarelli M, Ceddia A (1989) 'Occult' hydrocephalus in children. Childs Nerv Syst 5:71 - 75.

[37] Drake JD (2008) The surgical management of pediatric hydrocephalus. Neurosurgery 62 (SCH Suppl 2): SCH633 - SCH642.

[38] Ein SH, Miller S, Rutka JT (2006) Appendicitis in the child with a ventriculo-peritoneal shunt: a 30-year experience. J Pediatr Surg 41:1255 - 1258.

[39] Forrest DM, Cooper DGW (1968) Complications of ventriculo-atrial shunts. A review of 455 cases. J Neurosurg 29:506 - 512.

[40] Foy PM, Shaw MD, Mercer JL (1980) Shunt catheter impacted in the vena cava. Case report. J Neurosurg 52: 109 - 110.

[41] Fried A, Shapiro K (1986) Subtle deterioration in shunted childhood hydrocephalus. A biomechanical and clinical profile. J Neurosurg 65:211 - 216.

[42] Fukamachi A, Wada H, Toyoda O et al (1982) Migration or extrusion of shun catheters. Acta Neurochir (Wien) 64:159 - 166.

[43] Galarza M, Gimenez A, Valero J et al (2014) Computational fluid dynamics of ventricular catheters used for

the treatment of hydrocephalus: a 3D analysis. Childs Nerv Syst 30:105 - 116.

[44] Girotti ME, Singh RR, Rodgers BM (2009) The ventriculo-gallbladder shunt in he treatment of refractory hydrocephalus: a review of the current literature. Am Surg 75:734 - 737.

[45] Griffith JA, De Feo D (1987) Peroral extrusion of a ventriculoperitoneal shunt catheter. Neurosurgery 21: 259 - 261.

[46] Grosfeld JL, Cooney DR, Smith J et al (1976) Intraabdominal complications following ventriculoperitoneal shunt procedures. Pediatrics 54:791 - 796.

[47] Grunberg J, Rebori A, Verocay MC (2003) Peritoneal dialysis in children with spina bifida and ventriculoperitoneal shunt: one center's experience and review of the literature. Perit Dial Int 23:481 - 486.

[48] Guimaraes CVA, Leach JL, Jones BV (2011) Trainee misinterpretations on pediatric neuroimaging studies: classification, imaging analysis, and outcome assessment. AJNR Am J Neuroradiol 32:1591 - 1599.

[49] Hanlo PW, Gooskens RHJM, Faber JAI et al (1996) Relationship between anterior fontanelle pressure measurements and clinical signs in infantile hydrocephalus. Childs Nerv Syst 12:200 - 209.

[50] Hassounah MI, Rahm BE (1994) Hindbrain herniation: an unusual occurrence after shunting of intracranial arachnoid cyst. J Neurosurg 81:126 - 129.

[51] Hatlen TH, Schurtleff DB, Loeser JD et al (2012) Nonprogrammable and programmable cerebrospinal fluid shunt valves: a 5-year study. J Neurosurg Pediatr 9:462 - 467.

[52] Hayward RD (2004) What should we be doing for the 'teenage shunt'. Acta Neurochir (Wien) 146:1175 - 1176.

[53] Heim RC, Kaufman BA, Park TS (1994) Complete migration of peritoneal shunt tubing to the scalp. Childs Nerv Syst 10:399 - 400.

[54] Hellbrusch LC (2007) Benign extracerebral fluid collections in infancy: clinical presentation and long-term follow-up. J Neurosurg Pediatr 107 (Suppl 2):119 - 125.

[55] Huh PW, Yoo DS, Cho KS et al (2006) Diagnostic method for differentiating external hydrocephalus from simple subdural hygroma. J Neurosurg 105:65 - 70.

[56] Ianelli A, Rea G, Di Rocco C (2005) CSF shunt removal in children with hydrocephalus. Acta Neurochir (Wien) 147:503 - 507.

[57] Inoue T, Kuzu Y, Ogasawara K, Ogawa A (2005) Effect of 3-tesla magnetic resonance imaging on various pressure programmable shunt valves. J Neurosurg 103 (Suppl 2):163 - 165.

[58] Irby PB 3rd, Wolf JS Jr, Schaeffer CS, Stoller ML (1993) Long-term follow-up of ventriculoureteral shunts for treatment of hydrocephalus. Urology 42:193 - 197.

[59] Iskandar BJ, McLaughlin C, Mapstone TB et al (1998) Pitfalls in the diagnosis of ventricular shunt dysfunction: radiology reports and ventricular size. Pediatrics 101: 1031 - 1036.

[60] Iskandar BJ, Tubbs RS, Mapstone TB et al (1998) Death in shunted hydrocephalic children in the 1990s. Pediatr Neurosurg 28:173 – 176.

[61] Jandial R, Aryan H, Hughes S, Levy ML (2004) Effect of vagus nerve stimulator magnet on programmable shunt settings. Neurosurgery 55:627 – 630.

[62] Jenkinson MD, Basu S, Broome JC et al (2006) Traumatic cerebral aneurysm formation following ventriculoperitoneal shunt insertion. Childs Nerv Syst 22:193 – 196.

[63] Jernigan SC, Berry JG, Graham DA, Goumnerova L (2014) The comparative effectiveness of ventricular shunt placement versus endoscopic third ventriculostomy for initial treatment of hydrocephalus in infants. J Neurosurg Pediatr 13:295 – 300.

[64] Kang JK, Jeun SS, Chung DS et al (1996) Unusual proximal migration of ventriculoperitoneal shunt into the heart. Childs Nerv Syst 12:176 – 179.

[65] Kaiser G (1986) The value of multiple shunt systems in the treatment of nontumoral infantile hydrocephalus. Childs Nerv Syst 2:200 – 205.

[66] Kimmings E, Kleinlugtebeld A, Casey ATH, Hayward RD (1996) Does the child with shunted hydrocephalus require long-term neurosurgical follow-up? Br J Neurosurg 10:77 – 81.

[67] Kuwamura K, Kokunai T (1982) Intraventricular hematoma secondary to a ventriculoperitoneal shunt. Neurosurgery 10:384 – 386.

[68] Langmoen IA, Lundar T, Vatne K, Hovind KH (1992) Occurrence and management of fractured peripheral catheters in CSF shunts. Childs Nerv Syst 8:222 – 225.

[69] Lee M, Leahu D, Weiner HL et al (1995) Complications of fourth-ventricular shunts. Pediatr Neurosurg 22:309 – 314.

[70] Lefranc M, Ko JY, Peltier J et al (2010) Effects of transcranial magnetic stimulation on four types of pressure-programmable valves. Acta Neurochir (Wien) 152:689 – 697.

[71] Lehnert BE, Rahbar H, Relyea-Chew A et al (2011) Detection of ventricular shunt malfunction in the ED: relative utility of radiography, CT, and nuclear imaging. Emerg Radiol 18:299 – 305.

[72] Li G, Dutta S (2008) Perioperative management of ventriculoperitoneal shunts during abdominal surgery. Surg Neurol 70:492 – 497.

[73] Lüdermann W, Rosahl SK, Kaminsky J, Samii M (2005) Reliability of a new adjustable shunt device without the need for readjustment following 3-Tesla MRI. Childs Nerv Syst 21:227 – 229.

[74] Lundar T, Langmoen IA, Hovind KH (1997) Fatal cardiopulmonary complications in children treated with ventriculoatrial shunts. Childs Nerv Syst 7:215 – 217.

[75] MacGee EE (1980) Shunt position within the brain stem: a preventable complication. Neurosurgery 6:99 – 100.

[76] Maixner VJ, Besser M, Johnston IH (1992) Pseudotumor syndrome in treated arachnoid cysts. Pediatr Neurosurg 37:178 – 185.

[77] Martin K, Baird R, Farmer JP et al (2011) The use of laparoscopy in ventriculoperitoneal shunt revisions. J Pediatr Surg 46:2146 – 2150.

[78] Martínez-Lage JF, Poza M, Esteban JA (1992) Mechanical complications of the reservoirs and flushing devices in ventricular shunt systems. Br J Neurosurg 6:321 – 326.

[79] Martínez-Lage JF, Poza M, Izura V (1993) Retrograde migration of the abdominal catheter as a complication of ventriculoperitoneal shunts: the fishhook sign. Childs Nerv Syst 9:425 – 427.

[80] Martínez-Lage JF, López F, Poza M, Hernández M (1998) Prevention of intraventricular hemorrhage during CSF shunt revisions by means of a flexible coagulating electrode: a preliminary report. Childs Nerv Syst 14:203 – 206.

[81] Martínez-Lage JF, Ruiz-Espejo Vilar A, Pérez Espejo MA et al (2006) Shunt-related craniocerebral disproportion: treatment with cranial vault expanding procedures. Neurosurg Rev 29:229 – 235.

[82] Martínez-Lage JF, Almagro MJ, Sanchez del Rincón I et al (2008) Management of neonatal hydrocephalus: feasibility of use and safety of two programmable (Sophy and Polaris) valves. Childs Nerv Syst 24:546 – 556.

[83] Martínez-Lage JF, Almagro MJ, Ruíz-Espejo A et al (2009) Keeping CSF valve function with urokinase in children with intraventricular hemorrhage and CSF shunts. Childs Nerv Syst 25:981 – 986.

[84] Martínez-Lage JF, Ruíz-Espejo AM, Almagro MJ et al (2009) CSF overdrainage in shunted intracranial arachnoid cysts: a series and review. Childs Nerv Syst 25:1061 – 1069.

[85] Mater A, Shroff M, Al-Farsi S et al (2008) Test characteristics of neuroimaging in the emergency department evaluation of children for cerebrospinal fluid shunt malfunction. CJEM 10:131 – 135.

[86] McLone DG, Partington MD (1993) Arrest and compensation of hydrocephalus. Neurosurg Clin N Am 4:621 – 624.

[87] Melo JRT, Di Rocco F, Bourgeois M et al (2014) Surgical options for treatment of traumatic subdural hematomas in children younger than 2 years of age. J Neurosurg Pediatr. doi:10.3171/2014.1.PEDS13393.

[88] Ment LR, Duncan OC, Geehr R (1981) Benign enlargement of the subarachnoid spaces in the infant. J Neurosurg 54:504 – 508.

[89] Misaki K, Uchiyama N, Hayashi Y, Hamada JI (2010) Intracerebral hemorrhage secondary to ventriculoperitoneal shunt insertion. Neurol Med Chir (Tokyo) 50:76 – 79.

[90] Miwa K, Kondo H, Sakai N (2001) Pressure changes observed in Codman-Medos programmable valves following magnetic exposure and filliping. Childs Nerv Syst 17:150 – 153.

[91] Moghal NE, Quinn MW, Levene MI, Puntis JWL (1991) Intraventricular haemorrhage after aspiration of ventricular reservoirs. Arch Dis Child 67:448 – 449.

［92］ Mohanty A，Biswas A，Satish S et al（2006）Treatment for Dandy-Walker malformation. J Neurosurg 105（Suppl 5）：348－356.

［93］ Morton RP，Reynols RM，Ramakrishna R et al（2013）Low-dose head computed tomography in children：a single institutional experience in pediatric radiation risk reduction. J Neurosurg Pediatr 12：406－410.

［94］ Naidich TP，Radkowski MA，McLone DG，Leetsma J（1996）Chronic cerebral herniation in shunted Dandy-Walker malformation. Radiology 158：431－434.

［95］ Nida TY，Haines SJ（1993）Multiloculated hydrocephalus：craniotomy and fenestration of intraventricular septations. J Neurosurg 78：70－76.

［96］ Noetzl MJ，Baker RP（1984）Shunt fluid examination：risks and benefits in the evaluation of shunt malfunction and infection. J Neurosurg 61：328－332.

［97］ Nogueira GJ，Zaglul HF（1991）Hypodense extracerebral images on computed tomography in children. "External hydrocephalus"：a misnomer. Childs Nerv Syst 7：336－341.

［98］ Nomura S，Fujisawa H，Suzuki M（2005）Effect of cell-phone magnetic fields on adjustable cerebrospinal fluid shunt valves. Surg Neurol 63：467－468.

［99］ Odita JC（1992）The widened frontal subarachnoid space. A CT comparative study between macrocephalic，microcephalic and normocephalic infants and children. Childs Nerv Syst 8：36－39.

［100］ Oi S，Shimoda M，Shibata M et al（2000）Pathophysiology of long-standing overt ventriculomegaly in adults. J Neurosurg 92：933－940.

［101］ Oi S，Abbot R（2004）Loculated ventricles and isolated compartments in hydrocephalus：their pathophysiology and the efficacy of neuroendoscopic surgery. Neurosurg Clin N Am 15：77－87.

［102］ Park JK，Frim DM，Schwartz MS et al（1997）The use of clinical practice guidelines（CPGs）to evaluate practice and control costs in ventriculoperitoneal shunt management. Surg Neurol 48：536－541.

［103］ Patel CD，Matloub H（1973）Vaginal perforation as a complication of ventriculoperitoneal shunt. Case report. J Neurosurg 38：761－762.

［104］ Peña C，Browsher K，Samuels-Reid J（2004）FDA-approved neurologic devices intended for usein infants，children，and adolescents. Neurology 63：1163－1167.

［105］ Peirce KR，Loeser JD（1975）Perforation of the intestine by a Raimondi peritoneal catheter. Case report. J Neurosurg 43：112－113.

［106］ Piatt JH Jr（1992）Physical examination of patients with cerebrospinal fluid shunts：is there any useful information in pumping the shunt? Pediatrics 89：470－473.

［107］ Pople IF（2002）Hydrocephalus and shunts：what the neurologist should know. J Neurol Neurosurg Psychiatry 73（Suppl 1）：i17－i22.

［108］ Portnoy HD，Croissan PD（1973）Two unusual complications of a ventriculoperitoneal shunt. J Neurosurg 39：775－776.

［109］ Power D，Ali-Khan F，Drage M（1999）Contralateral extradural haematoma after insertion of a programmable-valve ventriculoperitoneal shunt. J R Soc Med 92：360－361.

［110］ Pumberg W，Löbl M，Geissler W（1998）Appendicitis in children with a ventriculoperitoneal shunt. Pediatr Neurosurg 28：21－26.

［111］ Ramani PS（1974）Extrusion of abdominal catheter of ventriculoperitoneal shunt into the scrotum. J Neurosurg 40：772－773.

［112］ Ransohoff J（1975）Chronic subdural hematoma treated by subduro-pleural shunt. Pediatrics 20：561－564.

［113］ Raskin J，Guillaume DJ，Ragel BT（2010）Laparoscopic-induced pneumocephalus in a patient with a ventriculo-peritoneal shunt. Pediatr Neurosurg 46：390－391.

［114］ Rekate HL（1991－1992）Shunt revision：complications and their prevention. Pediatr Neurosurg 17：155－162.

［115］ Rekate HL（2007）Longstanding overt ventriculomegaly in adults：pitfalls in treatment with endoscopic third ventriculostomy. Neurosurg Focus 22（4）：E6.

［116］ Robertson WC Jr，Gomez MR（1978）External hydrocephalus. Early finding in congenital communicating hydrocephalus. Arch Neurol 35：541－544.

［117］ Rocque BG，Lapsiwala S，Iskandar BJ（2008）Ventricular shunt tap as a predictor of proximal shunt malfunction in children：a prospective study. J Neurosurg Pediatr 1：439－443.

［118］ Rogers EA，Kimia A，Madsen JR et al（2012）Predictors of ventricular shunt infection among children presenting to a pediatric emergency department. Pediatr Emerg Care 28：405－409.

［119］ Romero L，Ros B，Rius F et al（2014）Ventriculoperitoneal shunt as a primary neurosurgical procedure in newborn posthemorrhagic hydrocephalus：report of a series of 47 shunted patients. Childs Nerv Syst 30：91－95.

［120］ Sandberg D，McComb JG，Krieger MD（2005）Craniotomy and fenestration of multiloculated hydrocephalus in pediatric patients. Neurosurgery 57（ONS Suppl 1）：ONS-100－ONS106.

［121］ Schrot RJ，Ramos-Boudreau C，Boggan JE（2012）Breast-related CSF shunt complications：literature review with illustrative case. Breast J 18：479－483.

［122］ Schuhmann MU，Sood S，McAllister JP et al（2008）Value of overnight monitoring of intracranial pressure in hydrocephalic children. Pediatr Neurosurg 44：269－279.

［123］ Schul DB，Wolf S，Lumenta CB（2010）Iatrogenic tension pneumothorax resulting in pneumocephalus after insertion of a ventriculoperitoneal shunt：an unusual complication. Act Neurochir（Wien）152：143－144.

［124］ Schneider T，Knauff U，Nitsch J，Firsching R（2002）Electromagnetic hazards involving adjustable shunt valves in hydrocephalus. J Neurosurg 96：331－334.

［125］ Scott M，Wycis HT，Murtagh F，Reyes V（1955）Observations on ventricular and subarachnoid peritoneal shunts in hydrocephalic children. J Neurosurg 12：165－

175.

［126］Shetty PG，Fatterpekar GM，Sahani DV，Shiroff MM（1999）Pneumocephalus secondary to colonic perforation by ventriculoperitoneal shunt catheter. Br J Radiol 72：704－705.

［127］Simon TD，Riva-Cambrin J，Srivastava R et al（2008）Hospital care for children with hydrocephalus in the United States：utilization，charges，comorbidities，and deaths. J Neurosurg Pediatr 1：131－137.

［128］Simon TD，Hall M，Riva-Cambrin J et al（2009）Infection rates following initial cerebrospinal fluid placement across pediatric hospitals in the United States. J Neurosurg Pediatr 4：156－165.

［129］Sood S，Kim S，Ham SD et al（1993）Useful components of the shunt tap for evaluation of shunt function. Childs Nerv Syst 9：157－162.

［130］Steinbok P，Cochrane DD（1998）Removal of adherent ventricular catheter. Technical note. Pediatr Neurosurg 18：167－168.

［131］Strahle J，Selzer BJ，Muraszko KM et al（2012）Programmable shunt valve affected by exposure to a tablet computer. J Neurosurg Pediatr 10：118－120.

［132］Stringel G，Turner M，Crase T（1993）Ventriculogallbladder shunts in children. Childs Nerv Syst 9：331－333.

［133］Takahashi I（2001）Withdrawal of shunt systems － clinical use of the programmable shunt system and its effect on hydrocephalus in children. Childs Nerv Syst 17：472－477.

［134］Tarnakis A，Edwards RJ，Lowis SP，Pople IK（2005）Atypical external hydrocephalus with visual failure due to occult leptomeningeal dissemination of a pontine glioma. J Neurosurg 102（Suppl 2）：224－227.

［135］Taub E，Lavyne MM（1994）Thoracic complications of ventriculoperitoneal shunts：case report and review of the literature. Neurosurgery 34：181－184.

［136］Torres Lanzas J，Ríos Zambudio A，Martínez-Lage JF et al（2002）Tratamiento de la hidrocefalia mediante la derivación ventrículopleural. Arch Bronconeumol 38：511－514.

［137］Tsingoglou S，Eksteins HB（1981）Pericardial tamponade by Holter ventriculoatrial shunts. J Neurosurg 35：695－699.

［138］Tubbs RS，Banks JT，Soleau S et al（2005）Complications of ventriculosubgaleal shunts. Childs Nerv Syst 21：48－51.

［139］Tubbs RS，Acakpo-Satchivi L，Blount JP et al（2006）Pericallosal artery pseudoaneurysm secondary to endoscopic-assisted ventriculoperitoneal shunt place-ment. J Neurosurg Pediatr 105（Suppl 2）：140－142.

［140］Turner MS（1995）The treatment of hydrocephalus：a brief guide to shunt selection. Surg Neurol 43：314－319.

［141］Udayasankar UK，Braithwaite K，Arvaniti M et al（2008）Low-dose non-enhancement head CT protocol for follow-up evaluation of children with ventriculoperitoneal shunt：reduction of radiation and effect on image quality. AJNR Am J Neuroradiol 29：802－806.

［142］Uzzo RG，Bilsky M，Mininberg DT，Poppas DP（1997）Laparoscopic surgery in children with ventriculoperitoneal shunts：effect of pneumoperitoneum. Urology 49：735－737.

［143］Vassilyadi M，Tataryn ZL，Alkherayf F et al（2010）The necessity of shunt series. J Neurosurg Pediatr 6：468－473.

［144］Venes JL（1976）Control of shun infection：report of 150 consecutive cases. J Neurosurg 45：311－314.

［145］Villavicencio AT，Wellons JC III，George TM（1998）Avoiding complicated shunt systems by open fenestration of symptomatic fourth ventricular cysts associated with hydrocephalus. Pediatr Neurosurg 29：314－319.

［146］Vinchon M，Fichten A，Delestret I，Dhellemmes P（2003）Shunt revision for asymptomatic failure：surgical and clinical results. Neurosurgery 52：347－356.

［147］Walchenbach R，Geiger E，Thomeer RTWM，Vanneste JAL（2002）The value of temporary external lumbar CSF drainage in predicting the outcome of shunting on normal pressure hydrocephalus. J Neurol Neurosurg Psychiatry 72：503－506.

［148］Wang C，Hefflin B，Cope JU et al（2010）Emergency department visits for medical device-associated adverse events among children. Pediatrics 126：247－259.

［149］Wang VY，Barbaro NM，Lawton MT et al（2007）Complications of lumboperitoneal shunts. Neurosurgery 60：1045－1049.

［150］Watkins L，Hayward R，Andar U，Harkness W（1994）The diagnosis of blocked cerebrospinal fluid shunts：a prospective study of referral to a pediatric neurosurgical unit. Childs Nerv Syst 10：87－90.

［151］Weinzierl MR，Rohde V，Gilsbach JM，Korinth M（2008）Management of hydrocephalus in infants by using shunts with adjustable valves. J Neurosurg Pediatr 2：1－18.

［152］Welch K，Shillito J，Strand R et al（1981）Chiari I malformation － an acquired disorder? J Neurosurg 55：604－609.

［153］Wellons JC III，Holubkov R，Browd R et al（2013）The assessment of bulging fontanel and splitting of sutures in premature infants：an interrater reliability study by the Hydrocephalus Clinical Research Network. J Neurosurg Pediatr 11：12－14.

［154］Whittle IR，Johnston IH（1983）Extrusion of peritoneal catheter through neck incision：a rare complication of ventriculoperitoneal shunting. Aust N Z J Surg 53：177－178.

［155］Wiegand C，Richards P（2007）Measurement of intracranial pressure in children：a critical review of current methods. Dev Med Child Neurol 49：935－941.

［156］Williams MA，McAllister JP，Walker ML et al（2007）Priorities for hydrocephalus research：report from a National Institutes of Health-sponsored workshop. J Neurosurg 107（Suppl 5）：345－357.

［157］Wilson TJ，Stetler WR Jr，Al-Holou WN，Sullivan SE（2013）Comparison of the accuracy of ventricular catheter placement using freehand placement, ultrasonic guidance, and stereotactic navigation. J Neurosurg 119:66-70.

[158] Winston KR, Lopez JA, Freeman J (2006) CSF shunt failure with stable normal ventricular size. Pediatr Neurosurg 42:151-155.

[159] Winston KR, Dolan SA (2011) Multidisciplinary approach to cerebrospinal fluid shunt infection with an appeal for attention to details in assessment and standardization in reporting. J Neurosurg Pediatr 7:452-461.

[160] Zahl SM, Wester K (2008) Routine measurement of head circumference as a tool for detecting intracranial expansion in infants. What is the gain? A national survey. Pediatrics 121: e416-e420.

[161] Zamora I, Lurbe A, Alvarez-Garijo A et al (1984) Shunt nephritis: a report of five children. Childs Brain 11:183-187.

[162] Zuccaro G, Ramos JG (2011) Multiloculated hydrocephalus. Childs Nerv Syst 27:1609-1619.

与脑脊液分流装置选择相关的并发症

Complications Related to the Choice of the CSF Shunt Device

Kevin Tsang，William Singleton，and Ian Pople
花　纬　张　荣　译

6

引　言

脑脊液分流术并发症的影响因素众多，一些与分流管本身的设计和制造相关。由于分流管和阀门种类的选择与材料的原因，不同设计或厂家生产的分流装置有时会引起各自的并发症，而另一些则可能与脑积水本身的原发病因有关。

分流管种类繁多，大多数外科医师偏好一或两种分流管，在临床实践中如何合理选择分流管非常重要。选择分流阀时，需要充分理解分流阀的流体力学原理，以及患者潜在的 CSF 流体动力障碍机制，避免因分流阀选择不当而引起并发症。如果错误地选择了附加功能的分流装置，比如抗虹吸，有时不仅增加了病情的复杂性，还提高了并发症的发生率。

本专题首先介绍市场上常见的不同类型分流阀的特点，调整压力、流量的原则，以及选择可调节阀门的适应证。其次，还对不同类型的分流装置可能出现的并发症，以及新生儿、儿童、成人及老年人中出现的问题分别进行阐述、分析。同时还会讨论一些特殊的分流管设计导致的并发症。

基本流体力学

熟知分流管压力、流量和阻力之间的关系，对于脑积水和其分流机制的理解有很大帮助，这是选择最合适的引流装置的必备知识[19]。通过分流装置影响 CSF 分流的因素很多，包括脑室内压（intraventricular pressure，IVP）、流体静压（hydrostatic pressure，p）、开瓣压（valve's opening pressure，OPV），以及分流装置放置处的压力（如腹腔内压力，intra-abdominal pressure，IAP）。从物理学角度可以推算出分流装置两侧的压力差公式为：$\Delta P = IVP + p - OPV - IAP$。流体静压则由液体柱的高度（h）、CSF 密度（ρ）和重力值（g）共同作用产生。

对于特定患者来说，其选定装置的 OPV 是恒定的，而 IVP 和 IAP 可能受体位影响在一个小的范围内波动。最主要的可变因素是影响流体静压的水柱高度，这些对于 CSF 引流很重要，通过导管的流量（F）等于压力差（ΔP）除以分流管和活瓣的阻力之和，公式是：$F = \Delta P / (R_T + R_V)$。导管的阻力可以通过 Poiseuille（泊肃叶）定律推导，对于选定的装置来说一般是恒定的。因此，如何选择分流装置主要需要考虑以下几种可调节因素：①患者的潜在条件和脑室内压;②患者体位(可能需要抗虹吸功能);③分流装置的阻力等。

分流阀的种类

分流阀根据机制不同主要分为四大类:流量控制阀、压力控制阀、重力阀和可调节阀(程序控制)。大部分关于各种阀门的有效性都由支持该阀门的实际使用者报道,目前并没有随机对照临床试验来比较这些阀门的疗效和预后。因此,让临床医师了解这些分流装置的特性,并根据患者的病情选择合适的分流装置变得更加重要。

流量控制阀

这种阀门利用阻力的变化来控制 CSF 流量。Integra OSV II 系统就是其中的一个典型,该系统可以将流量控制在 18～30 ml/h 或 8～17 ml/h。这种阀门包含一个可移动环及镶在其中的红宝石圆针。这种阀门的工作模式由压力调节其开关,当颅内压增高时,红宝石圆针被向下推动,从而缩小外流的孔隙,增加 CSF 外流的阻力。这种工作原理可以在颅内压保持于一定范围内的情况下(正常到 25 mmHg)使 CSF 引流保持一个恒定的流速(图 6.1)。如果 ICP 继续升高,那么可移动环被向下移动,孔隙增大,进而降低了 CSF 流出的阻力(图 6.2)。

这种类型的阀门对于存在虹吸现象、过度引流或易发生裂隙脑室的患者更加合适。现有数据表明其能够改善低颅压症状,但与其他类型阀门相比,翻修率并没有显著降低。

压力调节阀

这种类型的阀门利用了一种很简单的方

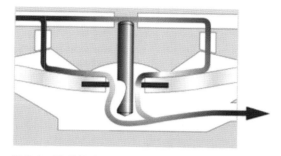

图 6.1 流量控制阀中可移动红宝石圆针维持稳定流量

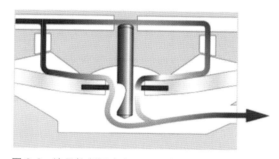

图 6.2 流量控制阀中高 ICP 可移动环增加 CSF 流量

式:控制开放压和关闭压。当 ICP 高于阀门开放压时,CSF 流出,反之则无法流出。但由于此类阀门的设计,关闭压往往比标注的开放压要低,因此出现过度引流症状时可能不伴有虹吸效应。市场上有大量这种阀门,如 Codman Precision® 阀门、Sophysa Pulsar® 阀门等,每种阀门又根据压力范围分为高压、中压和低压等型号。根据阀门的工作机制可大致分为 4 种:膜型阀门、球锥阀门、斜接阀门和缝隙阀门。

膜型阀门是最常见的类型,如 Sophysa Pulsar® 阀门,包括一个硅胶阀门,能够随着 ICP 变化而弯曲,进而控制流速(图 6.3)。这些装置的不同之处在于膜的位置(储存池的近端或远端),而这些差异会影响这类阀门的检测或分流管内给药。

球锥阀门包括 Codman® Hkim 阀门,该

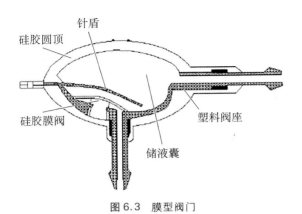

图 6.3　膜型阀门

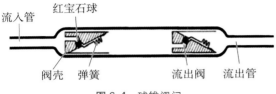

图 6.4　球锥阀门

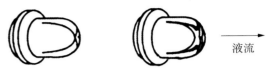

图 6.5　缝隙阀门

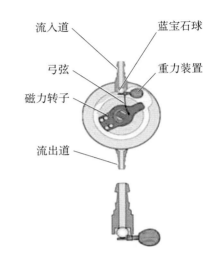

图 6.6　重力阀门

系统中红宝石小球位于圆锥或弹簧的中间（图 6.4）。开放压由弹簧的性质决定，而流速由外流孔隙的直径、小球直径及锥体角度决定。随着 ICP 升高，小球移出圆锥，导致 CSF 外流增加。这种阀门与斜接阀门、缝隙阀门相比，不易受材料老化的影响，但是更容易堵塞（如新生儿脑室出血后）。

斜接阀门包括 Integra[TM] Mischler 阀门，该类型实际上是一种直通引流，可较好地避免堵塞，因此适用于 CSF 中蛋白质含量较高的情况。控制 CSF 流速的主要因素包括硅胶叶片的大小、形状、长度和厚度等。

缝隙阀门由中间有缝隙或切口的硅胶材料制成（图 6.5）[27]。这些缝隙具有延展性，可以随着 CSF 压力的增高而开放。这些膜上缝隙的数量和硬度决定了其开放的压力和流速。例如：Sophysa Phoenix 系统，可以将其放置于近端（如 Holter-Hausner® 瓣）或远端（如 Codman Unishunt®），放置的位置越远，CSF 流出的阻力越低。

重力阀门

这种阀门的设计目的是利用重力来改变阀门开放压，进而减少因患者体位改变而引起的虹吸效应。其主要机制是在球锥压力控制阀的基础上增加了一个重力控制装置，其包括一个小球，当患者站立时该小球移位至锥体，从而增加 CSF 流出阻力（图 6.6）。因此，由于患者体位的不同，阀门有两种开放压[21]。每种压力阀的开放压会在一个范围内波动，这个范围取决于管道的高度（具体参照流体力学部分），而管道高度受患者身高的影响。重力阀包括 Integra[TM] H－V 阀和 Miethke DualSwitch[TM] 阀。

可调节阀（可控阀）

这种阀门与上述阀门最大的不同是使用者可以从外部调节开放压。临床实践中，这种分流装置最直接的好处是医师能根据患者症状的变化来调节开放压,进而可以避免再次手术。因此这种压力可调节阀还可应用于NPH患者,进行性、缓慢地缩小脑室容积,而不会引起硬脑膜下血肿[15]。不过,目前还没有循证医学 I 级证据将它和其他型号的阀门进行疗效比较。另外,由于这种阀门的设计往往带有磁性部件,因此 MR 检查时的强磁场环境会影响它的功能,但这一不足在Polaris 阀和 proGav 阀的设计中已经得到了改善[1,2]。

目前市场上有很多可调节分流装置,比如 Codman® Medos 阀、Strata® 可调压力阀和 Miethke proSA™ 阀[9,31]。基本上这些可调节阀都可用于先天性 NPH 患者的治疗,而且在减少术后过度引流和硬脑膜下血肿方面已经取到了肯定的疗效[10]。临床上外科医师可能更倾向于在重度脑积水巨大脑室的青少年、儿童患者的治疗中首选这类比较昂贵的可调节阀,因为这样医师可以在患儿生长的过程中便捷地逐步调节压力[5,38]。不过,关于这类可调节阀的远期并发症如过度引流或分流管梗阻的风险在患儿中是否降低,尚未得到肯定的答案[6]。

分 流 管 特 性

延迟性分流并发症(5 年以上定义为延迟性)现已基本被公认是由于分流管工作失灵所致[45]。关于脉络丛、室管膜和胶质细胞内向生长所引起的分流管阻塞的病因,在本书其他专题也有阐述。本专题着重于分析导致分流管降解、钙化、长时间使用后分流导管变脆等问题的影响因素,包括分流导管的设计及所用材料的选择等[12]。根据分流管末端放置位置的不同,这些变化可能导致分流

管折断、移位、继发性引流障碍和脑室损伤等[3,4,11,18,23]。导管工艺的发展让我们在分流管相关的免疫排斥、工艺对 CSF 引流的影响及分流管在体内的组织应答等方面有了更多的认识,这些都让我们在分流装置材料选择方面有了很大的提升[13,14]。

分流管材料

现代分流导管多用纯硅胶制作,最初担忧的硅胶过敏在临床应用中并没有大面积发生[30]。初代分流管有时会包含一根螺旋加强金属丝以减少分流管缠结,但却增加了腹部并发症的风险。文献中大量报道了与带有Raimondi 金属线的引流管相关的导管移位和脏器穿孔(常见于直肠和阴道),因此现代神经外科临床中并未使用这种带金属线的分流管[36,39,40,42,43,46,49]。

随着放置时间的延长,分流导管会逐渐降解并钙化,这就会导致管道本身变脆,患者改变体位时更容易发生分流管折断。钙化和降解的分流管也会与皮下组织粘连,如果粘连发生在患者停止生长前,患者发生分流管折断和移位的风险就会更大。另外,这也明显增加了二次手术取出分流管的难度,分流管部分残留在患者体内的风险大大增加,这也和腹部远期并发症密切相关,如肠梗阻、穿孔等(图 6.7)[48]。

分流管钙化在体内发生,往往如同营养不良性钙化,主要表现为血清钙离子在钙化部位浓集,虽然未达异常水平,但还是会引起相应部位的细胞损伤或凋亡。在硅胶制品植入物中,这种钙化往往是由于植入物引起细胞碎片增加所导致,而这种细胞碎片往往可能由于外科操作的直接损伤和组织对管道的反应共同造成。分流导管的降解和钡涂层往往会引发分流管道表面的理化性质改变,这

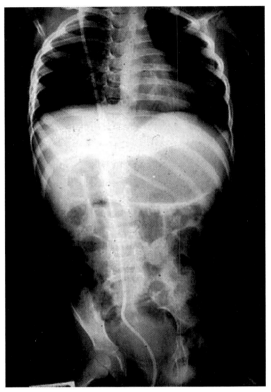

图 6.7　腹部 X 线平片显示一例婴儿患者,由于结肠糜烂出现了迟发性远端分流管挤压直肠的现象,尚无腹膜炎和肠穿孔

些会进一步加重营养不良性钙化。

生物聚合物退化一般有 4 个步骤:①水合作用改变结构;②共价键作用力减弱;③弱化的共价键断裂致使聚合物分子量下降;④可溶解部分会被巨噬细胞吞噬,产生宿主细胞介导的炎症反应,进而加快钙化进程。在人体中,化学反应和机械作用往往长达数年,硅胶制品植入物需在体内能抵抗这些作用。

有趣的是,在脑实质中和腹腔内,硅胶分流管不会被降解,这表明皮下组织中有能降解生物聚合物的微环境。但是这也并不绝对,因为心脏房室导管也会随着放置时间的延长而被降解。运动中产生的机械作用力可以加速硅胶聚合物内非共价键的破坏,这可能部分解释了为什么同一根分流管在不同部

位的降解速度不一致。导管折断通常发生在颈部,因为这里是分流系统中导管承受最大动态压力的部位。一些研究指出锁骨上 2~4 cm 是最易发生分流管折断的部位。

分流管表面的钡涂层被认为增加了分流管钙化的风险。不论是铂涂层还是钡涂层的硅胶管,都有报道其容易发生早期钙化和折断,因此这种导管通常临床上不再被推荐使用。一个可能的原因是涂层会随着时间推移形成微小裂痕,造成局部微孔破坏,进而激活宿主体内炎症反应并加速营养不良性钙化。简易的硅涂层分流导管虽然经过不断改进,增加了分流管的使用寿命,但随着时间的推移其发生钙化及破裂的概率也明显增加。生物材料的研发可能会进一步延长分流管的使用寿命,并减少分流导管材料与宿主机体之间的反应,降低钙化或降解。

各种证据已证实,导管内注入抗生素或包裹减少细菌黏附的物质能够降低因感染导致 CSF 分流失败的概率。分流手术高感染率的手术医师往往会对所有患者常规选用这些能降低感染率的分流管,同时还能增加科室经济收入;而手术感染率较低的术者会选择性地仅对高风险(如 6 个月内的婴儿、皮肤条件差、曾有分流感染史等)患者使用抗菌分流管。这种抗菌分流管并不能完全消除患者的感染风险,但能部分抑制引起感染的常见致病菌。英国有一项进行中的随机对照临床试验(BASICS)用于评估不同分流管的抗菌能力[7]。

分流管物理性质和阀门的关系

如前所述,市场上可见各种类型的分流装置,它们不仅调节 CSF 流体力学的方式不同,其制造生产方式也迥异,分流阀的形状及与导管连接的方式都与后期机械性并发症有

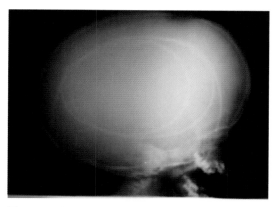

图 6.8 一例罕见的低轮廓分流装置整体移位至扩大的脑室内病例，而大多数低轮廓分流装置容易移位至远端腹膜腔

关。管道通路中的低轮廓管阀系统，如Hakim 分流阀，常用于儿童患者，以降低其表面的皮肤张力，但随着儿童生长发育，末端导管皮下钙化固定会导致分流管向下方移位。而圆体分流阀（Orbis-sigma）或钻孔分流阀不会因生长牵引而向远端移位。随着身体生长牵引力的增加，以及导管老化降解，会导致此种类型分流导管的末端断开或破裂。低轮廓管阀系统分流装置很少会向近端位移，有时仅是分流阀发生移位（图 6.8）。

分流系统的物理特性和结构会决定分流管发生断裂或移位的概率。一体化分流系统的引入能够通过避免用丝线或尼龙线固定分流管来降低分流管系统断裂的风险，但与独立组件的分流系统相比，一体化分流系统不便于日后修正，并且其总体使用寿命并不优于其他类型的分流系统。一些有连接头的分流阀需要努力操作才能与分流管安全连接，这些往往与分流管断裂或医源性分流管渗漏等并发症有关。术者应熟悉分流阀形状及连接头特点，以降低这些分流系统发生机械性并发症的概率。

分流管末端 CSF 流出的机制同样会影响分流系统的功能。分流管末端的排水裂隙与远端分流失败密切关联，往往这些排水裂隙有腹膜或胸膜长入，影响 CSF 引流[17]。分流管长度也能影响分流系统的功能[16]，正如上文 Poiseuille 定律的描述，分流量受阻力的影响。分流阻力会随着分流管长度的延长而增加。短管的分流量较高，因此也常会导致过度分流。相反，在早产儿中远端引流导管过长也偶会造成引流量不足。这对低龄患儿的分流手术有重要影响，下面我们将会进一步讨论。

患 者 因 素

针对不同患者选择合适的分流装置是一门复杂的学问，全面了解分流系统的机械特性对降低并发症非常重要。显然患者的不同特征，包括需要分流的根本病因，都对临床决策至关重要。这些在本书的其他专题中有更详细的介绍，在这里只作简要说明。

患者可能的其他临床诊断，包括年龄都对患者的 CSF 流体动力学有着决定性的影响。有证据表明，CSF 的产生量随着年龄的增长而下降，而正常 CSF 循环阻力随着年龄的增长而增加[20]。这意味着 CSF 分流的老年患者更可能存在过度引流造成的低颅压症状[32,37]，与婴儿或儿童患者的短管相比，这种远端较长的引流导管因虹吸作用加剧了低颅压症状。因此在老年患者（如 NPH 患者）的治疗过程中，医师应避免使用低压分流阀，或使用可调压分流装置，初始压力可以设定为较高值，根据患者的症状逐渐调低[51]。在脑萎缩及脑顺应性降低的情况下，这种方法也降低了过度引流继发的硬膜下血肿的发生风险[24,34,44]。临床医师也可考虑使用具有抗虹吸功能的分流装置，这种抗虹吸装置可位于分流阀内或作为附属装置存在于分流通路中[25,29,35,41,50]。

与成人相比,患儿颅内压相对较低,远端分流管较短,腹内压较高,因此虹吸力低,所以在婴儿特别是患有脑室内出血的早产儿更适合使用低压分流阀,中压或高压分流阀可能会导致 CSF 分流不足。相反,在给这些患儿选择不同类型低压分流装置时,应考虑到发生硬脑膜下积液及裂隙脑室的可能,可以考虑在孩子长大后调整分流阀压力,或者使用折角的分流管来帮助维持引流管脑室端通畅(图 6.9)[26,33,47]。一些证据表明,使用流量控制分流阀或重力分流阀可能会减少裂隙脑室的发生,但文献报道在这个问题上也不尽一致,且没有相关的循证医学 Ⅰ 级证据[8,22,28]。

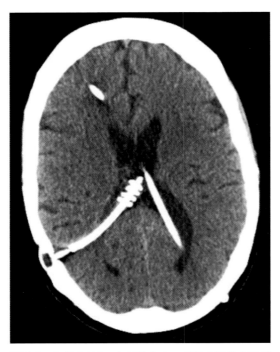

图 6.9　头颅 CT 显示右侧脑室内一折角分流管的脑室端。这种设计的目的是减少近端由于脉络丛或室管膜发生堵塞的概率。目前已不常用,主要是因为在翻修功能失调的分流管时很难拔除

患有严重脑膜炎并继发脑积水的部分患儿中,CSF 顺应性可能异常高,在相对低颅压的情况下,脑室在影像表现继续扩大,患者也会出现临床症状。在这种情况下,适合选用低压或可调节分流阀,此时一定程度的虹吸作用可以使脑室缩小并改善儿童的临床状况。

而在一些长期慢性过度引流的患儿中,其 CSF 顺应性低(也称"脆性脑室"),此时阀门的选择和开放压的设定非常重要,无论是修补还是全部翻新手术,若不能控制好恰当的(通常是预定的)阀门压力和虹吸度,这些患儿的病情会急剧恶化。CSF 红细胞数目、蛋白质水平等因素都可能影响外科医师对阀门的选择,因为有些设计复杂的阀门在 CSF 红细胞及蛋白质水平持续增加的患者,更容易发生分流管阻塞,这时其有效性可能不如简易的膜型阀门。在一些 CSF 蛋白质水平极高的病例中,如儿童肿瘤,可能连阀门设计都可以一并省略,直接使用直通管。

结　　论

当今市场上分流管的选择众多,这也从另一个侧面反映了各种分流系统或分流管都有各自的不足。眼下还没有完美的分流装置,因此神经外科医师须了解现有的分流装置的设计原理以及它们之间细微的差别。更重要的是,在选择合适的分流管之前,要知道所选分流管与患者机体间的相互作用以及其对 CSF 流体动力学的影响。不恰当的选择不仅会增加术后早期并发症,也会引起长期的、慢性的引流不足或过度引流等问题。

参考文献

［1］ Allin DM，Czosnyka M，Richards HK，Pickard JD，Czosnyka ZH (2008) Investigation of the hydrodynamic properties of a new MRI-resistant programmable hydrocephalus shunt. Cerebrospinal Fluid Res 5：8.

［2］ Allin DM，Czosnyka ZH，Czosnyka M，Richards HK，Pickard JD (2006) In vitro hydrodynamic properties of the Miethke ProGAV hydrocephalus shunt. Cerebrospinal Fluid Res 3：9.

［3］ Alonso-Vanegas M，Alvarez JL，Delgado L，Mendizabal R，Jiménez JL，Sanchez-Cabrera JM （1994） Gastric perforation due to ventriculo-peritoneal shunt. Pediatr Neurosurg 21(3)：192 - 194.

［4］ Aras M，Alta M，Serarslan Y，Akçora B，Yılmaz A (2013) Protrusion of a peritoneal catheter via abdominal wall and operated myelomeningocele area：a rare complication of ventriculoperitoneal shunt. Childs Nerv Syst [Epub ahead of print].

［5］ Arnell K，Eriksson E，Olsen L (2006) The programmable adult Codman Hakim valve is useful even in very small children with hydrocephalus. A 7-year retrospective study with special focus on cost/benefit analysis. Eur J Pediatr Surg 16(1)：1 - 7.

［6］ Aschoff A，Krämer P，Benesch C，Klank A （1991） Shunt-technology and overdrainage — a critical review of hydrostatic, programmable and variable-resistance-valves and flow-reducing devices. Eur J Pediatr Surg 1 (Suppl 1)：49 - 50.

［7］ BASICS trial. （http://www. nets. nihr. ac. uk/projects/hta/1010430）.

［8］ Beez T，Sarikaya-Seiwert S，Bellstädt L，Mühmer M，Steiger HJ （2014） Role of ventriculoperitoneal shunt valve design in the treatment of pediatric hydrocephalus — a single center study of valve performance in the clinical setting. Childs Nerv Syst 30：293 - 297.

［9］ Belliard H，Roux FX，Turak B，Nataf F，Devaux B，Cioloca C （1996） The Codman Medos programmable shunt valve. Evaluation of 53 implantations in 50 patients. Neurochirurgie 42(3)：139 - 145；discussion 145 - 6.

［10］ Bergsneider M，Black PM，Klinge P，Marmarou A，Relkin N （2005） Surgical management of idiopathic normal-pressure hydrocephalus. Neurosurgery 57 （3 Suppl）：S29 - S39；discussion ii - v.

［11］ Berhouma M，Messerer M，Houissa S，Khaldi M (2008) Transoral protrusion of a peritoneal catheter：a rare complication of ventriculoperitoneal shunt. Pediatr Neurosurg 44(2)：169 - 171.

［12］ Boch AL，Hermelin E，Sainte-Rose C，Sgouros S (1998) Mechanical dysfunction of ventriculoperitoneal shunts caused by calcification of the silicone rubber catheter. J Neurosurg 88(6)：975 - 982.

［13］ Browd SR，Gottfried ON，Ragel BT，Kestle JR (2006) Failure of cerebrospinal fluid shunts：part II：overdrainage，loculation，and abdominal complications. Pediatr Neurol 34(3)：171 - 176.

［14］ Browd SR，Ragel BT，Gottfried ON，Kestle JR （2006） Failure of cerebrospinal fluid shunts：part I：obstruction and mechanical failure. Pediatr Neurol 34(2)：83 - 92.

［15］ Carmel PW，Albright AL，Adelson PD，Canady A，Black P，Boydston W，Kneirim D，Kaufman B，Walker M，Luciano M，Pollack IF，Manwaring K，Heilbrun MP，Abbott IR，Rekate H （1999） Incidence and management of subdural hematoma/hygroma with variable- and fixed-pressure differential valves：a randomized，controlled study of programmable compared with conventional valves. Neurosurg Focus 7(4)：e7.

［16］ Couldwell WT，LeMay DR，McComb JG （1996） Experience with use of extended length peritoneal shunt catheters. J Neurosurg 85(3)：425 - 427.

［17］ Cozzens JW，Chandler JP (1997) Increased risk of distal ventriculoperitoneal shunt obstruction associated with slit valves or distal slits in the peritoneal catheter. J Neurosurg 87(5)：682 - 686.

［18］ Cuka GM，Hellbusch LC （1995） Fractures of the peritoneal catheter of cerebrospinal fluid shunts. Pediatr Neurosurg 22：101 - 103.

［19］ Czosnyka Z，Czosnyka M，Richards HK，Pickard JD (2002) Laboratory testing of hydrocephalus shunts — conclusion of the U. K. Shunt evaluation programme. Acta Neurochir （Wien） 144(6)：525 - 538；discussion 538.

［20］ Czosnyka M，Czosnyka Z，Whitfield P，Donovan T，Pickard J （2001） Age dependence of cerebrospinal pressure-volume compensation in patients with hydrocephalus. J Neurosurg 94：482 - 486.

［21］ Deininger MH，Weyerbrock A （2009） Gravitational valves in supine patients with ventriculo-peritoneal shunts. Acta Neurochir（Wien）151(6)：705 - 709；discussion 709.

［22］ Drake JM，Kestle JR，Milner R，Cinalli G，Boop F，Piatt J Jr，Haines S，Schiff SJ，Cochrane DD，Steinbok P，MacNeil N （1998） Randomized trial of cerebrospinal fluid shunt valve design in pediatric hydrocephalus. Neurosurgery 43(2)：294 - 303；discussion 303 - 5.

［23］ Ghritlaharey RK，Budhwani KS，Shrivastava DK，Gupta G，Kushwaha AS，Chanchlani R，Nanda M （2007） Trans-anal protrusion of ventriculo-peritoneal shunt catheter with silent bowel perforation：report of ten cases in children. Pediatr Surg Int 23(6)：575 - 580.

［24］ Gölz L，Lemcke J，Meier U （2013） Indications for valve-pressure adjustments of gravitational assisted valves in patients with idiopathic normal pressure hydrocephalus. Surg Neurol Int 4：140.

［25］ Gruber R，Jenny P，Herzog B (1984) Experiences with the anti-siphon device （ASD） in shunt therapy of pediatric hydrocephalus. J Neurosurg 61(1)：156 - 162.

［26］ Gruber RW，Roehrig B （2010） Prevention of ventricular catheter obstruction and slit ventricle syndrome by the prophylactic use of the Integra antisiphon device in shunt therapy for pediatric hypertensive hydrocephalus: a 25-year follow-up study. J Neurosurg Pediatr 5(1):4 - 16.

[27] Hahn YS (1994) Use of the distal double-slit valve system in children with hydrocephalus. Childs Nerv Syst 10(2):99 - 103.

[28] Hanlo PW, Cinalli G, Vandertop WP, Faber JA, Bøgeskov L, Børgesen SE, Boschert J, Chumas P, Eder H, Pople IK, Serlo W, Vitzthum E (2003) Treatment of hydrocephalus determined by the European Orbis Sigma Valve II survey: a multicenter prospective 5-year shunt survival study in children and adults in whom a flow-regulating shunt was used. J Neurosurg 99(1):52 - 57.

[29] Hassan M, Higashi S, Yamashita J (1996) Risks in using siphon-reducing devices in adult patients with normal-pressure hydrocephalus: bench test investigations with Delta valves. J Neurosurg 84(4):634 - 641.

[30] Jimenez DF, Keating R, Goodrich JT (1994) Silicone allergy in ventriculoperitoneal shunts. Childs Nerv Syst 10(1):59 - 63.

[31] Katano H, Karasawa K, Sugiyama N, Yamashita N, Ohkura A, Kamiya K (2003) Clinical evaluation of shunt implantations using Sophy programmable pressure valves: comparison with Codman-Hakim programmable valves. J Clin Neurosci 10(5):557 - 561.

[32] Khan QU, Wharen RE, Grewal SS, Thomas CS, Deen HG Jr, Reimer R, Van Gerpen JA, Crook JE, Graff-Radford NR (2013) Overdrainage shunt complications in idiopathic normal-pressure hydrocephalus and lumbar puncture opening pressure. J Neurosurg 119(6):1498 - 1502.

[33] Kiekens R, Mortier W, Pothmann R, Bock WJ, Seibert H (1982) The slit-ventricle syndrome after shunting in hydrocephalic children. Neuropediatrics 13(4):190 - 194.

[34] Lemcke J, Meier U, Müller C, Fritsch MJ, Kehler U, Langer N, Kiefer M, Eymann R, Schuhmann MU, Speil A, Weber F, Remenez V, Rohde V, Ludwig HC, Stengel D (2013) Safety and efficacy of gravitational shunt valves in patients with idiopathic normal pressure hydrocephalus: a pragmatic, randomised, open label, multicentre trial (SVASONA). J Neurol Neurosurg Psychiatry 84(8):850 - 857.

[35] Lemcke J, Meier U (2010) Improved outcome in shunted iNPH with a combination of a Codman Hakim programmable valve and an Aesculap-Miethke ShuntAssistant. Cent Eur Neurosurg 71(3):113 - 116.

[36] Lucantoni D, Magliani V, Galzio R, Zenobii M, Cristuib L (1985) Cranial intraventricular migration of Raimondi uni-shunt system. J Neurosurg Sci 29(2):157 - 158.

[37] McCullough DC, Fox JL (1974) Negative intracranial pressure hydrocephalus in adults with shunts and its relationship to the production of subdural hematoma. J Neurosurg 40(3):372 - 375.

[38] McGirt MJ, Buck DW 2nd, Sciubba D, Woodworth GF, Carson B, Weingart J, Jallo G (2007) Adjustable vs set-pressure valves decrease the risk of proximal shunt obstruction in the treatment of pediatric hydrocephalus. Childs Nerv Syst 23(3):289 - 295.

[39] Miserocchi G, Sironi VA, Ravagnati L (1984) Anal protrusion as a complication of ventriculo-peritoneal shunt. Case report and review of the literature. J Neurosurg Sci 28(1):43 - 46.

[40] Peirce KR, Loeser JD (1975) Perforation of the intestine by a Raimondi peritoneal catheter. Case report. J Neurosurg 43(1):112 - 113.

[41] Portnoy HD, Schulte RR, Fox JL, Croissant PD, Tripp L (1973) Anti-siphon and reversible occlusion valves for shunting in hydrocephalus and preventing post-shunt subdural hematomas. J Neurosurg 38(6):729 - 738.

[42] Raimondi AJ, Matsumoto S (1967) A simplified technique for performing the ventriculo-peritoneal shunt. Technical note. J Neurosurg 26(3):357 - 360.

[43] Raimondi AJ, Robinson JS, Kuwawura K (1977) Complications of ventriculo-peritoneal shunting and a critical comparison of the three-piece and one-piece systems. Childs Brain 3(6):321 - 342.

[44] Ringel F, Schramm J, Meyer B (2005) Comparison of programmable shunt valves vs standard valves for communicating hydrocephalus of adults: a retrospective analysis of 407 patients. Surg Neurol 63(1): 36 - 41; discussion 41.

[45] Sainte-Rose C, Piatt JH, Renier D (1991/1992) Mechanical complications in shunts. Pediatr Neurosurg 17:2 - 9.

[46] Sakamoto T, Kojima H, Futawatari K, Kowada M (1986) Spontaneous transection of a Raimondi peritoneal catheter — a case report with scanning electron microscopic study of the transected tube. No Shinkei Geka 14(8): 1039 - 1042.

[47] Salmon JH (1978) The collapsed ventricle: management and prevention. Surg Neurol 9(6):349 - 352.

[48] Sekhar LN, Moossy J, Guthkelch AN (1982) Malfunctioning ventriculoperitoneal shunts. Clinical and pathological features. J Neurosurg 56(3):411 - 416.

[49] Turner MS, Goodman J (1989) Extrusion of a Raimondi peritoneal catheter from the thigh. Neurosurgery 25(5): 833 - 834; discussion 835.

[50] Zachenhofer I, Donat M, Roessler K (2012) The combination of a programmable valve and a subclavicular anti-gravity device in hydrocephalus patients at high risk for hygromas. Neurol Res 34(3):219 - 222.

[51] Zemack G, Romner B (2000) Seven years of clinical experience with the programmable Codman Hakim valve: a retrospective study of 583 patients. J Neurosurg 92(6):941 - 948.

功能性并发症：过度引流

Functional Complications：Hyperdrainage

Erdal Kalkan，Bülent Kaya，Fatih Erdi，and Ahmet Tuncay Turgut
赵剑澜　胡　锦　译

引　言

　　功能性并发症包括脑脊液（cereberospinal fluid，CSF）过度引流等，为脑积水分流手术后患者最常见的并发症之一，可见于儿童和成年人[1]。"过度引流"一词之前被定义为脑室系统中 CSF 被过多地引流[2]。近来，Browd 等将过度引流定义为分流管虽然功能正常，但是相关液体实际引流量大于该患者所需要的引流量[3]。

　　本专题内容致力于发现分流术后患者出现的各种功能性并发症，并提供相关的处理方案。

历　史　回　顾

　　1932 年，Dandy 首次观察到了过度引流这一现象，其患者术后立即出现了 CSF 的迅速迁移，造成患者颅内压降低、脑室系统塌陷并最终引发硬脑膜下血肿[4]。尽管如此，"过度引流"一词还是最早被 Becker 和 Nulson 在 1968 年的相关文献中运用，该文献报道了有阀门的动静脉分流术后的相关并发症[5]。另一项研究中，Faulhauer 和 Schmitz 报道了 400 位过度引流患者中，有 84 位患者出现了相关症状和体征[2]。之后，Pudenz 和 Foltz 在 1991 年总结并发布了当时过度引流的最新相关知识[6]。该研究对过度引流和虹吸效应之间的关系作阐述，并且同时检测了过度引流后的颅内和 CSF 的流体力学情况。1995年，Aschoff 等批判性地比较了不同类型阀门、限流装置对过度引流的治疗效果，结果认为分流系统引发的过度引流问题仍未能解决[7]。

发　生　率

　　症状性过度引流的发生率在文献报道中为 3%～71%[1]。很久以前，人们认为过度引流对不同年龄段患者会产生不一样的影响，但是研究显示过度引流平均发病率为 10%～12%，首次分流术后出现引流过度的时间大致为 6.5 年[6]。Tschan 等研究认为过度引流发病率为 20%，并发现儿童患者中分流失败造成过度引流的发生率大致为 40%[1]。最近，Cheok 等强调了过度引流及其并发症与脑室分流存在直接联系[4]。

虹　吸　效　应

　　虹吸效应为分流引发的一类并发症，同

时也是过度引流的主要病因[4,8]。目前研究发现,颅内压为负值与重力引起的引流直接相关[9]。生理情况下,CSF 在颅腔和椎管内产生并循环。在这些空间内,CSF 和血液在任何位置的静水压都是一致的,而与体位无关。当患者分流术后位于平卧位,具有吸收功能腔隙(胸腔、腹腔及右心房等)的静水压几乎相等。但是当身体位于站立位时,相关吸收腔隙的静水压下降,由此产生静水压改变,CSF 因为虹吸作用而被向下吸引[10]。

静水压的差别除了与颅腔椎管内 CSF 垂直水平有关外,与吸收腔隙的液体水平也有关。身高和体重的改变都会造成直立位时静水压的改变。另外,颅腔椎管内及吸收腔隙顺应性的改变都会造成直立位静水压的改变。比如,对于前额广泛开放的婴儿或行去骨瓣减压的成年人,颅内椎管内顺应性会随之增加,而椎管狭窄、Chiari Ⅰ 型畸形、脑内假性肿瘤、巨大的颅内占位病变都会造成颅内椎管内顺应性下降。体重下降或极度便秘都会影响腹腔内顺应性[10]。

当身体站直时,CSF 和血液都以一个平衡的模式从颅腔内进入椎管。而对于脑积水患者,CSF 和血液的转移程度取决于 CSF 流动所受到的阻碍程度和部位。这种差异性造成 CSF 和血液平衡转移模式更复杂,也更难预测。

上述相互作用关系解释了为什么过度引流对不同年龄段患者会有不同影响,以及为什么分流术后出现过度引流的时间不一致[6]。由于上述相互作用的不一致性,我们无法轻易预测哪位分流术后患者可能发生过度引流,以及哪个引流系统功能是完好无损的。

过度引流的相关并发症

脑外积液或脑外积血

随着分流术后脑室体积的下降,脑组织/CSF 在颅内所占体积也随之下降,继而引发硬脑膜下间隙的出现及增大。该硬脑膜下间隙的出现可造成脑组织周围液体或血液的存积。其中最常见的是良性 CSF 的存积(积液)(图7.1),但是该间隙的存在同样可引发硬脑膜下血肿(图7.2)[3]。

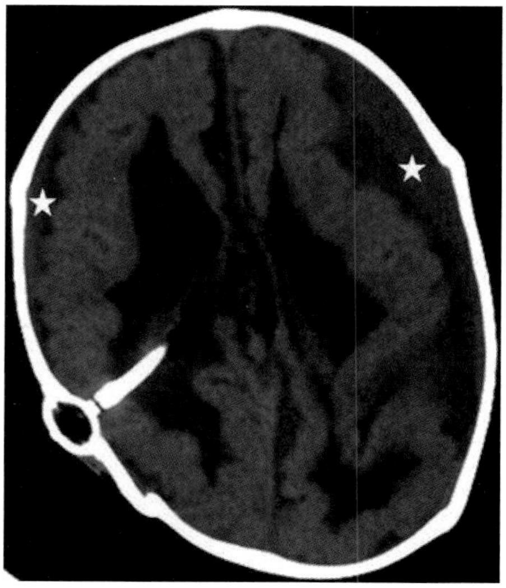

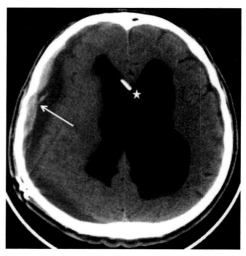

图7.1 非增强 CT 扫描的轴位像,提示分流术后过度引流并最终引发双侧脑外硬脑膜下积液(星号所示)

图7.2 右侧额顶部高密度脑外积液(箭头所示),与急性硬脑膜下血肿表现一致。星号标示脑室内分流管

CSF 分流术后的硬脑膜下血肿及积液的发病率在各类文献中报道的结果不一。实际上，随着影像学检查设备的推广以及神经影像学相关技术的进步，术后无症状硬脑膜下血肿和硬脑膜下积液的发生率显著增加[6]。

虽然脑外积血和脑外积液在过去并不是常见病，但是大多数医师都注意到了该并发症并作出了相应的处理。早期的 Faulhauer 和 Schmitz 在 400 位分流术后患者中发现了 17 例硬脑膜下血肿（4%）[2]。17 位患者中只有 5 位患者接受了手术清除血肿，而且这 5 位患者均出现了分流管阻塞，并引发颅内压相对增高。颅内压增高对硬脑膜下间隙起了封闭作用，同时也限制了该间隙进一步扩大。另一项研究中，Dark 等学者在 344 位分流术后患者中发现了 12 例脑外积液患者，大约占（3.5%）[11]。

目前，硬脑膜下积液的形成被认为是后期引发硬脑膜下血肿的预测因子和（或）危险因子。可以肯定的是，大部分稳定的少量硬脑膜下积液并不会转化为硬脑膜下血肿。但是，可扩张或 >8 mm 的硬脑膜下积液引发后期硬脑膜下血肿的风险会显著增加。因此，分流术后患者硬脑膜下积液的发生与引发硬脑膜下血肿之间存在相关性是有科学依据的[12]。

之前虹吸效应一直被认为是引发硬脑膜下积液的重要原因。一直以来，人们设计了多种阀门设置、抗虹吸效应装置以阻止虹吸效应的发生[12]。但是在硬脑膜下积液的病理生理过程中，现阶段使用阀门装置的开放压力也被认为是引发硬脑膜下积液的重要诱发因素。"荷兰正常压力脑积水研究"的研究结果提示 70% 患者出现了硬脑膜下积液；该研究结果也指出对于使用了低压/中压阀门装置的患者，同样类型的硬脑膜下积液发生率为 30%[13]。之后 Bergsneider 等

学者报道针对医源性正常压力脑积水（iatrogenic normal pressure hydrocephalus，iNPH）患者，如果将阀门装置的初始压力设置为 200 mmH$_2$O，硬脑膜下积液的发生率为 4%；同时，Bergsneider 等得出结论认为对于 iNPH 患者，虹吸作用在引发过度引流的问题上并不扮演重要角色[12]。

脑外积血/积液的处理方法

根据积血或积液类型、范围大小及患者症状等的不同，相关处理方案也不相同。根据疾病的不同特点，主要的治疗方案共有 3 类。第一种，如果积液/积血较少（<8 mm），同时患者未出现脑组织受压或脑疝等不良并发症，可选择保守治疗。第二种，通过调高分流阀的开放压力来缓解过度引流。如果患者植入的为可调节阀，可通过调高阀门开放压力来实现压力的提高；如果植入的为不可调节阀，则需要将原有阀门更换为阻力更高的类型（图 7.3）。通过植入抗虹吸装置也可缓

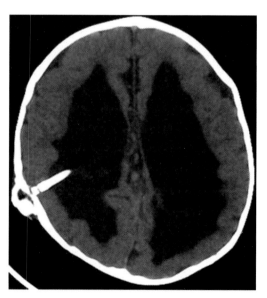

图 7.3 更换初始阀门为可调压阀，并增加阀门阻力后，脑外积液已吸收

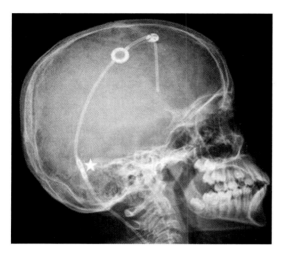

图 7.4　星号标示抗虹吸装置,用于防止过度引流

解过度引流(图 7.4)。第三种,引流脑外积液/积血。该方法可单独使用,也可与第二种方案联合使用[3]。

Bergsneider 等在不同情况下通过使用可调节阀对 iNPH 患者实施分流,并将相关经验予以报道[12]。简而言之,Bergsneider 等对无症状和积液相对较少(≤8 mm)的患者实施保守治疗,并进行了随访。结果显示对于积液量中等的无症状患者(8~15 mm),建议将分流阀植入时的初始压力调高,并在随访过程中及时复查头颅 CT。如果患者有相关症状(如头痛、局灶性神经功能缺损等),应根据患者具体病情确定治疗处理方案。针对此类患者,如果相关症状较轻,建议调高分流阀植入时的开放压力,并在随访过程中及时复查 CT;对于临床症状程度中等或较重的患者,如果硬脑膜下积液量较少,可采用调高分流阀植入时的开放压力的处理方案。最后,对于临床症状程度中等或较重的硬脑膜下积液患者、积液量>15 mm 的患者,建议采用放置临时硬脑膜下引流管或长期留置硬脑膜下-腹膜分流管的处理方案。

引流系统由以下几种构成方法:①颅骨钻孔放置临时引流管;②在原有分流系统的分流阀水平以下的位置接入新的硬脑膜下引流管。其中,第二种引流系统(如同时使用脑室内引流管和硬脑膜下引流管)通常可减少脑膜积液,从而实现脑组织再扩张。脑组织再扩张的原因可能是:脑室系统对脑外积液腔压力梯度的改变,造成硬脑膜下腔隙闭合的同时实现脑组织再扩张[3]。

对于硬脑膜下积血的患者,无论是原发性血肿还是由于硬脑膜下积液转化成的血肿,都应立即治疗。总体来说,如既往接受抗凝治疗的应立即纠正,且立即终止抗血小板治疗。同时应考虑预防性使用抗癫痫药物。对于积液较少的无症状患者,通过增加分流阀压力,硬脑膜下积血通常可自行吸收。而对于体积较大或有症状的硬脑膜下积血患者,通常需要在调高阀门压力的同时手术清除血肿[12]。

避免硬脑膜下积液/积血最好的方法是通过选择恰当的阀门系统避免过度引流。虽然先前的研究认为,通过使用高压阀或流量可控分流系统可降低过度引流的发生,但是临床结果并不尽如人意,原因可能是平卧位时 CSF 引流不足[3]。

裂隙状脑室综合征

虽然在小儿神经外科的相关文献中对裂隙状脑室综合征(the slit ventricle syndrome,SVS)的定义并不十分明确,但是发现该综合征的特点就是有症状的脑室变小。SVS 的临床表现为急性或亚急性头痛、恶心、呕吐和(或)昏睡中的一个。头痛可为阵发性头痛,通常呈压力波动性改变;头痛经常在发生呕吐或过度喘气后自动终止;头痛有时与心动过缓或系统性高血压的发生有关[14]。Browd 等将 SVS 定义为虽然患者分流系统明显存在，但仍然处在一种分流功能异常的状态[3]。SVS 可见于儿童和成年患者。接受分流术的患者在病程中可出现临床症状，并出现"裂隙状"或塌陷的脑室，出现颅内压增高的相关症状；但是患者在神经影像学上无明显异常[3,12,14]。

SVS 患者通常都在数年前接受了分流系统植入术，同时影像学检查（CT 及 MRI）提示脑室体积变小（图 7.5）。最近 Larysz 等研究指出，通过将脑室分流管置于恰当位置后，脑室-腹腔分流术后脑室缩小，应充分意识到该情况的重要性，从而排除颅内高压的可能[14]。虽然裂隙状脑室发生的概率相对较低，但是 SVS 在分流管翻修患者中占据了大部分，同时有关 SVS 的报道在小儿神经外科的文献中确实很常见。Di Rocco 等研究指出在所有新接受分流术的患者中，只有少于 1% 的患者出现额外的过度引流[15]。

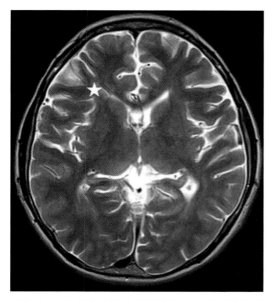

图 7.5 轴位 MRI 的 T2 加权像提示一裂隙状脑室患者的侧脑室出现塌陷。可见部分引流管（星号所示）。该患者表现出分流术失败的相关体征，虽然图上可观察到小而呈裂隙状的脑室系统

SVS 患者最常见的主诉是与体位相关的临床症状，如站立位时出现头痛、恶心和（或）呕吐等。患者平躺后这些症状大都可以迅速缓解。站立性头痛、眩晕和（或）在校儿童出现注意力下降都被纳入 SVS 的临床症状。临床未分类症状包括站立性全身疼痛或站立后立刻出现腿部沉重感[1]。

SVS 病程中出现的间断性近端分流管阻塞可由于 ICP 水平波动而造成间断性头痛。患者突发胃纳欠佳、昏睡等症状则相对少见。相关报道也将疲劳程度加重、好动和（或）5 岁以下患者出现持续的哭闹列为其他的 SVS 症状[1]。

Rekate 将 SVS 患者分为 5 个亚组：①极度低压性头痛患者，头痛可能由于分流管的虹吸作用将 CSF 从脑组织中过度抽吸引发；②近端分流管间断性阻塞的患者；③CSF 缓冲能力下降的等容性脑积水患者；④分流功能正常的颅内高压患者；⑤接受分流术后出现头痛，但头痛与颅内压或分流功能无关的儿童患者[16,17]。

引发 SVS 的潜在的病理生理过程可能是由于以下原因而引发：①远端分流管的虹吸作用；②地心引力；③分流管远侧末端出现负压而造成的 CSF 过度引流[3]。

如果脑组织生长发育期间出现过度引流，脑组织仍然会填满颅内空间，但是最终脑室仍然会表现为塌陷状态。这种情况会导致脑组织顺应性下降，并由于脑室塌陷可引发脑室引流管间断性阻塞。梗阻往往会因为脑组织代偿机制差，而在脑室大小无明显改变的情况下引发患者的临床症状。该类梗阻偶尔可引发危及生命的相关并发症[3]。

SVS 的发生率在不同文献中的报道也不相同。"导管设计试验"的研究发现该项研究纳入的 344 位患者中（随访期 1.0～5.5 年，

中位时间 3 年），只有 1 位患者出现 SVS[18]。而在一项涵盖了 20 位接受脑室-心房分流术患者的长期随访（平均 11 年）研究中，SVS 发病率仅为 1.8%[19]。目前广泛认为 SVS 大致都在分流管植入数年后发生[20]。因此，那些认为 SVS 发病率较低的研究可能是随访时间不够长[3]。Sgouros 等很早就通过一项随访 16 年的研究报道 SVS 在 70 位患者中的发生率达到 10%[21]。同样，Serlo 等研究发现在纳入的 141 位患者中，75 位患者出现了裂隙状脑室（53%）[22]。

虽然接受分流手术的患者只有很少一部分发生 SVS，但是 Browd 等特别强调了在这些患者中发生与分流相关疾病患者的异常比例，以及他们接受的具体操作[3]。

裂隙状脑室综合征的处理方案

药物治疗

对于症状相对较轻的患者，在一定时期内长期保持仰卧位可能会对患者带来一定治疗益处。虽然目前仍不确定这种治疗的成功是提示了之前误诊还是这种治疗真的有效，但是抗偏头痛药物的出现为 SVS 的首选治疗提供了另一种选择。抗偏头痛治疗的效果取决于药物对脑血流量降低的作用，以及对血流稳定性的维持作用。通过抗偏头痛药物的此类作用，颅内容物体积可下降，相关症状也可因此缓解[3]。处理 SVS 时，乙酰唑胺被认为是可选择的药物，同时一些报道认为短期服用地塞米松也对治疗 SVS 有效[14,23]。但是针对没有日常活动限制，且症状发作不频繁的患者，保守治疗更加恰当；同样，此类保守治疗在作出是否手术治疗的决定之前，都可临时起到促进颅内压降低的作用。

手术治疗

之前对 SVS 手术治疗的方案包括：颞下开颅术；颅腔扩大术；通过更换高压阀、可调控阀的分流修复术；安装抗虹吸作用设备；第三脑室造瘘术（使用或不使用内镜都可）[1,3,6,24]。

历史上的学者们也提出了诸多相关技术，并成为现代技术的根本。Yelin 和 Ehni 认为在脑室引流管附近用有侧孔的红色橡胶管，可有效防止脑室壁闭合引发的阻塞[25]。采用颞下开颅术治疗 SVS 最早由 Epstein 在 1974 年首次报道[26]。作者发现颞下开颅术对处理分流引发的儿童 SVS 作出了 3 个重要贡献：①防止颅内压增加；②同侧侧脑室的扩大；③外科医师通过观测以及触诊开颅区域估算 ICP[26]。Papadakis 和 Epstein 同时提到：颞下开颅术在防止 ICP 降低中的效果同样取决于开颅面积的大小及硬脑膜的可扩展性[27]。在成人患者中，切开外层硬脑膜同样被认为是增加硬脑膜扩展性的措施[26]。近来，Roth 等通过应用改良双侧颞下减压术（同时开放硬脑膜和蛛网膜）对重型、顽固性 SVS 进行治疗并认为非常有效[28]。作者认为进一步的颅骨扩张术可应用于对颞下减压无效、脑室仍小的儿童患者[28]。

针对顽固性 SVS，尽管之前采用上述治疗手段（包括抗虹吸装置、植入压力更高的阀门、颞下开颅术），Reddy 等仍然推荐通过额下入路实施第三脑室造瘘术，并同时开放脑池和终板的手术入路[29]。该技术最早由 Cohen 在 1949 年使用，使用时间达 15 年[30]。

抗虹吸阀（antisiphon valves，ASV）的应用最早由 Portnoy 在 1973 年报道[8]。随着时间推移，ASV 逐渐成为治疗 SVS 的一种手段[6]。Grubel 等最早在 1979 年将 ASV 常规应用于儿童脑积水患者，同时在防止虹吸作用上取得了一定效果，并显著降低了术后脑室引流管阻塞的发生率[31]。Grubel 等报道的 ASV 后年度并发症发生率也只是之前的四分之一[31]。

Mclaurin 和 Olivi 曾经通过回顾 15 位 SVS 病例，报道了植入带有调高压力的 ASV 装置的修复作用[32]。近来，Browd 等认为根据过往经验，分流装置的修复应在 SVS 治疗的开始阶段就予以实施[3]。但是该观点也存在一定局限性：首先，由于脑室塌陷，修复此类患者的脑室内导管难度会增加。人们设计了许多技术用于克服该问题，包括在可视及 ICP 监测下扩大脑室容积，然后再通过内镜、荧光法或立体定向系统在分流管修复过程中实施第三脑室造瘘术[3]。

内镜第三脑室造瘘术被越来越多地应用于处理分流引发的脑积水患者，尤其在脑积水的起病原因是梗阻的情况下[33]。

未成熟的颅缝闭合或医源性颅缝早闭

许多脑积水患者早期接受分流术后常常造成颅脑比例失衡，医源性造成颅腔容量的不可改变和脑组织正常生长发育的不匹配，称为医源性颅缝早闭[34]。颅缝的未成熟闭合最早由 Strenger 在 1963 年报道，自此以后，脑室分流就被广泛认为是造成继发性颅缝早闭的原因[35,36]。Faulhauer 和 Schmitz 通过对 400 位脑积水分流患者的研究，计算得出小头畸形的发生率为 6%。他们同时注意到分流术后最常见的颅骨异常是长头畸形（矢状缝早闭）[2]。Doorenbosch 等发现长头畸形的发病率为 1.0%～12.4%，并认为长头畸形是最常见的医源性颅缝早闭。该研究结果与之前报道的结果一致[36]。之前报道中，处理医源性长颅畸形的方法包括：保守治疗并严密临床-影像学随访、植入可调压阀并增加阀门开放压力、长条形开颅术并去除相关骨质结构、颅顶塑形术等[36]。当对该类患者进行手术治疗时，应实施精确的影像学检查，特别是用于确诊颅缝早闭的 CT 检查。同样推荐通过使用可调压阀，并通过增加阀门开放压力在术后扩张脑室，防止硬膜下积液的形成[36]。

参考文献

［1］Tschan CA，Antes S，Huthmann A，Vulcu S，Oertel J，Wagner W（2014）Overcoming CSF overdrainage with the adjustable gravitational valve proSA. Acta Neurochir（Wien）156(4)：767－776.

［2］Faulhauer K，Schmitz P（1978）Overdrainage phenomena in shunt treated hydrocephalus. Acta Neurochir（Wien）45(1－2)：89－101.

［3］Browd SR，Gottfried ON，Ragel BT，Kestle JR（2006）Failure of cerebrospinal fluid shunts：part II：overdrainage，loculation，and abdominal complications. Pediatr Neurol 34(3)：171－176.

［4］Cheok S，Chen J，Lazareff J（2014）The truth and coherence behind the concept of overdrainage of cerebrospinal fluid in hydrocephalic patients. Childs Nerv Syst 30(4)：599－606.

［5］Becker DP，Nulsen FE（1968）Control of hydrocephalus by valve-regulated venous shunt：avoidance of complications in prolonged shunt maintenance. J Neurosurg 28(3)：215－226.

［6］Pudenz RH，Foltz EL（1991）Hydrocephalus：overdrainage by ventricular shunts. A review and recommendations. Surg Neurol 35(3)：200－212.

［7］Aschoff A，Kremer P，Benesch C，Fruh K，Klank A，Kunze S（1995）Overdrainage and shunt technology. A critical comparison of programmable，hydrostatic and variable-resistance valves and flow-reducing devices. Childs Nerv Syst 11(4)：193－202.

［8］Portnoy HD，Schulte RR，Fox JL，Croissant PD，Tripp L（1973）Anti-siphon and reversible occlusion valves for shunting in hydrocephalus and preventing post-shunt subdural hematomas. J Neurosurg 38(6)：729－738.

［9］Chapman PH，Cosman ER，Arnold MA（1990）The relationship between ventricular fluid pressure and body position in normal subjects and subjects with shunts：a telemetric study. Neurosurgery 26(2)：181－189.

［10］Kurtom KH，Magram G（2007）Siphon regulatory

devices: their role in the treatment of hydrocephalus. Neurosurg Focus 22(4): E5.

[11] Drake JM, Kestle JR, Milner R, Cinalli G, Boop F, Piatt J Jr, Haines S, Schiff SJ, Cochrane DD, Steinbok P, MacNeil N (1998) Randomized trial of cerebrospinal fluid shunt valve design in pediatric hydrocephalus. Neurosurgery 43(2): 294 – 303.

[12] Bergsneider M, Miller C, Vespa PM, Hu X (2008) Surgical management of adult hydrocephalus. Neurosurgery 62 (Suppl 2): 643 – 659.

[13] Boon AJ, Tans JT, Delwel EJ, Egeler-Peerdeman SM, Hanlo PW, Wurzer HA, Avezaat CJ, de Jong DA, Gooskens RH, Hermans J (1998) Dutch Normal-Pressure Hydrocephalus Study: randomized comparison of low-and medium-pressure shunts. J Neurosurg 88(3): 490 – 495.

[14] Larysz D, Larysz P, Klimczak A, Mandera M (2010) Is neuroradiological imaging sufficient for exclusion of intracranial hypertension in children? Intracranial hypertension syndrome without evident radiological symptoms. Acta Neurochir Suppl 106: 203 – 208.

[15] Di Rocco C, Marchese E, Velardi F (1994) A survey of the first complication of newly implanted CSF shunt devices for the treatment of nontumoral hydrocephalus. Cooperative survey of the 1991 – 1992 Education Committee of the ISPN. Childs Nerv Syst 10(5): 321 – 327.

[16] Rekate HL (1993) Classification of slit-ventricle syndromes using intracranial pressure monitoring. Pediatr Neurosurg 19 (1): 15 – 20.

[17] Rekate HL (2008) Shunt-related headaches: the slit ventricle syndromes. Childs Nerv Syst 24(4): 423 – 430.

[18] Kestle J, Drake J, Milner R, Sainte-Rose C, Cinalli G, Boop F, Piatt J, Haines S, Schiff S, Cochrane D, Steinbok P, MacNeil N (2000) Long-term follow-up data from the Shunt Design Trial. Pediatr Neurosurg 33 (5): 230 – 236.

[19] Vernet O, Campiche R, de Tribolet N (1995) Long-term results after ventriculo-atrial shunting in children. Childs Nerv Syst 11(3): 176 – 179.

[20] Major O, Fedorcsák I, Sipos L, Hantos P, Kónya E, Dobronyi I, Paraicz E (1994) Slit-ventricle syndrome in shunt operated children. Acta Neurochir (Wien) 127(1 – 2): 69 – 72.

[21] Sgouros S, Malluci C, Walsh AR, Hockley AD (1995) Long-term complications of hydrocephalus. Pediatr Neurosurg 23(3): 127 – 132.

[22] Serlo W, Saukkonen AL, Heikkinen E, von Wendt L (1989) The incidence and management of the slit ventricle syndrome. Acta Neurochir (Wien) 99(3 – 4):

113 – 116.

[23] Fattal-Valevski A, Beni-Adani L, Constantini S (2005) Short-term dexamethasone treatment for symptomatic slit ventricle syndrome. Childs Nerv Syst 21(11): 981 – 984.

[24] Chernov MF, Kamikawa S, Yamane F, Ishihara S, Hori T (2005) Neurofi-berscope-guided management of slitventricle syndrome due to shunt placement. J Neurosurg 102(3 Suppl): 260 – 267.

[25] Yelin FS, Ehni G (1969) Percallosal sump ventriculostomy for shunt-dependent hydrocephalic patient with small ventricles. Case report. J Neurosurg 31(5): 570 – 573.

[26] Epstein FJ, Fleischer AS, Hochwald GM, Ransohoff J (1974) Subtemporal craniectomy for recurrent shunt obstruction secondary to small ventricles. J Neurosurg 41 (1): 29 – 31.

[27] Papadakis N, Epstein F (1975) Letter: subtemporal craniectomy for recurrent shunt obstruction. J Neurosurg 42 (1): 115 – 117.

[28] Roth J, Biyani N, Udayakumaran S, Xiao X, Friedman O, Beni-Adani L, Constantini S (2011) Modified bilateral subtemporal decompression for resistant slit ventricle syndrome. Childs Nerv Syst 27(1): 101 – 110.

[29] Reddy K, Fewer HD, West M, Hill NC (1988) Slit ventricle syndrome with aqueduct stenosis: third ventriculostomy as definitive treatment. Neurosurgery 23(6): 756 – 759.

[30] Cohen I (1949) Third ventriculostomy proven patent after 15 years. J Neurosurg 6(1): 89 – 94.

[31] Gruber R, Jenny P, Herzog B (1984) Experiences with the anti-siphon device (ASD) in shunt therapy of pediatric hydrocephalus. J Neurosurg 61(1): 156 – 162.

[32] McLaurin RL, Olivi A (1987) Slit-ventricle syndrome: review of 15 cases. Pediatr Neurosci 13(3): 118 – 124.

[33] Boschert JM, Krauss JK (2006) Endoscopic third ventriculostomy in the treatment of shunt-related overdrainage: Preliminary experience with a new approach how to render ventricles navigable. Clin Neurol Neurosurg 108(2): 143 – 149.

[34] Weinzweig J, Bartlett SP, Chen JC, Losee J, Sutton L, Duhaime AC, Whitaker LA (2008) Cranial vault expansion in the management of postshunt craniosynostosis and slit ventricle syndrome. Plast Reconstr Surg 122(4): 1171 – 1180.

[35] Strenger L (1963) Complications of ventriculovenous shunts. J Neurosurg 20: 219 – 224.

[36] Doorenbosch X, Molloy CJ, David DJ, Santoreneos S, Anderson PJ (2009) Management of cranial deformity following ventricular shunting. Childs Nerv Syst 25(7): 871 – 874.

分流术的机械并发症

Mechanical Complications of Shunts

Vasilios Tsitouras and Spyros Sgouros
袁 强 胡 锦 译

8

分流管断裂

流行病学

分流管的断裂在分流翻修手术的病因中占 4.5%~13.6%[46,43]。由于脑脊液分流术患者数量多且分流管需长期留置在体内等原因,患者的疾病负担日益增加。分流术的机械并发症往往在分流管置入后数年才发生且许多患者容易失访,因此有关分流管机械性并发症对分流故障的确切影响还难以得出准确结论。此外,还有一部分分流管断裂或分离的患者,由于其已不完全依赖分流或 CSF仍可通过断裂分流管外的纤维套分流[75],因此临床表现通常很轻微且不容易被发现。最近几年大多数有关分流并发症的研究报道均集中在分流术后感染问题上,致使分流术的机械并发症没有得到重视。

一项对 1 719 例脑积水分流术后患者随访 10 年的研究显示分流管故障的发生率高达 70%[63]。最常见的并发症是分流管梗阻(56%);其次是分流管断裂、分离。分流管远端滑脱占整个机械并发症的 19%,但在儿童分流术并发症中占 13%。值得注意的是,这种并发症多见于早期行脑积水分流术且导管放置时间较长(>5 年)[9]的儿童。

植入材料

对于植入材料,需要用不同的属性来描述和量化其特性。这些属性包括热性、电性、化学性、机械性等。对于医用材料,特别是植入人体的材料,所有这些特性都是重要的,本节将着重讨论硅胶的机械特性及其与宿主反应(人体)的相关性。

聚硅氧烷主要由无机物和有机物混合而成,被称为硅胶[49]。其分子结构基于硅和氧为骨架,而不是有机碳链。硅元素被 J.J. Berzelius 在 1824 年第一个发现,但直到 20世纪 40 年代,F. S. Kipping(硅之父)才实现了有机硅化合物的合成并允许进行工业生产。硅元素的耐热性高,因其物理性能不受高温灭菌影响而非常适合于医用。其较高的灵活性和良好的生物相容性而适合植入人体内使用[23]。在 20 世纪 50 年代早期,作为医用的硅胶是 Silastic® (Dow Corning, Midland, MI)。10 年后,它被作为 CSF 分流术治疗脑积水的新型管道材料而应用于神经外科领域。从此,硅胶一直是 CSF 分流管制造商使用的材料。

钙化

导致钙化这一过程的原因是:①分流管

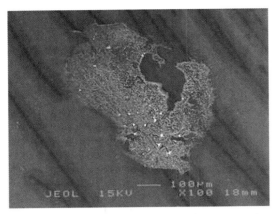

图 8.1　从一个分流管故障的患者身上取下的膜型分流阀的电镜扫描图像。可以发现在膜片上有晶体沉积,随着时间的推移会干扰膜的物理特性并阻挡膜片与外壳之间的空隙(放大 100 倍)

的降解和老化;②细胞聚集、分流管与周围组织集结。这一现象在许多硅材料植入物(隆胸假体)出现问题后得到了很好的研究[17,32,34]。当不溶性化合物的局部浓度超过溶液的溶解度时,则从溶液中析出[9,65,67]。随后形成一个小的沉淀核,然后通过连续的沉淀,沉淀核逐渐增大(图 8.1)。这种成核过程因固体界面的存在而增强,特别是在碱性环境中磷酸钙加速沉积[33]。众所周知,钙化有两种机制[65,84],转移性钙化与血钙和血磷浓度升高有关,多见于肾功能不全患者;而营养不良性钙化,其血钙和血磷浓度正常,硅胶假体改变细胞代谢促进钙沉积。已经证明植入物附近积聚的细胞碎片加速形成沉淀核[9,32]。由于材料表面有裂纹,加之表面不规则,硅胶表面周围细胞相互挤压促使沉淀核进一步形成。

免疫反应

对植入分流管进行平片、扫描电镜、光谱分析和简单组织结构研究,发现嗜酸性粒细胞和巨噬细胞作为纤维袖的一部分,引发超敏反应[74]。细胞免疫主要是由 T 细胞介导

的,有人发现,尤其是针对硅的免疫球蛋白 G 抗体,作为体液免疫参与免疫反应[30]。另一方面,一些研究人员发现,致密纤维结缔组织中有成纤维细胞和钙盐沉积[85]。Heggers 等认为这是一种慢性炎症反应(主要是异物巨细胞肉芽肿),是从老化材料中释放硅颗粒开始的[34,38]。许多学者认为不同种类的粒子对异物反应不同,如棉纤维、滑石颗粒和术中不慎进入宿主的毛发都会引发此类免疫反应[66]。在脑室-腹腔(VP)分流术中,研究发现分流管走行在皮下,尤其在颈部,此处免疫反应最强烈[9,75](图 8.2)。钙化仅存在于导管走行的皮下或血管周围区域[46]。研究还发现硅导管在脑实质和腹腔发生免疫反应的概率较上述部位明显降低[42]。这符合"细胞反应"理论,因为皮下组织和血管内腔免疫活性细胞可以发生迁移,但不能解释腹腔无钙化的机制。此外,还有病例报道远端导管移位进入腹部空腔脏器,将导管固定于器官浆膜,从而引发局部炎症反应,引起导管尖端部位脏器侵蚀、穿孔[41,53,64]。其确切机制尚未完全明了。至于涉及的宿主近端导管,脑实质中未见细胞免疫(与身体其余部分所述的细胞免疫类似),脑室端导管在脑组织内部不引起胶质细胞增生,值得注意的是这些硅胶管壁也没有黏附细胞[9,19]。

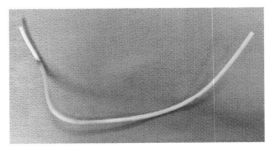

图 8.2　分流翻修术中拔除的远端导管。可以发现在引流管植入的颈部区域的导管表面有明显的钙化

老化和理化性质改变

硅胶导管与周围组织的相互作用导致导管钙化,植入物变得僵硬、易碎,除了表面有钙盐覆盖外,降解过程也在演化。聚硅铜橡胶管的动态力学性能在植入后 6 个月左右开始衰退,极限抗拉强度和伸展性在最初 3 年内逐渐下降,5 年后显著改变[23,76]。不同的研究发现网状纤维组织受损是一个重要因素[9,23]。Kronenthal[43]介绍了生物大分子聚合物老化的 4 种方式:①通过水化作用改变结构;②分子链的某些共价键被削弱;③共价键被破坏;④可溶性片段被巨噬细胞吞噬。有机硅在体内不受极端温度和辐射影响,这被认为有助于导管的老化、降解,但后续的化学和机械性损伤(尤其是在体内长期留置)也可以导致相同的结果。在人工心脏瓣膜暴露于强烈的生物活性物质(血细胞)和剧烈的机械应力(心搏和血流)[65,78]时,这一点更为明显。在脑室-腹腔(VP)分流术和脑室-心房(VA)分流术中,活动度最大的导管端位于颈部[23,46]。反复头部运动,特别是伸展和向对侧旋转,使得固定在颈部的可移动分流管张力增大。另外,以下 3 个区域被认为是比较薄弱的:①远端导管和储液囊或阀门的连接处;②穿过帽状腱膜的部分;③与锁骨交叉部[24]。随着儿童身高的不断增长,在幼儿期植入并长期留置的分流管会承受额外增加的应力。在这种情况下,薄弱的部分是从枕部到腹腔端[24](图 8.3)。有研究报道,即使是轻到中度的外部张力,在连接处和薄弱处的导管也容易断裂,正如图中两个男孩的 X 线片所示,理发后留置在枕部的分流管会断裂[45]。此外,从生理学角度来看,对儿童而言,与成人相比[9,18]分流管更易发生钙化,这可能与儿童血磷水平升高有关。分流管植入 6 年以上[23],其抗拉强度和伸展性均有所下降。这些变化

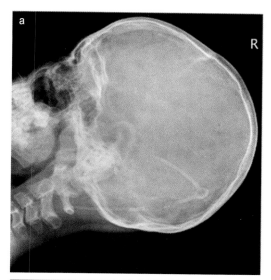

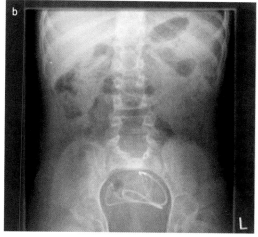

图 8.3　颈部区域远端导管的断裂。一个在 6 个月时表现颅内高压症状且放置了分流管的 10 岁儿童的 X 线平片。(a)颅骨侧位平片。在阀门下几厘米处发现远端分流管损坏,显影不连续;(b)腹部平片。远端导管在腹腔内脱落并盘绕在 Douglas 陷凹处

与导管的矿化作用有关,导致分流管厚度减少了 30%～40%。Tomes 等通过研究得出相似的结论:分流管植入时间越长,越脆弱;分流管横断面面积越大即厚度越厚越不容易断裂[79]。

材料的选择和硬件的重要性

如前所述,有报道称患者对植入的硅胶

导管过敏[35,36]。在这种情况下,患者出现类似于分流术后感染或梗阻的表现,但重要的是,研究者用的是由聚氨酯替代的导管。最近已不再使用。聚氨酯是由氨基甲酸酯(氨基甲酸酯)连接的有机单元链组成的聚合物。它与硅具有许多相同的性能,如耐热、热杀菌、高度生物相容性、低毒和抗拉强度大等。另一方面,聚氨酯质地更坚硬,使得其比硅树脂的生产更加困难[35]。与硅基乳胶相比,聚氨酯作为乳房植入物倾向于产生坚厚且持久的支持作用[70]。而在脑脊液分流术中,这两种材料在临床上尚未得到恰当的比较。

为了在植入后实现 X 线的可视化,分流管必须是均匀地与钡剂浸渍的或带有条纹的导管。已被证实钡剂作为钡盐在局部沉积,增强了局部免疫反应并增加了分流管的束缚效应,最终会存在导管断裂的风险[9]。此外,在植入体内前对钡导管进行抗拉强度的检查,发现其抗极限应变和抗极限应力的能力均较弱[79]。对于抗生素浸润的分流导管未见类似报道。由于抗生素的存在,其理化性质在体外是否改变也未被提及。Aryan 等对这种体外导管的研究尚未发现明显的局部反应[6]。目前还不清楚其远期断裂的发生率是否不同于传统的导管类型。

阀门的类型可能会影响分流装置的机械性能和耐久性。阀门的位置也至关重要[9]。导管中的管状阀有移行倾向,尤其是对正在生长的儿童,因为它被固定的钙化导管拉动。圆阀体对远端的迁移更具抵抗力。如果分流管阀门被放置在季肋区(防止头颅 MRI 伪影和皮肤糜烂),由于固定阀处的腹部运动不断,此处承受的应力最大,在出口连接处容易发生断裂[2]。由于阀门破裂致分流障碍的研究中(图 8.4)[50],有 11 名患者使用 Mini-Holter 阀门,可能由于虹吸作用,出现了阀门的吸入现象。据报道,一例病例的近端金属部分脱离硅树脂护套,而阀门被机械地破坏,这可能是由于随着其成长,施加在固定阀上牵引力作用的结果[86]。最近的一项回顾性研究比较了固定压力重力辅助阀 paediGAV(Aesculap AG&Co. KG, Tuttligen,Germany)和可调压阀的 Codman Hakim(Codman&Shurtlef, Inc. , Raynham, USA)对分流管机械性并发症发生率的影响,结果没有显著的统计学差异[7]。

分流管机械性并发症的关键问题是分流管元件的数目。连接件越多,分流故障的发生率越高[3]。典型的分流器件包括一个近端导管、连接的一个储液囊或钻孔式阀门和连接到阀门的远端导管。这意味着两个组件最多有一个连接装置,但通常 3 个组件带两个

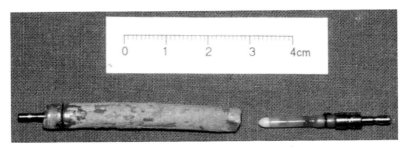

图 8.4 植入 20 年后在分流翻修术中拔除的分流阀。由于材料的破坏,阀门箱已完全解体,并且在外表面可以看到广泛的钙化

连接装置。对 275 例分流术患者进行回顾性分析研究发现,分流管断裂占分流故障的 15％[3];同时还发现,连接处距离脑室端越远,断开的可能性越大。一体式分流装置可以通过避免远端连接从而减少分流管分离和断裂[31,59]。

外科手术技术

尽管大量的数据强调外科手术能预防分流术后感染和梗阻,但有关机械并发症和手术选择或手术策略相关性的证据却很少[22]。当使用一个以上分流装置时,最需要考虑的是两部分的连接性能。大多数情况下,需要外科结加以固定。打结必须足够坚固,以确保连接处稳定,但不要过紧,以防止导管或缝线断裂。选择的缝线材料也可能会产生影响。首选复合不可吸收缝线(丝线),其直径小且便于操作。单丝缝合线可预防感染(与复合丝线材料相比,细菌更不容易附着),但可能撕裂硅管。同样的,缝线的粗细也很重要,以 2-0 或 3-0 为佳。打结必须是有效结,但不要太大,最好面朝下,便于埋藏在患者皮下[37,72]。

许多研究和综述报道,植入分流管时尽量用手术器械,避免用戴着手套的手接触,以降低感染率[10,11,71,81]。如果手术过程中不正确使用手术器械或器械尖锐,同时没有注意到损坏,很可能会导致分流管断裂,从而引起分流故障。同样,当导管穿过皮下隧道时,应避免锐角插入,以防止隧道器尖端对分流管造成磨损。用无菌盐水润滑导管是一种行之有效的方法。行分流术(即近端堵塞)时,许多外科医师使用手术刀片切断手术结并断开分流管连接部件。这对导管的完整性是有害的,如果没有选择插入新硬件,就要非常小心地操作。外科医师必须瞄准线结,而不是线,

切开时应远离导管。之后,检查导管有无断裂。如果分流管断裂,需将这段导管(包含断裂的部分)切除,其余部分仍重新连接。

钻孔部位的选择可能会影响机械性并发症的发生率。如前所述,额部钻孔置入分流管通常需要另外连接,这增加了分流故障的发生。另一方面,Aldrich 等发现将分流管放置在枕部比放在额部更容易脱位[3]。Langmoen 等研究脑室-腹腔分流术和脑室-心房分流术各自发生机械性并发症的概率,发现远端导管断裂发生率几乎相同(2.9％~3％)[46]。

分流管脱位

分流管组件的脱位是指先前正确放置的导管或阀门的移位。该组件可能与分流系统断开。对于分流管机械性并发症,缺乏统一定义。此外,有关这种特殊类型分流故障的文献很少。大多数学者集中研究分流系统的流变特性。

据报道,儿童分流故障的发病率在第一年为 39％,第二年达 53％[21]。对脑室-腹腔分流术或脑室-硬脑膜下分流术而言,分流管不连续(断裂或分离)的发生率高达 10％[48]。已有文献报道近端或远端导管发生移位,但尚未有文献报道其发生的确切次数。

近端导管的脱位

移位的近端导管可以进一步进入颅腔或从先前所预料的位置向远端回缩。大多数分流系统包括倾斜端口,在与远端部分连接前,脑室导管的远端部分被固定在 90°位置。有人更喜欢使用连接于脑室导管的钻孔储液囊或钻孔型阀门。连接处应用缝线打结加以固定。这种连接并不简单,尤其是在裂隙状脑室,近端导管的微小操作可导致放置不

当的情况。脑室导管的松散连接也可能导致近端导管自发性偏移。除了手术,最近导管材料被认为是导致断开和分流管向颅内迁移的原因[15]。Bioglide® 导管（Medtronic,Minneapolis,US‑MN）旨在降低细胞黏附,通过水合作用变得亲水并润滑,从而减少分流阻塞或感染。由于这种分流管的表面光滑容易断开,在 2009 年被美敦力公司召回。

远端导管的脱位

　　文献中大多数关于导管迁移的报道涉及远端脑室-腹腔组件。大多数 VP 分流装置中的远端导管从脑室远端开始,通常位于枕部或额部,最终进入腹腔。按照生产厂家规定和外科医师的偏好选择相关的各种长度。长度为 15～120 cm 不等。一些外科医师更喜欢缩短导管,特别是在新生儿患者。在罕见的自发结瘤病中,长导管和肠蠕动被认为是有利的[14,41]。另一方面,如 Poiseuille 所解释的,短导管可能会增加 CSF 过量排泄。30～40 cm 的腹内长度就足够了。

　　远端导管可以从其先前位置向远端移动,或者逆行向近端移动。如上所述,它可以与分流装置断开连接。其通常是卷到腹腔（如果断开）或经疝环凸出,通过腹膜切口部分固定在皮下。有几例病例报道认为,在人体每个部分几乎都可能发生远端导管脱位。在腹腔,导管可进入中空[40]或（更罕见）坚实的内脏[80]。大肠是常见的部位[28],并从肛门凸出。已有报道胃穿孔患者的导管经穿孔部位凸出[8]。此外,还有报道称可经尿道、膀胱穿孔并凸出[13],通过阴道[55]移位,进入胆囊[58]、阴囊[60],并挤压通过腹壁[82]脐部[1]及腰部[39]凸出。

　　许多理论已被提出以解释“远端导管”经腹腔移位。一个是在分流管置入过程中的医

源性肠穿孔。有些外科医师使用套管针技术,在缺乏经验的情况下可能会导致这种并发症[29]。对腹壁小切口手术和腹腔镜辅助置入分流管技术的研究未能显示出其具有优势[44]。在肥胖患者和多种腹腔二次手术患者,分流管置入时应考虑使用腹腔镜[29]。一般来说,分流管从肛门凸出可在早期（几周）或延迟出现（从几个月到几年）（图 8.5）。“医源性”理论主要存在于早期病例报道。对于为何会延迟出现,做了不同解释。分流管螺旋盘绕发生肠穿孔的概率大。普通硅胶导管可致过敏反应,并黏附于肠浆膜,随后进入管腔[12],局部发生感染性肠粘连[53]。有学者建议在硅橡胶管插入之前进行水合作用,因为硅橡胶在干燥状态下易变得更黏[41]。另一种观点指出,在闭锁性脊膜膨出（myelomeningoceles,MMC）的患儿,由于其肠壁肌肉组织薄弱,更易发生肠穿孔[25]。Glatstein 等回顾分析了 2011 年分流管从肛门凸出的 23 例儿科病例,其年龄范围为 0.9～72 个月（6 岁）[29]。Sathyanarayana 等回顾分析了 2000 年 45 名成年患者,并报道在 VP 分流术后肠穿孔率不足 0.1%[64]。

　　同时,也报道了腹腔内分流管逆行移位。

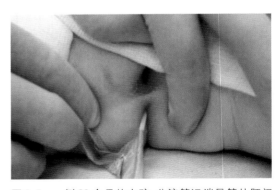

图 8.5　一例 28 个月的女孩,分流管远端导管从肛门中排出。分流管是 12 个月前通过微型剖腹探查术放入腹膜腔的

在这些情况下,分流管可以在胸腹皮下组织(图 8.6)、乳房[69]、心脏[57,61]、侧脑室[4,52]、硬膜下腔[77]或通过颈部切口[83]凸出。其机制更加复杂。迁移可能是腹壁收缩的结果,可将分流管排出到导管周围的纤维束中[69]。由于肥胖、便秘或假性囊肿的形成,腹内压增高,将分流管锚固到更近端钙化点,可能像"起锚机"一样,牵引分流管。分流管被制造商制成呈螺旋盘曲状,便于储存,这也可能会导致分流管迁移[20]。头部或颈部的有力旋转或屈伸运动可将远端导管拉出腹腔[69]。对女性而言,其远端导管在皮下隧道与乳房紧密贴近,随着乳腺生长,可以从生理上解释,利于分流管向上移位。在钙化的分流管中,类似的结果可能导致严重的脊柱侧凸。

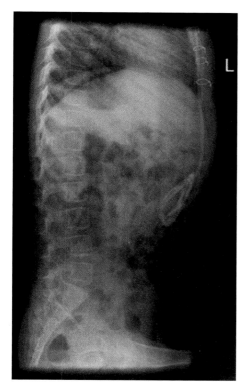

图 8.6 一个在数月前表现为颅内高压症状且放置了分流管的 5 岁女孩的腹部侧位 X 线平片,可见远端导管已经盘绕在腹腔外的腹部伤口区域

此外,还有远端导管移位到心脏或远端导管进入肺血管的病例,直到 2011 年已有 13 例病例报道[57]。其机制是导管经静脉进入,其次是近端导管迁移到肺动脉。初始经静脉的位置必须在皮下隧道,进一步迁移是由于胸腔内负压和静脉回流所致[26]。另一种不同的机制是由于附着的分流管对颈静脉的慢性侵蚀,随后近端迁移进入肺动脉[54]。

此外,也有腰大池-腹腔分流导管迁移的记述。这种情况[5]通常发生在分流术后 10 个月,其尖端在深部薄壁组织中。可能由于脊髓小脑 CSF 流动引起。

临床表现

分流管分离、断裂、移位常常引起分流故障,但是并不总是表现出临床症状。回顾性研究发现,25 例患者中有 22 例发生分流管断裂,仅有 9 例(40.9%)发生无功能分流,8 例[48]患者需取出分流管。在上述研究中,9 例无功能分流患者中只有 3 例没有症状[48]。应该记住,分流故障是一种神经外科紧急情况,排除其他原因后,分流术后患者有症状时必须保持高度警惕[56]。幼儿因脑积水行分流术的患者或闭锁性脊膜膨出(MMC)患儿行分流术几年后,极可能出现颅内压升高的症状和体征。对所有这些患者应进行合理的临床评估,包括眼底检查。另一方面,很多分流管断裂是偶然被发现的,通常需定期随访。典型的表现是,在耳后和锁骨之间区域透亮的导管带消失,在分流管的影像上表现明显(X 线)。脑室导管与附件脱离较少见。

临床表现常与涉及的器官或体腔有关。分流管经外部凸出或挤出常常由护理人员发现,往往有轻微的临床后遗症。分流管迁移到肺血管的患者有严重的呼吸窘迫和"胸部蝴蝶影"[57]。反复肺炎是远端导管移位到肺的结果[62]。另有学者报道 CSF 乳溢是由于远端导管迁移到乳腺所致[47,51]。

治疗

如前所述,存在分流管断裂的患者即使临床无症状也应引起足够重视。除了检查分流装置,行 CT 或 MRI 检查也是至关重要的,以便对比以前 CT 结果,鉴别脑室大小和蛛网膜下腔变化。注重第三脑室形态的影像学特征,必要时可行内镜第三脑室造瘘术(ETV)。据报道放射性核素示踪可额外地提供信息,但在实际应用中提供不多。使用分流阀门,对分流装置的功能状态进行评估。常规临床实践[68]中尚未使用超声检查分流功能。诊断分流功能障碍的最可靠技术是术中探查。断开的分流装置可以作为一个整体或部分被更换,但应避免额外的连接。

如果分流管断裂,也可能给患者提供了一次免受分流管置入的机会。当然,在某些情况下应谨慎尝试。Iannelli[36]等对 27 名儿童中的 17 例(63%)行 ETV。ETV 的适应证虽然越来越广但应始终牢记仅作为一种替代治疗。神经内镜可以应用于近端导管脑室迁移的患者。通常,将原孔扩大,以便内镜进入,并用抓取钳将导管取出并回收。如果这些都不能操作,应定期随访。

对于分流管外露的情况,通常需要迅速作出决断。立即采集 CSF 样本进行分析和微生物培养。如果有临床或实验室感染证据,需取出整个装置,行外引流;根据当地的感染菌种(ID),静脉应用抗生素治疗,可能的话鞘内注射抗生素。如果 CSF 清澈透明,那么仅取出远端导管,以防止细菌向残余的分流导管扩散。如果没有肠穿孔的临床或影像学证据,那么可以将一个新的导管置入腹腔。如果有腹腔内穿孔和感染的迹象,可以请普外科医师提供帮助。即便是常规手术[73],也可以请普外科医师用腹腔镜探查断裂的导管。

移位导管进入心脏或肺动脉有几种途径。有些学者报道了通过耳后切口顺利将其拔除,无并发症[61]。由于会对心脏瓣膜或腔室造成潜在危险[27],有学者利用透视技术[26]或请心胸外科医师协助。血管介入是另一个重要的方法[16],然而,当外科医师面对自己不太熟悉的领域时,最明智的方法是求助于其他相关专业人员。

参考文献

［1］ Adeloye A (1973) Spontaneous extrusion of the abdominal tube through the umbilicus complicating peritoneal shunt for hydrocephalus. Case report. J Neurosurg 38(6):758 - 760.

［2］ Aihara N, Takagi T, Hashimoto N et al (1997) Breakage of shunt devices (Sophy programmable pressure valve) following implantation in the hypochondriac region. Childs Nerv Syst 13(11 - 12):636 - 638.

［3］ Aldrich EF, Harmann P (1990) Disconnection as a cause of ventriculoperitoneal shunt malfunction in multi-component shunt systems. Pediatr Neurosurg 16(6):309 - 311; discussion 312.

［4］ Ammar A, Nasser M (1995) Intraventricular migration of VP shunt. Neurosurg Rev 18(4):293 - 295.

［5］ Anthogalidis EI, Sure U, Hellwig D, Bertalanffy H (1999) Intracranial dislocation of a lumbo-peritoneal shunt-catheter: case report and review of the literature. Clin Neurol Neurosurg 101(3):203 - 206.

［6］ Aryan HE, Meltzer HS, Park MS et al (2005) Initial experience with antibiotic-impregnated silicone catheters for shunting of cerebrospinal fluid in children. Childs Nerv Syst 21(1):56 - 61.

［7］ Beez T, Sarikaya-Seiwert S, Bellstadt L, Muhmer M, Steiger HJ (2014) Role of ventriculoperitoneal shunt valve design in the treatment of pediatric hydrocephalus — a single center study of valve performance in the clinical setting. Childs Nerv Syst 30(2):293 - 297.

［8］ Berhouma M, Messerer M, Houissa S, Khaldi M (2008)

Transoral protrusion of a peritoneal catheter: a rare complication of ventriculoperitoneal shunt. Pediatr Neurosurg 44(2):169 – 171.

[9] Boch AL, Hermelin E, Sainte-Rose C, Sgouros S (1998) Mechanical dysfunction of ventriculoperitoneal shunts caused by calcification of the silicone rubber catheter. J Neurosurg 88(6):975 – 982.

[10] Browd SR, Gottfried ON, Ragel BT, Kestle JR (2006) Failure of cerebrospinal fluid shunts: part II: overdrainage, loculation, and abdominal complications. Pediatr Neurol 34(3):171 – 176.

[11] Browd SR, Ragel BT, Gottfried ON, Kestle JR (2006) Failure of cerebrospinal fluid shunts: part I: obstruction and mechanical failure. Pediatr Neurol 34(2):83 – 92.

[12] Brownlee JD, Brodkey JS, Schaefer IK (1998) Colonic perforation by ventriculoperitoneal shunt tubing: a case of suspected silicone allergy. Surg Neurol 49(1):21 – 24.

[13] Burnette DG Jr (1982) Bladder perforation and urethral catheter extrusion: an unusual complication of cerebrospinal fluid-peritoneal shunting. J Urol 127(3):543 – 544.

[14] Charalambides C, Sgouros S (2012) Spontaneous knot formation in the peritoneal catheter: a rare cause of ventriculoperitoneal shunt malfunction. Pediatr Neurosurg 48:310 – 312.

[15] Chen HH, Riva-Cambrin J, Brockmeyer DL, Walker ML, Kestle JR (2011) Shunt failure due to intracranial migration of BioGlide ventricular catheters. J Neurosurg Pediatr 7(4):408 – 412.

[16] Chong JY, Kim JM, Cho DC, Kim CH (2008) Upward migration of distal ventriculoperitoneal shunt catheter into the heart: case report. J Korean Neurosurg Soc 44 (3):170 – 173.

[17] Coleman DL, Lim D, Kessler T, Andrade JD (1981) Calcification of nontextured implantable blood pumps. Trans Am Soc Artif Intern Organs 27:97 – 104.

[18] Decq P, Barat JL, Duplessis E et al (1995) Shunt failure in adult hydrocephalus: flow-controlled shunt versus differential pressure shunts — a cooperative study in 289 patients. Surg Neurol 43(4):333 – 339.

[19] Del Bigio MR, Fedoroff S (1992) Short-term response of brain tissue to cerebrospinal fluid shunts in vivo and in vitro. J Biomed Mater Res 26(8):979 – 987.

[20] Dominguez CJ, Tyagi A, Hall G, Timothy J, Chumas PD (2000) Sub-galeal coiling of the proximal and distal components of a ventriculo-peritoneal shunt. An unusual complication and proposed mechanism. Childs Nerv Syst 16(8):493 – 495.

[21] Drake JM, Kestle JR, Milner R et al (1998) Randomized trial of cerebrospinal fluid shunt valve design in pediatric hydrocephalus. Neurosurgery 43 (2): 294 – 303; discussion 303 – 295.

[22] Drake JM, Kestle JR, Tuli S (2000) CSF shunts 50 years on — past, present and future. Childs Nerv Syst 16(10 – 11):800 – 804.

[23] Echizenya K, Satoh M, Murai H et al (1987) Mineralization and biodegradation of CSF shunting systems. J Neurosurg 67(4):584 – 591.

[24] Elisevich K, Mattar AG, Cheeseman F (1994) Biodegradation of distal shunt catheters. Pediatr Neurosurg 21 (1):71 – 76.

[25] Etus V (2011) Ventriculoperitoneal shunt catheter protrusion through the anus: case report of an uncommon complication and literature review. Commentary. Childs Nerv Syst 27(11):2015.

[26] Fewel ME, Garton HJ (2004) Migration of distal ventriculoperitoneal shunt catheter into the heart. Case report and review of the literature. J Neurosurg 100(2 Suppl Pediatrics): 206 – 211.

[27] Frazier JL, Wang PP, Patel SH et al (2002) Unusual migration of the distal catheter of a ventriculoperitoneal shunt into the heart: case report. Neurosurgery 51(3): 819 – 822; discussion 822.

[28] Ghritlaharey RK, Budhwani KS, Shrivastava DK et al (2007) Trans-anal protrusion of ventriculo-peritoneal shunt catheter with silent bowel perforation: report of ten cases in children. Pediatr Surg Int 23(6):575 – 580.

[29] Glatstein M, Constantini S, Scolnik D, Shimoni N, Roth J (2011) Ventriculoperitoneal shunt catheter protrusion through the anus: case report of an uncommon complication and literature review. Childs Nerv Syst 27(11): 2011 – 2014.

[30] Goldblum RM, Pelley RP, O'Donell AA, Pyron D, Heggers JP (1992) Antibodies to silicone elastomers and reactions to ventriculoperitoneal shunts. Lancet 340 (8818):510 – 513.

[31] Griebel R, Khan M, Tan L (1985) CSF shunt complications: an analysis of contributory factors. Childs Nerv Syst 1(2):77 – 80.

[32] Harasaki H, McMahon J, Richards T et al (1985) Calcification in cardiovascular implants: degraded cell related phenomena. Trans Am Soc Artif Intern Organs 31:489 – 494.

[33] Harasaki H, Moritz A, Uchida N et al (1987) Initiation and growth of calcification in a polyurethane-coated blood pump. ASAIO Trans 33(3):643 – 649.

[34] Heggers JP, Kossovsky N, Parsons RW et al (1983) Biocompatibility of silicone implants. Ann Plast Surg 11 (1):38 – 45.

[35] Hussain NS, Wang PP, James C, Carson BS, Avellino AM (2005) Distal ventriculoperitoneal shunt failure caused by silicone allergy. Case report. J Neurosurg 102 (3):536 – 539.

[36] Iannelli A, Rea G, Di Rocco C (2005) CSF shunt removal in children with hydrocephalus. Acta Neurochir (Wien) 147(5):503 – 507; discussion 507.

[37] Israelsson LA, Jonsson T (1994) Physical properties of self locking and conventional surgical knots. Eur J Surg 160(6 – 7):323 – 327.

[38] Jimenez DF, Keating R, Goodrich JT (1994) Silicone allergy in ventriculoperitoneal shunts. Childs Nerv Syst 10(1):59 – 63.

[39] Joubert MJ, Stephanov S (1983) Extrusion of peritoneal catheter through the mid-lumbar region. An unusual complication of ventriculo-peritoneal shunt. Surg Neurol

19(2):120 - 121.

[40] Kang JK, Lee IW (1999) Long-term follow-up of shunting therapy. Childs Nerv Syst 15(11 - 12):711 - 717.

[41] Kataria R, Sinha VD, Chopra S, Gupta A, Vyas N (2013) Urinary bladder perforation, intra-corporeal knotting, and per-urethral extrusion of ventriculoperitoneal shunt in a single patient: case report and review of literature. Childs Nerv Syst 29(4):693 - 697.

[42] Koga H, Mukawa J, Nakata M, Sakuta O, Higa Y (1992) Analysis of retained ventricular shunt catheters. Neurol Med Chir (Tokyo) 32(11):824 - 828.

[43] Kronenthal RL (1975) Biodegradable polymers in medicine and surgery. In: Kronenthal RL, Oser Z, Martin E (eds) Polymers in medicine and surgery. Plenum Press, New York, pp 119 - 137.

[44] Kumar R, Singh V, Kumar MV (2005) Shunt revision in hydrocephalus. Indian J Pediatr 72(10):843 - 847.

[45] Kuo MF, Wang HS, Yang SH (2009) Ventriculoperitoneal shunt dislodgement after a haircut with hair clippers in two shunted boys. Childs Nerv Syst 25(11):1491 - 1493.

[46] Langmoen IA, Lundar T, Vatne K, Hovind KH (1992) Occurrence and management of fractured peripheral catheters in CSF shunts. Childs Nerv Syst 8(4):222 - 225.

[47] Lee SC, Chen JF, Tu PH, Lee ST (2008) Cerebrospinal fluid galactorrhea: a rare complication of ventriculoperitoneal shunting. J Clin Neurosci 15(6):698 - 700.

[48] Lee YH, Park EK, Kim DS, Choi JU, Shim KW (2010) What should we do with a discontinued shunt? Childs Nerv Syst 26(6):791 - 796.

[49] Lewis FM (1969) Elastomers by condensation polymerization. In: Kennedy JP, Tronqvist E (eds) Polymer chemistry of synthetic elastomers, part 2. Wiley, New York, pp 767 - 804.

[50] Lundar T, Langmoen IA, Hovind KH (1991) Shunt failure caused by valve collapse. J Neurol Neurosurg Psychiatry 54(6):559 - 560.

[51] Maknojia A, Caron JL (2014) Proximal subcutaneous migration of the distal end of a ventriculoperitoneal shunt presenting with recurrent cerebrospinal fluid galactorrhea. J Neurosurg 120(1):164 - 166.

[52] Mazza CA, Bricolo A (1975) Upward dislocation of peritoneal catheter into the ventricular cavity. A rare complication of the ventriculo-peritoneal shunt. Report of a case. Neuropadiatrie 6(3):313 - 316.

[53] Miserocchi G, Sironi VA, Ravagnati L (1984) Anal protrusion as a complication of ventriculo-peritoneal shunt. Case report and review of the literature. J Neurosurg Sci 28(1):43 - 46.

[54] Morell RC, Bell WO, Hertz GE, D'Souza V (1994) Migration of a ventriculoperitoneal shunt into the pulmonary artery. J Neurosurg Anesthesiol 6(2):132 - 134.

[55] Nagulic M, Djordjevic M, Samardzic M (1996) Peritoneo-vulvar catheter extrusion after shunt operation. Childs Nerv Syst 12(4):222 - 223.

[56] Neuren A, Ellison PH (1979) Acute hydrocephalus and death following V-P shunt disconnection. Pediatrics 64 (1):90 - 93.

[57] Nguyen HS, Turner M, Butty SD, Cohen-Gadol AA (2010) Migration of a distal shunt catheter into the heart and pulmonary artery: report of a case and review of the literature. Childs Nerv Syst 26(8):1113 - 1116.

[58] Portnoy HD, Croissant PD (1973) Two unusual complications of a ventriculoperitoneal shunt. Case report. J Neurosurg 39(6):775 - 776.

[59] Raimondi AJ, Robinson JS, Kuwawura K (1977) Complications of ventriculo-peritoneal shunting and a critical comparison of the three-piece and one-piece systems. Childs Brain 3(6):321 - 342.

[60] Ramani PS (1974) Extrusion of abdominal catheter of ventriculoperitoneal shunt into the scrotum. Case report. J Neurosurg 40(6):772 - 773.

[61] Rizk E, Dias MS, Verbrugge J, Boop FA (2009) Intracardiac migration of a distal shunt catheter: an unusual complication of ventricular shunts. Report of 2 cases. J Neurosurg Pediatr 3(6):525 - 528.

[62] Sahin S, Shaaban AF, Iskandar BJ (2007) Recurrent pneumonia caused by transdiaphragmatic erosion of a ventriculoperitoneal shunt into the lung. Case report. J Neurosurg 107(2 Suppl):156 - 158.

[63] Sainte-Rose C, Piatt JH, Renier D et al (1991) Mechanical complications in shunts. Pediatr Neurosurg 17(1):2 - 9.

[64] Sathyanarayana S, Wylen EL, Baskaya MK, Nanda A (2000) Spontaneous bowel perforation after ventriculo-peritoneal shunt surgery: case report and a review of 45 cases. Surg Neurol 54(5):388 - 396.

[65] Schoen FJ, Harasaki H, Kim KM, Anderson HC, Levy RJ (1988) Biomaterial-associated calcification: pathology, mechanisms, and strategies for prevention. J Biomed Mater Res 22(A1 Suppl):11 - 36.

[66] Sekhar LN, Moossy J, Guthkelch AN (1982) Malfunctioning ventriculoperitoneal shunts. Clinical and pathological features. J Neurosurg 56(3):411 - 416.

[67] Sgouros S, Dipple SJ (2004) An investigation of structural degradation of cerebrospinal fluid shunt valves performed using scanning electron microscopy and energy-dispersive x-ray microanalysis. J Neurosurg 100:534 - 540.

[68] Sgouros S, John P, Walsh AR, Hockley AD (1996) The value of Colour Doppler Imaging in assessing flow through ventricular shunts. Childs Nerv Syst 12:454 - 459.

[69] Shafiee S, Nejat F, Raouf SM, Mehdizadeh M, El Khashab M (2011) Coiling and migration of peritoneal catheter into the breast: a very rare complication of ventriculoperitoneal shunt. Childs Nerv Syst 27(9):1499 - 1501.

[70] Shanklin DR, Smalley DL (1999) Dynamics of wound healing after silicone device implantation. Exp Mol Pathol 67(1):26 - 39.

[71] Shannon CN, Acakpo-Satchivi L, Kirby RS, Franklin FA, Wellons JC (2012) Ventriculoperitoneal shunt failure: an institutional review of 2-year survival rates. Childs Nerv Syst 28(12):2093 - 2099.

[72] Shaw AD, Duthie GS (1995) A simple assessment of surgical sutures and knots. J R Coll Surg Edinb 40(6): 388-391.

[73] Short M, Solanki G, Jawaheer G (2010) Laparoscopic retrieval of disconnected shunt catheters from the peritoneal cavity as a day-case procedure in children-early feasibility report. Childs Nerv Syst 26(6):797-800.

[74] Snow RB, Kossovsky N (1989) Hypersensitivity reaction associated with sterile ventriculoperitoneal shunt malfunction. Surg Neurol 31(3):209-214.

[75] Stannard MW, Rollins NK (1995) Subcutaneous catheter calcification in ventriculoperitoneal shunts. AJNR Am J Neuroradiol 16(6):1276-1278.

[76] Swanson JW, Lebeau JE (1974) The effect of implantation on the physical properties of silicone rubber. J Biomed Mater Res 8(6):357-367.

[77] Thauvoy C (1989) Unusual complication of peritoneal drainage: migration of a shunt in the subdural space. Childs Nerv Syst 5(5):279.

[78] Thubrikar MJ, Deck JD, Aouad J, Nolan SP (1983) Role of mechanical stress in calcification of aortic bioprosthetic valves. J Thorac Cardiovasc Surg 86(1): 115-125.

[79] Tomes DJ, Hellbusch LC, Alberts LR (2003) Stretching and breaking characteristics of cerebrospinal fluid shunt tubing. J Neurosurg 98(3):578-583.

[80] Touho H, Nakauchi M, Tasawa T, Nakagawa J, Karasawa J (1987) Intrahepatic migration of a peritoneal shunt catheter: case report. Neurosurgery 21(2):258-259.

[81] Vinchon M, Rekate H, Kulkarni AV (2012) Pediatric hydrocephalus outcomes: a review. Fluids Barriers CNS 9(1):18.

[82] Wakai S (1982) Extrusion of a peritoneal catheter through the abdominal wall in an infant. Case report. J Neurosurg 57(1):148-149.

[83] Whittle IR, Johnston IH (1983) Extrusion of peritoneal catheter through neck incision: a rare complication of ventriculoperitoneal shunting. Aust N Z J Surg 53(2): 177-178.

[84] Woodward SC (1981) Mineralization of connective tissue surrounding implanted devices. Trans Am Soc Artif Intern Organs 27:697-702.

[85] Yamamoto S, Ohno K, Aoyagi M, Ichinose S, Hirakawa K (2002) Calcific deposits on degraded shunt catheters: long-term follow-up of V-P shunts and late complications in three cases. Childs Nerv Syst 18(1-2):19-25.

[86] Yoshida M, Ohtsuru K, Kuramoto S (1991) External dislocation of the metallic device of a shunt valve, an unusual long-term complication of the Holter valve-case report. Kurume Med J 38(2):109-112.

感染并发症

Infective Complications

Ali Akhaddar
吴　惺　译，周良辅　审校

9

引　言

CSF 分流装置是被放置在患者体内或体外的植入物，其目的是监测和治疗各种疾病引起的颅内高压。在 CSF 分流术并发症中，感染仍然是引起分流失败的重要原因，也是致死、致残的主要因素。此外，分流术后感染容易造成高昂的医疗护理成本（长期住院和昂贵的治疗措施），也是临床医师面临的棘手问题[2]。

术语"分流术后感染"是指 CSF 或分流管尖端被细菌污染，患者出现急性细菌性脑膜炎的临床症状和分流障碍或阻塞等症状[27]。分流系统的任何部分或其穿行结构均可能发生感染，从而导致脑膜炎、分流装置带菌、体腔感染（腹膜、右心房或胸腔）和（或）切口感染。

流行病学和风险因素

分流术后感染的发生率随研究设计、感染的定义和随访持续时间而变化。感染率是指分流人群中感染的数量或每次分流操作中感染的数量，包括分流管更换手术。总体而言，分流相关感染的发生率在 0.33% ~ 41%，近期报道为 7% ~ 12%，按每次分流操作计算为 3% ~ 8%[5,15,26,28,30,32]。另外，脑室外引流（脑室造口术）相关的感染发生率高于脑室-腹腔分流术相关感染发生率[17]。尽管所有分流手术都涉及高感染风险，但脑室-心房、脑室-胸腔和脑室-腹腔分流术之间的感染率似乎并没有显著差异[6]。

大多数（90%）分流感染发生于术后 6 个月内，其中前 2 个月的发生率最高[24,26]。大多数早期感染源于手术时细菌污染，通常来自皮肤菌群。相反，分流手术多年后才发生的延迟感染更可能是由于诸如尿路或肺部等远隔部位感染而引发[4]。

有多个风险因素与感染风险增加有关。然而，这些因素中有一些是有争议的、未被证实或与之后的研究相矛盾[10,22,30]。目前普遍认同的高风险因素包括年龄较小、脑积水类型以及之前存在脑室外引流或分流系统等[10,15,17-19,26-28,33,37]（表 9.1）。

病　原　体

导致分流术后感染的最常见细菌是凝固酶阴性葡萄球菌，最常被报道的致病菌是表皮葡萄球菌（60% ~ 70%），其次是金黄色葡

表9.1　CSF分流术后感染的危险因素

高风险	年龄(特别是1岁以下儿童) 早产儿 免疫抑制状态 脑积水病因 (脊髓脊膜凸出,脑室内出血) CSF漏 之前或伴随全身感染 更换分流系统
低风险或 争议性风险	长期住院 先前用抗生素或类固醇治疗 皮肤状况差 性别(男性) 意识紊乱 此前曾经历放疗或化疗 神经外科医师的经验 分流手术持续时间长 使用单层手套 术中低温 CSF蛋白质水平增加 脑室管的位置(额部或枕部) 手术室人数

萄球菌(20%～30%),特别是伴随皮肤感染的患者[11,19,22]。凝固酶阴性葡萄球菌黏附于分流管内表面后,产生的细胞外黏液生物膜(黏液)能够保护细菌,使其不受免疫系统和抗生素的伤害[24,27]。

厌氧菌,如痤疮丙酸杆菌和白喉棒状杆菌占感染比例的10%以下[19,35]。其他致病微生物主要是革兰阴性杆菌(特别是大肠埃希菌、假单胞菌和肠杆菌),通常与相应的腹部和膀胱病变相关。其他革兰阳性球菌(链球菌、微球菌和肠球菌)的发生率较低。在某些情况下无法鉴定病原体。相反,多重细菌感染的比例高达20%,并且常常与腹部来源、头部伤口污染或全身感染有关[33]。非细菌性分流术后感染较为罕见,最常见的是真菌感染(白念珠菌),通常见于早产儿或免疫受损患者[3,24]。

临 床 表 现

临床表现因感染部位、患者年龄和感染时间(急性或慢性)而异。

早期感染发生于放置分流管后的几天到数周之内。若近期曾进行分流操作或类似分流的操作,则更可能发生感染性并发症。患者通常会发热(>38.5℃)。金黄色葡萄球菌感染通常沿着分流隧道分布,且有红斑,常伴有伤口或分流部件周围的脓性分泌物(图9.1a)[21]。相反,慢性分流感染发生在分流术后的数周至数月内。在这些情况下,最常见的表现是反复出现的功能障碍(头痛、烦躁、恶心、呕吐和嗜睡)[19,22],伴或不伴发热。很明显,不发热不能排除感染。

新生儿的临床表现包括发作性呼吸暂停、贫血、肝脾肿大和颈部僵硬[11]。不常见的表现包括脑膜刺激征或癫痫发作。脑室-心房分流术后感染可表现为亚急性细菌性心内膜炎和"分流性肾炎",该病症是类似于急性肾小球肾炎(肝脾肿大、血尿、蛋白尿和高血压)的复杂免疫疾病,这种罕见的病症继发于慢性感染引起的免疫系统持续刺激,特别是表皮葡萄球菌感染[13]。腹腔感染后可观察到腹痛、胃肠道症状和腹内感染等迹象。脑室-胸腔分流术后感染可能会出现呼吸道症状,如呼吸急促或胸膜炎性胸痛。

诊 断

尽管其他实验室检查和影像学检查都提示感染,CSF培养仍然是最确切的诊断方法。在获得CSF培养物之前,对疑似分流术后感染的患者使用抗生素会降低培养结果阳性的可能性。

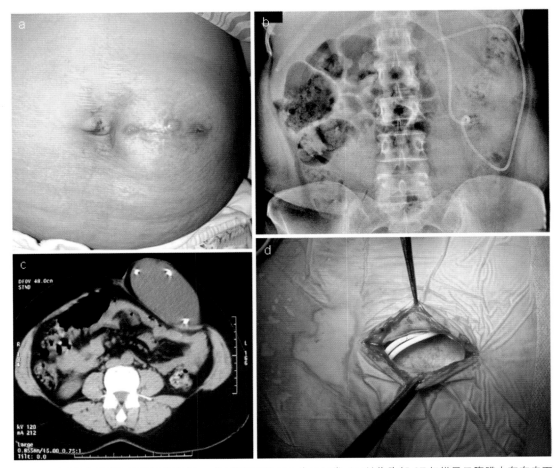

图 9.1　(a)伴有肿胀红肿的下腹部伤口;(b)腹部 X 线平片未见异常;(c)轴位腹部 CT 扫描显示腹膜内存在皮下假性囊肿,远端分流导管位于囊液中;(d)手术中发现皮下被包裹的远端导管

　　如果怀疑出现分流术后感染,应穿刺储液囊采集 CSF,并进行实验室检查,包括 CSF 葡萄糖、蛋白质、细胞计数、培养(细菌和真菌)和药敏检查。有些学者主张用初始的储液囊 CSF 进行有氧和厌氧菌培养[4]。尽管也可以进行腰穿(在阻塞性脑积水无功能分流时要小心),但这样获得的 CSF 通常是无菌的,甚至在随后被证实存在脑室感染的患者中也是如此[11,34]。

　　一般来说,CSF 检查的结果通常为轻度至中度的白细胞计数升高(主要是多形核细胞)、淋巴细胞异常增多、葡萄糖降低[葡萄糖

比(CSF 葡萄糖/血清葡萄糖)<0.4],以及蛋白质含量升高。McClinton 等认为,发热史和 CSF 中性粒细胞>10% 对分流术后感染的诊断具有 99% 的特异性,阳性预测值为 93[20]。短时间内的反复分流功能障碍也提示可能感染,即使 CSF 培养无菌也是如此,所以外科医师应当对这种情况高度警惕。如果出现可疑情况,重新穿刺储液囊进行 CSF 检查有助于区分污染物和真正的隐匿性感染[4]。最近的一项研究表明,CSF 血管内皮生长因子(VEGF)水平与分流术后感染相关[18]。

血常规检查常显示白细胞计数升高(占75%),红细胞沉降率很少正常。仅有1/3的病例血培养为阳性[11]。近3/4的病例C反应蛋白(CRP)升高[36]。此外,应该对任何存在明显感染的部位(特别是开放性伤口)进行培养。

对疑似分流术后感染患者进行影像学检查时,应拍摄分流系统的X线平片,用于确定分流装置的连续性。脑CT和(或)MRI可用于评估分流装置和位置以及脑室的大小和可能的病因。增强CT或MRI检查显示的感染迹象表现为:脑膜强化、脑室炎(室管膜强化)和脑脓肿。如果怀疑出现远端感染,或有证据表明出现远端功能障碍时,应进行腹部超声或CT检查以检测假性囊肿、远端分流导管的精确定位(图9.1)或腹部并发症。Kariyattil等认为,区分CSF假性囊肿和CSF腹水(CSF无法吸收)十分必要[14]。除非另有原因,腹部假性囊肿通常提示感染[11]。如果怀疑脑室-心房分流患者存在分流术后感染,则必须使用超声心动图来寻找赘生物。

治疗和预后

目前已经进行了多项研究,用于探索治疗CSF分流术后感染的最佳策略[1,11,16,19,30,33,37]。以下是一些最常见的问题:

(1)是否应拆除分流装置?如果拆除,是否应立即更换,还是在EVD后再更换?

通常有4个选项可供讨论:第一,单纯系统注射或鞘内注射抗生素进行治疗。第二,在拆除分流系统的同时立即重新植入新的分流装置。第三,进行分流装置外引流,在CSF无菌后另行放置新的分流系统。第四,在放置EVD的情况下移除分流器,然后在感

染控制后再分流[CSF培养连续阴性、CSF白细胞计数<30,葡萄糖比(CSF葡萄糖/血清葡萄糖)<0.4,CSF蛋白质<0.5 g/L]。

研究显示,拔除分流装置/放置EVD的治疗成功率最高,单纯抗生素治疗的失败率最高[15]。因此,只有在终末期、麻醉风险较高或裂隙脑室无法植入导管的情况下,才建议不拔除分流装置,仅使用抗生素治疗[11]。如果存在腹部假性囊肿,则必须将新分流装置放置在腹部不同的位置,或放置在另一处不同的部位,如心房或胸腔等。

(2)抗生素治疗的最佳持续时间是多久?

尚未确定最佳持续时间,但似乎抗生素治疗的持续时间较短会带来更高的再感染风险。一般来说,治疗的持续时间是培养结果为无菌后10~14天。但是如果细菌毒力强或具有高度耐药性,则治疗时间可能会更长[11]。

(3)在重新植入分流装置前,患者需要多久的外引流?

大多数学者认为应在CSF培养结果为无菌后重新植入分流装置。

(4)最有效的抗生素方案是什么?

抗生素方案有许多种。抗生素的选择一般以细菌药敏结果、CSF抗生素穿透性、个人经验和当地的临床特点为指导[1]。最初选择抗生素时,应考虑运用广谱抗生素,覆盖最常见的革兰阳性细菌,它是分流术后感染最主要的细菌(见上文的病原体信息)。除了可以静脉注射抗生素外,还可以使用脑室内注射抗生素进行治疗(注射后应夹闭EVD 30分钟)[11,35]。

CSF分流术后感染的预后主要取决于健康程度和神经病变类型。脑组织相对正常的患者与形态异常的患者相比,其预后更好,特

别是对于儿科患者而言。

一般来说,革兰阳性菌的预后比革兰阴性菌的更好。然而,过去的 10 年,医院感染,尤其是耐甲氧西林金黄色葡萄球菌(MRSA)感染的发生率日益增加,已经成为一个特别严重的问题[8,19,31]。治疗不完善或不适当可能导致 20% ~ 30% 的患者发生反复分流术后感染(再感染)[37]。

如果治疗及时且适当,则分流术后感染的患者通常无后遗症。然而,并发症可能包括脑皮质损伤、多囊性脑梗死、癫痫、脑脓肿、腹膜 CSF 吸收不良、智力降低、运动迟缓、癫痫发作风险增高和死亡[4]。

预　　防

世界上只有少数几个医疗中心能将分流术后感染率保持在 1% 以下。这些中心会采取相应的预防措施,而这些措施对于大多数医院,特别是发展中国家的和在医院接受培训的学生来说都很难复制[27]。此外,预防感染是至关重要的,很多简单的技术可将危险因素最小化(表 9.1)。这些技术包括限制手术室的人流量、上午进行手术、术前洗手、佩戴两层手套、限制操作植入物、无触摸技术(手术中尽可能使用无菌器械操作分流装置,而不是使用戴手套的手)、用硅胶尖镊子操作分流装置、将被抗生素或碘浸渍的海绵或黏合胶布贴在皮肤边缘、在置入前将分流装置浸入抗生素溶液中、手术切口严密缝合以防止 CSF 漏、使用抗生素浸泡的缝合线缝合切口、缩短手术时间、尽可能让经验丰富的工作人员和外科医师进行操作[4,10,15,17]。最近的几项研究表明,使用抗生素涂层导管可以降低感染率[9,12,27]。虽然这些导管较昂贵,但

普遍认为从降低分流术后感染率和日后的住院率来看,总体上实现了成本节约。

围手术期使用抗生素预防分流术后感染已被广泛使用。头孢唑啉对葡萄球菌、链球菌、大肠埃希菌、奇异变形杆菌和肺炎克雷伯杆菌等有效。由于头孢唑啉覆盖最常见的手术部位病原菌,世界上许多临床医师采用它作为主要的神经外科预防性药物[7]。已有证据表明,万古霉素比头孢菌素更有效。万古霉素可杀灭葡萄球菌,但对革兰阴性细菌无活性。它通常不穿过血脑屏障,但脑膜炎时可以穿过[23]。最近的研究证明,万古霉素可用于减少脑室分流患者的术后感染率[31]。也有放置分流装置时使用脑室内注射抗生素(庆大霉素和万古霉素)的做法,这一措施可将分流术后感染率从 6.5% 降低到 0.4%[25]。

另一方面,如果患者需要接受牙科、胃肠道、腹腔内或泌尿系统手术时,建议对体内放置分流装置的患者进行预防性抗生素治疗[29]。

结　　论

尽管在预防和治疗方面已经有了一些有效的处理方案,但分流术后感染仍然是临床医师需要面临的棘手问题。最重要的诊断方法是依据 CSF 检测和影像学检查,对出现的临床症状进行判断。感染的患者需要入院,手术拔除分流装置,放置临时脑室外引流,静脉注射抗生素,等彻底消除感染后再植入新的分流系统。需要注意的是,根据药敏试验及时使用合适的抗生素对于治疗成败和预后至关重要。神经外科医师必须考虑到,预防感染是十分严肃的问题,需要精心操作,才能最大限度地减少感染的风险。

参考文献

[1] Ackerman LL (2008) Controversies in the treatment of shunt infections. In: Iskander BJ (ed) Pediatric neurosurgery. Pan Arab Neurosurgical Journal, MSD Printing Press, Kingdom of Saudi Arabia, pp. 13 – 25.

[2] Arthur AS, Whitehead WE, Kestle JRW (2002) Duration of antibiotic therapy for the treatment of shunt infection: a surgeon and patient survey. Pediatr Neurosurg 36:256 – 259.

[3] Baallal H, El Asri AC, Eljebbouri B, Akhaddar A, Gazzaz M, El Mostarchid B, Boucetta M (2013) Cryptococcal meningitis in a patient with a ventriculoperitoneal shunt and monitoring for pulmonary sarcoidosis (in French). Neurochirurgie 59:47 – 49.

[4] Campbell JW (2008) Shunt infections. In: Albright AL, Pollack IF, Adelson PD (eds) Principles and practice of pediatric neurosurgery. Thieme, New York, pp. 1141 – 1147.

[5] Choux M, Genitori L, Lang D, Lena G (1992) Shunt implantation: reducing the incidence of shunt infection. J Neurosurg 77:875 – 880.

[6] Crnich CJ, Safdar N, Maki DG (2003) Infections associated with implanted medical devices. In: Finch RG, Greenwood D, Norrby SR, Whitley RJ (eds) Antibiotic and chemotherapy: anti-infective agents and their use in therapy, 8th edn. Churchill Livingstone, Edinburgh, pp. 575 – 618.

[7] Dempsey R, Rapp RP, Young B, Johnston S, Tibbs P (1988) Prophylactic parenteral antibiotics in clean neurosurgical procedures: a review. J Neurosurg 69:52 – 57.

[8] Fluit AC, Wielders CL, Verhoef J, Schmitz FJ (2001) Epidemiology and susceptibility of 3,051 Staphylococcus aureus isolates from 25 university hospitals participating in the European SENTRY study. J Clin Microbiol 39: 3727 – 3732.

[9] Govender ST, Nathoo N, van Dellen JR (2003) Evaluation of an antibiotic-impregnated shunt system for the treatment of hydrocephalus. J Neurosurg 99:831 – 839.

[10] Grandhi R, Harrison G, Tyler-Kabara EC (2013) Implanted devices and central nervous system infection. In: Hall WA, Kim PD (eds) Neurosurgical infectious disease: surgical and nonsurgical management. Thieme, New York, pp. 280 – 296.

[11] Greenberg MS (2006) Shunt infection. In: Greenberg MS (ed) Handbook of neurosurgery. Thieme, New York, pp. 214 – 216.

[12] Gutiérrez-González R, Boto GR (2010) Do antibiotic-impregnated catheters prevent infection in CSF diversion procedures? Review of the literature. J Infect 61:9 – 20.

[13] Haffner D, Schindera F, Aschoff A et al (1997) The clinical spectrum of shunt nephritis. Nephrol Dial Transplant 12:1143 – 1148.

[14] Kariyattil R, Steinbok P, Singhal A, Cochrane DD (2007) Ascites and abdominal pseudocysts following ventriculoperitoneal shunt surgery: variations of the same theme. J Neurosurg 106:350 – 353.

[15] Kestle JR, Garton HJ, Whitehead WE et al (2006) Management of shunt infections: a multicenter pilot study. J Neurosurg 105:177 – 181.

[16] Kestle JR, Riva-Cambrin J, Wellons JC 3rd et al (2011) A standardized protocol to reduce cerebrospinal fluid shunt infection: the Hydrocephalus Clinical Research Network Quality Improvement Initiative. J Neurosurg Pediatr 8:22 – 29.

[17] Kim JH, Desai NS, Ricci J et al (2012) Factors contributing to ventriculostomy infection. World Neurosurg 77: 135 – 140.

[18] Lee JH, Back DB, Park DH et al (2012) Increased vascular endothelial growth factor in the ventricular cerebrospinal fluid as a predictive marker for subsequent ventriculoperitoneal shunt infection: a comparison study among hydrocephalic patients. J Korean Neurosurg Soc 51:328 – 333.

[19] Lee JK, Seok JY, Lee JH et al (2012) Incidence and risk factors of ventriculoperitoneal shunt infections in children: a study of 333 consecutive shunts in 6 years. J Korean Med Sci 27:1563 – 1568.

[20] McClinton D, Carraccio C, Englander R (2001) Predictors of ventriculoperitoneal shunt pathology. Pediatr Infect Dis J 20:593 – 597.

[21] Meftah M, Boumdim H, Akhaddar A et al (2003) Migration du cathéter de dérivation ventriculopéritonéale par voie anale. A propos d'un cas (In French). Med Maghreb 106:29 – 31.

[22] Moores LE, Ellenbogen RG (2000) Cerebrospinal fluid shunt infections. In: Hall WA, McCutcheon IE (eds) Infections in neurosurgery. The American Association of Neurological Surgeons, Park Ridge, pp. 141 – 154.

[23] Pons VG, Denlinger SL, Guglielmo BJ et al (1993) Ceftizoxime versus vancomycin and gentamicin in neurosurgical prophylaxis: a randomized, prospective, blinded clinical study. Neurosurgery 33:416 – 423.

[24] Prusseit J, Simon M, von der Brelie C et al (2009) Epidemiology, prevention and management of ventriculoperitoneal shunt infections in children. Pediatr Neurosurg 45:325 – 336.

[25] Ragel BT, Browd SR, Schmidt RH (2006) Surgical shunt infection Significant reduction when using intraventricular and systemic antibiotic agents. J Neurosurg 105:242 – 247.

[26] Reddy GK, Bollam P, Caldito G (2012) Ventriculoperitoneal shunt surgery and the risk of shunt infection in patients with hydrocephalus: long-term single institution experience. World Neurosurg 78:155 – 163.

[27] Ritz R, Roser F, Morgalla M et al (2007) Do antibiotic-impregnated shunts in hydrocephalus therapy reduce the risk of infection? An observational study in 258 patients.

BMC Infect Dis 7:38.

[28] Sacar S, Turgut H, Toprak S et al (2006) A retrospective study of central nervous system shunt infections diagnosed in a university hospital during a 4-year period. BMC Infect Dis 6:43.

[29] Sandford JP, Gilbert DN, Sande MA (1996) Guide to antimicrobial therapy 1996. Antimicrobial therapy, Dallas.

[30] Simon TD, Hall M, Riva-Cambrin J, Hydrocephalus Clinical Research Network et al (2009) Infection rates following initial cerebrospinal fluid shunt placement across pediatric hospitals in the United States. J Neurosurg Pediatr 4:156 – 165.

[31] Tacconelli E, Cataldo MA, Albanese A, Tumbarello M, Arduini E, Spanu T, Fadda G, Anile C, Maira G, Federico G, Cauda R et al (2008) Vancomycin versus cefazolin prophylaxis for cerebrospinal shunt placement in a hospital with a high prevalence of methicillin-resistant Staphylococcus aureus. J Hosp Infect 69:337 – 344.

[32] Talbot TR, Kaiser AB (2005) Postoperative infections and antimicrobial prophylaxis. In: Mandell GL, Bennett JE, Dolin R (eds) Principle and practice of infectious diseases, 6th edn. Elsevier/Churchill Livingstone, Edinburgh, pp 3533 – 3567.

[33] Tuan TJ, Thorell EA, Hamblett NM, Kestle JR, Rosenfeld M, Simon TD et al (2011) Treatment and microbiology of repeated cerebrospinal fluid shunt infections in children. Pediatr Infect Dis J 30:731 – 735.

[34] Tunkel AR, Drake JM (2010) Cerebrospinal fluid shunt infections. In: Mandell GL, Bennett JE, Dolin R (eds) Mandell, Douglas, and Bennett's principles and practice of infectious diseases, 7th edn. Churchill Livingstone/Elsevier, Philadelphia, pp. 1231 – 1236.

[35] Wilkie MD, Hanson MF, Statham PF, Brennan PM (2013) Infections of cerebrospinal fluid diversion devices in adults: the role of intraventricular antimicrobial therapy. J Infect 66:239 – 246.

[36] Wong GKC, Wong SM, Poon WS (2011) Ventriculoperitoneal shunt infection: intravenous antibiotics, shunt removal and more aggressive treatment? ANZ J Surg 81:307.

[37] Yilmaz A, Musluman AM, Dalgic N et al (2012) Risk factors for recurrent shunt infections in children. J Clin Neurosci 19:844 – 848.

出血后和感染后并发症

Posthemorrhagic and Postinflammatory Complications

Joanna Y. Wang and Edward S. Ahn

张　新　毛　颖　译

10

脑出血后脑积水

引言

虽然脑室内出血（intraventricular hemorrhage，IVH）和出血后脑积水（posthemorrhagic hydrocephalus，PHH）在早产儿中的发病率正在下降，但这些疾病仍是造成患儿神经发育和功能预后不良的重要原因[1]。此外，随着医学技术的发展，胎龄越来越小的婴儿存活了下来，这也意味着IVH越来越严重，疾病的负担依然沉重。尽管新生儿护理较前有进步，但目前仍然缺乏治疗和管理PHH的统一方案。通常先为PHH患儿植入临时引流装置，将患儿调理到更理想的免疫和营养状态，之后再行永久的脑室-腹腔（ventriculoperitoneal，VP）分流术，以防止出现脑室持续扩张和系统性脑积水。这些患儿较容易出现临时引流装置植入和分流手术的并发症，尤其是出现分流管梗阻和感染、裂隙脑室综合征和孤立脑室性脑积水。这些并发症对患儿长期神经发育的影响尚不清楚，尽管如此，目前仍缺少其他手段来使这类患者避免长期的分流依赖。

PHH 的病理生理学

早产儿有出现一系列神经系统并发症的风险，其中最常见的是IVH。这些患儿易遭受脑血管损伤的机制尚未完全研究清楚，现被认为是诸多因素共同作用的结果，其中包括全身血流动力学不稳定所致的脑血管异常调控、富血管的胚胎生发基质等结构不成熟和循环呼吸系统发育不完全[2-4]。胚胎生发基质是脑发育过程中细胞增殖的重要区域，IVH通常由于胚胎生发基质中的血管破裂造成。该区域的血管网非常脆弱，使其尤其容易出血，但通常在孕33~35周好转。

据文献报道，IVH后PHH的发病率在25%~74%[5]。IVH是否会发展为PHH，部分取决于首次出血时的严重程度，这可由Papile分级评分来预测[6,7]。Ⅰ级IVH的出血范围小于脑室的10%；Ⅱ级IVH的出血范围小于脑室的50%；Ⅲ级IVH提示出血范围超过脑室的50%且伴有脑室扩大；Ⅳ级IVH表示脑室扩大且伴有脑室周围白质受累。据推测，IVH发展为PHH是由于微血栓纤维蛋白溶解不足，阻塞了蛛网膜颗粒，使CSF吸收受阻。较大的血块可以造成脑室系统内局部梗阻。此外，出血的分解产物被认为能引起促炎症因子聚集和细胞外基质沉积，从而导致脑膜纤维化和室管膜下胶质增生。这些因素造成了CSF从中脑导水管和第四脑室出口流出时梗阻[5,8]。

PHH 的分流及其并发症

PHH 需要治疗的指征是：临床上符合脑积水的症状和体征，包括呕吐、喂养困难、嗜睡、呼吸暂停、头围增大和囟门饱满，并且在影像学上有脑室扩大的表现。尽管部分患儿可以尝试暂时性、非手术治疗，即多次的腰椎穿刺或脑室储液囊穿刺放液，但是大多数患儿会出现持续的脑室扩张或颅内压（ICP）升高，需要外科手术治疗。之前的研究表明，多次腰椎穿刺放液并不会影响患儿神经发育的预后或对分流装置的依赖性，反而增加了中枢神经系统（central nervous system, CNS）感染率[9]。对于进展迅速的脑积水患儿，可选择临时的脑室外引流（EVD），便于监测和控制 ICP。将导管植入侧脑室，通过潜行的皮下隧道连接外部引流系统。但是这一装置也存在诸多并发症，如装置感染、移位、堵塞、过度引流和出现硬脑膜下积液等。以往报道的感染率为 5.4%～7.1%，而 EVD 系统感染与长期预后不良有关[9-12]。此外，这些感染的患儿最终需要做永久分流手术的比例高达 64%～68%[11,13]。

在 PHH 诊断明确后，通常应首先植入临时引流装置，即脑室储液囊或脑室帽状腱膜下分流装置（ventriculosubgaleal shunt, VSGS），以推迟进行永久 VP 分流手术的时间。一项回顾性研究发现，早期行 VP 分流术发生分流管感染和机械性堵塞的概率较高[14]。将直接行 VP 分流术与先行脑室储液囊植入术的两组患儿的预后相比较，发现直接分流组再次行分流管调整术的比例较高，尽管该组患儿的体重和胎龄都相对较大[15]。因此，在行分流手术前先植入储液囊对患儿更加有利。人们推测，早期分流

术的风险在一定程度上可能与 CSF 中的出血分解产物有关。但是，有研究分析了分流预后和 CSF 中细胞数、蛋白质水平、糖含量等指标，并未发现 CSF 的成分变化与分流并发症之间存在显著关系[16]。先植入临时引流装置的优点还包括：争取时间来改善患儿的营养和免疫状况，部分患儿脑积水好转后可能不需要行永久分流手术。尽管如此，手术的时机和方式的选择仍极其依赖临床判断。

20 世纪 80 年代人们发明了脑室储液囊，可以通过植入储液囊反复手动放出 CSF。该储液囊植入的主要并发症之一是由于反复进行储液囊放液操作易发生感染。早期报道的感染率为 8%～10%，随后报道的感染率逐渐下降至约 5%[17-21]。脑室储液囊放液的优势是可以放出 CSF、清除出血分解产物和细胞碎片，但这一特点并未在研究中被证实对患儿有利[22]。放液的频率和每次放 CSF 的量在临床中是重要的考量。根据 CSF 的生成速度和患儿的症状，有时每天都需要进行放液操作。但是，由于放液频率、放液量及指导操作依据的临床表现和影像学表现不尽相同，所以实际放液的操作过程也是有很多不同的。有研究发现只有当放液后 ICP $<$ 7 cmH$_2$O 时，才能观察到脑血流速度的改变[23]。每隔一段固定时间放等量 CSF 的效果也不理想，反而会导致 ICP 的快速波动[24]。绝大多数先植入脑室储液囊的患儿最终还是需要行永久分流手术，据文献报道该比例为 75%～88%[2]。

另一种临时 VSGS 装置由一个脑室储液囊组成，CSF 可以被分流到头皮帽状腱膜下囊腔而被重新吸收（图 10.1）。因为该装置不需要反复手动放出 CSF，所以理论上其感染率应该较低。但是，研究并未发现使用脑

室储液囊和 VSGS 治疗的两组患儿在感染率方面有显著差异,其中 VSGS 组的感染率为 0～14%(表 10.1)[25,26]。有种观点认为两组患儿感染率相近的原因可能是由于 VSGS 患儿的 CSF 在帽状腱膜下囊腔中聚积。这组患儿最终行永久分流手术的比例也与放置脑室储液囊组相似,占 60%～100%[2,26]。仅在一项多中心回顾性研究中发现,放置储液囊的患儿最终行 VP 分流手术的比例低于放置 VSGS 的患儿[27]。除此之外,其他直接比较两组临时装置的研究,在分流管感染和调整、行永久分流手术的概率以及病死率方面均提示结果相近(表 10.1)[28,29]。以往的研究报道,VSGS 组的调整率为 25%～28%,大多数需要调整的原因是由于帽状腱膜下囊腔内粘连而非导管引流异常[30]。该研究报道的病死率为 9%～20%,但并未说明死亡原因和之前 IVH 的严重程度[30,31]。VSGS 组中其他较少见的并发症包括切口部位的 CSF 漏、

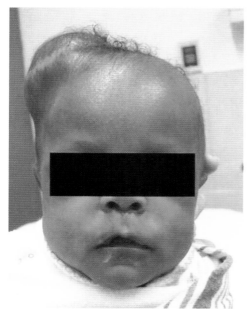

图 10.1 一名Ⅳ级 IVH 和 PHH 的早产儿,采用了 VSGS 治疗

导管移位和脑实质内出血。文献报道的 CSF 漏发生率为 4.7%～32%,推测是由于手术技巧不同而造成发生率差异较大[25,26,32]。脑实质内出血罕见,仅 2 篇文章报道了 3 例病例出现脑实质内出血[25,26,30]。VSGS 治疗对患者神经发育长期预后的影响目前尚未得到完全阐述。

表 10.1 文献报道的 VSGS 患者的感染率和永久分流率

病例报道	接受 VSGS 治疗的 PHH 患儿数	导管感染率(%)	永久分流率(%)
Fulmer 等 (2000)[26]	20	0	100
Tubbs 等 (2005)[25]	71	5.9	NR
Wellons 等 (2009)[29]	36	14	86
Lam 等 (2009)[29]	16	6.3	71.4
Limbrick 等 (2010)[28]	30	3.3	66.7

尽管人们竭力试图避免 PHH 患儿长期对分流的依赖,但还是有 0～20% 的 IVH 患儿接受了永久分流手术[15,28,33,34]。大多数先用临时装置治疗的患儿最终还是植入了永久性分流装置。最常见的植入手术是 VP 分流术,也有部分患者须将 CSF 引流到其他部位。在植入临时装置后何时行永久分流手术仍有争论,取决于临床上对患儿手术指征、体重、身体条件和 CSF 情况等因素的综合评估[9]。一些研究发现,对比其他原因导致的脑积水,由 PHH 引起脑积水的患儿出现并发症如分流术后感染、堵管需要调整、裂隙脑室综合征和孤立脑室性脑积水的概率较高(图 10.2)[35]。有报道称 PHH 患者 VP 分流

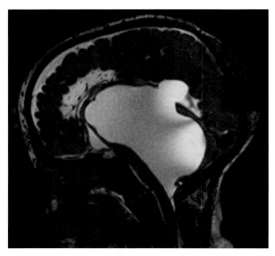

图 10.2　一名 16 个月龄的患儿，既往有早产史、PHH 史和多次 CSF 感染史，MRI T2 加权相影像显示出口梗阻的孤立性第四脑室，占位效应明显，压迫脑干和小脑，同时还侵犯幕上

术后的感染率约为 13%，而分流手术的总感染率为 4%～8.5%[2,5,36-39]。人们推测，这部分患者分流术后感染率高可能是由于患儿免疫系统未成熟和免疫失调所致。建议使用抗菌分流管，因为一项前瞻性研究报道该分流管的感染率为 6.8%[40]。IVH 和 PHH 患儿可能需要进行多次分流管的调整，其中最常见的原因是由导管堵塞导致的分流失败[41]。最近的一项回顾性研究报道分流管调整率为 71.6%，多次调整率为 55%，并发症包括堵塞和过度引流。低出生体重和胎龄小是多次进行手术调整的危险因素[42]。

分流术外其他治疗及辅助治疗

VP 分流术是目前治疗 PHH 的主要手段，但还有其他一些保守和手术治疗方法可供选择。研究发现，使用乙酰唑胺、呋塞米等利尿药物联合 CSF 放液治疗组比单纯 CSF 放液组最终需要植入永久分流管的比例更高，发生运动损伤和肾钙盐沉着症的风险也

更大[43,44]。目前，尚无证据支持在 PHH 患者中使用利尿药物。也有学者建议使用纤溶药物预防 IVH 患者出现脑积水，两项随机试验研究了了在出血后脑室扩张（posthemorrhagic hydrocephalus ventricular dilatation，PHVD）患儿的脑室内注射链激酶的效果，然而结果并未发现其对最终接受永久分流手术患儿的比例或对患儿神经发育等预后有显著改善[45]。另一项关于预防 PHH 的多中心随机试验，采用在脑室内注射重组组织型纤溶酶原激活剂（tPA）的方法，包括引流、冲洗和纤溶治疗（drainage，irrigation，and fibrinolytic therapy，DRIFT）等步骤，也未发现该治疗方法对永久分流手术率有何影响。同时发现，虽然 DRIFT 会增加再次出血的风险，但是治疗组患儿神经发育的预后明显优于对照组，而病死率和认知障碍发生率则低于对照组[46,47]。

PHH 理想的外科治疗手段是内镜第三脑室造瘘术（ETV）。仅做 ETV 的患者预后差异较大，近期 ETV 联合脉络丛电凝（choroid plexus coagulation，CPC）的治疗方法开始受到关注。在部分合适的 PHH 患者中，ETV 联合 CPC 可能会让患者不依赖长期分流，为持续引流 CSF 提供了另一种途径[2,48]。

PHH 和分流的长期预后

IVH 和 PHH 后患儿神经发育预后的改善很大程度上归功于新生儿医护水平的提高。1970—1980 年的早期研究报道了 IV 级 IVH 患者出现了认知障碍和病死率极高[49]。后续报道详细描述了重度 IVH 患者所出现的神经发育异常，包括感觉和运动缺损、视力受损、听力下降、癫痫、认知和行为异常改变[50-52]。由于这些患者通常还同时患有其

他疾病,因此可能不仅仅是由于 IVH 和 PHH 造成了其预后不良。但是,行永久分流手术患者的长期预后目前并未完全阐述。有研究发现,分流手术及出现的并发症是预后不良的危险因素,其中一项关于 PHH 患者功能预后的研究提示分流和未分流的两组患者的功能自主性无显著差别[53-55]。神经功能的预后最主要取决于 IVH 的严重程度,伴有脑室旁出血性梗死的患者最易出现并发症,如脑瘫等[33]。

感染后脑积水

引言

中枢神经系统感染后脑积水的治疗非常有挑战性。这类脑积水发生的病理生理机制目前尚不完全明确,蛛网膜下腔和脑膜瘢痕内的炎症碎片被认为造成了 CSF 循环的受阻。持续性脑积水患者在感染痊愈后通常需要植入永久性分流管。研究证实,感染后脑积水(postinflammatory hydrocephalus,PIH)患者较其他原因引起的脑积水患者,更容易出现分流感染、堵管需手术调整等分流手术并发症。尽管有关此类患者分流手术后长期预后的报道不多,但避免对分流的依赖性仍是治疗的重要目标。其他可选的治疗方法有 ETV,对部分脑室结构合适的患者效果较好。

PIH 的病理生理学

PIH 的形成机制被认为继发于基底池梗阻和由炎症、脑膜纤维化和瘢痕引起的 CSF 流出道受阻[56]。新生儿脑膜炎也被认为是产生多房性脑积水的危险因素之一[56-59]。然而,不同病原体造成脑积水的机制通常不尽相同。刚地弓形虫可通过破坏侧脑室的室管膜而导致脑室系统梗阻。另有研究提示,该种脑积水是由于机体针对寄生虫形成的软脑膜炎症造成的。胚胎时期获得的巨细胞病毒感染与脑外积水的出现有关,脑外积水继发于脑皮质萎缩和脑室周围炎症引起的梗阻性脑积水[5]。

PIH 在出生后最常见的原因是细菌感染。20 世纪 80 年代的研究报道称,细菌性脑膜炎患儿的 PIH 发生率约为 30%[5,57,60]。然而,近年新生儿医疗水平显著提高之后,小儿患者中的脑膜炎后脑积水的发生率并未有详细统计。脑脓肿引起的占位效应和脑室压迫也可导致梗阻性脑积水。此外,脓肿可引起室管膜下炎症和梗阻导致的囊变,从而出现孤立脑室性脑积水。病毒感染所致脑积水的发病机制根据病毒的不同而异,病毒通常对室管膜细胞或脑膜细胞有特殊异向性。

特别应注意患有中枢神经系统结核的脑积水患者。结核性脑膜炎通常好发于大脑底面,感染形成渗出液造成基底池梗阻,导致 CSF 无法从第四脑室出口流出。脑内结核瘤通过压迫脑室系统形成脑积水相对少见。真菌如新型隐球菌和粗球孢子菌也可导致脑膜炎后脑积水,然而,这些病例的脑积水发病机制并不是很清楚[5]。

PIH 的治疗方法和并发症

活动性感染和进展性脑积水的治疗极具挑战,为了将 CSF 分流而植入外源性材料反而可能使感染加重。在急性期,可能需要反复的腰椎或脑室穿刺释放 CSF。1960—1970 年的研究报道显示,脑膜炎后脑积水植入脑室储液囊或 EVD 患者的病死率较高[61]。持续性脑积水通常需要行 VP 分流手术,尽管在临床实际操作中根据患者和病原情况的不

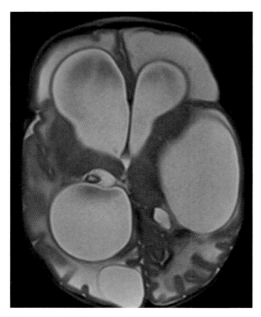

图 10.3 4 月龄患儿,既往有多次继发于金黄色葡萄球菌脑膜炎的颅内脓肿病史,MRI 影像提示孤立脑室性脑积水形成,需要植入多个分流管和进行内镜开窗术

同可能选择其他可选的手术方式。根据病原学理论,中枢神经系统感染可造成诸多其他与脑积水发生不相关的后遗症和并发症。不管怎样,研究表明,PIH 患者出现分流并发症的风险较高,包括分流术后感染、导管堵塞、多次分流失败和出现孤立脑室性脑积水(图 10.3)[41,62]。若已患多发孤立脑室性脑积水,其分流并发症,尤其是导管感染的风险也会增加,导致总体预后不良。治疗方法可以选择植入多个分流管,或是行脑室内分隔开窗术,但是这些治疗方法尚没有循证医学的指导[57]。

针对如何减少 PIH 患者的分流并发症,以及除分流外其他治疗方法的介绍,目前文献报道得不多。有研究关于使用 VSGS 治疗 PIH 患者,除了 PIH 组的感染率高于 PHH 组之外,其他并发症的发生率两组相近[63]。根据脑室系统结构挑选合适的患者来实施

ETV,在 PIH 患者中的结果令人满意。一项研究纳入了未接受分流手术和依赖分流手术的 PHH 或 PIH 患者,PIH 患者行 ETV 手术后脑积水持续缓解的成功率为 60%[64]。

由于 ETV 在治疗 PIH 患者中具有良好的成本-效益优势,使其最近逐渐在发展中国家受关注。一项研究纳入了乌干达 149 名 PIH 患儿,将其分成 ETV 联合或不联合脉络丛电凝治疗和采用永久分流手术的两组,对比两组患儿的长期预后,结果未发现两组的生存期有显著差异。虽然 ETV 患儿出现功能依赖和残疾的概率看上去较低,但这主要是因为治疗选择不同,大多数病情较重的 PIH 患儿接受了永久分流手术。该研究者指出有效的 ETV 要求患者桥前池内没有瘢痕形成[65]。

PIH 的长期预后

PIH 患儿神经发育预后的差异很大,但是研究发现该类患儿较其他病因导致脑积水的患儿更容易出现癫痫、认知和功能缺损,且生活质量较低[38,66-71]。大多数研究纳入的 PIH 患儿都较少,2007 年的一项基于问卷调查的研究包含了 4 例 PIH 患儿,1 名患儿进入了普通小学,2 名患儿没有运动功能障碍,1 名患儿后期有癫痫发作。研究者使用脑积水预后问卷评估患儿预后,总体而言,PIH 患儿与其他脑积水患儿相比在认知、体力活动和社会-情感健康方面无明显差异[66,72]。一项针对成人脑积水患者预后的研究发现,在儿童时期患有脑膜炎后脑积水的患者比成年后出现或脑局部病变引起脑积水的患者更易出现认知功能损害。尽管许多报道认为 PIH 本身即与功能预后不良相关,但是少有文章研究 PIH 对分流手术长期预后的影响,以及分流术后神经发育的改善和相关并发症。

参考文献

[1] Mathews TJ, Minino AM, Osterman MJ, Strobino DM, Guyer B (2011) Annual summary of vital statistics: 2008. Pediatrics 127(1):146 – 157. doi:10.1542/peds.2010-3175.

[2] Robinson S (2012) Neonatal posthemorrhagic hydrocephalus from prematurity: pathophysiology and current treatment concepts. J Neurosurg Pediatr 9(3):242 – 258. doi:10.3171/2011.12.PEDS11136.

[3] du Plessis AJ (2008) Cerebrovascular injury in premature infants: current understanding and challenges for future prevention. Clin Perinatol 35(4):609 – 641. doi:10.1016/j.clp.2008.07.010.

[4] du Plessis AJ (2009) The role of systemic hemodynamic disturbances in prematurity-related brain injury. J Child Neurol 24(9):1127 – 1140. doi:10.1177/0883073809339361.

[5] Cinalli G, Maixner WJ, Sainte-Rose C (2004) Pediatric hydrocephalus. Springer, Milan.

[6] Papile LA, Burstein J, Burstein R, Koffler H (1978) Incidence and evolution of subependymal and intraventricular hemorrhage: a study of infants with birth weights less than 1,500 gm. J Pediatr 92(4):529 – 534.

[7] Volpe JJ (2008) Neurology of the newborn. Elsevier Health Sciences, Philadelphia.

[8] Cherian S, Whitelaw A, Thoresen M, Love S (2004) The pathogenesis of neonatal post-hemorrhagic hydrocephalus. Brain Pathol 14(3):305 – 311.

[9] Shooman D, Portess H, Sparrow O (2009) A review of the current treatment methods for posthaemorrhagic hydrocephalus of infants. Cerebrospinal Fluid Res 6:1. doi:10.1186/1743-8454-6-1.

[10] Weninger M, Salzer HR, Pollak A, Rosenkranz M, Vorkapic P, Korn A, Lesigang C (1992) External ventricular drainage for treatment of rapidly progressive posthemorrhagic hydrocephalus. Neurosurgery 31(1):52 – 57; discussion 57 – 58.

[11] Rhodes TT, Edwards WH, Saunders RL, Harbaugh RE, Little CL, Morgan LJ, Sargent SK (1987) External ventricular drainage for initial treatment of neonatal posthemorrhagic hydrocephalus: surgical and neurodevelopmental outcome. Pediatr Neurosci 13(5):255 – 262.

[12] Berger A, Weninger M, Reinprecht A, Haschke N, Kohlhauser C, Pollak A (2000) Long-term experience with subcutaneously tunneled external ventricular drainage in preterm infants. Childs Nerv Syst 16(2):103 – 109; discussion 110.

[13] Cornips E, Van Calenbergh F, Plets C, Devlieger H, Casaer P (1997) Use of external drainage for posthemorrhagic hydrocephalus in very low birth weight premature infants. Childs Nerv Syst 13(7):369 – 374.

[14] Taylor AG, Peter JC (2001) Advantages of delayed VP shunting in post-haemorrhagic hydrocephalus seen in low-birth-weight infants. Childs Nerv Syst 17(6):328 – 333.

[15] Willis B, Javalkar V, Vannemreddy P, Caldito G, Matsuyama J, Guthikonda B, Bollam P, Nanda A (2009) Ventricular reservoirs and ventriculoperitoneal shunts for premature infants with posthemorrhagic hydrocephalus: an institutional experience. J Neurosurg Pediatr 3(2):94 – 100. doi:10.3171/2008.11.PEDS0827.

[16] Fulkerson DH, Vachhrajani S, Bohnstedt BN, Patel NB, Patel AJ, Fox BD, Jea A, Boaz JC (2011) Analysis of the risk of shunt failure or infection related to cerebrospinal fluid cell count, protein level, and glucose levels in low-birth-weight premature infants with posthemorrhagic hydrocephalus. J Neurosurg Pediatr 7(2):147 – 151. doi:10.3171/2010.11.PEDS10244.

[17] Brouwer AJ, Groenendaal F, van den Hoogen A, Verboon-Maciolek M, Hanlo P, Rademaker KJ, de Vries LS (2007) Incidence of infections of ventricular reservoirs in the treatment of post-haemorrhagic ventricular dilatation: a retrospective study (1992 – 2003). Arch Dis Child Fetal Neonatal Ed 92(1):F41 – F43. doi:10.1136/adc.2006.096339.

[18] Hudgins RJ, Boydston WR, Gilreath CL (1998) Treatment of posthemorrhagic hydrocephalus in the preterm infant with a ventricular access device. Pediatr Neurosurg 29(6):309 – 313. doi:28744.

[19] Brockmeyer DL, Wright LC, Walker ML, Ward RM (1989) Management of posthemorrhagic hydrocephalus in the low-birth-weight preterm neonate. Pediatr Neurosci 15(6):302 – 307; discussion 308.

[20] Benzel EC, Reeves JP, Nguyen PK, Hadden TA (1993) The treatment of hydrocephalus in preterm infants with intraventricular haemorrhage. Acta Neurochir 122(3 – 4):200 – 203.

[21] Gurtner P, Bass T, Gudeman SK, Penix JO, Philput CB, Schinco FP (1992) Surgical management of posthemorrhagic hydrocephalus in 22 low-birth-weight infants. Childs Nerv Syst 8(4):198 – 202.

[22] Whitelaw A (2001) Repeated lumbar or ventricular punctures in newborns with intraventricular hemorrhage. Cochrane Database Syst Rev (1):CD000216. doi:10.1002/14651858.CD000216.

[23] Maertzdorf WJ, Vles JS, Beuls E, Mulder AL, Blanco CE (2002) Intracranial pressure and cerebral blood flow velocity in preterm infants with posthaemorrhagic ventricular dilatation. Arch Dis Child Fetal Neonatal Ed 87(3):F185 – F188.

[24] Bass JK, Bass WT, Green GA, Gurtner P, White LE (2003) Intracranial pressure changes during intermittent CSF drainage. Pediatr Neurol 28(3):173 – 177.

[25] Tubbs RS, Banks JT, Soleau S, Smyth MD, Wellons JC 3rd, Blount JP, Grabb PA, Oakes WJ (2005) Complications of ventriculosubgaleal shunts in infants and children. Childs Nerv Syst 21(1):48 – 51. doi:10.1007/

s00381-004-0967-6.

[26] Fulmer BB，Grabb PA，Oakes WJ，Mapstone TB（2000）Neonatal ventriculosubgaleal shunts. Neurosurgery 47 (1):80 - 83; discussion 83 - 84.

[27] Wellons JC，Shannon CN，Kulkarni AV，Simon TD，Riva-Cambrin J，Whitehead WE，Oakes WJ，Drake JM，Luerssen TG，Walker ML，Kestle JR（2009）A multicenter retrospective comparison of conversion from temporary to permanent cerebro-spinal fluid diversion in very low birth weight infants with posthemorrhagic hydrocephalus. J Neurosurg Pediatr 4(1):50 - 55. doi: 10.3171/2009.2.PEDS08400.

[28] Limbrick DD Jr，Mathur A，Johnston JM，Munro R，Sagar J，Inder T，Park TS，Leonard JL，Smyth MD（2010）Neurosurgical treatment of progressive post-hemorrhagic ventricular dilation in preterm infants: a 10-year single-institution study. J Neurosurg Pediatr 6 (3):224 - 230. doi:10.3171/2010.5.PEDS1010.

[29] Lam HP，Heilman CB（2009）Ventricular access device versus ventriculosubgaleal shunt in post hemorrhagic hydrocephalus associated with prematurity. J Matern Fetal Neonatal Med 22（11）: 1097 - 1101. doi:10.3109/14767050903029576.

[30] Koksal V，Oktem S（2010）Ventriculosubgaleal shunt procedure and its long-term outcomes in premature infants with post-hemorrhagic hydrocephalus. Childs Nerv Syst 26(11):1505 - 1515. doi:10.1007/s00381-010-1118-x.

[31] Acakpo-Satchivi L，Shannon CN，Tubbs RS，Wellons JC 3rd，Blount JP，Iskandar BJ，Oakes WJ（2008）Death in shunted hydrocephalic children: a follow-up study. Childs Nerv Syst 24(2):197 - 201. doi:10.1007/s00381-007-0408-4.

[32] Sklar F，Adegbite A，Shapiro K，Miller K（1992）Ventriculosubgaleal shunts: management of posthemorrhagic hydrocephalus in premature infants. Pediatr Neurosurg 18(5 - 6):263 - 265.

[33] Brouwer A，Groenendaal F，van Haastert IL，Rademaker K，Hanlo P，de Vries L（2008）Neurodevelopmental outcome of preterm infants with severe intraventricular hemorrhage and therapy for post-hemorrhagic ventricular dilatation. J Pediatr 152(5):648 - 654. doi:10.1016/j.jpeds.2007.10.005.

[34] Lee IC，Lee HS，Su PH，Liao WJ，Hu JM，Chen JY（2009）Posthemorrhagic hydrocephalus in newborns: clinical characteristics and role of ventriculoperitoneal shunts. Pediatr Neonatol 50(1):26 - 32. doi:10.1016/S1875-9572(09)60026-7.

[35] Vinchon M，Rekate H，Kulkarni AV（2012）Pediatric hydrocephalus outcomes: a review. Fluids Barriers CNS 9(1):18. doi:10.1186/2045-8118-9-18.

[36] Kulkarni AV，Drake JM，Lamberti-Pasculli M（2001）Cerebrospinal fluid shunt infection: a prospective study of risk factors. J Neurosurg 94(2):195 - 201. doi:10.3171/jns.2001.94.2.0195.

[37] Odio C，McCracken GH Jr，Nelson JD（1984）CSF shunt infections in pediatrics. A seven-year experience.

Am J Dis Child 138(12):1103 - 1108.

[38] Bourgeois M，Sainte-Rose C，Cinalli G，Maixner W，Malucci C，Zerah M，Pierre-Kahn A，Renier D，Hoppe-Hirsch E，Aicardi J（1999）Epilepsy in children with shunted hydrocephalus. J Neurosurg 90(2):274 - 281. doi:10.3171/jns.1999.90.2.0274.

[39] Renier D，Lacombe J，Pierre-Kahn A，Sainte-Rose C，Hirsch JF（1984）Factors causing acute shunt infection. Computer analysis of 1174 operations. J Neurosurg 61 (6):1072 - 1078. doi:10.3171/jns.1984.61.6.1072.

[40] Sciubba DM，Noggle JC，Carson BS，Jallo GI（2008）Antibiotic-impregnated shunt catheters for the treatment of infantile hydrocephalus. Pediatr Neurosurg 44(2):91 - 96. doi:10.1159/000113109.

[41] Lazareff JA，Peacock W，Holly L，Ver Halen J，Wong A，Olmstead C（1998）Multiple shunt failures: an analysis of relevant factors. Childs Nerv Syst 14(6):271 - 275.

[42] Chittiboina P，Pasieka H，Sonig A，Bollam P，Notari-anni C，Willis BK，Nanda A（2013）Posthemorrhagic hydrocephalus and shunts: what are the predictors of multiple revision surgeries? J Neurosurg Pediatr 11(1): 37 - 42. doi:10.3171/2012.8.PEDS11296.

[43] Whitelaw A，Kennedy CR，Brion LP（2001）Diuretic therapy for newborn infants with posthemorrhagic ventricular dilatation. Cochrane Database Syst Rev（2）: CD002270. doi:10.1002/14651858.CD002270.

[44] International randomised controlled trial of acetazolamide and furosemide in posthaemorrhagic ventricular dilatation in infancy. International PHVD Drug Trial Group（1998）. Lancet 352(9126):433 - 440.

[45] Yapicioglu H，Narli N，Satar M，Soyupak S，Altunbasak S（2003）Intraventricular streptokinase for the treatment of posthaemorrhagic hydrocephalus of preterm. J Clin Neurosci 10(3):297 - 299.

[46] Whitelaw A，Jary S，Kmita G，Wroblewska J，Musialik-Swietlinska E，Mandera M，Hunt L，Carter M，Pople I（2010）Randomized trial of drainage，irrigation and fibrinolytic therapy for premature infants with posthemorrhagic ventricular dilatation: develop mental outcome at 2 years. Pediatrics 125(4):e852 - e858. doi:10.1542/peds.2009-1960.

[47] Whitelaw A，Aquilina K（2012）Management of posthaemorrhagic ventricular dilatation. Arch Dis Child Fetal Neonatal Ed 97(3): F229 - 3. doi:10.1136/adc.2010.190173.

[48] Warf BC，Campbell JW，Riddle E（2011）Initial experience with combined endoscopic third ventriculostomy and choroid plexus cauterization for post-hemorrhagic hydrocephalus of prematurity: the importance of prepontine cistern status and the predictive value of FIESTA MRI imaging. Childs Nerv Syst 27（7）: 1063 - 1071. doi:10.1007/s00381-011-1475-0.

[49] Pikus HJ，Levy ML，Gans W，Mendel E，McComb JG（1997）Outcome，cost analysis，and long-term follow-up in preterm infants with massive grade IV germinal matrix hemorrhage and progressive hydrocephalus. Neurosurgery 40(5):983 - 988; discussion 988 - 989.

[50] Boynton BR, Boynton CA, Merritt TA, Vaucher YE, James HE, Bejar RF (1986) Ventriculoperitoneal shunts in low birth weight infants with intracranial hemorrhage: neurodevelopmental outcome. Neurosurgery 18(2):141 - 145.

[51] Adams-Chapman I, Hansen NI, Stoll BJ, Higgins R (2008) Neurodevelopmental outcome of extremely low birth weight infants with posthemorrhagic hydrocephalus requiring shunt insertion. Pediatrics 121(5): e1167 - e1177. doi:10.1542/peds.2007-0423.

[52] Gupta N, Park J, Solomon C, Kranz DA, Wrensch M, Wu YW (2007) Long-term outcomes in patients with treated childhood hydrocephalus. J Neurosurg 106(5 Suppl): 334 - 339. doi:10.3171/ped.2007.106.5.334.

[53] Vassilyadi M, Tataryn Z, Shamji MF, Ventureyra EC (2009) Functional outcomes among premature infants with intraventricular hemorrhage. Pediatr Neurosurg 45 (4):247 - 255. doi:10.1159/000228982.

[54] Maitre NL, Marshall DD, Price WA, Slaughter JC, O'Shea TM, Maxfield C, Goldstein RF (2009) Neuro-developmental outcome of infants with unilateral or bi-lateral periventricular hemorrhagic infarction. Pediatrics 124(6): e1153 - e1160. doi:10.1542/peds.2009-0953.

[55] Resch B, Gedermann A, Maurer U, Ritschl E, Muller W (1996) Neurodevelopmental outcome of hydrocephalus following intra-/periventricular hemorrhage in preterm infants: short-and long-term results. Childs Nerv Syst 12 (1):27 - 33.

[56] Handler L, Wright M (1978) Postmeningitic hydrocephalus in infancy. Neuroradiology 16(1):31 - 35.

[57] Nida TY, Haines SJ (1993) Multiloculated hydrocephalus: craniotomy and fenestration of intraventricular septations. J Neurosurg 78(1): 70 - 76. doi:10.3171/jns.1993.78.1.0070.

[58] Albanese V, Tomasello F, Sampaolo S (1981) Multiloc-ulated hydrocephalus in infants. Neurosurgery 8(6):641 - 646.

[59] Kalsbeck JE, DeSousa AL, Kleiman MB, Goodman JM, Franken EA (1980) Compartmentalization of the cerebral ventricles as a sequela of neonatal meningitis. J Neurosurg 52(4):547 - 552. doi:10.3171/jns.1980.52.4.0547.

[60] Lorber J, Pickering D (1966) Incidence and treatment of post-meningitic hydrocephalus in the newborn. Arch Dis Child 41(215):44 - 50.

[61] De Villiers J, Clüver PV, Handler L (1978) Complications following shunt operations for post-meningitic hydrocephalus. In: Treatment of hydrocephalus computer tomography.

Springer, Berlin, pp 23 - 27.

[62] Tuli S, Drake J, Lawless J, Wigg M, Lamberti-Pasculli M (2000) Risk factors for repeated cerebrospinal shunt failures in pediatric patients with hydrocephalus. J Neurosurg 92(1): 31 - 38. doi:10.3171/jns.2000.92.1.0031.

[63] Nagy A, Bognar L, Pataki I, Barta Z, Novak L (2013) Ventriculosubgaleal shunt in the treatment of posthem-orrhagic and postinfectious hydrocephalus of premature infants. Childs Nerv Syst 29(3): 413 - 418. doi:10.1007/s00381-012-1968-5.

[64] Smyth MD, Tubbs RS, Wellons JC 3rd, Oakes WJ, Blount JP, Grabb PA (2003) Endoscopic third ventricu-lostomy for hydrocephalus secondary to central nervous system infection or intraventricular hemorrhage in chil-dren. Pediatr Neurosurg 39(5):258 - 263, doi:72871.

[65] Warf BC, Dagi AR, Kaaya BN, Schiff SJ (2011) Five-year survival and outcome of treatment for postin-fectious hydrocephalus in Ugandan infants. J Neurosurg Pediatr 8(5):502 - 508. doi:10.3171/2011.8.PEDS11221.

[66] Platenkamp M, Hanlo PW, Fischer K, Gooskens RH (2007) Outcome in pediatric hydrocephalus: a comparison between previously used outcome measures and the hydrocephalus outcome questionnaire. J Neurosurg 107 (1 Suppl): 26 - 31. doi:10.3171/PED-07/07/026.

[67] Kao CL, Yang TF, Wong TT, Cheng LY, Huang SY, Chen HS, Chan RC (2001) The outcome of shunted hydrocephalic children. Zhonghua Yi Xue Za Zhi (Taipei) 64(1):47 - 53.

[68] Vinchon M, Baroncini M, Delestret I (2012) Adult outcome of pediatric hydrocephalus. Childs Nerv Syst 28 (6):847 - 854. doi:10.1007/s00381-012-1723-y.

[69] Sgouros S, Malluci C, Walsh AR, Hockley AD (1995) Long-term complications of hydrocephalus. Pediatr Neurosurg 23(3):127 - 132.

[70] Vinchon M, Dhellemmes P (2006) Cerebrospinal fluid shunt infection: risk factors and long-term follow-up. Childs Nerv Syst 22(7):692 - 697. doi:10.1007/s00381-005-0037-8.

[71] Casey AT, Kimmings EJ, Kleinlugtebeld AD, Taylor WA, Harkness WF, Hayward RD (1997) The long-term outlook for hydrocephalus in childhood. A ten-year cohort study of 155 patients. Pediatr Neurosurg 27(2): 63 - 70.

[72] Kulkarni AV, Rabin D, Drake JM (2004) An instrument to measure the health status in children with hydrocephalus: the hydrocephalus outcome questionnaire. J Neurosurg 101(2 Suppl): 134 - 140. doi:10.3171/ped.2004.101.2.0134.

正常压力脑积水相关并发症

Complications Related to the Type of Hydrocephalus: Normal Pressure Hydrocephalus

María Antonia Poca and Juan Sahuquillo

赵　麟　胡　锦　译

正常压力脑积水的现状

正常压力脑积水（normal pressure hydrocephalus，NPH）是老年人中导致运动和认知功能障碍的一种可治愈的疾病，近年有越来越多的病例得到确诊。典型病例的症状包括步态障碍、进行性认知功能障碍以及括约肌功能障碍在内的综合征，这些症状的发生与侧脑室的扩大有关[1,21]。然而，在有些患者，临床表现并不典型（类似于帕金森综合征或精神疾病的表现），或者不完全[23,52,59,64]。对NPH患者的基础临床评估包括神经系统查体、神经运动测试，以及用于确定患者生活自理能力的功能状态的评估。

在疑似NPH患者，尽管也可以使用先进的诊断测试，但对于神经内科和神经外科医师来说，临床症状仍然是临床评价的基石。步态障碍是NPH患者最早发生，同时也是最明显的症状[46,59]。然而，步态障碍的具体形式还没有得到明确的界定。步态障碍的严重程度从单纯的走路不稳到完全缺乏平衡，后者导致卧床，伴或不伴有痉挛和感觉丧失[52,59]。由于不同患者的症状存在差异，并导致分流术后改善的差异。步态障碍不是NPH患者运动障碍的唯一形式[5,23,25,33]。其他形式的运动障碍也可以表现出来，包括各种动作变慢、手指精细动作困难、手震颤及书写困难[20,66]。这些患者也可表现出姿势障碍[5,6]和频频出现锥体外系症状[33]。

尽管最近50年相关的研究很多，特发性正常压力脑积水（idiopathic normal pressure hydrocephalus，iNPH）的病因目前仍不清楚。大部分证据表明，脑室扩张是由于CSF在蛛网膜颗粒处吸收出现障碍或CSF经蛛网膜下腔流动时受阻所致。然而，大脑黏弹性质的改变也被猜测为导致iNPH的重要原因，尤其是在"低压"脑积水中[47]。另一个假设，基于iNPH和高血压、糖尿病、高胆固醇血症和动脉硬化性血管病之间存在常见的关联[24,26]，脑室扩张可能与CSF吸收不良并不相关，而是继发于脑血管疾病导致的脑软化、脑室扩张。Momjian等证实了白质脑血流（cerebral blood flow，CBF）的分布在NPH患者中和正常对照组中存在差异，前者在侧脑室邻近区域减少得更为显著[43]。在一项SPECT研究中，我们证明了在iNPH患者的额叶和顶叶等特定区域，CBF在分流术后出现了明显的改善[38]。然而，iNPH继发于血管性脑病的假设还没被证实，也没有得到一致公认。最有可能的是，上述多种因素一起作用构成了 iNPH 的病理生理学基础。NPH 症状已被归因于缺血、脑室周围白质伸展、压力梯度增加和脑室周围脑血流量减少等。

在疑似 iNPH 患者的管理中,两个主要障碍仍然存在,难以作出正确的诊断。如何判断是否行分流术,以及手术带来的最大化临床改善率、最小化并发症发生率。在过去的几十年中,结合了 ICP 监测、CSF 动力学、神经影像学和 CSF 释放策略的不同的检测和诊断工具已得到应用。然而,即使最近 iNPH 治疗指南已经出版[34,44],疑似 iNPH 患者的评估标准仍然缺乏。在一些中心,治疗患者的决策可能仅基于临床和神经影像学研究,另外一些患者则需要进一步的研究,如 CSF 动态研究或持续 ICP 监测。然而重要的是,文献中所报道的最好的结果来自那些基于连续 ICP 监测所作出的诊断[17,54]。

现在清楚的是,在一些 NPH 患者中,平均 ICP 并不总是正常的,虽然这些患者没有高颅压症状,但存在 NPH 的典型症状。在这些患者中,持续 ICP 监测显示颅内压增高[通常出现在快速眼动(rapid eye movement,REM)睡眠期],或者是持续升高的平均颅内压。"正常压力脑积水"这个名称由 Hakim 首先提出,持续使用至今;另一种名称为"成人慢性脑积水",并未得到任何 ICP 值或病理生理学理论的支持,现已被逐渐舍弃。

NPH 综合征的治疗方法,自 20 世纪 70 年代以来基本保持不变。脑室-腹腔分流术或脑室-心房分流术时植入具有压差的阀门,从侧脑室排出多余的 CSF,仍是首选的治疗方法。使用低压开启阀的患者取得了最好的临床效果。已经采取了一些策略来减少与分流阀相关的并发症,并取得了较高的改善率和低病死率、低并发症率。

正常压力脑积水的诊断、指南和潜在的错误

诊断 NPH 综合征需要同时存在临床症状和脑室扩大。然而,诊断老年患者的 iNPH,也可以同时存在其他相关疾病,如与认知障碍相关的小血管白质疾病、阿尔茨海默病、帕金森病或其他亚临床神经退行性过程与脊髓型颈椎病,这些疾病可能会影响 NPH 的诊断及分流术的选择[32]。受 2000 年 9 月在圣安东尼奥召开的会议共识的影响,Marmarou 等在 2005 年出版了 iNPH 患者的诊断和管理指南,旨在为支持临床实践提供最佳证据[35]。这些指南涵盖 4 大主题:临床诊断、辅助诊断、手术治疗及预后。在 2012 年,Mori 等在日本 NPH 协会和日本神经外科学会的支持下,发表了第二版指南(第一版 NPH 指南由日本 NPH 协会于 2004 年 5 月发表)[44]。在这两个指南中,iNPH 都被分为 3 类:在 Marmarou 指南中分为"很可能的""可能的"和"不可能的"三类,在日本指南中分为术前"可能"或"很可能"以及术后"一定"三类。不过这些分类可能会导致管理的混乱。另一方面,需要注意的是,这两个指南都有局限性,它们的建议仅基于第三类证据(回顾性收集的数据),适合于验证治疗方案,不适用于制订指导方针或标准。

在 Marmarou 指南中,存在争议的是用于预测手术效果、提高治疗后反应的一些术前检查,这些检查可能会延误那些能受益于手术的患者的手术时机。第一个需要有完整的 Hakim 三联征。三联征中只出现两个的,被列为可能的 iNPH,指南推荐进行随访,且不进行任何辅助诊断试验[34]。然而,当 iNPH 诊断被 ICP 监测结果证实后,存在不

完整的 Hakim 三联征患者,分流术后改善率往往较高(84%)[54]。在指南中,建议对存在完整 Hakim 三联征的门诊患者,进行 40～50 ml 的 CSF 释放试验(tap test)。作者认为如果试验结果阳性,可以很好地预测较好的分流术效果(72%～100%),并推荐进行分流;然而,如果试验结果为阴性,建议后续进行一次输注试验(infusion test)来计算 CSF 吸收的阻力(R_{out}),因为这项试验的灵敏度较低(26%～61%)。如果 R_{out} 显著不正常,指南推荐手术;但如果 R_{out} 正常,不推荐进行手术治疗[34]。在最近的一项研究中(未发表的结果),我们通过对 136 例行分流术的 iNPH 患者的研究,确定了 R_{out} 的敏感性、特异性和预测值,并在这些患者中进行了连续的 ICP 监测和 CSF 流体动力学检测。在这项研究中,分流术后症状的改善被认为是 NPH 诊断的金标准。我们的研究结果表明,在 iNPH 患者中利用 Katzman 和 Hussey 输注试验计算出的 R_{out} 来选择是否进行分流术。当 R_{out} 的阈值从 10 mmHg/(ml·min)(16.6%)提高到 18 mmHg/(ml·min)(63.3%)时,假阴性率有一定程度的增加,也就是当 R_{out} 存在异常时,应对 NPH 患者进行分流。然而,如果 R_{out} 是正常的,需要进行额外的检查后才能排除分流(未发表的研究)。在我们的经验中,当 CSF 释放试验结果为阴性或 R_{out} 在正常范围内时,必须进行持续的 ICP 监测。一些学者支持以下观点,即持续性 ICP 监测是 NPH 最有用的诊断试验[49,58,61]。

适合正常压力脑积水患者的理想阀门

优化 iNPH 患者手术效果最重要的也是最容易被忽略的因素是阀门的选择。多年来,如何为这些患者选择最合适的分流阀门一直存在争议,且仍然是一个尚未解决的问题[4,44]。这些患者最合适的分流阀门应该能确保最大的临床受益以及最少的分流相关并发症。分流阀门的选择历来被大多数神经外科医师认为是次要问题。在过去的 10 年中,各种不同的阀、设计理念和重力补偿装置的出现,有些产品远比神经外科医师所需要的更加复杂,使得神经外科医师必须从不同的开启压力、不同的流体动力学、是否选用可调节阀、有或无重力装置中进行选择。在多种分流阀被开发出来之前,一个神经外科医师最艰难的决定是选择使用高、中开启压力还是低开启压力的阀门。Bergsneider 等强调,目前尚没有足够的证据支持 iNPH 患者应如何选择特定开启压力的阀门[4]。但是,Boon 等[7] 和 McQuarrie 等[40,41] 的报道认为,对 NPH 患者使用低压阀,改善率比使用中压和高压阀都要高。此外,Zemack 和 Romner 发现,当将开启压力为 130 mmH$_2$O 的中等压力调节阀(所谓的"可编程"阀门)应用于 iNPH 患者时,53.6% 的患者需要降低阀门开启压力,并且经如此调整后,46% 的患者将受益[70]。

在继发性 NPH 患者中,ICP 一般都很高,而对 iNPH 患者持续 ICP 监测后发现,平均 ICP 常低于 12 mmHg,部分患者甚至可能是负值(图 11.1)。在这些患者中,中、高压阀可能不能正常工作。当阀门开启压力高于患者平均 ICP 时,阀门打开仅在患者直立(虹吸效应)并进行 Valsalva 动作时或在 REM 睡眠期出现高幅 B 波时。我们相信,应该在这些患者中植入低压、低阻力阀,以避免中压或高压阀引起的隐匿性分流不足。结合重力装置的低压阀,可以允许更均匀和生理性的 CSF 分流。这可以解释在我们的患者

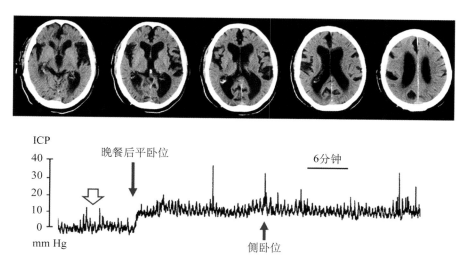

图 11.1　一个 iNPH 患者的 ICP 监测。注意在床头抬高 45°允许患者进食时,ICP 为负值(前半部分记录,大箭头所示)。床位恢复水平时,ICP 平均增加了 12 mmHg

中发现的较低的硬脑膜下积液(血肿和积液)发生率(<10%)[50,54,64],而在 Boon 等的报道中该值为 71%[7]。

目前,本科室对 iNPH 患者分流阀的选择标准可概括如下:① 在低风险患者中(Evans 指数<0.40,未行抗凝治疗),推荐使用低压、低阻力、重力补偿的侧脑室-腹腔分流阀。② 在高风险患者中(Evans 指数≥0.40,严重的皮质萎缩,使用醋硝香豆素类药物),推荐配合使用可调节阀与重力补偿装置。在后面这一组中,我们常选择 100～110 mmH$_2$O 作为起始压力的阀门。这个开启压力在之后的几天或几周内逐渐降低至 30～50 mmH$_2$O,取决于术前 ICP 与临床改善。在这些患者中使用可调压阀的主要优点之一是,如果患者出现硬脑膜下积液,能暂时增加开放压力。在我们看来,与单纯重力补偿阀相比,使用可调压阀造成的额外成本,可以通过避免进行后续的手术得到补偿。重力补偿装置所选择的压力可能随身高和体重指数(body mass index,BMI)而变化[62]。阀门

和重力装置应该是球-锥设计,在实验室研究中已经证明其比硅设计更可靠[45]。我们建议神经外科医师了解分流术的流体动力学特征[12,13]。

正常压力脑积水患者分流术后的改善

文献报道的 NPH 患者治疗的疗效差异很大,取决于几个因素:患者类型(iNPH 和继发性 NPH,以及分流术前临床恶化的程度)、病程、合并症、诊断 NPH 所使用的试验(所有这些都会影响假阴性率)以及阀门选择。分流后显著改善率的范围从 29% 到 96%[22,57,69]。较好的改善率往往出现在单中心、小系列研究中[50,51,57]。然而,近期更大的研究一致显示,分流术后患者的改善率较高[17,39,54],治疗后的改善能够持续数年[39,56]。

在几项研究中,我们发现改善率的提高和并发症率的降低,可以通过遵循严格的治疗方案来实现[50,54]。在 iNPH 的管理方案

中,结果由神经外科医师和神经心理学家在分流术后 6 个月使用 NPH 量表(表 11.1)分别独立进行评估[64]。如果在神经外科医师和神经心理学家之间存在差异,患者将被重新评估,最后的得分由共识决定。因为 NPH 评分的一个微小的变化,代表患者的功能状态的实质性变化,我们定义增加 1 点为轻度改善,显著改善至少有 2 点增加。

在一项包含 244 例行分流术的 iNPH 病例的研究中,1 例死于术后急性呼吸系统感染,3 例死于术后 6 个月内,但与分流术无关

表 11.1　正常压力脑积水量表

项　目	评　分
Ⅰ **步态评估(GE)**	
患者卧床或不能行走	1
在帮助下能够行走	2
能够独立行走,但不稳定或摔倒	3
异常但是稳定的步态	4
正常步态	5
Ⅱ **认知功能(CF)**	
植物状态或意识微弱	1
严重痴呆	2
严重认知障碍伴行为异常	3
由家属汇报的认知障碍	4
只能通过特殊检查才能被发现的认知障碍	5
Ⅲ **括约肌功能障碍(SD)**	
大小便失禁	1
持续小便失禁	2
偶尔小便失禁	3
尿急	4
没有主观或客观的括约肌功能障碍	5

注:NPH 量表得分=GE+CF+SD。最低得分=3 分,最高得分=15 分。

(卒中、慢性呼吸系统疾病和心肌梗死),4 例(1.6%)失访,因此最终结果包括 236 例病例。分流术后,212 例病例(89.8%)的 NPH 评分有 1 分或以上的提高,18 例病例(7.6%)没有改善,6 例病例(2.5%)症状恶化。在 212 例有改善的病例中,30 例为轻度改善,182 例为显著改善。同前述文献一致,在步态和括约肌功能方面的改善比认知功能的改善更大[54]。NPH 量表评分高的患者(13 或 14 分)改善的比例少于低分患者(3~12 分)。较低的改善率可用天花板效应解释:在临床症状轻微、功能恶化少的患者中,只可能有较小的改善。在这些患者中,手术的目标不仅是逆转轻微的症状,更重要的是预防临床和神经心理学的进展。当与患者及家属讨论手术预后时,对于这些情况的知情很重要。

病死率和并发症率

由于潜在的分流相关并发症,很多神经外科医师不太愿意为 iNPH 患者做分流术。在不同的文献报道中,并发症率差异很大,有时很高,有时很低。一项由 Hebb 和 Cusimano 所做的 meta 分析[22]报道平均并发症率为 38%(5%~100%),主要是分流修正(22%,范围 0~47%),死亡或终身神经功能缺陷为 6%。荷兰的 NPH 研究报道了 53% 的患者出现了硬脑膜下积液,其中的 2/3 自发性地减少或缓解[7]。在这项研究中,有两个患者(0.8%)死于与分流直接有关的问题(一个是术后早期,另一个是术后 6 个月)。如果我们考虑年龄以及在 iNPH 患者中常见合并症的频率,那么这一比例非常低。据文献报道分流修正率有的高达 47%[27]。在 Hebb 和 Cusimano 的综述中,22% 的患者

需要进行额外的手术[22]。最常见的严重分流术后并发症是脑或硬脑膜下血肿、分流阻塞和感染。程度稍轻的不良事件包括不需要引流的硬脑膜下积液、体位性头痛、腹痛和短暂的听觉减退或耳鸣。

在我们最近发表的文献中，与治疗相关的病死率为0.4%(244例患者中有1例死于术后早期的急性呼吸道感染)[54]，有少于10%的iNPH分流患者存在早期（分流后1个月内）和晚期（分流术后6个月内）并发症，只有1例出现分流术后感染。术后或术后6个月发现的无症状硬脑膜下积液不被认为是并发症，因为他们不需要治疗（图11.2）。然而，如果将这些积液也纳入并发症的话，总并发症率将增至13.8%[54]；与其他研究所报道的数据相比，这是非常低的。这个低并发症率不仅归因于重力阀的使用，还包括我们的手术管理方案，后者结合了几种在术前、术中和术后进行的测量方法[50,51]。表11.2概括了244例手术患者出现的并发症。

目标:"近乎零"的分流术后感染率

CSF分流术后感染率一直是小儿和成人脑积水手术并发症中重要的一部分，发生率为3%~15%[8,9,39]。最近，一些较大的研

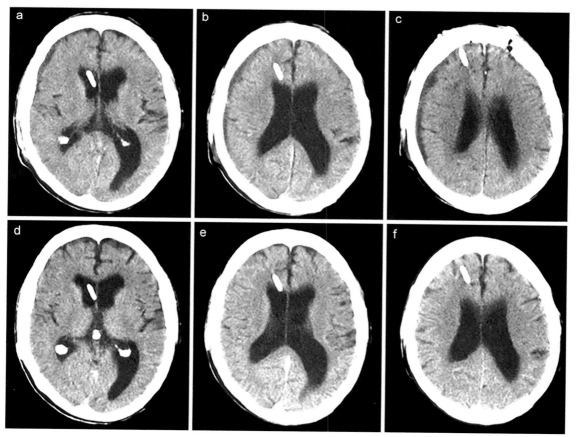

图11.2 一例iNPH病例术后的头颅CT检查影像。(a~c)最初随访的CT检查在术后1周进行，可见轻度积液，并无占位效应，不需要治疗;(d~f)积液在术后3.5个月时自行吸收

表 11.2　iNPH 患者的临床改善及并发症(*n* = 236)

项　目	患者数	(%)
临床改善		
NPH 评分提高 1 分	30	12.7
NPH 评分提高 >1 分	182	77.1
没有改善	18	7.6
部分恶化	6	2.5
日常活动量表改善	114	58.5
通过 RDRS-2 量表确定的残疾程度减少(*n* = 206)		
术前中位数 32(IQR:16.25,最小 19,最大 60)		
术后中位数 26(IQR:12,最小 18,最大 54)		
(W = −12 701.0, *P* < 0.001)		
死亡率和早晚期并发症		
死亡率	1	0.4
早期并发症(*n* = 244)	13	5.3
硬脑膜下积液	4	5.3
分流失效	2	0.8
系统性并发症	4	1.6
体位性听力下降	1	0.4
脑实质血肿	1	0.4
钻孔所致的出血性并发症	1	0.4
晚期并发症(*n* = 236)	15	6.4
无症状性积液	8	3.4
硬脑膜下血肿(3 例急性,3 例慢性)	6	2.5
远端导管感染	1	0.4

注:iNPH:特发性正常压力脑积水;RDRS-2:快速伤残评定量表-2;IQR:四分位差。

究报道了相对较低的分流术后感染率(1%～6%)[11,17,54]。有的研究报道不同种类的分流管在抗感染方面无显著差别[44]。有的研究则指出无论是在小儿还是在成人患者中抗感染分流系统都有一定的抗感染效能[18,19,48,60]。实际上,手术技术的发展和经验的积累可能

对减少感染率以及其他分流相关并发症是最重要的。

在我们的研究中所报道的低感染率和其他低并发症率,可以在我们科室所实施的以下几项手术管理方案中得到部分解释[50,54]。

- 在麻醉诱导期间,磺胺甲噁唑(1 600 mg)和甲氧苄啶(320 mg)作为预防性抗生素使用,之后每 12 小时追加 1 次。

- 头、胸、腹部在术前清洗 2 次(第一次在病房,第二次在麻醉诱导时)。

- 手术区涂上碘溶液,用碘溶液浸泡至少 3 分钟。

- 经额叶进行脑室穿刺,以钻孔(从鼻根向后 10.5 cm,旁开中线 2.5～3 cm)为中心取弧形切口。

- 用低电压单级电刀电凝硬脑膜后切开,切口只有 3～4 mm,同时将硬脑膜附着于蛛网膜。只要有可能,将硬脑膜穿孔的最大直径限制于分流管的最大直径。

- 清除导管腔内的脑组织碎屑,作为防止感染的额外措施,对所有患者都进行脑室内万古霉素(20 mg)注射。

- 分流管腹腔端都通过小的剖腹手术切口被置入腹腔内。从未使用经皮穿刺套管针。

- 手术结束后,用腰带适度进行腹部加压。这种腹部加压主要在白天进行,夜间松解,持续 3～4 周。

- 分流术后第 3 天开始活动。

- 在植入重力阀的患者,术后第一周床头抬高 30°～45°以减少分流量,避免过度引流。出院时,患者应在家中保持此体位卧床,直至第一次随访。术后 2～3 个月常规进行随访。

使用上述方案,NPH 患者的感染率能降低至 1%以下[50,54]。这一低感染率不能作为支持常规使用抗菌分流管的证据。

避免正常压力脑积水患者的 过度引流：事实与想象

在 iNPH 等高风险患者中，由过度引流导致的并发症发生率仍较高。过度引流直接与分流后的 CSF 流体动力学模式直接相关，由患者直立时分流管腹腔端的负静水压导致。体位性头痛、复视、耳鸣、慢性硬脑膜下积液是与过度引流相关的最常见的现象，而脑室端导管阻塞、裂隙脑室综合征、硬脑膜下血肿和获得性 Chiari I 型畸形在小儿患者中的报道较多[36,37]。NPH 患者中 10% ～ 30% 的分流修正率由过度引流导致。

在正常情况下，当卧床的患者坐或站立后，ICP 降至大气压以下[29]。ICP 降低甚至达到负值是一个众所周知的生理现象[29-31]。患者平卧时替代性后循环静脉通道是关闭的，头抬高能使 CSF 流入椎管，并通过开放替代性后循环静脉通道来改善脑静脉引流，并以此生理性地降低 ICP[29,31,68]。在一项较大的研究中，术前监测 ICP，我们发现当体位从仰卧位变为坐位或直立位时，ICP 明显下降。但是，这种体位依赖性 ICP 降低现象的出现，脑脊髓 CSF 流通顺畅的患者比 Chiari 畸形的患者更显著（图 11.3）。这支持了后者

CSF 向椎管流动受影响的理论[53]。各个患者体位变化后 ICP 的变化规律非常相似，变为坐位时 ICP 会出现一次最大的下降，稳定后有小幅恢复（图 11.4）。ICP 波动幅度的中位数（仰卧位平均 ICP 与体位变化中记录的 ICP 最小值间的差值）是 13 mmHg（IQR 10 ～ 17 mmHg），平均 ICP 差值中位数（仰卧位平均 ICP 与持续坐位 3 小时的平均 ICP 值间的差值）是 8 mmHg（IQR 5 ～ 11 mmHg）[53]。

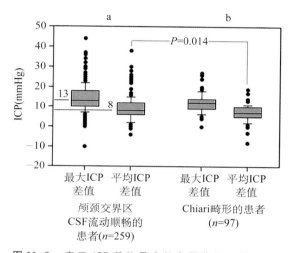

图 11.3　表示 ICP 差值最大值和平均值的箱点图。(a)数据来自 259 例患者，通过颅颈交界区的 CSF 流动顺畅；(b) 97 例 Chiari 畸形的患者。在所有患者中都进行了体位变换时（从仰卧位到坐位）ICP 监测。在第一组中，最大值的中位数（仰卧位的平均 ICP 和体位变换时的 ICP 最小值）为 13 mmHg，平均 ICP 差值（平均 ICP 和保持 3 小时坐位的 ICP 平均值）为 8 mmHg

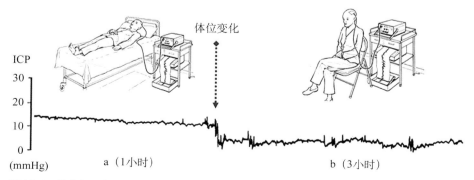

图 11.4　体位相关性 ICP 变化。体位变化后的 ICP 模式在所有患者中都很相似，当从卧位(a)突然变为坐位(b)时，ICP 突然下降，随着逐渐的稳定，又会有一定的恢复

在高 ICP 患者体位变化时 ICP 的下降同样发生[16]。在神经重症患者中，为了预防或辅助改善颅内高压，各种角度的头部抬高已经常规实施。这种生理学现象在植入经典差异性压力阀的患者中更为显著。在这些患者中，除非有代偿或消除虹吸的措施，否则在直立体位时可观察到 ICP＜－20 mmHg（图11.5）[3,10]。这种非生理性的梯度是重力改变后的一个直接结果，由分流管脑室端和腹腔端间的水柱引起。在仰卧位，阀门的静水压是控制分流的主要因素。但当患者直立时，腹腔端的静水压使阀门保持持续性开放，即使侧脑室压力变为负值时[63]。在这种情况下，在阀门被再次打开前，分流的流体动力学（R_{shunt}）是控制 CSF 流动的主要因素。在没有重力补偿装置的情况下，当患者处于直立体位且脑室内有可引流的 CSF 时，CSF 可持续流动。使用中、高压分流阀避免过度引流，是一个常见但是错误的策略。Aschoff提出，过度引流的问题与重力相关，因此需要使用重力阀来控制，而不是提高阀门的压力设置。提高分流阀的压力设置能够避免过度引流的观念并不是完全正确的，因为阀门的开启压力只在患者卧位时控制流动。有较强的证据支持中、高压开启阀并不能降低硬脑膜下积液（积水或血肿）的发生率。Boon 等在一项纳入了中压开启阀患者的研究中报道了 34％的硬膜下积液发生率[7]。可调压阀的使用可以减少，但并不能完全杜绝患者直立位时的非生理性 CSF 流动，以及发生并发症的可能性[2]。

自从 Portnoy 等于 1973 年使用第一例抗虹吸分流管以来[55]，各种各样用于代偿重力作用并防止过度引流的分流管已被设计和生产出来。抗虹吸和重力分流阀都能在患者站立或坐位时的不同压力情况下降低 CSF引流速率。抗虹吸机制是依赖于一个皮下的膜，当重力设置提高了系统的开启压力时，这个膜对分流器内的负压作出反应，控制直立位引起的引力效应。这两种设计可以串联在导管上各自发挥作用，或者共同整合到阀门中。两种设备都能显著降低过度分流的发生率。在近期的一个多中心随机临床试验（SVASONA）中，对 iNPH 患者植入可调压重力阀（proGAV，Aesculap-Miethke，Potsdam，Germany）或可调压非重力阀（CMPV，Codman and Shurtleff，Johnson and Johnson，Raynham，Massachusetts，USA），在一年的随访过程中，笔者发现重力阀的使用显著减少了过度引流所致的并发症的发生，同时保

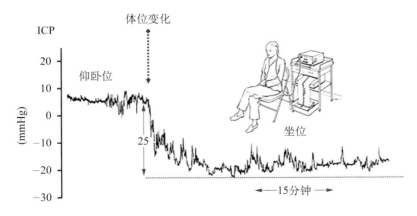

图 11.5　一例进行了低压开启阀植入患者的 ICP 记录。当这位患者变为坐位时，ICP 突降25 mmHg。这个值仍然很低，并且患者诉头痛

证了治疗效果[28]。在该项研究中,两种阀门的起始压力设置都是 100 mmH₂O,并在术后 3 个月调整为 70 mmH₂O[28]。然而,需要注意的是,中、高压重力阀可能会导致过度引流。

重力装置和抗虹吸装置的相关问题

重力装置的使用,无论是与阀门整合还是独立使用,都能形成一个更符合生理的 CSF 引流状态,避免过度引流及相关并发症。但是,使用这些装置需要了解几个可能影响分流效果甚至导致过度引流的情况。中压或高压抗虹吸或重力补偿装置,可以降低直立时 CSF 引流,可能会导致引流不足,尤其是肥胖的患者;在这组患者中,腹内压通常大于 0 mmHg[62]。同时还存在其他与抗虹吸或重力补偿装置相关的潜在问题。重力装置与直立方向不吻合时,可能会工作不良;抗虹吸装置当遇到皮下压力升高时,CSF 引流可能会受影响[2]。从设计角度来讲,重力装置比抗虹吸装置更有效和可靠。此外,抗虹吸装置可能会在患者坐位或站立时导致 ICP 监测异常[63]。

抗虹吸装置中应用的最基本的机制是提高分流阻力(R_{shunt})。当患者从卧位变成坐位或站立位时,重力装置通过移动内置的金属球来提高阀门的开启压力(图 11.6)。所以,任何重力装置的正常运作需要垂直植入。与垂直方向有任何偏离,45°甚至更多,都将会消除装置的效果(Christoph Miethke, 2004)。虽然耳后植入重力装置很常见,尤其在小儿患者(图 11.7),也应该确保垂直植入,因为头部相对于身体的运动可能会影响装置的正常运作。在成人,身高不再变化,我们更倾向于将重力装置植入至胸腔(图 11.6),

尽量减少该问题的发生。

基于皮下膜的抗虹吸装置,已被用作一个独立的装置,安装在远端导管,或更加常见地被整合到阀门内。这些装置可以减少体位相关的过度引流。但是,当皮下膜压力增加

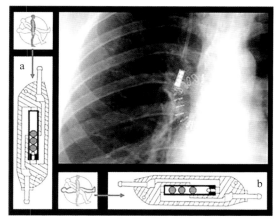

图 11.6 (a)重力补偿装置包含 3 个不锈钢小球(中压阀门),形成一个红宝石球-锥系统。当患者直立时,开启压力增加;(b)由于球的重量,当患者取仰卧位时,由于球滚离,理论上压力等于 0 mmHg

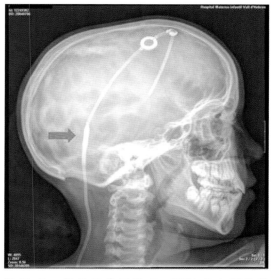

图 11.7 颅骨影像显示 PaediGAV 重力辅助阀(Aesculap AG, Potsdam, Germany),初始压力设置为 9/19 mmH₂O,植入于小儿脑积水患者。可以看到装置处于垂直位置(红色箭头所示)

时,CSF 引流将会受到影响[14]。当使用这些装置时,短暂改善后的症状恶化时可能提示抗虹吸功能失效。总之,当抗虹吸装置在 iNPH 患者中使用时,即使和低压阀共同使用,也应该提高警惕。皮下膜上的皮下瘢痕可能会增加装置的压力,进而导致引流不

足[15],可能会在一些患者坐位或站位时导致 B 波或显著的 ICP 不规则(图 11.8)[63]。这可能会导致隐匿性分流不足,进而导致改善不佳或临床恶化。我们相信,在 iNPH 患者,使用低压阀配合对皮肤瘢痕或外部压力不敏感的重力补偿装置,要优于抗虹吸装置。

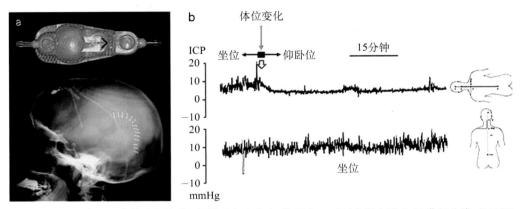

图 11.8　(a)继发于导水管狭窄的成人慢性脑积水患者,使用 Delta 阀(表现水平 0.5)进行分流;(b)ICP 正常,但是患者处于仰卧位(上图),观察到了当患者从卧位换成仰卧位时(箭头所示)马上出现的 ICP 恢复正常。当患者从 2 小时坐位恢复卧位时 ICP 记录明显异常,而平均 ICP 没有明显变化(下图)(图片来自 Sahuquillo 等[63])

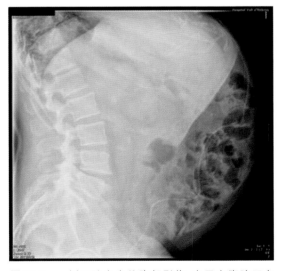

图 11.9　一例肥胖患者的腹部影像,由于高腹腔压力导致的分流失效。使用的阀门为 Polaris 可调压阀,开启压力 70 mmH$_2$O,配合重力补偿装置。在重力补偿装置被去除后,患者症状好转

分流后改善不佳时容易忽视的原因:腹内压

传统意义上,腹内压(intra-abdominal pressure,IAP)被认为是无关紧要的,因为传统观念认为这个值接近于零。然而,在超重的患者(图 11.9)以及孕妇中,IAP 可能会更高,影响分流管的正常工作。IAP 是决定灌注压力(perfusion pressure,PP)四种因素中的一种。PP 是流入压力(P1)和流出压力(P2)之差,P1 由 ICP 和静水压力(hydrostatic pressure,HP)相加而得,P2 是阀门闭水压力(closure pressure,CP)和 IAP 之和,即 PP = P1 − P2 = (ICP + HP) − (CP + IAP)。IAP 升高会降低分流 PP,并导致分流显著减少,在 PP 等于 0 时防止分流开启。几

个案例报道介绍了 IAP 显著升高时,分流失效合并神经功能恶化甚至出现继发性昏迷[42,62]。

传统观念认为 IAP 等于大气压力(0 mmHg)或比大气压力稍低(<0 mmHg),该理论于 1997 年首次引起 Sugerman 等质疑[67]。他在 84 例肥胖患者和 5 例健康人中测定了 IAP,发现腹腔矢状位直径增加与 IAP 增加相关。这些结果后来被 Sanchez 等于 2001 年所做的研究证实[65]。这些作者通过经尿道膀胱导管(Foley)发现 BMI 与 IAP 呈正相关,研究结果提示在肥胖或病态肥胖的患者中,IAP 达到 8 mmHg[65]。在一项 IAP 的研究中,直接对 60 例由不同原因导致的脑积水患者进行分流时测量了腹腔压力,发现 BMI 是预测 IAP 的良好指标[62]。我们也发现 IAP 和 BMI 间存在较强的线性相关性。在我们的研究中,肥胖患者的平均 IAP 是 4 mmHg,超重患者是 3 mmHg,BMI 正常患者是 1 mmHg。因此,IAP 等于 0 mmHg 的假设只有在 BMI 正常的卧位患者中才成立。由于超重和肥胖的发病率在发达国家较高,当神经外科医师选择最佳分流阀门时,需要将 IAP 纳入考量的范围。在 ICP 正常,甚至低于大气压力,而 IAP 又显著增加的 NPH 患者,这一点尤为重要,因其引流不足的风险也相应地增加了。

正常压力脑积水分流患者的晚期恶化:原因及诊断

McGirt 等综述了该中心 10 年的临床数据,利用 CSF 压力检测及可控的 CSF 引流,对 132 例 iNPH 患者进行 CSF 分流评估。其中有 99 例在分流后起初有改善,9 例在 10±6 个月后出现了晚期恶化(9%),尽管分流装置没有工作异常[39]。长期反应率是 75%,随

访时间平均为 18 个月[39]。对诊断明确但术后改善不佳的患者,需要考虑阀门选择错误或分流工作不良的可能性。起初改善之后出现恶化可能是由于并发症的出现、分流不足、分流失效、显著的体重增加和由于 IAP 升高引起的潜在分流不足所导致。通过手动监测阀门压力、分流影像学、放射核素分流研究来评估分流失效可能存在误导。在这种临床情况下,持续的 ICP 监测允许在活体中研究分流功能。当术前也进行了 ICP 持续监测时,这项测试可能尤其重要,因为平均 ICP 需要和其他所记录的指标(幅度、病理性 ICP 波形、体位改变时的 ICP 变化等)进行比较。

重 点 内 容

以下几点需要在诊断和治疗 iNPH 患者时考虑,以避免假阴性诊断、减少并发症及改善治疗成功率。

- 虽然完整的临床三联征是最常见的发病形式,但是在三联征不完整的情况下,也不能排除 NPH 诊断,也不能否定分流后的改善。帕金森病、其他的运动症状和体征,以及一些患者的心理学症状可能也有表现。

- iNPH 患者可能在侧脑室大小、脑沟侧裂的宽度方面表现出较大的差异性。脑沟消失的患者在术后往往有更好的认知和功能改善,支持将该指标作为阳性预测值。但是脑沟正常或增大的患者,尤其是那些类似脑萎缩的患者,症状也可能在手术后明显改善。所以,皮质萎缩并不能排除 NPH 诊断,也不能否认分流术后的改善。

- CSF 释放试验(tap test)以及计算 R_{out} 也存在一定的假阴性率,因此预测价值较低。所以,当这些试验结果为阳性时,对患者应该进行分流。但是,在可疑 NPH 患者,当结果

为阴性,在排除手术治疗时,需要先进行额外的试验(腰大池引流数天或持续 ICP 监测)。

- ICP 持续监测的使用为诊断提供了重要信息,当患者症状改善不明显或表现为晚期恶化时,可以对术前和术后的 ICP 监测结果进行比较。

- 在分流术后的 iNPH 患者中,差异性低压阀的使用与更高的改善率相关。如果重力阀引起的过度引流能够得到足够重视的话,这种阀门的使用也是安全的。

- 在高风险患者中使用可调压阀有几项优点:①术后开启压力持续性降低的可能性。②在硬脑膜下积液出现时存在开启压力短时增加的可能性。③在晚期恶化的患者中,可能存在开启压力减少。

- 可以通过规范的手术方案明显地减少感染及其他并发症的出现。手术技术和经验的提升是重要的因素。

- 目前,高改善率和低并发症率在 iNPH 患者中是可实现的。应该鼓励神经内科医师将这些患者推荐到神经外科,神经外科医师要积极治疗这些常见且脆弱的患者群体。成功的手术可以显著改善患者的生存质量,同时减轻患者家庭的负担。

参考文献

[1] Adams RD, Fisher CM, Hakim S et al (1965) Symptomatic occult hydrocephalus with "normal" cerebrospinal fluid pressure. A treatable syndrome. N Engl J Med 273:117 - 126.

[2] Aschoff A, Kremer P, Benesch C et al (1995) Overdrainage and shunt technology. A critical comparison of programmable, hydrostatic and variable-resistance valves and flow-reducing devices. Childs Nerv Syst 11: 193 - 202.

[3] Barami K, Sood S, Ham SD et al (2000) Postural changes in intracranial pressure in chronically shunted patients. Pediatr Neurosurg 33:64 - 69.

[4] Bergsneider M, Black PM, Klinge P et al (2005) Surgical management of idiopathic normal-pressure hydrocephalus. Neurosurgery 57: S29 - S39.

[5] Blomsterwall E, Bilting M, Stephensen H et al (1995) Gait abnormality is not the only motor disturbance in normal pressure hydrocephalus. Scand J Rehabil Med 27:205 - 209.

[6] Blomsterwall E, Svantesson U, Carlsson U et al (2000) Postural disturbance in patients with normal pressure hydrocephalus. Acta Neurol Scand 102:284 - 291.

[7] Boon AJ, Tans JT, Delwel EJ et al (1998) Dutch normal-pressure hydrocephalus study: randomized comparison of low-and medium-pressure shunts. J Neurosurg 88:490 - 495.

[8] Borgbjerg BM, Gjerris F, Albeck MJ et al (1995) Risk of infection after cerebrospinal fluid shunt: an analysis of 884 first-time shunts. Acta Neurochir (Wien) 136:1 - 7.

[9] Chapman PH, Borges LF (1985) Shunt infections: prevention and treatment. Clin Neurosurg 32:652 - 664.

[10] Cook SW, Bergsneider M (2002) Why valve opening pressure plays a relatively minor role in the postural ICP response to ventricular shunts in normal pressure hydrocephalus: modeling and implications. Acta Neurochir Suppl 81:15 - 17.

[11] Cordero TN, Roman Cutillas AM, Jorques Infante AM et al (2013) [Adult chronic idiopathic hydrocephalus-diagnosis, treatment and evolution. Prospective study]. Neurocirugia (Astur) 24:93 - 101.

[12] Czosnyka Z, Czosnyka M, Richards HK et al (2002) Laboratory testing of hydrocephalus shunts-conclusion of the U. K. Shunt evaluation programme. Acta Neurochir (Wien) 144:525 - 538.

[13] Czosnyka ZH, Czosnyka M, Pickard JD (2002) Shunt testing in-vivo: a method based on the data from the UK shunt evaluation laboratory. Acta Neurochir Suppl 81: 27 - 30.

[14] da Silva MC, Drake JM (1990) Effect of subcutaneous implantation of anti-siphon devices on CSF shunt function. Pediatr Neurosurg 16:197 - 202.

[15] Drake JM, da Silva MC, Rutka JT (1993) Functional obstruction of an antisiphon device by raised tissue capsule pressure. Neurosurgery 32:137 - 139.

[16] Durward QJ, Amacher AL, Del Maestro RF et al (1983) Cerebral and cardiovascular responses to changes in head elevation in patients with intracranial hypertension. J Neurosurg 59:938 - 944.

[17] Eide PK, Sorteberg W (2010) Diagnostic intracranial pressure monitoring and surgical management in idiopathic normal pressure hydrocephalus: a 6-year review of 214 patients. Neurosurgery 66:80 - 91.

[18] Eymann R, Chehab S, Strowitzki M et al (2008) Clinical and economic consequences of antibiotic-impregnated cerebrospinal fluid shunt catheters. J Neurosurg Pediatr

1：444 - 450.

[19] Farber SH，Parker SL，Adogwa O et al (2011) Effect of antibiotic-impregnated shunts on infection rate in adult hydrocephalus：a single institution's experience. Neurosurgery 69：625 - 629.

[20] Fisher CM (1982) Hydrocephalus as a cause of disturbance of gait in the elderly. Neurology 32：1358 - 1363.

[21] Hakim S，Adams RD (1965) The special clinical problem of symptomatic hydrocephalus with normal cerebrospinal fluid pressure. Observations on cerebro-spinal fluid hydrodynamics. J Neurol Sci 2：307 - 327.

[22] Hebb AO，Cusimano MD (2001) Idiopathic normal pressure hydrocephalus：a systematic review of diagnosis and outcome. Neurosurgery 49：1166 - 1184.

[23] Ishii M，Kawamata T，Akiguchi I et al (2010) Parkinsonian symptomatology may correlate with CT findings before and after shunting in idiopathic normal pressure hydrocephalus. Parkinsons Dis. doi：10.4061/2010/201089.

[24] Koto A，Rosenberg G，Zingesser LH et al (1977) Syndrome of normal pressure hydrocephalus：possible relation to hypertensive and arteriosclerotic vasculopathy. J Neurol Neurosurg Psychiatry 40：73 - 79.

[25] Krauss JK，Regel JP，Droste DW et al (1997) Movement disorders in adult hydrocephalus. Mov Disord 12：53 - 60.

[26] Krauss JK，Regel JP，Vach W et al (1996) Vascular risk factors and arteriosclerotic disease in idiopathic normalpressure hydrocephalus of the elderly. Stroke 27：24 - 29.

[27] Larsson A，Wikkelso C，Bilting M et al (1991) Clinical parameters in 74 consecutive patients shunt operated for normal pressure hydrocephalus. Acta Neurol Scand 84：475 - 482.

[28] Lemcke J，Meier U，Muller C et al (2013) Safety and efficacy of gravitational shunt valves in patients with idiopathic normal pressure hydrocephalus：a pragmatic，randomised，open label，multicentre trial (SVASONA). J Neurol Neurosurg Psychiatry 84：850 - 857.

[29] Loman J，Myerson A，Goldman D (1935) Effects of alterations in posture on the cerebrospinal fluid pressure. Arch Neurol Psychiat 33：1279 - 1295.

[30] Magnaes B (1976) Body position and cerebrospinal fluid pressure. Part 1：clinical studies on the effect of rapid postural changes. J Neurosurg 44：687 - 697.

[31] Magnaes B (1976) Body position and cerebrospinal fluid pressure. Part 2：Clinical studies on orthostatic pressure and the hydrostatic pressure indifferent point. J Neurosurg 44：698 - 705.

[32] Malm J，Graff-Radford NR，Ishikawa M et al (2013) Influence of comorbidities in idiopathic normal pressure hydrocephalus-research and clinical care. A report of the ISHCSF task force on comorbidities in INPH. Fluids Barriers CNS 10：22. doi：10.1186/2045-8118-10-22.

[33] Mandir AS，Hilfiker J，Thomas G et al (2007) Extrapyramidal signs in normal pressure hydrocephalus：an objective assessment. Cerebrospinal Fluid Res 4：7. doi：10.1186/1743-8454-4-7.

[34] Marmarou A，Bergsneider M，Klinge P et al (2005) The value of supplemental prognostic tests for the preoperative assessment of idiopathic normal-pressure hydrocephalus. Neurosurgery 57：S17 - S28.

[35] Marmarou A，Bergsneider M，Relkin N et al (2005) Development of guidelines for idiopathic normal-pressure hydrocephalus：introduction. Neurosurgery 57：S1 - S3.

[36] Martinez-Lage JF，Perez-Espejo MA，Almagro MJ et al (2005) Syndromes of overdrainage of ventricular shunting in childhood hydrocephalus. Neurocirugia (Astur) 16：124 - 133.

[37] Martinez-Lage JF，Ruiz-Espejo AM，Almagro MJ et al (2009) CSF overdrainage in shunted intracranial arachnoid cysts：a series and review. Childs Nerv Syst 25：1061 - 1069.

[38] Mataro M，Poca MA，Salgado-Pineda P et al (2003) Postsurgical cerebral perfusion changes in idiopathic normal pressure hydrocephalus：a statistical parametric mapping study of SPECT images. J Nucl Med 44：1884 - 1889.

[39] McGirt MJ，Woodworth G，Coon AL et al (2005) Diagnosis，treatment，and analysis of long-term outcomes in idiopathic normal-pressure hydrocephalus. Neurosurgery 57：699 - 705.

[40] McQuarrie IG，Saint-Louis L，Scherer PB (1984) Treatment of normal pressure hydrocephalus with low versus medium pressure cerebrospinal fluid shunts. Neurosurgery 15：484 - 488.

[41] McQuarrie IG，Scherer PB (1982) Treatment of adult-onset obstructive hydrocephalus with low-or medium-pressure CSF shunts. Neurology 32：1057 - 1061.

[42] Mirzayan MJ，Koenig K，Bastuerk M et al (2006) Coma due to meteorism and increased intra-abdominal pressure subsequent to ventriculoperitoneal shunt dysfunction. Lancet 368：2032.

[43] Momjian S，Owler BK，Czosnyka Z et al (2004) Pattern of white matter regional cerebral blood flow and autoregulation in normal pressure hydrocephalus. Brain 127：965 - 972.

[44] Mori E，Ishikawa M，Kato T et al (2012) Guidelines for management of idiopathic normal pressure hydrocephalus：second edition. Neurol Med Chir (Tokyo) 52：775 - 809.

[45] Oikonomou J，Aschoff A，Hashemi B et al (1999) New valves：new dangers? 22 valves (38 probes) designed in the "nineties in ultralong-term tests (365 days)". Eur J Pediatr Surg 9 (Suppl 1)：23 - 26.

[46] Ojemann RG，Fisher CM，Adams RD et al (1969) Further experience with the syndrome of "normal" pressure hydrocephalus. J Neurosurg 31：279 - 294.

[47] Pang DL，Altschuler E (1994) Low-pressure hydrocephalic state and viscoelastic alterations in the brain. Neurosurgery 35：643 - 655.

[48] Pattavilakom A，Xenos C，Bradfield O et al (2007) Reduction in shunt infection using antibiotic impregnated CSF shunt catheters：an Australian prospective study. J Clin Neurosci 14：526 - 531.

[49] Pickard JD，Teasdale G，Matheson M et al (1980)

Intraventricular pressure waves. The best predictive test for shunting in normal pressure hydrocephalus. In: Shulman K, Marmarou A, Miller JD et al (eds) Intracranial pressure IV. Springer, Berlin, pp 498 – 500.

[50] Poca MA, Mataro M, Matarin M et al (2004) Is the placement of shunts in patients with idiopathic normal-pressure hydrocephalus worth the risk? Results of a study based on continuous monitoring of intracranial pressure. J Neurosurg 100:855 – 866.

[51] Poca MA, Mataro M, Matarin M et al (2005) Good outcome in patients with normal-pressure hydrocephalus and factors indicating poor prognosis. J Neurosurg 103: 455 – 463.

[52] Poca MA, Sahuquillo J, Busto M et al (1996) Clinical management of patients with normal pressure hydro-cephalus syndrome. Ann Psychiatry 6:273 – 292.

[53] Poca MA, Sahuquillo J, Topczewski T et al (2006) Posture-induced changes in intracranial pressure: a comparative study in patients with and without a cere-brospinal fluid block at the craniovertebral junction. Neurosurgery 58:899 – 906.

[54] Poca MA, Solana E, Martinez-Ricarte FR et al (2012) Idiopathic normal pressure hydrocephalus: results of a prospective cohort of 236 shunted patients. Acta Neurochir Suppl 114:247 – 253.

[55] Portnoy HD, Schulte RR, Fox JL et al (1973) Anti-siphon and reversible occlusion valves for shunting in hydrocephalus and preventing post-shunt subdural hematomas. J Neurosurg 38:729 – 738.

[56] Pujari S, Kharkar S, Metellus P et al (2008) Normal pressure hydrocephalus: long-term outcome after shunt surgery. J Neurol Neurosurg Psychiatry 79:1282 – 1286.

[57] Raftopoulos C, Massager N, Baleriaux D et al (1996) Prospective analysis by computed tomography and long-term outcome of 23 adult patients with chronic idiopathic hydrocephalus. Neurosurgery 38:51 – 59.

[58] Reilly P (2001) In normal pressure hydrocephalus, intracranial pressure monitoring is the only useful test. J Clin Neurosci 8:66 – 67.

[59] Relkin N, Marmarou A, Klinge P et al (2005) Diagnosing idiopathic normal-pressure hydrocephalus. Neurosurgery 57: S4 – S16.

[60] Richards HK, Seeley HM, Pickard JD (2009) Efficacy of antibiotic-impregnated shunt catheters in reducing shunt infection: data from the United Kingdom Shunt Registry. J Neurosurg Pediatr 4:389 – 393.

[61] Rosenfeld JV, Siraruj S (2001) In normal pressure hydrocephalus, intracranial pressure monitoring is the only useful test. J Clin Neurosci 8:68 – 69.

[62] Sahuquillo J, Arikan F, Poca MA et al (2008) Intra-abdominal pressure: the neglected variable in selecting the ventriculoperitoneal shunt for treating hydrocepha-lus. Neurosurgery 62:143 – 149.

[63] Sahuquillo J, Poca MA, Martinez M et al (1994) Preventing shunt overdrainage in hydrocephalus: are anti-siphon devices really physiological? In: Nagai H, Kamiya K, Ishii S (eds) Intracranial pressure IX. Springer, Tokyo, pp 83 – 86.

[64] Sahuquillo J, Rubio E, Codina A et al (1991) Reappraisal of the intracranial pressure and cerebro-spinal fluid dynamics in patients with the so-called "normal pressure hydrocephalus" syndrome. Acta Neurochir (Wien) 112: 50 – 61.

[65] Sanchez NC, Tenofsky PL, Dort JM et al (2001) What is normal intra-abdominal pressure? Am Surg 67:243 – 248.

[66] Soelberg Sorensen P, Jansen EC, Gjerris F (1986) Motor disturbances in normal-pressure hydrocephalus. Special reference to stance and gait. Arch Neurol 43: 34 – 38.

[67] Sugerman H, Windsor A, Bessos M et al (1997) Intra-abdominal pressure, sagittal abdominal diameter and obesity comorbidity. J Intern Med 241:71 – 79.

[68] Toole JF (1968) Effects of change of head, limb and body position on cephalic circulation. N Engl J Med 279:307 – 311.

[69] Vanneste J, Augustijn P, Dirven C et al (1992) Shunting normal-pressure hydrocephalus: do the benefits outweigh the risks? A multicenter study and literature review. Neurology 42:54 – 59.

[70] Zemack G, Romner B (2002) Adjustable valves in normal-pressure hydrocephalus: a retrospective study of 218 patients. Neurosurgery 51:1392 – 1400.

特定类型脑脊液分流的并发症：心房分流

Complications Specific to the Type of CSF Shunt: Atrial Shunt

Luca Massimi and Concezio Di Rocco

朱侗明　胡　锦　译

12

引　言

由于精良和可靠的脑室-腹腔分流术（ventriculoperitoneal shunts，VPS）的发展和神经内镜技术的应用越来越宽广，目前脑室-心房分流术（ventriculoatrial shunts，VAS）在许多临床中心只在上述两种治疗方法失败的特定前提下才会使用。实际上，VPS 因为具有较低的严重并发症率和再调整率[4]，以及更容易放置和调整，从 20 世纪 70 年代开始已经取代了 VAS 成为治疗脑积水的金标准[22,24]。此外，VPS 不需要随着身体的生长定期延长，相较于 VAS，在儿童应用方面有着明显的优势。另一方面，神经内镜为完全不使用分流装置提供了可能，应最大限度地使用，甚至在 VAS 装置取出后[40]。由于以上原因，目前只有少数文献关注 VAS 的并发症，而且大多是孤立的报道。事实上，进行 CSF 的 VAS 分流的临床系列研究常常是规模较小的或过时的，有时兼具两者，而且大部分数据来自 VAS 时代的文章，也就是大约 40 年前的文章。

VAS 的并发症可分为两种类型：VAS 特有的，如心肺并发症和分流性肾炎；与 VPS 共有但又特殊的，如导管移位和感染。在这一专题，将会对这两种类型的并发症进行讨论。

心房分流独有的并发症

肺栓塞及其后果

VAS 的血栓栓塞并发症可能表现为无症状的肺栓塞、肺血管闭塞性疾病、肺动脉高压，甚至右心衰竭。这些并发症的发病率难以确定，主要是因为病例未确诊或因为该类疾病难以有明确的临床表现。目前普遍认为的有临床证据的肺栓塞占 0.4%、肺动脉高压占 0.3%[18,32,40]。然而尸检结果却有更高的发病率，肺栓塞约 60%，肺动脉高压约 6%[13,39]。

肺栓塞是由于上腔静脉或右心房的血栓栓子部分或完全脱落造成的。这种血栓是由于血管腔内存在异物（分流导管）而形成的。然而，VAS 患者血栓栓塞的发生率却高于其他异物（心脏起搏器）引起的[28]。以下假设可以解释这个更高的发病率：①伴随感染：经历过败血症的患者血栓栓塞的发病率增加[31]。然而，根据尸检的观察，一些作者得出的结论是脓毒症并不是栓塞的必要条件，虽然脓毒性栓子（炎症扩展到动脉外膜和周围组织）比非炎症栓子的组织学变化更严重[14]。②心房溃疡的形成：由于分流导管尖

151

端的机械损伤形成心房溃疡,导致慢性心内膜炎并继发心房血栓[30]。③CSF 对肺血管内皮产生化学性损伤,随后形成原位血栓和肺动脉高压[32]。④CSF 的某些成分具有致血栓形成活性[15,35]。另一方面,患者的年龄、分流材料、心房导管的位置似乎并不影响血栓栓塞并发症的发生[14,17]。

肺栓塞通常是早期并发症(分流管放置后几天或几个月),但也会发生在数年之后[18,19,28]。如前所述,肺栓塞可以在一些病患不出现症状,即微栓塞的小栓子在阻塞肺动脉前溶解或不能完全阻塞动脉[14]。在有症状的情况下,肺栓塞因呼吸道症状及肺动脉高压(增强的第二心音和由于肺动脉瓣或三尖瓣关闭不全导致的杂音)而变得复杂,进而导致肺心病并最终进展为不可逆转的右心衰竭。另一种发病机制是反复感染导致的慢性非血栓栓塞性肺动脉高压[1]。几乎所有因血栓栓塞并发症导致死亡的患者均存在肺动脉高压[11,32,34]。无症状患者猝死及慢性血栓栓塞导致肺动脉高压的病例均有报道[13,30]。

诊断检查包括:①动脉血气分析,明确缺氧;②胸部 X 线检查,发现心脏肥大和肺动脉近端扩张(图 12.1)[肺血管造影可以证实肺血管扩张和(或)阻塞];③肺通气-灌注 CT 扫描,寻找栓塞的迹象(多个亚段的灌注缺损);④心电图,通常会显示右心室肥厚,电轴右偏(图 12.2);⑤超声心动图,可提供右心扩张、右心室肥厚、肺动脉压力估值、三尖瓣关闭不全的信息,并提示可能存在的心房/腔静脉血栓形成(图 12.3);⑥心导管检查,明确肺动脉高压的严重性。

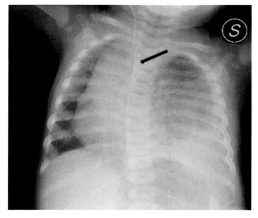

图 12.1　肥大的右心腔与心脏右偏,一例 VAS 定位在 T4 水平(箭头所示)发生肺栓塞和高血压的儿童病患

图 12.2　肺心病患者,心电图显示右心肥大和电轴右偏

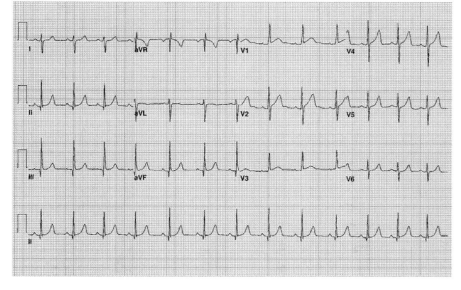

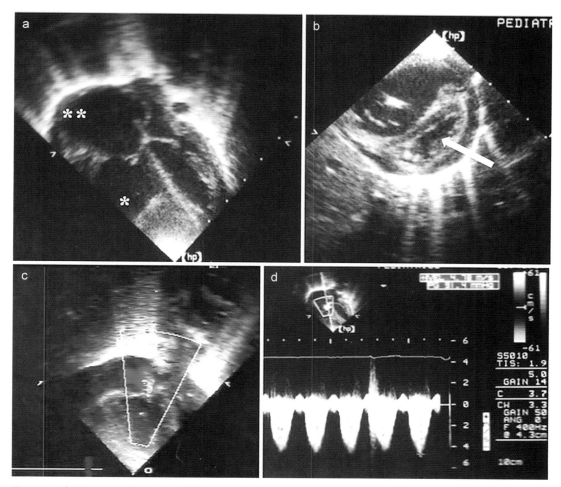

图 12.3　肺动脉高压的超声心动图表现：（a）严重的右心室（一星所示）和右心房扩大（两星所示）；（b）右心室肥大，室间隔（箭头所示）向左心室偏移；（c）三尖瓣血液反流；（d）肺动脉高压：总值约 100 mmHg，为三尖瓣处压力（91.4 mmHg）+ 心房压力（10 mmHg）

手术治疗包括尽早取出 VAS 引流装置，并转换为 VPS 或其他分流术（如脑室-胆囊分流术或脑室-膀胱分流术）或内镜治疗。药物治疗首先进行药物溶栓，接着使用利尿剂和抗凝药物。可尝试使用血管舒张药物和前列环素类似物等降低肺血管阻力[3]。不幸的是，VAS 并发肺动脉高压的预后通常是不佳的，病死率可达 50％～100％[28,39]。为减少分流装置细菌定植的风险，可选择性地对移位到上腔静脉的分流管进行重新调整，定期筛查排除心房血栓形成或肺动脉高压初始征兆（胸部 X 线片、心电图、超声心动图）。有些作者使用抗血小板聚集药物进行预防，试图减少血栓栓塞并发症[35]。

血栓形成

右心房内形成的血栓，可能延伸至肺动脉和（或）上腔静脉、颈内静脉，是 VAS 的一种常见并发症。实际上，尸检发现的血栓发生率在 60％～100％[9]，然而得到临床证据证实的较少，只有 2％～50％[37]。肉眼可见的现象为纤维蛋白凝块包绕心房导管尖端四

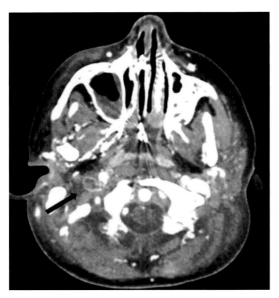

图 12.4　患者因颈静脉和(或)腔静脉血栓形成而取出 VAS 装置,进行大脑 CTA 扫描显示右颈静脉球充盈缺损(箭头所示)

周[13]。血栓凝块通常附着在心房壁,部分游离。

心房静脉血栓形成的发病机制和影响在前述段落中已经提及。此外,还必须考虑到血栓形成的风险会扩大到颅内静脉窦或三尖瓣(图 12.4)。这一现象也是由于残余的远端导管未被发现者难以移除,放置了很长时间造成的[7]。诊断检查包含胸部 X 线检查和超声心动图,并经食管超声检查、D 二聚体试验和高分辨率 CT 扫描进一步确诊并排除肺栓塞。此外,重要的是要排除诱发血栓形成的因素(如纯合子因子 *V Leiden* 突变或摄入口服避孕药)。治疗包括抗凝治疗、预防性使用抗生素(预防心内膜炎)及取出分流装置。必要时需要进行胸腔穿刺术确诊或引流大量的胸膜渗出液[37]。

心内膜炎

VAS 患者发生心内膜炎是心房血栓和

菌血症共同作用的结果[43]。事实上,通常会发现既往存在或复发的感染(如尿路或支气管感染)。发热、无力、皮肤紫癜、心脏杂音是主要的临床表现。值得注意的是,在感染性心内膜炎的早期阶段,心脏杂音几乎无法被发现甚至完全没有[6]。诊断检查包括经胸和(或)经食管超声检查,可以发现典型的心房漂浮物;血液检查和培养可以提供菌血症或败血症的证据。细菌培养过程中所有可能被污染的环节都要明确,以区别于原发的感染。

VAS 相关心内膜炎的治疗包括:①抗生素治疗,控制感染;②抗凝治疗,防止肺栓塞;③取出分流装置,消除血栓形成和(或)感染的来源;④必要情况下,进行心脏手术摘除心房血栓,防止三尖瓣阻塞和(或)肺栓塞(特别是在取出引流装置后发生心房血栓脱落的情况下)[6]。

心脏压塞

这是 VAS 一种罕见的后期并发症,是由于心肌被逐步侵蚀进而导致心房心肌穿孔、心包积液引起的。由 Forrest 和 Cooper 报道的 455 例施行 VAS 的病患中,3 例发生了心脏压塞(0.6%)[16]。作者注意到,在 2/3 的患者中,心房侵蚀可能是由于心房导管尖端位置不良,与右心房的梳状肌缠结。实际上,一般认为是由于心房导管的尖端位置异常或血凝块填充和机化,导致了其硬度增加而引起心肌穿孔[9]。需要格外注意的是,心肌损害也可能由于术中置入带有导丝的心房导管时手法粗暴,从而导致颈静脉血栓形成[36]。在所有这些情况下,心脏压塞与穿孔出血导致心包周围血性积液有关。然而,在一些特殊的情况下由于心房导管异位刺穿心脏壁而导致了 CSF 在心包内聚集进而引起填塞[12,23]。Mastroianni 等甚至报道了一名 48

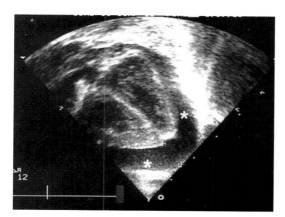

图 12.5　一例儿童患者因严重的心包积液而发生心脏压塞（星号所示）

岁女性的心脏压塞是由于断开的 VAS 导管残端刺穿了右心室并排放 CSF 至心包周围，由于纤维蛋白鞘仍将它与导管近端连接，所以得以发现[27]。

心脏压塞是一种危及生命的疾病，需要紧急干预来防止低心输出量和心搏骤停。呼吸困难、呼吸窘迫、心动过速、颈静脉充盈、心音减低、休克均是常见的临床症状。胸部 X 线片显示扩大的心包影和过清的肺野，而胸部 CT 扫描除了显示分流导管的位置外还可以观察到心包、胸腔积液。超声心动图可以发现环形心包积液和舒张期右心腔受压（图 12.5）。疾病后期的实验室检查可以提示多器官功能衰竭的迹象。患者需要在重症监护病房进行监护和治疗。施行心包穿刺术，如果不可行或无效，则施行心脏手术（胸骨切开术）引流心包积液并手术修复心房或心室穿孔，同时去除原分流装置并施行替代的分流手术。

分流性肾炎

这种并发症是由于 VAS 术后患者体内低致病性微生物定植引起的。慢性感染的病原菌通常是表皮葡萄球菌，或者在较少情况下，也可以是金黄色葡萄球菌、痤疮丙酸杆菌、单核细胞增多性李斯特菌、铜绿假单胞菌[9]。持续感染会诱发免疫复合物疾病，即由慢性超抗原血症、高球蛋白血症及补体、免疫球蛋白和免疫复合物在肾小球基底膜沉积引起[39]。持续的抗原血症是由于宿主对低致病性细菌的持久免疫（细菌黏附在分流装置上增殖，不断释放抗原）导致抗原抗体复合物不断形成，使抗体过剩，补体系统被二次激活，沉积在肾小球毛细血管壁并释放细胞因子，进而发生膜增生性或局灶增生性肾小球肾炎。尸检肾脏标本的组织学分析提示系膜细胞增殖的同时系膜基质扩大、粒细胞沉积和肾小球基底膜增厚[26]。沉积物的免疫荧光检查提示细菌抗原、补体、IgM、免疫球蛋白和纤维蛋白原的存在[44]。

分流性肾炎是一种罕见的，通常是晚期的并发症，发生于 VAS 术后数月或数年[38]。因为分流装置凝固酶阴性葡萄球菌感染的风险更高，婴儿和儿童比青少年和成年人更容易罹患该病。早期临床特点是发热、贫血、肝脾肿大和败血症（包括血培养阳性）。随后出现肾炎综合征（高血压、蛋白尿、氮质血症），一般较少出现肾病综合征（严重蛋白尿、低蛋白血症、水肿）。诊断通过证实肾损伤获得：肾小球滤过率下降至 20～45 ml/min，伴随低补体血症、高浓度血清冷球蛋白和细菌抗体。去除分流装置和抗生素治疗通常能够阻止肾炎进展，并在大多数情况下使肾功能恢复正常；对于严重或顽固性肾炎病例可以添加免疫抑制药物。在偶发病例，移除和替换分流装置后仍存在补体激活，提示在某处持续存在抗原（如心室内）[41]。分流性肾炎的预防可通过针对肾功能的定期血液检查来监测，对疑似病例，可监测补体 C3 和 C4 水平。

对这种并发症的预防是必要的,虽然发病率很低但有致命病例的报道[44]。

与心房分流共有的并发症

败血症

败血症是 VAS 最常见的并发症,发病率为 $10\% \sim 15\%$[5]。根据 Luthardt 回顾在 VAS 盛行时期已发表的 1 540 例病例,其发病率是 13.5%[25]。败血症也是死亡率最高的 VAS 的并发症,尤其是在婴儿和(或)免疫抑制的患者[10]。事实上,VAS 术后脓毒症是十分复杂的,除了由于微生物作用导致的多器官功能衰竭以外,还可能是分流装置故障和前述心脏导管血栓形成导致的心肺并发症。凝固酶阴性葡萄球菌是最常见的参与发病过程的致病菌[2]。金黄色葡萄球菌通常具有高毒性和感染扩散广泛,临床过程可能是急性的或暴发性的。最常见的表皮葡萄球菌则引起一个相对缓慢和温和的致病过程。临床特征是发热、进行性贫血、嗜睡、脾肿大,进一步出现皮下瘀点、出血及多器官功能衰竭。实验室检查提示血液白细胞计数增多和血培养阳性。相较于 VPS,菌血症更容易在感染的 VAS 患者中被检测到[33]。

败血症的治疗包括对患者充分的支持和监护(必要时转入重症监护室),立即取出分流装置并施行脑室外引流,并给予适当的抗生素治疗。

远端导管错位/移位

VAS 导管错位是分流装置放置不正确或迁移的结果,后者可能因为患者生长或由于机械并发症(心房导管的破裂或断开)造成。错误的放置定义为远端导管尖端位置在 T4 水平上方,或进入锁骨下静脉,或进入心

房内太深甚至在右心室。通过贵要静脉进入中心静脉的导管有时可能会发生奇特的移位[8]。在第一例(尖端在腔静脉或锁骨下静脉)病例中,错位导致导管内血栓形成进而发生分流装置故障[9]。第二例病例(远端导管过长)的心房内血栓形成进而产生肺栓塞、三尖瓣阻塞、心内膜炎、感染的风险。肺动脉瓣感染和功能障碍也是该并发症的具体表现之一[20]。此外,持续期前收缩导致永久性心律失常也有报道[21]。通过在分流术心房端分流装置放置过程中使用透视检查和心电图观察期外收缩,可以避免远端导管的错位。术后 X 线检查如果发现导管错位,必须立刻重新放置。

在儿童和仍在生长的青少年,导管迁移到腔静脉、颈静脉、锁骨下静脉是十分常见的,也是 VAS 故障的最常见原因(图 12.6)。为了避免这种并发症,有学者提出根据患者的年龄每 $12 \sim 18$ 个月选择性地延长分流管[16]。

由于分流装置的改进和手术技巧的提高,远端导管断裂目前已十分少见,但仍有发生。断开连接的导管通常迁移进入右心腔,

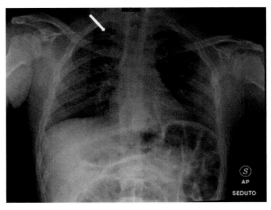

图 12.6　一例青少年病例远端导管缩短(患者生长发育)并移位进入右锁骨下静脉(箭头所示)

受静脉血流和胸腔负压的影响，导致血栓栓塞并发症或心脏穿孔（心脏压塞）[27]，以及分流器故障。更少见的是远端移位到肺动脉[29]。在所有这些情况下，异位的导管可通过血管内介入的方法被取出[42]，如果不成功则需施行开胸手术。

参考文献

[1] Amelot A，Bouazza S，George B，Bresson D（2014）Causative role of infection in chronic non-thromboembolic pulmonary hypertension following ventriculo-atrial shunt. Br J Neurosurg 28：559－561.

[2] Bayston R，Rodgers J（1994）Role of serological tests in the diagnosis of immune complex disease in infection of ventriculoatrial shunts for hydrocephalus. Eur J Clin Microbiol Infect Dis 13：417－420.

[3] Benedict N，Seybert A，Mathier MA（2007）Evidence-based pharmacologic management of pulmonary arterial hypertension. Clin Ther 29：2134－2153.

[4] Borgbjerg BM，Gjerris F，Albeck MJ，Hauerberg J，Børgesen SV（1998）A comparison between ventriculo-peritoneal and ventriculo-atrial cerebrospinal fluid shunts in relation to rate of revision and durability. Acta Neurochir（Wien）140：459－465.

[5] Buchard KW，Monir LB，Slotman GJ，Gann DS（1984）Staphylococcus epidermidis sepsis in surgical patients. Arch Surg 119：96－100.

[6] Chaw HY，Buxton N，Wong PS（2004）Staphylococcal endocarditis with a ventriculo-atrial shunt. J R Soc Med 97：182－183.

[7] Chiu GA，Nisar K，Shetty S，Baldwin AJ（2010）Remnants of a 35-year-old ventriculo-atrial shunt presenting as orofacial pain. Ann R Coll Surg Engl 92：W15－W17.

[8] Dean DF（1980）Knotted ventriculoatrial catheter. J Neurosurg 52：407－409.

[9] Di Rocco C，Iannelli A（1987）Complications of CSF shunting. In：Di Rocco C（ed）The treatment of infantile hydrocephalus，vol 2. CRC，Boca Raton，pp 79－153.

[10] Di Rocco C，Massimi L，Tamburrini G（2006）Shunt versus endoscopic third ventriculostomy in infants：are there different types and/or rates of complications? Childs Nerv Syst 22：1573－1589.

[11] Drucker MH，Vanek VW，Franco AA，Hanson M，Woods L（1984）Thromboembolic complications of ventriculoatrial shunts. Surg Neurol 22：444－448.

[12] El-Eshmawi A，Onakpoya U，Khadragui I（2009）Cardiac tamponade as a sequela to ventriculoatrial shunting for congenital hydrocephalus. Tex Heart Inst J 36：58－60.

[13] Emery JL，Hilton HB（1961）Lung and heart complications of the treatment of hydrocephalus by ventriculoauriculostomy. Surgery 59：309－314.

[14] Erdohazi M，Eckstein HB，Crome L（1966）Pulmonary embolization as a complication of ventriculo-atrial shunts inserted for hydrocephalus. Dev Med Child Neurol 11：36－44.

[15] Farvea BE，Paul RN（1967）Thromboembolism and cor pulmonale complicating ventriculovenous shunt. JAMA 199：668－671.

[16] Forrest DM，Cooper DGW（1968）Complications of ventriculo-atrial shunts：a review of 455 cases. J Neurosurg 29：506－512.

[17] Friedman S，Zita-Gozum G，Chatten J（1964）Pulmonary vascular changes complicating ventriculo-vascular shunting for hydrocephalus. J Pediatr 64：305－314.

[18] Grover SK，Puri R，Wong TLD，Dundon BK，Tayeb H，Steele PM（2010）Ventriculo-atrial shunt induced severe pulmonary arterial hypertension：a time for routine screening? Intern Med J 40：386－391.

[19] Haasnoot K，van Vught AJ（1992）Pulmonary hypertension complicating a ventriculo-atrial shunt. Eur J Pediatr 151：748－750.

[20] Hougen TJ，Emmanoulides GC，Moss AJ（1975）Pulmonary valvular dysfunction in children with ventriculovenous shunts for hydrocephalus：a previously unreported correlation. Pediatrics 55：836－841.

[21] Huber ZA（1981）Complications of shunt operations performed in 206 children because of communicating hydrocephalus. Zentralbl Neurochir 42：165－168.

[22] Keucher TR，Mealey J（1979）Long-term results after ventriculoatrial and ventriculoperitoneal shunting for infantile hydrocephalus. J Neurosurg 50：179－186.

[23] Jorro Barón F，Casanovas A，Guaita E，Bolasell C，Rombolá V，Debaisi G（2012）Cardiac tamponade as a complication of ventriculo atrial shunt. Arch Argent Pediatr 110：e1－3（Article in Spanish）.

[24] Little JR，Rhoton AL，Mellinger JF（1972）Comparison of ventriculoperitoneal and ventriculoatrial shunts for hydrocephalus in children. Mayo Clin Proc 47：396－401.

[25] Luthardt T（1970）Bacterial infections in ventriculoatrial shunt systems. Dev Med Child Neurol 12：110－113.

[26] Marini G，Gabriele PW，Tanghetti B，Castellani A，Olivetti G，Zunin E（1977）Membrano-proliferative glomerulonephritis associated with infected ventriculoatrial shunt. Mod Probl Paediatr 18：207－210.

[27] Mastroianni C，Chauvet D，Ressencourt O，Kirsch M（2013）Late ventriculo-atrial shunt migration leading to pericardial cerebrospinal fluid effusion and cardiac tamponade. Interact Cardiovasc Thorac Surg 16：391－393.

[28] Milton CA，Sanders P，Steele PM（2001）Late cardio-pulmonary complication of ventriculo-atrial shunt. Lancet 358：1608.

[29] Nguyen HS, Turner M, Butty SD, Cohen-Gadol AA (2010) Migration of a distal shunt catheter into the heart and pulmonary artery: report of a case and review of the literature. Childs Nerv Syst 26:1113 - 1116.

[30] Normand J, Guillot B, Tabib A, Loire R, Joffre B, Lapras C (1981) Coeur pulmonaire chronique post-embolique de l'enfant après mise en place d'une derivation ventriculo-atriale pour hydrocéphalie-aspects anatomique. Pediatrie 36:283 - 289 (Article in French).

[31] Nugent GR, Lucas R, Judy M, Bloor BM, Warden H (1966) Thrombo-embolic complications of ventriculoatrial shunts. J Neurosurg 24:34 - 42.

[32] Pascual JMS, Prakash UBS (1993) Development of pulmonary hypertension after placement of a ventriculoatrial shunt. Mayo Clin Proc 68:1177 - 1182.

[33] Schoenbaum SC, Gardner P, Shillito J (1975) Infections of cerebrospinal fluid shunts: epidemiology, clinical manifestations and therapy. J Infect Dis 131:543 - 552.

[34] Sleigh G, Dawson A, Penny WJ (1993) Cor pulmonale as a complication of ventriculo-atrial shunts reviewed. Dev Med Child Neurol 35:74 - 78.

[35] Stuart M, Stockman J, Murphy S, Schut L, Ames M, Urmson J, Oski F (1972) Shortened platelet lifespan in patients with hydrocephalus and ventriculojugular shunts: results of preliminary attempts at correction. J Pediatr 80:21 - 25.

[36] Tsingoglou S, Eckstein HB (1971) Pericardial tamponade by Holter ventriculo-atrial shunts. J Neurosurg 35:695 - 699.

[37] Tonn P, Gilsbach JM, Kreitschmann-Andermahr I, Franke A, Blindt R (2005) A rare but life-threatening complication of ventriculo-atrial shunt. Acta Neurochir (Wien) 147:1303 - 1304.

[38] Vella J, Carmody M, Campbell E, Browne O, Doyle G, Donohoe J (1995) Glomerulonephritis after ventriculo-atrial shunt. QJM 88:911 - 918.

[39] Vernet O, Rilliet B (2001) Late complications of ventriculoatrial or ventriculoperitoneal shunts. Lancet 358:1569 - 1570.

[40] Wu XJ, Luo C, Liu Z, Hu GH, Chen JX, Lu YC (2011) Complications following ventriculo-peritoneal and subsequent ventriculo-atrial shunting resolved by third ventriculostomy. Br J Neurosurg 25:300 - 302.

[41] Wyatt RJ, Walsh JW, Holland NH (1981) Shunt nephritis. J Neurosurg 55:99 - 107.

[42] Xu B, Chotai S, Yang K, Feng W, Zhang G, Li M, Qi S (2012) Endovascular intervention for repositioning the distal catheter of ventriculo-atrial shunt. Neurointervention 7:109 - 112.

[43] Yavuzgil O, Ozerkan F, Erturk U, Islekel S, Atay U, Buket S (1999) A rare cause of right atrial mass: thrombus formation and infection complicating a ventriculoatrial shunt for hydrocephalus. Surg Neurol 52:54 - 55.

[44] Zamora I, Lurbe A, Alvarez-Garijo A, Mendizabal S, Simon J (1984) Shunt nephritis: a report on five children. Childs Brain 11:183 - 187.

腹腔分流术并发症

Complications of Peritoneal Shunts

José Hinojosa

汤海亮　胡　锦　译

13

引　言

在神经外科领域,利用 CSF 分流来治疗脑积水是比较常规的手术之一[9.10.21.22.29.32.65]。腹腔分流术是其中最常用的方法,它由 Ferguson 在 1898 年首次采用,当时使用腰大池-腹腔分流法,后来被 Nulsen 和 Spitz (1952),Holter 和 Pudenz(1956)等人改良[18.65]。尽管第三脑室造瘘术在治疗梗阻性脑积水中应用广泛,但是脑室-腹腔 (ventriculoperitoneal,VP)分流术仍然是大多数交通性脑积水可选的手术方案,因为交通性脑积水是最主要的脑积水。VP 分流术可即刻改善颅内压,而且容易操作[47]。但是,VP 分流术的并发症发生率相对较高,如感染及分流管相关并发症(如堵管、分流管断裂、假性囊肿等)[4.9.10.21.45.66.69]。

VP 和腰大池-腹腔分流术后腹腔并发症也较多,占非感染性并发症的 25%[1.4.9.18.21.22.26.39.43.50],其表现多样、症状各异。腹腔分流术的并发症包括腹水、感染、脑肿瘤转移、胸腔积液、气胸、肠梗阻、空腔脏器穿孔(比如膀胱和肠道)、肠扭转和分流管移位[2.4.10.12.13.15.18.24.27.39.45.59.66.70.77]。其中少部分并发症是分流管相关性的(如脱落、断裂、移位),但是大部分是与炎症或感染相关的,具有潜在的风险[10.12.72.80]。这些并发症统称为"分流管的非功能性腹腔并发症",因为它们和正常分流术的患者具有相同的病理生理特征。

腹腔分流术具有多样性及复杂性,因此需要我们医生区别对待不同的个体,并及时发现问题,这样才能更好地治疗患者,获得更好的预后。

流 行 病 学

de Aquino 等的一篇综述指出,腹腔并发症是脑室-腹腔分流术后最常见的问题[18],发病率高达 47%,男性比女性高发。任何年龄段都可发病,但小孩比成人容易发病,成人发病率只有 10%。首次做 VP 分流手术的年龄在出生几天到 58 岁之间,66.7% 的患者在 1 岁之内(通常在生后第 1 至第 10 个月)。

57.5% 的患者在首次 VP 分流术后 1 年出现并发症,而只有 20% 的患者在术后 3 年以上才出现并发症[18.22]。

Grosfeld 等报道了 185 例儿童 VP 分流术病例,其中 24% 出现腹腔并发症[32]。

腹腔积液是 VP 分流术少见的并发症,其中最常见的是腹腔假囊。Salomao 等报道了 18 例腹腔假囊[71],其中 CSF 培养阳性率为 44.4%,分流管腹腔端末端培养的阳性率为 61%。

腹腔并发症的病理生理学

腹腔分流术后并发症的发生率较高,大多数是感染性的(颅内、腹膜、分流管组件等)[10,18,22,66]或堵塞性的(脑室端、脑室壁、脑实质等)[2,9,11,34,52,83]。

硅胶管是惰性材料,在人体内可存放很长时间。但是分流管在皮下走行较长,容易受到外力打击、生物降解[10,18,20,31]以及导管表面细菌生物膜[26]形成而断裂。很多分流管表面异常都与细菌相关。有证据表明分流管可吸收 CSF 中的蛋白质,这也是生物降解和细菌附着的原因[18]。

在动物模型及人体腹膜透析时研究了腹膜纤维化的病理生理学机制[40]。腹膜上 CSF 超滤产生渗透压梯度,造成静水压力机制。腹膜处 CSF 压力高可帮助 CSF 从膜上的微孔穿透。对长期腹透患者的分子学研究证明了膜上存在微孔,这对低分子物质(如尿素、肌酐、葡萄糖)的流动有帮助;同时证明了膜上也有较大的孔,可以帮助大分子物质通过。超滤以及 CSF 在腹腔的再吸收,依赖于腹膜和血管间皮的功能完整性。淋巴管吸收腹腔液体的速度为 0.5~1.5 ml/min,膈淋巴管吸收速度最快,特别是在膈下区域,此处有开放性细胞内通道,可直接回流到纵隔淋巴结,然后到右侧淋巴管,最后到右侧颈内静脉和锁骨下静脉(可参考 de Aquino 等的综述)[18]。腹膜持续暴露在 CSF 中可造成形态和微结构的改变,形成腹膜纤维化。

腹膜形态和微结构的异常改变主要发生在腹膜间皮细胞,形成内质网皱褶,致微绒毛(维持膜面积)和微吞饮小泡减少,引起间皮下层的改变,造成结缔组织硬化(参见 Krediet 和 de Aquino 等的文章)[18,40]。CSF 中的葡萄糖对间皮细胞有毒性作用,造成腹膜血管发生变化。

另一方面,腹腔内异物可激活巨噬细胞和单核细胞,两者刺激间皮细胞产生免疫介质(白介素,IL)。最初的白介素,包括 IL - β1、TNF - α、PGE - 2 和 prostacyclin 2(PGI - 2)、激活的 IL - 6 和 IL - 8,吸引中性粒细胞到达炎症部位。有假设认为 IL - β1 由单核细胞和巨噬细胞产生,它在腹膜纤维化中具有重要作用,可增加胶原蛋白合成,使得成纤维细胞中胶原含量增加[18]。腹膜成纤维细胞对炎症刺激起反应,可增加细胞外基质成分,而造成腹膜纤维化。远端分流管周围腹膜纤维化、肠蠕动及腹压增加,这些因素可造成持续的压力,导致分流管末端组织坏死、内脏浆膜穿孔[12,19,27,58,73]。腹膜、卵黄管脐端、鞘状突等部位的薄弱也将会导致穿孔,这部分内容将在后续专题中介绍[6,49,58,81]。

无 菌 性 腹 水

无菌性腹水是一种少见的并发症[2,9,16,17,32,43,75,83]。在大多数情况下,CSF 在腹膜内局部聚集形成假性囊肿,一般是由于分流管感染或后腹膜炎造成的[9,26,83]。而无菌性腹水是指 CSF 在整个腹腔内聚集,腹水的革兰染色呈阴性,病毒或其他细菌培养也呈阴性[16,75]。

腹水一般是由于慢性疾病如肝硬化、充血性心力衰竭、肾病、癌症扩散等造成的。腹腔分流术后腹水形成可能与以下病理机制有关。

- 分流管成分降解引起的免疫应答造成炎症反应,引起腹膜纤维化,使浆膜层吸收异常[10,18,31]。
- 既往腹部手术史或多次分流手术引起粘连或腹膜吸收不良[9,32]。
- CSF 中蛋白质含量增高,如中枢神经系统感染或肿瘤,造成腹膜水肿[2,75,83]。
- 弥漫性绒毛增生或脉络膜丛乳头状瘤造成 CSF 分泌过多[11]。

腹水时患者一般较晚才出现引流不足的临床症状[21,32]。

体检时一般有腹胀、腹痛,很少有肌卫。查体发现腹部轮廓增大,出现液波,叩诊有浊音。还包括腹围增加、腹壁静脉扩张。

影像学诊断包括腹部 B 超检查,表现为弥漫性腹水,没有局部积聚或分隔,需排除肝脏血管血栓形成;腹部 CT 显示单个、巨大、非局限性腹水,围绕在分流管周围,但大网膜和腹膜不增厚,也没有其他炎症表现。

腹腔穿刺也是一种可选的诊断方法,可诊断腹水的病因。

如果不存在以上这些因素,可将分流管外接来确定是否是 CSF 积聚过多。目前 CSF 培养仍然是排除感染的可靠方法[57,71]。但是,微生物在分流管组件上生长(尽管 CSF 培养阴性)多数是由污染造成的。现在推荐将培养时间延长到 14 天以上,以排除有些生长缓慢的细菌,如痤疮丙酸杆菌等,这样可以确保排除感染的可能性。

[治疗]确诊后将分流管远端外置,应用抗生素(万古霉素和头孢他啶),直到 CSF 培养呈阴性,排除感染。抗生素使用 24 小时以上直到分流管被重新放回体内[83]。在某些病理情况下 CSF 中蛋白质积聚、CSF 分泌过多,心房分流术是一种可供选择的办法来解决腹水问题[2,11,51,78]。

[小结]无菌性腹水是一种排除性诊断,标准的诊断方法必须包括腹水的生化分析,如细胞、蛋白质、葡萄糖、培养以及细胞学检查,以排除恶性肿瘤。影像学检查包括腹部 CT 及头颅 MRI 以排除相关的疾病。如果排除了恶性肿瘤和感染,腹部情况得到了改善,脑室-心房分流术即可安全地实施。

假 性 囊 肿

假性囊肿是指分流管远端形成的局部 CSF 积聚[52,60],这一现象由 Harsh 首先描述[33]。之后文献中报道的发病率为 0.7%～10%。假性囊肿可在分流术后的任何时候发生,一般在术后几周到几年[21,22]。

假性囊肿形成的确切机制目前还不清楚,但危险因素与炎症反应相关。易感因素包括急性分流感染、既往分流感染、多次分流手术、既往腹部手术及 CNS 肿瘤[9,10,21,26,29,34,39,69]。目前一致的观点认为假性囊肿与炎症反应有关,分为感染性的或非感染性的。据报道,分流术后细菌感染占假性囊肿形成的 73%[71],但是 CSF 培养时间延长到 14 天以上时感染的发生率更高,或者是厌氧菌感染。炎症反应在假性囊肿形成中起重要作用,病理学检查可发现肠浆膜表面炎症反应、无上皮细胞的纤维组织、急性炎症反应的纤维组织、成纤维细胞形成的肉芽组织、胶原纤维束、散在的炎症细胞等[18,29,34,39,52]。这些因素导致假性囊肿壁变成炎症包膜而难以吸收 CSF。

分流术后产生假性囊肿的时间可以是术后几天或几年。Santos de Oliveria 等的报道是 10 天到 15 年[57]。一般情况下既往有腹部手术史,假性囊肿发生在术后 6 个月之内。

有学者认为小的假性囊肿是感染性的,而大的假性囊肿则是非感染性的[61,71]。但有学者提出反对意见,Roitberg 等认为感染和假性囊肿的大小无关[69]。有篇文献报道了 128 例病例,其中感染率在 17% ~ 80%(平均 42%)[52]。表皮葡萄球菌是最常见的病菌,其他也包括凝固酶阴性的金黄色葡萄球菌以及革兰阴性细菌,如痤疮丙酸杆菌等[52,61,69]。

腹部假性囊肿的症状包括呕吐、腹胀、腹痛、发热及腹部肿块。同时还伴有分流功能紊乱的症状和体征,包括囟门膨出、嗜睡、头痛、呕吐或癫痫,这些是由于 CSF 不吸收,在假性囊肿里积聚造成的。

过敏反应(无菌性炎症)是另一个造成假性囊肿的原因[18,34]。在反复出现假性囊肿的患者中,如果感染因素被排除,就应该考虑患者对导管及其附件过敏的可能性。如果外周血中嗜酸性粒细胞增高、血清 IgE 水平增高以及假性囊肿壁中嗜酸性粒细胞浸润,都需要警惕过敏反应的可能[18,39]。

目前对于分流管中哪些组件造成过敏反应是有争议的。随着乳腺外科植入物的普及,目前硅胶和凝胶材料被广泛应用。有 3 个独立的研究团队认为,目前没有足够的证据支持乳腺硅胶植入物与人体免疫之间存在生物学不相容性,他们还指出硅胶引起免疫毒性反应、激发特定免疫反应及引发自身免疫疾病的证据不足[39]。以往报道的特定的抗硅胶抗体可能是误诊,因为循环系统中白蛋白量不同以及存在 IgG 分解物的非特异性吸收[31]。

其他抗原刺激也需要考虑。环氧乙烷气体被用来消毒医疗器械包括分流管,它属于高反应性烷基化物质,可与体内蛋白质起反应形成新的抗原。IgE 抗体特异性结合环氧乙烷蛋白,已在术后 4 个月患者的体内发现

了环氧乙烷代谢物,其血液嗜酸性粒细胞也增高。

另一个可能的抗原成分来自硫酸钡,它是分流管生产过程中使用的造影剂,是为了便于分流管能被 X 线检测到。外科手套中的乳胶成分及外科医师术中使用抗生素(如万古霉素或庆大霉素)浸泡的分流管等也是可能的因素[31]。

硅胶引起的过敏反应可用糖皮质激素治疗,但在停药后会反复。将硅胶管换成聚氨酯材料管或提炼硅胶体可以避免这类过敏反应。提炼硅胶体是指在生产过程中从导管上将少量无节制硅胶油提取出来,这样导管上仅含实性硅胶体,以减少过敏反应的可能性(Medtronic 分流管)。

[诊断]VP 分流术后患者主诉腹痛、腹胀,都应排除假性囊肿的可能。诊断包括从储液囊或假性囊肿内留取 CSF 进行化验,显示感染迹象即表明假性囊肿。

实验室检查包括革兰染色、培养、葡萄糖、蛋白质和细胞计数检测。

CSF 培养或假性囊肿内液体培养呈阳性即可确诊分流管感染。

腹部平片可显示出分流管在巨大软组织内弯圈,邻近肠管影位移。腹部 B 超和 CT 检查也可确诊。

[治疗]治疗的方法包括分流管远端外置、使用抗生素及再次手术置入分流管。

在治疗前必须先确定是否有感染。如果同时存在感染,需将分流管外置或行脑室外引流术。如果有 CSF 感染,不能将分流管放到腹腔内。

假性囊肿以往的治疗方法包括将分流管外置,将分流管末端连接无菌袋,并使用抗生素治疗[71],后期再将分流管放回腹腔,或者胸腔,或者通过颈静脉放入心房[51]。以往的

治疗包括在B超引导下穿刺或开腹切除假性囊肿，将分流管腹腔端重新摆放。近来可在腹腔镜下处理假性囊肿，包括部分切除假性囊肿，并将分流管重新放置，这是一种较被接受的方法（图13.1）。有些作者报道重新放置分流管还会再次出现假性囊肿。但是在大多数情况下，将分流管重新放入腹腔是可行的，而且对于大多数患者而言，对侧腹腔也是可以选择的。如果假性囊肿能被吸收，那么可以再次在腹腔进行分流术[1,9,29,37,41,42,44,71]。为了减少腹腔粘连，可将分流管放到肝脏后方的膈肌下[41,67,71]。如果前方腹膜缺失或CSF吸收腔隙减少，可考虑将CSF分流至大网膜囊或小网膜囊[23,50]。只有在这些方法都失败的情况下，才考虑采用脑室-心房分流术[47,77]。

在条件允许的情况下，内镜下第三脑室造瘘术是某些非交通性脑积水可选的治疗方法。对于那些仍依赖分流或内镜下第三脑室造瘘术失败的患者，脑室-腹腔分流术还是最安全的治疗办法。

分流管经肛门外露，肠穿孔

分流管腹腔端引起肠穿孔经肛门凸出体外（anal extrusion of the distal portion of a VP shunt，AEVPS）是VP分流术非常少见的并发症。Wilson在1966年首次报道了这个并发症[81]，后来大约100例并发症被报道。这类并发症的发病率为0.1%～1%[15,19,27,49,58,63,72,81,82]。Vinchon等在2006年的一项回顾性分析中发现了19例肠穿孔病例，其中3例分流管经肛门凸出体外。

[病理生理和危险因素]目前这类并发症的发生机制和可能的因素不是很清楚。顾名思义，AEVPS的发生机制指各种原因造成了肠穿孔而引起。Di Rocco认为肠腐蚀由炎症反应（既往分流感染）造成[21]。机械损害和感染造成的炎症相互作用可造成肠穿孔[18,19,27,43]。大多数病例的病原菌是腹膜来源的（如大肠埃希菌），也有病原菌来自围手术期污染（如金黄色葡萄球菌或表皮葡萄球菌）。有些作者认为肠穿孔与炎症反应机制及感染异物的排斥反应有关[18,19,34]。肠道发育的变化也是一个可能的因素，Matsuoka等的一项报道发现，肠穿孔与回肠末端重叠有关，肠道表面某个固定点不断地受到激惹，最终造成乙状结肠穿孔[49]。也有报道分流管末端包围性纤维化可导致分流管固定，造成

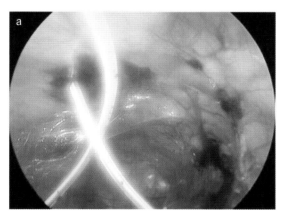
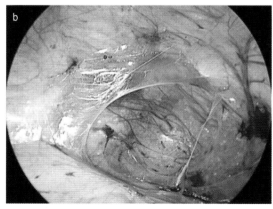

图13.1 假性囊肿。(a)从假性囊肿中拔除分流管腹腔端；(b)在腹腔镜下将分流管重新放到正常腹膜处

压力增高和压疮性溃疡,导致肠穿孔[6,49]。有报道发现腹膜特定薄弱部位、脐带末端及阴囊鞘状突等部位也容易穿孔[59,81]。以往认为弹簧螺旋分流管更容易发生内脏穿孔,因为 50% 的穿孔病例都使用了这种分流管,而且分流管会经胃和口发生移位。但是,其他报道发现软管和硅胶管也会造成肠穿孔以及其他脏器穿孔[21,27,63,72]。

没有证据表明开腹技术(腹腔镜或套管针)是肠穿孔的危险因素。有些作者认为腹腔镜是比较安全的技术,其他作者则认为套管针技术和腹腔镜一样安全,不是肠穿孔的危险因素[78]。有报道认为套管针技术可造成肠穿孔,但这是急性手术的并发症,而不是慢性的炎症反应。还有报道显示套管针技术可造成严重的血管损害。因此,我们更倾向于使用小切口的腹腔镜技术。

其他肠穿孔的潜在危险因素包括硅胶过敏或肠壁薄弱,如患脊髓脊膜膨出或先天性脑积水的儿童存在神经支配不足而导致肠壁薄弱[4,12,34]。目前还不清楚分流管腹腔端长度是否与空腔脏器穿孔有关。

[诊断]AEVPS 是肠穿孔的特殊病症(图 13.2),但不常见(占 15.7%)。肠穿孔时没有腹膜征象也比较常见。临床上 15%~25% 的患者出现腹膜炎,最高有 48% 的患者出现腹膜炎或脑室炎。诊断不明时可采用影像学检查,腹部增强 CT 及腹部 B 超检查可表现为局部炎症征象和腹壁增厚,但也可能是阴性发现。对于有些高度怀疑的病例可使用分流管成像的方法,即将造影剂灌注到分流管的低位部分来证明肠穿孔。结肠镜检查可用来确定肠穿孔的位置[27,49]。诊断时需进行头颅 CT 或 MRI 扫描,CSF 也需进行生化检验,可从储液囊或分流管末端留取 CSF 送检。

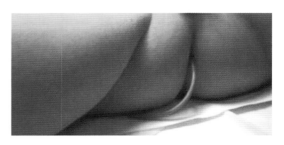

图 13.2　分流管从肛门凸出体外

[治疗]肠穿孔需要急诊处理。如果患者没有症状,可以暂时保守治疗。治疗方法是在腹腔表面切断分离管,将近端外露,将远端从肛门拉出。如果患者存在临床症状(腹腔的或脑膜的),需要进行影像学检查,以评估是否存在急性脑积水及确定肠穿孔的位置。在这种情况下,可以开腹或腹腔镜下修复肠穿孔以及退回分流管的腹腔端[49,82]。此时需要脑室外引流及使用抗生素直到 CSF 检查正常,在 2~3 次 CSF 培养呈阴性后可重新安放整个分流装置。通常情况下,重新进行腹腔分流是可行的,但是如果腹部情况不利(如腹部大手术、粘连或反复肠穿孔等),那么更可接受的方法是进行胸腔或心房分流。

[预后]AEVPS 是 VP 分流术少见、但较严重的并发症。儿童患者没有穿孔症状或脑膜炎,预后较好。如果肠穿孔造成化学性或感染性腹膜炎,或者患者出现革兰阴性细菌造成的脑膜炎或脑室炎,那么预后较差。出现腹部并发症时患者病死率最高[82]。

膀　胱　穿　孔

膀胱穿孔也是 VP 分流术比较少见的并发症[6,15,35,53,63]。这类并发症由 Grosfeld 在 1974 年首次报道,他报道了 2 个病例,分别是 3 个月和 1 岁的患者[32]。报道中采取将分流管移除、修复膀胱、进行耻骨上膀胱造瘘术及使用抗生素的治疗方法,最终患者都愈合。有报道发现 10 例病例的正常膀胱受累[6,15,35]。还有报道认为膀胱修复后更易穿孔,特别是在神经源性膀胱加固修复术后[53]。膀胱属于腹膜外脏器,是极不易穿孔的脏器,因为分流管需穿过腹膜到达腹膜外间隙,再侵入膀胱。

分流管造成膀胱穿孔的机制目前尚不清楚。分流管头端最初的局部炎症反应可使分流管固定在脏器的浆膜上[6,19]。钡浸渍分流管远端钙化、硅胶聚合物碎片可加快炎症反应并使分流管固定[10]。加上腹内压增高、肠蠕动及 CSF 搏动产生的局部压力,都可造成组织坏死,最终使膀胱穿孔[6,19,63],致分流管经脏器滑出体外。

与穿孔有关的分流管因素包括分流管末端尖锐、腹腔端较长、分流管僵硬、分流管钡涂层以及对分流管及其组件过敏(如硅胶过敏)。起初报道了弹簧螺旋分流管容易发生穿孔,后来发现其他分流管也会穿孔。

套管针插入或腹部手术造成的膀胱穿孔可以通过术前排尿来避免。我们的方法是在进行任何手术时用 Foley 导管排空膀胱。如果患者术后住院时间较长(如严重创伤或脊髓肿瘤),可留置 Foley 导管。相反地,VP 术后则可立刻拔除 Foley 导管。

有报道认为硅胶在干燥状态下容易粘连[35]。在腹腔端的远端,可用生理盐水冲洗分流管。分流时,需使用生理盐水或庆大霉素润湿分流管及其组件。

体检时发现患者可能没有发热,也没有神经功能缺损或脑膜炎征象。也可能没有腹部体征,只看到分流管从尿道排出,分流管末端有 CSF 滴出。产生这种现象的原因是由于分流管周围腹膜的封闭效应。如果尿液进入腹腔,患者会出现发热、腹痛、腹胀,以及脐部到耻骨之间的腹壁红斑。影像学诊断包括腹部 CT 和 B 超检查。

[治疗]出现膀胱穿孔时,必须按照急症处理。将分流管从近端剪断,从尿道拉出。如果没有激惹征象,或者腹部影像学检查排除了腹腔并发症(如气腹、尿性囊肿等),留置了 Foley 导管,可以采用保守的方法。但是,只要出现少许肌卫征象,则可以从腹膜外到膀胱进行修复,进行膀胱造瘘术,或者暂时留置 Foley 导管。在这两种情况下,都需要将分流管近端外置,或者进行脑室外引流,直到 CSF 培养呈阴性,再考虑在对侧腹腔进行分流术。

阴囊、脐部、阴道等脏器的穿孔,其病理生理机制和膀胱穿孔类似。

其他少见并发症

VP 分流术后其他少见并发症包括分流管移位、肠扭转、腹壁穿孔或脑肿瘤腹腔转移。据文献报道膈下肝上脓肿引起的急性胆囊炎也很少见。

分流管移位

有文献报道了分流管组件远端在不同水平上移位[24,30,44,45,59,73]。在有些病例,解剖结构就存在的开孔或先天没有闭合而引起的腹壁薄弱,可导致这种并发症的发生。与移位有关的因素包括分流管锚定在钙化点、腹壁收缩、腹内压增高、头颈的屈伸运动及分流管残留[3,4,6,19,34,45,59,63]。

Martin 等报道了分流管腹腔端从右侧脊肋三角区移位到右侧胸部,而导致胸腔积液,最终需要手术重新摆放分流管[45]。有文献报道 VP 分流术后可出现胸腔积液,但并不存在分流管移位[3]。在有些情况下,将分流管放置在膈下肝上间隙时可产生假性囊肿,此时季肋部被压缩时分流管可通过膈肌产生移位[30]。

在小儿还可见到分流管移位到阴囊的现象,其原因是睾丸鞘膜与腹腔相通、卧床及CSF 对管道压力的增高。

也有文献报道分流管向上移位到乳腺[73]、胸腔[3]、心脏内[70]甚至肺动脉内。分流手术时胸部损伤或颈部血管直接受损是这些并发症的可能发生机制[30,46]。VP 分流术后分流管移位到心脏很罕见,但是致命性的,可引起肺栓塞、心律不齐、脓毒症、心力衰竭等[70]。文献报道了分流管通过颈静脉进入腔静脉,最终进入心脏。分流管扭转引起锁骨上窝静脉腐蚀,也是一种可能的原因。这种情况在儿童中比较多见,因为儿童皮下组织比较薄弱。但是有学者指出 6 岁以下儿童的发生率较低,因为分流管的直径比静脉粗。

为了避免这种并发症,在颈部需要在靠近中线、较深部的皮下隧道置管。术中建立分流管隧道引起的静脉穿孔有时不一定能被发现,只有在皮下置管时才会发现静脉出血[46]。

诊断主要依靠 X 线和 CT 检查。CT 可排除分流管是否移位到胸腔和心脏。心电图也有助于排除心脏穿孔、血栓和瓣膜病变。

可将移位的分流管从血管和心脏中移出。在介入放射科可采用透视下经皮法取出,而在大多数复杂情况下则需开胸手术取出。在有些情况下,当分流管完全脱落在心脏或肺动脉时可采用经皮静脉内的方法取出分流管,失败时可采用开胸术。最后都需要重新进行 VP 分流术。

如果导管与胸外部分仍相连,或者分流管远端位于静脉循环内,此时可用透视下经皮法取出。需谨慎,必须明确心脏壁没有被腐蚀、心脏瓣膜没有缠绕。如果心电图或心脏增强 CT 检查没有发现心脏瓣膜受损,笔者认为感染性心内膜炎的风险并不会增加[70]。

肠扭转

分流管远端围绕肠管打结或肠扭转是一种极其罕见的并发症。腹痛、腹胀、触痛和反跳痛、叩诊呈鼓音和肠麻痹都是可能的迹象。X 线平片和超声检查有助于诊断。

治疗包括剖腹探查术,通常在腹腔镜下进行。但有时分流管缠绕和肠道受累非常严重,此时需要进行开腹手术。然后将分流管外置并连接无菌袋,直到进行新的分流手术。

肠扭转是一种严重的并发症,在进行新的 VP 分流术之前,需确认肠壁和腹膜的完整性。否则,需要进行胸腔、心脏或肝脏膈下分流手术。

腹壁穿孔

分流管的末端可以诱发慢性炎症反应和产生局部压力,最终导致侵蚀[4]。分流管的末端和 CSF 脉冲的共同持续作用,使腹壁穿透而导致穿孔。

由于肌肉薄弱和局部感染性粘连,骨髓瘤患者更容易发生穿孔[4]。分流管周围纤维化是内脏穿孔的危险因素[18]。在早产或低出生体重新生儿中,脐部穿孔是另一种被报道的并发症。

[治疗]在空腔脏器或腹壁发生穿孔后,必须怀疑分流组件的感染。采集 CSF 或化脓性排泄物进行培养后,即开始进行广谱抗生素治疗。药物必须覆盖典型的革兰阳性和革兰阴性细菌,这些细菌在腹壁病变中比较常见。

如果不怀疑腹膜炎或腹膜脓肿，分流管可在不开腹的情况下被安全取出，即在腹壁处切断远端管，将近端管外置并从腹壁拉出，而不能从近端将远端管拉出，以防感染扩散。具体治疗包括分流管拔除、脑室外引流和评估 CSF 感染，然后用新的分流管重新进行手术。

腹部转移

原发性脑肿瘤的颅外转移是罕见的，可能通过血液或淋巴管发生转移[7,13]。VP 分流术使脑室和腹腔建立直接连接而便于肿瘤传播，这种并发症很少，目前文献只报道了少于 100 例病例[13,64,68]。

对于年长患者，最常通过这种方式转移的肿瘤包括生殖细胞瘤和内胚窦瘤（10～18 岁），而年轻患者容易转移的肿瘤是髓母细胞瘤和星形细胞瘤（10 岁以下）。在年龄较大的患者中，男性患者（1.9/1）的转移比例更高[68]。分流术后发生腹部转移的平均时间间隔约为一年半，一般在术后 2 个月到 5 年。有时候在尸检时发现转移性肿瘤[73]。

对患有脑肿瘤的儿童进行 VP 分流术，术后常规利用腹部 B 超和 CT 进行随访。

预后与年龄和性别有关，年长的患儿和男孩预后较好。但影响预后的主要因素是脑肿瘤的病理学性质[7,68,74]。生殖细胞瘤患者比内胚窦瘤和胶质母细胞瘤患者的预后好。

化疗和放疗对脑肿瘤腹部转移的治疗效果较好，但是脑肿瘤腹部转移是影响患者预后的一个很重要的并发症。

腹腔分流术失败的对策

如果经多次分流管调整都失败，该腹腔通常被认为不适合进行 CSF 引流。约 30％以上的 VP 分流术患者会出现腹部并发症[1,9,18,22]。当腹腔被认为不适合放置分流管时，可选择其他部位，包括心脏的右心房、胸腔或胆囊等。然而，由于 VP 比 VA 分流术更有益（严重并发症较少）[25,51,78]，许多学者坚持认为，应尽一切努力仍将腹腔作为分流管放置的位置[1,23,37,41,62]。VA 分流术的潜在并发症是血栓栓塞和感染，均危及生命[51,78]。血栓栓塞的发生率为 0.3％，几乎都是致命的[51]。分流相关性肾病也是长期以来被认可和被报道的潜在风险。通常用抗凝方法来治疗分流管栓塞，这使患者的出血风险增加。而且，重新调整分流管的程序非常复杂，包括中心静脉操作。据报道分流管调整的比例高达 66％[78]。

因此，分流失败后（因感染或分流管堵塞）必须尽一切努力寻找有功能的腹膜。自 20 世纪 70 年代以来，腹腔镜被用于处理 VP 分流术后并发症，它通过微创的方法提供了良好的手术视野[1,37,41,42]。外科医师可利用它检查腹部粘连、囊肿、定位，还可用于清除分流管远端堵塞，切除 CSF 假性囊肿，或者在先前多次分流调整或复杂腹部解剖结构的患者中重新摆放分流管。腹腔镜是良好的手术工具用以确定腹腔中最合适的分流管摆放位置[1,41,42]。在更为复杂的情况下剖腹探查是一种替代方案，在腹腔镜无法实施时可进行剖腹探查，特别是腹腔有多个分隔或粘连紧密时[50,62]。

减少腹腔粘连的另一个方法是在腹腔内使用"储备袋"[9,23,50,57,62]。通常在腹膜不可用的情况下，可选择肝后膈下间隙[57]。有几篇文献列举了它的优势：它远离了粘连部位，通常影响前腹膜；这个间隙的腹腔积液回收到淋巴系统的速度最快，因为此处淋巴管道密集、膈腹膜存在细胞内通道。Rengachary

描述了因弥漫性前腹膜粘连而无法实施腹腔分流术的患者接受经胸、经膈肌分流手术,直接经胸腔将分流管置于肝上膈下间隙的治疗过程[67]。

Matushita 等采用了一种有趣的技术使腹膜被用于 CSF 吸收[50]。他们在儿童外科医师的帮助下将分流管通过网膜孔置于网膜囊内,并将此命名为脑室-网膜分流术。他们对 3 个病例进行了 1 年以上的随访没有发现并发症。网膜囊和后腹膜早在 1956 年就被用于 CSF 分流,这由 Picasa[62]、Dodge[23] 和 Kubo[41] 等提出(参见 Matushita 等的综述)。

网膜囊,也称小网膜囊,构成了位于肝尾状小叶后面腹膜前部的延伸部分,并被胃覆盖。它通过肝脏和十二指肠之间的间隙(网膜孔),与前腹膜间隙、大网膜囊、腹腔相通。在垂直方向,网膜囊可到达左侧髂窝,此处容易吸收液体,特别是儿童。而在成人,由于胃肠网膜层之间粘连,网膜囊的垂直延伸受到限制[50]。

在 VP 分流失败时胸腔分流术是一种替代的方法,它在过去的几年得到普及[47]。然而必须注意的是,5 岁以下儿童胸膜吸收可能不佳[57]。如果同时存在肺部疾病则是手术禁忌证,因为大量胸腔积液时可能导致呼吸衰竭。Martinez-Lage 等认为新的技术阀门可以克服胸腔积液并发症或脑室-胸腔分流术后的胸腔积液[47]。

也有作者提出将胆囊作为 CSF 分流器官。1959 年 Smith 描述了将胆囊作为 CSF 分流部位的方法[76],之后这种方法被认为是其他方法都无效时的最后办法。胆囊是无菌容器,非必需器官,重吸收水和电解质,而且胆囊内压力可用于维持颅内压。胆汁被认为可以提供溶解作用,防止纤维粘连,还可能中和 CSF 中过量的蛋白质[56]。在我们的报道中,有 3 例患者在腹腔分流失败后选择胆囊分流术,一直随访到成年,未发现并发症。2 例患者通过开腹进行分流手术(图 13.3),而另一个患者则在腹腔镜下将分流管置于胆囊内。

脑室-胆囊分流术是儿童 CSF 中蛋白质含量过高(继发于脑肿瘤)而导致 VP 分流术失败后的一种替代办法[36,48,55,75],此时胆汁可降解 CSF 中的高蛋白质[56]。胆道括约肌张力和胆囊内的相对高压(10~20 cmH$_2$O)可起对抗虹吸的作用,防止引流过度产生裂隙脑室。但这也可能会造成引流不足[55,79]。有报道发现因胆汁反流造成脑膜炎和脑室炎而导致死亡的案例[5,8]。Olavarria、Tomita

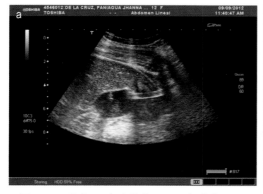
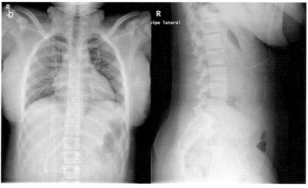

图 13.3　脑室-胆囊分流术。(a)B 超声像图显示分流管远端位于胆囊内;(b)X 线片显示分流管远端位于胆囊内

等报道，应避免使用远端裂隙阀门，因为可能会随着胆囊的收缩而使导管打结或阀门被开启[56]。最后，尽管小儿胆汁是无菌的，但是成人胆汁的感染率却高达30%[48]。

参考文献

[1] Acharya R，Ramachandran CS，Singh S (2001) Laparoscopic management of abdominal complications in ventriculoperitoneal shunt surgery. J Laparoendosc Adv Surg Tech A 11(3):167-170.

[2] Adegbite AB，Khan M (1982) Role of protein content in CSF ascites following ventriculoperitoneal shunting. Case report. J Neurosurg 57(3):423-425.

[3] Adeolu AA，Komolafe EO，Abiodun AA，Adetiloye VA (2006) Symptomatic pleural effusion without intrathoracic migration of ventriculoperitoneal shunt catheter. Childs Nerv Syst 22:186-188.

[4] Aras M，Alta M，Serarslan Y，Akçora B，Yılmaz A (2013) Protrusion of a peritoneal catheter via abdominal wall and operated myelomeningocele area: a rare complication of ventriculoperitoneal shunt. Childs Nerv Syst 29:1199-1202.

[5] Barami K，Sood S，Ham S，Canady A (1998) Chemical meningitis from bile reflux in a lumbar-gallbladder shunt. Pediatr Neurosurg 29:328-330.

[6] Barker GM，Läckgren G，Stenberg A，Arnell K (2006) Distal shunt obstruction in children with myelomeningocele after bladder perforation. J Urol 176:1726-1728.

[7] Berger MS，Baumeister B，Geyer JR，Milstein J，Kanev PM，LeRoux PD (1991) The risks of metastases from shunting in children with primary central nervous system tumors. J Neurosurg 74:872-877.

[8] Bernstein RA，Hsueh W (1985) Ventriculocholecystic shunt: a mortality report. Surg Neurol 23:31-37.

[9] Bhasin RR，Chen MK，Pincus DW (2007) Salvaging the "lost peritoneum" after ventriculoatrial shunt failures. Childs Nerv Syst 23:483-486.

[10] Boch AL，Hermelin E，Sainte-Rose C，Sgouros S (1998) Mechanical dysfunction of ventriculoperitoneal shunts caused by calcification of the silicone rubber catheter. J Neurosurg 88:975-982.

[11] Britz GW，Kim DK，Loeser JD (1996) Hydrocephalus secondary to diffuse villous hyperplasia of the choroid plexus. Case report and review of the literature. J Neurosurg 85(4):689-691.

[12] Brownlee JD，Brodkey JS，Schaefer IK (1998) Colonic perforation by ventriculoperitoneal shunt tubing: a case of suspected silicone allergy. Surg Neurol 49:21-24.

[13] Campbell AN，Chan HSL，Becker LE，Daneman A，Park TS，Hoffman HJ (1984) Extracranial metastases in childhood primary intracranial tumors. A report of 21 cases and review of the literature. Cancer 53:974-981.

[14] Casey KF，Vries JK (1989) Cerebral fluid overproduction in the absence of tumor or villous hypertrophy of the choroid plexus. Childs Nerv Syst 5(5):332-334.

[15] Chen TH，Lin MS，Kung WM，Hung KS，Chiang YH，Chen CH (2011) Combined ventriculoperitoneal shunt blockage, viscus perforation with migration into urethra, presenting with repeated UTI. Ann R Coll Surg Engl 93:151-153.

[16] Chidambaram B，Balasubramaniam V (2000) CSF ascites: a rare complication of ventriculoperitoneal shunt surgery. Neurol India 48(4):378-380.

[17] Dean D，Keller I (1972) Cerebrospinal fluid ascites: a complication of ventriculoperitoneal shunt. J Neurol Neurosurg Psychiatry 35:474-476.

[18] de Aquino HB，Carelli EF，Borges Neto AG，Pereira CU et al (2006) Nonfunctional abdominal complications of the distal catheter on the treatment of hydrocephalus: an inflammatory hypothesis? Experience with six cases. Childs Nerv Syst 22:1225-1230.

[19] De Jong L，Van Der Aa F，De Ridder D，Van Calenbergh F (2011) Extrusion of a ventriculoperitoneal shunt catheter through an appendicovesicostomy. Br J Neurosurg 25:115-116.

[20] DiLuna ML，Johnson ML，Bi WL，Chiang VL，Duncan CC (2006) Sterile ascites from a ventriculoperitoneal shunt: a case report and review of the literature. Childs Nerv Syst 22:1187-1193.

[21] Di Rocco C (1987) Complications unique to peritoneal shunts. In: The treatment of infantile hydrocephalus, vol 2. CRC Press, Boca Raton, pp 129-139.

[22] Di Rocco C，Marchese E，Velardi F (1994) A survey of the first complication of newly implanted CSF devices for the treatment of nontumoral hydrocephalus. Childs Nerv Syst 10:321-327.

[23] Dodge HW，Remine WH，Leaens MD (1957) The treatment of hydrocephalus by spinal subarachnoid-omental bursa shunt. Minn Med 40:227-230.

[24] Dominguez CJ，Tyagi A，Hall G，Timothy J，Chumas PD (2000) Subgaleal coiling of the proximal and distal components of a ventriculo-peritoneal shunt. An unusual complication and proposed mechanism. Childs Nerv Syst 16:493-495.

[25] Eichler I (1986) Complications following implantation of ventriculo-atrial and ventriculoperitoneal shunts. Zentralbl Neurochir 47(2):161-166.

[26] Ersahin Y，Mutluer S，Tekeli G (1996) Abdominal cerebrospinal fluid pseudocysts. Childs Nerv Syst 12:755-758.

[27] Ferreira PR，Bizzi JJ，Amantea SL (2005) Protrusion of ventriculoperitoneal shunt catheter through the anal orifice. A rare abdominal complication. J Pediatr Surg 40:1509-1510.

[28] Gattuso P，Carson HJ，Attal H，Castelli MJ（1995）Peritoneal implantation of meningeal melanosis via ventriculoperitoneal shunt：a case report and review of the literature. Diagn Cytopathol 13：257－259.

[29] Gaskill SJ，Marlin AE（1989）Pseudocysts of the abdomen associated with ventriculoperitoneal shunts：a report of twelve cases and a review of the literature. Pediatr Neurosci 15：23－27.

[30] Gaudio R，De Tommasi A，Occhiogrosso M，Vailati G（1988）Respiratory distress caused by migration of ventriculoperitoneal shunt catheter into the chest cavity：report of a case and review of the literature. Neurosurgery 23：768－769.

[31] Goldblum RM，Pyron D，Shenoy M（1998）Modulation of IgG binding to silicone by human serum albumin. FASEB J 12（Part II）：5967.

[32] Grosfeld JL，Cooney DR，Smith J，Campbell RL（1974）Intra-abdominal complications following ventriculoperitoneal shunt procedures. Pediatrics 54：791－796.

[33] Harsh GR III（1954）Peritoneal shunt for hydrocephalus：utilizing the fimbria of the fallopian tube for entrance to the peritoneal cavity. J Neurosurg 11：284－294.

[34] Hashimoto M，Yokota A，Urasaki E，Tsujigami S，Shimono M（2004）A case of abdominal CSF pseudocyst associated with silicone allergy. Childs Nerv Syst 20：761－764.

[35] Kataria R，Sinha VD，Chopra S，Gupta A，Vyas N（2013）Urinary bladder perforation，intra-corporeal knotting，and per-urethral extrusion of ventriculoperitoneal shunt in a single patient：case report and review of literature. Childs Nerv Syst 29：693－697.

[36] Ketoff J，Klein R，Maukkassa K（1997）Ventricular cholecystic shunts in children. J Pediatr Surg 32：181－183.

[37] Khosrovi H，Kaufman HH，Hrabovsky E，Bloomfield SM，Prabhu V，el-Kadi HA（1998）Laparoscopic-assisted distal ventriculoperitoneal shunt placement. Surg Neurol 49（2）：127－134（discussion 134－125）.

[38] Kimura N，Namiki T，Wada T，Sasano N（1984）Peritoneal implantation of endodermal sinus tumor of the pineal region via a ventriculo-peritoneal shunt. Cytodiagnosis with immunocytochemical demonstration of alpha-fetoprotein. Acta Cytol 28：143－147.

[39] Klykken PC（2005）Abdominal CSF pseudocyst. Childs Nerv Syst 21：1018－1019.

[40] Krediet RT（1999）The peritoneal membrane in chronic peritoneal dialysis. Kidney Int 55：341－356.

[41] Kubo S，Ueno M，Takimoto H，Karasawa J，Kato A，Yoshimine T（2003）Endoscopically aided retroperitoneal placement of a lumboperitoneal shunt. Technical note. J Neurosurg 98：430－433.

[42] Kurschel S，Eder HG，Schleef J（2005）CSF shunts in children：endoscopically-assisted placement of the distal catheter. Childs Nerv Syst 21（1）：52－55.

[43] Longstreth GF，Buckwalter NR（2001）Sterile cerebrospinal fluid ascites and chronic peritonitis. N Engl J Med 345（4）：297－298.

[44] Lourie H，Bajwa S（1985）Transdiaphragmatic migration of a ventriculo-peritoneal catheter. Neurosurgery 17：324－326.

[45] Martin LM，Donaldson-Hugh ME，Cameron MM（1997）Cerebrospinal fluid hydrothorax caused by transdiaphragmatic migration of a ventriculoperitoneal catheter through the foramen of Bochdalek. Childs Nerv Syst 13：282－284.

[46] Martinez-Lage JF，Poza M，Izura V（1993）Retrograde migration of the abdominal catheter as a complication of ventriculoperitoneal shunts：the fish hook sign. Childs Nerv Syst 9：425－427.

[47] Martinez-Lage JF，Torres J，Campillo H，Sanchez-del-Rincon I，Bueno F，Zambudio G，Poza M（2000）Ventriculopleural shunting with new technology valves. Childs Nerv Syst 16：867－871.

[48] Martínez-Lage JF，Girón O，López A，Martínez-Lage L，Roqués JL，Almagro MJ（2008）Acute cholecystitis complicating ventriculo-peritoneal shunting：report of a case and review of the literature. Childs Nerv Syst 24：777－779.

[49] Matsuoka H，Takegami T，Maruyama D，Hamasaki T，Kakita K，Mineura K（2008）Transanal prolapse of a ventriculoperitoneal shunt catheter. Neurol Med Chir（Tokyo）48：526－528.

[50] Matushita H，Cardeal D，Campos Pinto F，Pereira Plese JP，Santos de Miranda J（2008）The ventriculoomental bursa shunt. Childs Nerv Syst 24：949－953.

[51] Milton C，Sanders P，Steele P（2001）Late cardiopulmonary complication of ventriculo-atrial shunt. Lancet 358：1608.

[52] Mobley LW III，Doran SE，Hellbusch LC（2005）Abdominal pseudocyst：predisposing factors and treatment algorithm. Pediatr Neurosurg 41：77－83.

[53] Murthy KVR，Reddy SJ，Prasad DV（2009）Perforation of the distal end of the ventriculoperitoneal shunt into the bladder with calculus formation. Pediatr Neurosurg 45：53－55.

[54] Newton HB，Rosenblum MK，Walker RW（1992）Extraneural metastases of infratentorial glioblastoma multiforme to the peritoneal cavity. Cancer 69：2149－2153.

[55] Novelli PM，Reigel DH（1997）A closer look at the ventriculo-gallbladder shunt for the treatment of hydrocephalus. Pediatr Neurosurg 26：197－199.

[56] Olavarria G，Reitman AJ，Goldman S，Tomita T（2005）Post-shunt ascites in infants with optic chiasmal hypothalamic astrocytoma：role of ventricular gallbladder shunt. Childs Nerv Syst 21：382－384.

[57] Oliveira RS，Barbosa A，Moraes Villela YA，Machado HR（2007）An alternative approach for management of abdominal cerebrospinal fluid pseudocysts in children. Childs Nerv Syst 23：85－90.

[58] Oshio T，Matsumura C，Kirino A（1991）Recurrent perforations of viscus due to ventriculoperitoneal shunt in a hydrocephalic child. J Pediatr Surg 26：1404－1405.

[59] Park CK，Wang KC，Seo JK，Cho BK（2000）Transoral protrusion of a peritoneal catheter：a case report and literature review. Childs Nerv Syst 16：184－189.

[60] Parry SW，Schuhmacher JF，Llewellyn RC（1975）Abdominal pseudocysts and ascites formation after ventriculoperitoneal shunt procedures. Report of four cases. J Neurosurg 43（4）：476－480.

[61] Pathi R，Sage M，Slavotinek J，Hanieh A（2004）Abdominal cerebrospinal fluid pseudocyst. Australas Radiol 48：61－63.

[62] Picasa JA（1956）The posterior-peritoneal shunt technique for the treatment of internal hydrocephalus in infants. J Neurosurg 13：289－293.

[63] Pohlman GD，Wilcox DT，Hankinson TC（2011）Erosive bladder perforation as a complication of ventriculoperitoneal shunt with extrusion from the urethral meatus：case report and literature review. Pediatr Neurosurg 47：223－226.

[64] Pollack IF，Hurtt M，Pang D，Albright AL（1994）Dissemination of low-grade intracranial astrocytomas in children. Cancer 73：2869－2878.

[65] Pudenz RH（1980）The surgical treatment of hydrocephalus — an historical review. Surg Neurol 15：15－26.

[66] Rainov N，Schobess A，Heidecke V，Burkert W（1994）Abdominal CSF pseudocysts in patients with ventriculoperitoneal shunts. Report of fourteen cases and review of the literature. Acta Neurochir 127：73－78.

[67] Rengachary SS（1997）Transdiaphragmatic ventriculoperitoneal shunting：technical case report. Neurosurgery 41：695－697.

[68] Rickert CR（1998）Abdominal metastases of pediatric brain tumors via ventriculo-peritoneal shunts. Childs Nerv Syst 14：10－14.

[69] Roitberg BZ，Tomita T，McLone DG（1998）Abdominal cerebrospinal fluid pseudocyst：a complication of ventriculoperitoneal shunt in children. Pediatr Neurosurg 29：267－273.

[70] Ruggiero C，Spennato P，De Paulis D，Aliberti F，Cinalli G（2010）Intracardiac migration of the distal catheter of ventriculoperitoneal shunt：a case report. Childs Nerv Syst 26：957－962.

[71] Salomao JF，Leibinger RD（1999）Abdominal pseudocysts complicating CSF shunting in infants and children. Report of 18 cases. Pediatr Neurosurg 31：274－278.

[72] Sathyanarayana S，Wylen EL，Baskaya MK et al（2000）Spontaneous bowel perforation after ventriculoperitoneal shunt surgery：case report and a review of 45 cases. Surg Neurol 54：388－396.

[73] Shafiee S，Nejat F，Raouf SM，Mehdizadeh M，El Khashab M（2011）Coiling and migration of peritoneal catheter into the breast：a very rare complication of ventriculoperitoneal shunt. Childs Nerv Syst 27：1499－1501.

[74] Shibasaki T，Takeda F，Kawafuchi J，Suzuki Y，Yanagisawa S（1977）Extra-neural metastases of malignant brain tumors through ventriculo-peritoneal shunt. Report of two autopsy cases and review of the literature. Neurosurgery（Tokyo）5：71－79.

[75] Shuper A，Horev G，Michovitz S，Korenreich L，Zaizov R，Cohen IJ（1997）Optic chiasm glioma，electrolyte abnormalities，nonobstructive hydrocephalus and ascites. Med Pediatr Oncol 29（1）：33－35.

[76] Smith GW，Moretz WH，Pritchard WL（1958）Ventriculo-biliary shunt，a new treatment for hydrocephalus. Surg Forum 9：701－705.

[77] Taub E，Lavyne MH（1994）Thoracic complications of ventriculoperitoneal shunts：case report and review of the literature. Neurosurgery 34：181－183.

[78] Vernet O，Campiche R，de Tribolet N（1993）Long-term results after ventriculoatrial shunting in children. Childs Nerv Syst 9（5）：253－255.

[79] Wang GM，Fu SL，Ge PF，Fan WH，Li GM，Meng FK，Luo YN（2011）Use of a new type of trocar for the surgical treatment of hydrocephalus：a simple and effective technique. J Int Med Res 39（3）：766－771.

[80] West K，Turner MK，Vane DW，Boaz J，Kalsbeck J，Grosfeld JL（1987）Ventricular gallbladder shunts：an alternative procedure in hydrocephalus. J Pediatr Surg 22：609－612.

[81] Wilson CB，Bertan V（1966）Perforation of the bowel complicating peritoneal shunt for hydrocephalus. Report of two cases. Am Surg 32：601－603.

[82] Yousfi MM，Jackson NS，Abbas M et al（2003）Bowel perforation complicating ventriculoperitoneal shunt：case report and review. Gastrointest Endosc 58：144－148.

[83] Yukinaka M，Nomura M，Mitani T，Kondo Y，Tabata T，Nakaya Y et al（1998）Cerebrospinal ascites developed 3 years after ventriculoperitoneal shunting in a hydrocephalic patient. Intern Med 37（7）：638－641.

腰大池-腹腔分流术相关并发症
Complications Specific to Lumboperitoneal Shunt

Ignacio Jusué-Torres, Jamie B. Hoffberger, and Daniele Rigamonti
李金全　谢　嵘　胡　锦　译

14

在过去的半个世纪,腰大池-腹腔分流术一度是治疗特发性颅内高压的首选术式[1,2]。近年来,日本学者又将此术式应用于正常压力脑积水的治疗[3]。对特发性颅内高压而言,腰大池-腹腔分流术可占所有 CSF 分流术式的 40%[4],其中一个原因是因为特发性颅内高压的患者脑室常常很小,穿刺置管困难,此时通常需要通过腰大池-腹腔分流术进行治疗[5]。此外,脑室穿刺可能引起脑实质出血,而腰大池-腹腔分流术则规避了这一风险。但是,腰大池-腹腔分流术和视神经鞘开窗减压术一样都只是对症治疗。一些对因治疗手段,如肥胖引起的颅压改变可以通过减轻体重改善(饮食控制、减重手术等)、静脉窦血栓形成引起的颅内高压可采用硬脑膜静脉窦支架植入等,仍然需要首先考虑。

与脑室-腹腔分流术相比,腰大池-腹腔分流术的失败率更高[6-13]。很多原因均能导致术后并发症甚至二次手术,如分流管堵塞或机械故障、分流过度、导管移位、导管断裂、腹部相关并发症、腰椎相关并发症、感染及其他少见并发症(图 14.1)。理解腰大池-腹腔分流术后并发症的原因对提高疗效至关重要,本专题将对腰大池-腹腔分流术后并发症作相关介绍。

20 世纪的前 10 年,腰大池-腹腔分流术逐渐开展,围手术期死亡率很高[1,16]。1949年,Cone 等发表了成功进行腰大池-腹腔分流术的标准方案[17],随后,1967 年硅胶材料导管开始取代聚乙烯导管,堵塞和导管断裂的发生率大幅度下降[8,18]。

腰大池-腹腔分流术后并发症和二次手术的发生率在不同的研究中差别很大[1,7,12,19-35],究其原因,除了可能与不同研究样本量的大小有关外,对不良结果的瞒报也是可能的原因。

对此,我们对相关文献进行了全面回顾,希望能够客观、全面地得到腰大池-腹腔分流术后并发症的总体发生率。我们筛选了1971—2013 年发表的关于采用腰大池-腹腔

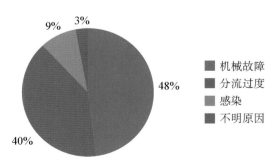

图 14.1　成人(≥17 岁)分流管二次手术翻修原因分布(改自 Youman 神经外科[14,15])

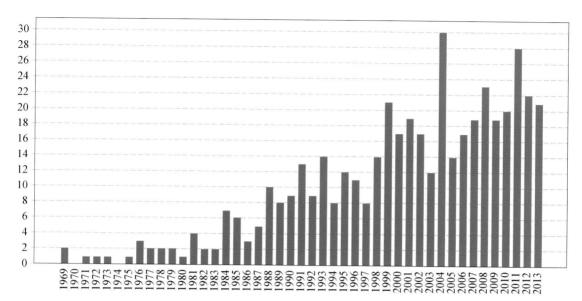

图 14.2 标题或摘要中包含"腰大池-腹腔分流术"的文章在 Web of Knowledge 收录文献中的年被引量

分流术治疗脑脊液循环障碍的文献共 602 篇（图 14.2），其中，72 篇文献报道了腰大池-腹腔分流术相关并发症[1,4,7,12,16,18-29,31-79]。所有的文献共纳入 2 871 例接受腰大池-腹腔分流术病例，其中 853 例（30%）出现至少一种并发症，48% 的患者（402 例）进行了二次手术。

在出现并发症的所有患者（30%）中，40% 为机械故障，20% 为分流过度导致的小脑扁桃体疝或硬脑膜下积液，脊柱畸形占 16%，感染如脑脊膜炎、椎间盘炎和腹膜炎占 9%，导管诱发的机械性疼痛如神经根痛或背部疼痛占 8%，其余 3% 为 CSF 漏（表 14.1 和图 14.3）。上述并发症占所有已报道腰大池-腹腔分流术相关并发症的 94%。

机械故障（40%）

从腰大池-腹腔分流术并发症的研究数据来看，40% 的并发症由机械性分流故障引起[1,7,12,14,15,19,24,26,29,32-35,37,40,53-56,62,65,73,78,80]。

此类并发症的经典表现是术前临床症状的复发，出现这一现象的原因包括分流系统堵塞（分流管堵塞或阀门堵塞）、导管移位、导管滑脱或断裂及导管错位。分流通路堵塞会导致 CSF 分流量下降，从而不能充分代偿颅内压的升高。较为棘手的是，尽管怀疑分流通路发生梗阻，也只能依靠二次手术确诊。梗阻可发生在分流通路的任何环节，包括腰大池导管、阀门、远端导管，此时需手术治疗，术中应当对分流通路的每一个环节分别进行检测，以明确故障原因。

导管滑脱或导管断裂导致的临床表现常比较轻微[1,12,32,56,81]，都是在常规随访或因其他原因进行影像学检查时被偶然发现，实际上，导管滑脱通常在术后短期内就已经发生。对于断裂导致的导管连续性中断，分流通路的造影检查是最有效、最敏感的影像学检查。一旦出现此类并发症，需要根据患者的临床表现行急诊或择期手术治疗。近年来，随着导管材料的改进，导管滑脱和断裂的发生率

表 14.1　文献报道的腰大池-腹腔分流术并发症的发生率、累计病例数及各类并发症所占百分比

报道的腰大池-腹腔分流术病例数（n = 2 871）	病例数（n）	发生率（%）	百分比（%）（n = 853）
堵塞	206	7.18	24.15
脊柱畸形	130	4.53	15.24
导管移位	111	3.87	13.01
分流过度	84	2.93	9.85
感染	72	2.51	8.44
小脑扁桃体疝	47	1.64	5.51
神经根症状	43	1.50	5.04
硬脑膜下积液	34	1.18	3.99
脑脊液漏	22	0.77	2.58
背部疼痛	20	0.70	2.34
导管滑脱或折断	14	0.49	1.64
腹痛	7	0.24	0.82
颅内积气	5	0.17	0.59
假性脑膜膨出	5	0.17	0.59
脊髓空洞	5	0.17	0.59
自发性流产	5	0.17	0.59
腹腔鞘膜积液	5	0.17	0.59
切口裂开	4	0.14	0.47
脑实质血肿	3	0.10	0.35
癫痫	3	0.10	0.35
早产	2	0.07	0.23
硬脑膜下出血	1	0.03	0.12
静脉窦血栓	1	0.03	0.12
腹腔出血	1	0.03	0.12
脊髓炎	1	0.03	0.12
胃肠道穿孔	1	0.03	0.12
置管错位	1	0.03	0.12
肺栓塞	1	0.03	0.12
肠梗阻	1	0.03	0.12
出现并发症总数	**853**	**29.71**	**100**

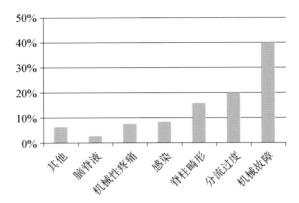

图 14.3　腰大池-腹腔分流术后最常见并发症的百分比

已逐渐下降。

导管移位是指导管从腹膜内移动到腹膜外，导致 CSF 不能被排出或排出量锐减。此并发症可通过重置导管纠正。术中放置导管时就应当考虑到固定线脱落等可能的情况[1,7,12,18,19,21,23,24,26,32,33,35,49,50,53,60,65,78,80,82-86]。值得注意的是，原本可以避免的置管位置不当仍然时有发生，该并发症的处理方式与导管移位基本一致[38]。

分流过度（20%）

CSF 分流过度将导致低颅压，低颅压通常表现为突发性头痛，当患者从直立位变为平卧位时症状多可缓解。继发性低颅压在一部分研究中位居腰大池-腹腔分流术并发症的第一位[15]。回顾文献发现，分流过度的发生率呈明显下降的趋势，这可能得益于选择了更加合理的阀门系统，从而更好地预防了过度分流的发生[7,18,19,21,23,25,27,29,32,33,35,37,38,40,49,69,73,78,87]。分流过度时需要手术更换更大阻力的分流阀、可调压阀或为分流通路加装抗虹吸装置。

长期过度分流可能导致小脑扁桃体下疝（Chiari I 型畸形），有时甚至需要进行后颅减压手术治疗[7,22,24,26-28,47,54,60,73,88-90]。积极

的术后随访可尽早发现过度分流的患者并及时进行手术调整。虽然增加了二次手术的发生率,但能减少腰大池-腹腔分流术后小脑扁桃体疝的发生,从而降压再次行后颅减压术的概率。

CSF 引流过度将导致脑组织塌陷、脑组织周边液体或血液集聚,从而形成硬脑膜下积液或积血[19,21-23,26,29,30,32,41,53,76,91,92]。一般情况下,硬脑膜下积液以 CSF 集聚多见,但硬脑膜下血肿也时有发生,此类并发症更多见于 NPH 患者,不常见于特发性颅内高压患者[40,76]。硬脑膜下积液的处理有 3 种建议方案:第一,如果积液较少且没有脑组织受压或脑疝,推荐保守治疗;第二,更换阻力更大的分流阀或为分流通路加装抗虹吸装置;第三,单纯清除硬脑膜下积液及同时更换分流阀。清除硬脑膜下积液时可以进行头颅钻孔临时引流,也可以在硬脑膜下置管,将其连接于分流阀远端的分流管,长期引流。当然,预防硬脑膜下积液的最好方法是避免过度分流。

脊柱畸形(16%)

腰大池-腹腔分流术后脊柱畸形包括脊柱侧凸、腰椎前凸和脊柱侧凸合并腰椎前凸 3 种类型。相比腰大池-腹腔分流术后的其他并发症,脊柱畸形的发生率可能被过高报道。回顾文献可以发现,不同研究中脊柱畸形的报道尚缺乏统一标准。在一部分研究中,所有类型的脊柱畸形均被作为一类并发症报道;在另一部分研究中,不同类型的脊柱畸形则被分别报道[20,24]。脊柱畸形的发生与幼儿期到青春期的患者接受腰大池-腹腔分流术密切相关,术后此阶段的患者生长发育变化较快。此外,腰大池-腹腔分流术后脊柱畸形与继发脊髓空洞症也密切相关,脊髓空洞症可能是脊柱畸形的发生原因,而术后脊柱后方肌肉的持续痉挛则可能是脊柱前凸的原因。

感染(9%)

目前已报道的感染包括脑膜炎或脊膜炎、椎间盘炎症和腹膜炎[1,7,19,21-27,29,32,33,35-40,49,56,60,73,78]。值得注意的是,腰大池-腹腔分流术后这三种感染的总体发生率比其他方式分流术后感染的发生率低很多。不同分流方式术后感染发生率不同的原因目前并不清楚,因此难以对其进行评价。

机械性疼痛(8%)

腰大池-腹腔分流术后背部疼痛和神经根症状的发生率一直以来被低估[1,7,19,21,22,24-26,38,41,49,69]。神经根痛将导致患者生活质量明显下降、工作表现欠佳。这些症状由腰大池导管刺激神经根引起。出现该并发症的患者若保守治疗无效,则需要二次手术重新调整腰大池的分流管。

脑脊液漏(3%)

CSF 漏是最棘手的并发症之一,一旦发生,很难修补[1,23,25-27,56,65,71,87,93]。如果出现 CSF 漏,最好直接拔除所有的分流管,同时在其他节段留置外引流,直至漏口愈合,再重新进行分流手术。感染会延迟新分流系统的置入,只有经过适当疗程的抗感染治疗,并在停药后数天行 CSF 检测,确认无感染后才能再次进行分流手术。有时 CSF 漏会持续存在,必须经开放手术修补硬脊膜漏口方可治愈。

其 他 并 发 症

腰大池-腹腔分流术后的其他并发症还包括颅内积气[22,23,38,94]、癫痫[29,95]、蛛网膜下腔出血[96]、静脉窦血栓[96]、假性脑膜膨出[33,35,44,97]、切口开裂[1,23,26,29]、脊髓空洞症[28,98]、脊髓炎[22]、阴囊积液[1,99]、腹痛[23,25,49,73]、腹腔出血[100]和胃肠道穿孔[36],仅占所有已报道并发症的6%,且每一类均低于1%。

特殊情况：怀孕

育龄期妇女的治疗需要考虑怀孕的可能。当特发性颅内高压的女性患者怀孕,将会增加额外的风险[101]。如果未行手术治疗,一旦症状恶化,她们就必须在孕期行腰大池-腹腔分流术,这将增加早产和自发性流产的风险[102]。对于已经接受分流手术的孕期患者,分娩时须采用特殊的腰麻方案处理。

结　　论

腰大池-腹腔分流术虽可能导致上述各类并发症的发生,但仍然是治疗 CSF 循环障碍极有价值的措施。对于不能行药物治疗的特发性颅内高压患者,推荐腰大池-腹腔分流术治疗。腰大池-腹腔分流术以往较少被用于 NPH 的治疗,但近年来,尤其在日本,开始越来越多地采用腰大池-腹腔分流术治疗 NPH。较高的术后并发症发生率以及随之产生的二次手术是多年困扰腰大池-腹腔分流术标准方案的问题。在过去的几十年中,关于如何预防需二次手术的并发症而开展的相关研究进展缓慢。

参考文献

[1] Eisenberg HM, Davidson RI, Shillito JJ (1971) Lumbo-peritoneal shunts: review of 34 cases. J Neurosurg 35 (4):427 – 431.

[2] Pudenz RH (1981) The surgical treatment of hydrocephalus — an historical review. Surg Neurol 15(1):15 – 26.

[3] Mori K, Ishikawa M, Kato T et al (2012) Guidelines for management of idiopathic normal pressure hydrocephalus: second edition. Neurol Med Chir (Tokyo) 52(11):775 – 809.

[4] Yamashiro S, Hitoshi Y, Yoshida A, Kuratsu J (2012) Historical considerations of the predominance of lumbo-peritoneal shunt for treatment of adult communicating hydrocephalus in Kumamoto, Japan. Clin Neurol Neurosurg 114(7):1115 – 1116.

[5] Gallia GL, Rigamonti D, Williams MA (2006) The diagnosis and treatment of idiopathic normal pressure hydrocephalus. Nat Clin Pract Neurol 2(7):375 – 381.

[6] Choux M, Genitori L, Lang D, Lena G (1992) Shunt implantation: reducing the incidence of shunt infection. J Neurosurg 77(6):875 – 880.

[7] McGirt MJ, Woodworth G, Thomas G, Miller N, Williams M, Rigamonti D (2004) Cerebrospinal fluid shunt placement for pseudotumor cerebri-associated intractable headache: predictors of treatment response and an analysis of long-term outcomes. J Neurosurg 101 (4):627 – 632.

[8] Kestle J, Drake J, Milner R et al (2000) Long-term follow-up data from the Shunt Design Trial. Pediatr Neurosurg 33(5):230 – 236.

[9] Browd SR, Ragel BT, Gottfried ON, Kestle JRW (2006) Failure of cerebrospinal fluid shunts: part I: obstruction and mechanical failure. Pediatr Neurol 34 (2):83 – 92.

[10] Browd SR, Gottfried ON, Ragel BT, Kestle JRW (2006) Failure of cerebrospinal fluid shunts: part II: overdrainage, loculation, and abdominal complications. Pediatr Neurol 34(3):171 – 176.

[11] Stein SC, Guo W (2008) Have we made progress in preventing shunt failure? A critical analysis. J Neurosurg Pediatr 1(1):40 – 47.

[12] Sinclair AJ, Kuruvath S, Sen D, Nightingale PG, Burdon MA, Flint G (2011) Is cerebrospinal fluid shunting in idiopathic intracranial hypertension worthwhile? A 10-year review. Cephalalgia 31(16):1627 – 1633.

[13] Toma AK, Papadopoulos MC, Stapleton S, Kitchen ND, Watkins LD (2013) Systematic review of the outcome of shunt surgery in idiopathic normal-pressure hydrocephalus. Acta Neurochir 155(10):1977 – 1980.

［14］ O'Kane MC，Richards H，Winfield P，Pickard JD
(1997) The United Kingdom Shunt Registry. Eur J
Pediatr Surg 7 (Suppl 1)：56.

［15］ Keong NC，Czosnyka M，Czosnyka Z，Pickard JD
(2011) Clinical evaluation of adult hydrocephalus. In：
Youmans neurological surgery，vol 1，6th edn. Elsevier
Saunders，Philadelphia.

［16］ Vander Ark GD，Kempe LG，Smith DR (1971) Pseudotumor
cerebri treated with Lumbar-peritoneal shunt. JAMA
217(13)：1832 – 1834.

［17］ Jackson IJ (1951) A review of the surgical treatment of
internal hydrocephalus. J Pediatr 38(2)：251 – 258.

［18］ Spetzler RF，Wilson CB，Grollmus JM (1975) Percuta-
neous lumboperitoneal shunt. Technical note. J Neuro-
surg 43(6)：770 – 773.

［19］ Selman WR，Spetzler RF，Wilson CB，Grollmus JW
(1980) Percutaneous lumboperitoneal shunt：review of
130 cases. Neurosurgery 6(3)：255 – 257.

［20］ McIvor J，Krajbich JI，Hoffman H (1988) Orthopaedic
complications of lumboperitoneal shunts. J Pediatr
Orthop 8(6)：687 – 689.

［21］ Philippon J，Duplessis E，Dorwling-Carter D，Horn
YE，Cornu P (1989) Lumboperitoneal shunt and normal
pressure hydrocephalus in elderly subjects. Rev Neurol
145(11)：776 – 780.

［22］ Aoki N (1990) Lumboperitoneal shunt：clinical applications，
complications，and comparison with ventriculoperitoneal
shunt. Neurosurgery 26(6)：998 – 1003；discussion 1003 –
1004.

［23］ Brunon J，Motuo-Fotso MJ，Duthel R，Huppert J
(1991) Treatment of chronic hydrocephalus in adults by
lumboperitoneal shunt. Results and indications apropos
of 82 cases. Neurochirurgie 37(3)：173 – 178.

［24］ Chumas PD，Kulkarni AV，Drake JM，Hoffman HJ，
Humphreys RP，Rutka JT (1993) Lumboperitoneal
shunting：a retrospective study in the pediatric population.
Neurosurgery 32(3)：376 – 383；discussion 383.

［25］ Rosenberg ML，Corbett JJ，Smith C et al (1993)
Cerebrospinal fluid diversion procedures in pseudotumor
cerebri. Neurology 43(6)：1071 – 1072.

［26］ Duthel R，Nuti C，Motuo-Fotso MJ，Beauchesne P，
Brunon J (1996) Complications of lumboperitoneal
shunts. A retrospective study of a series of 195 patients
(214 procedures). Neurochirurgie 42(2)：83 – 89.

［27］ Burgett RA，Purvin VA，Kawasaki A (1997) Lumbo-
peritoneal shunting for pseudotumor cerebri. Neurology
49(3)：734 – 739.

［28］ Johnston I，Jacobson E，Besser M (1998) The acquired
Chiari malformation and syringomyelia following spinal
CSF drainage：a study of incidence and management.
Acta Neurochir 140(5)：417 – 427；discussion 427 – 418.

［29］ Chang CC，Kuwana N，Ito S (1999) Management of
patients with normal-pressure hydrocephalus by using
lumboperitoneal shunt system with the Codman Hakim
programmable valve. Neurosurg Focus 7(4)：e8.

［30］ Kamiryo T，Hamada J-i，Fuwa I，Ushio Y (2003) Acute
subdural hematoma after lumboperitoneal shunt placement

in patients with normal pressure hydrocephalus. Neurol
Med Chir (Tokyo) 43(4)：197 – 200.

［31］ Yadav YR，Pande S，Raina VK，Singh M (2004)
Lumboperitoneal shunts：review of 409 cases. Neurol
India 52(2)：188 – 190.

［32］ Wang VY，Barbaro NM，Lawton MT et al (2007)
Complications of lumboperitoneal shunts. Neurosurgery
60(6)：1045 – 1048；discussion 1049.

［33］ Barcia-Marino C，Gonzalez-Bonet LG，Salvador-
Gozalbo L，Goig-Revert F，Rodriguez-Mena R (2009)
Lumboperitoneal shunt in an outpatient setting for the
treatment of chronic hydrocephalus in adults. A study
and follow-up of 30 cases. Rev Neurol 49(6)：300 – 306.

［34］ Jia L，Zhao Z-x，You C et al (2011) Minimally-invasive
treatment of communicating hydrocephalus using a
percutaneous lumboperitoneal shunt. J Zhejiang Univ
Sci B 12(4)：293 – 297.

［35］ Bloch O，McDermott MW (2012) Lumboperitoneal
shunts for the treatment of normal pressure hydrocephalus.
J Clin Neurosci 19(8)：1107 – 1111.

［36］ Brook I，Johnson N，Overturf GD，Wilkins J (1977)
Mixed bacterial meningitis：a complication of ventriculo-
and lumboperitoneal shunts：report of two cases. J
Neurosurg 47(6)：961 – 964.

［37］ Johnston I，Paterson A，Besser M (1981) The treatment
of benign intracranial hypertension：a review of 134
cases. Surg Neurol 16(3)：218 – 224.

［38］ Bret P，Hor F，Huppert J，Lapras C，Fischer G (1985)
Treatment of cerebrospinal fluid rhinorrhea by percuta-
neous lumboperitoneal shunting：review of 15 cases.
Neurosurgery 16(1)：44 – 47.

［39］ Huppert J，Bret P，Lapras C，Fischer G (1987)
Lumboperitoneal shunt in persistent or recurrent fistulae
of the base of skull. Apropos of 20 cases. Neurochirurgie 33
(3)：220 – 223.

［40］ Johnston I，Besser M，Morgan MK (1988) Cerebrospi-
nal fluid diversion in the treatment of benign intracrani-
al hypertension. J Neurosurg 69(2)：195 – 202.

［41］ Aoki N (1989) Lumboperitoneal shunt for the treatment
of postoperative persistent collection of subcutaneous
cerebrospinal fluid (pseudomeningocele). Acta Neurochir
98：32 – 34.

［42］ Park TS，Cail WS，Broaddus WC，Walker MG (1989)
Lumboperitoneal shunt combined with myelotomy for
treatment of syringohydromyelia. J Neurosurg 70(5)：
721 – 727.

［43］ Lundar T，Nornes H (1990) Pseudotumour cerebrineu-
rosurgical considerations. Acta Neurochir Suppl 51：366 –
368.

［44］ Dhiravibulya K，Ouvrier R，Johnston I，Procopis P，
Antony J (1991) Benign intracranial hypertension in
childhood：a review of 23 patients. J Paediatr Child
Health 27(5)：304 – 307.

［45］ Angiari P，Corradini L，Corsi M，Merli GA (1992)
Pseudotumor cerebri. Lumboperitoneal shunt in long
lasting cases. J Neurosurg Sci 36(3)：145 – 149.

［46］ Chen IH，Huang CI，Liu HC，Chen KK (1994) Effectiveness of shunting in patients with normal pressure hydrocephalus predicted by temporary, controlled-resistance, continuous lumbar drainage: a pilot study. J Neurol Neurosurg Psychiatry 57(11):1430 - 1432.

[47] Payner TD, Prenger E, Berger TS, Crone KR (1994) Acquired Chiari malformations: incidence, diagnosis, and management. Neurosurgery 34(3):429 - 434; discussion 434.

[48] Sgouros S, Malluci C, Walsh AR, Hockley AD (1995) Long-term complications of hydrocephalus. Pediatr Neurosurg 23(3):127 - 132.

[49] Eggenberger ER, Miller NR, Vitale S (1996) Lumboperitoneal shunt for the treatment of pseudotumor cerebri. Neurology 46(6):1524 - 1530.

[50] Aoki N, Oikawa A, Sakai T (1997) Isolated ophthalmological manifestations due to malfunction of a lumboperitoneal shunt: shortening of the spinal catheter in three pediatric patients. Childs Nerv Syst 13(5):264 - 267.

[51] Cinciripini GS, Donahue S, Borchert MS (1999) Idiopathic intracranial hypertension in prepubertal pediatric patients: characteristics, treatment, and outcome. Am J Ophthalmol 127(2):178 - 182.

[52] García-Uria J, Ley L, Parajón A, Bravo G (1999) Spontaneous cerebrospinal fluid fistulae associated with empty sellae: surgical treatment and long-term results. Neurosurgery 45(4):766 - 773; discussion 773 - 764.

[53] Kang S (1999) Efficacy of lumbo-peritoneal versus ventriculo-peritoneal shunting for management of chronic hydrocephalus following aneurysmal subarachnoid haemorrhage. Acta Neurochir 142(1):45 - 49.

[54] Levy EI, Scarrow AM, Firlik AD et al (1999) Development of obstructive hydrocephalus with lumboperitoneal shunting following subarachnoid hemorrhage. Clin Neurol Neurosurg 101(2):79 - 85.

[55] Hebb AO, Cusimano MD (2001) Idiopathic normal pressure hydrocephalus: a systematic review of diagnosis and outcome. Neurosurgery 49(5):1166 - 1184; discussion 1184 - 1166.

[56] Salman MS, Kirkham FJ, MacGregor DL (2001) Idiopathic "benign" intracranial hypertension: case series and review. J Child Neurol 16(7):465 - 470.

[57] Lesniak MS, Clatterbuck RE, Rigamonti D, Williams MA (2002) Low pressure hydrocephalus and ventriculomegaly: hysteresis, non-linear dynamics, and the benefits of CSF diversion. Br J Neurosurg 16(6):555 - 561.

[58] Lueck C, McIlwaine G (2002) Interventions for idiopathic intracranial hypertension. Cochrane Database Syst Rev (3): CD003434.

[59] Rekate HL, Wallace D (2003) Lumboperitoneal shunts in children. Pediatr Neurosurg 38(1):41 - 46.

[60] Karabatsou K, Quigley G, Buxton N, Foy P, Mallucci C (2004) Lumboperitoneal shunts: are the complications acceptable? Acta Neurochir 146(11):1193 - 1197.

[61] McGirt MJ, Woodworth G, Thomas G, Miller N, Williams M, Rigamonti D (2004) Frameless stereotactic ventriculoperitoneal shunting for pseudotumor cerebri: an outcomes comparison versus lumboperitoneal shunting.

Neurosurgery 55(2):458.

[62] Torbey MT, Geocadin RG, Razumovsky AY, Rigamonti D, Williams MA (2004) Utility of CSF pressure monitoring to identify idiopathic intracranial hypertension without papilledema in patients with chronic daily headache. Cephalalgia 24(6):495 - 502.

[63] Woodworth GF, McGirt MJ, Elfert P, Sciubba DM, Rigamonti D (2005) Frameless stereotactic ventricular shunt placement for idiopathic intracranial hypertension. Stereotact Funct Neurosurg 83(1):12 - 16.

[64] Ferguson SD, Michael N, Frim DM (2007) Observations regarding failure of cerebrospinal fluid shunts early after implantation. Neurosurg Focus 22(4):1 - 5.

[65] Kavic SM, Segan RD, Taylor MD, Roth JS (2007) Laparoscopic management of ventriculoperitoneal and lumboperitoneal shunt complications. JSLS 11(1):14 - 19.

[66] Lehman RM (2008) Complications of lumboperitoneal shunts. Neurosurgery 63(2): E376.

[67] Ulivieri S, Oliveri G, Georgantzinou M et al (2009) Long-term effectiveness of lumboperitoneal flow-regulated shunt system for idiopathic intracranial hypertension. J Neurosurg Sci 53(3):107 - 111.

[68] Oluigbo CO, Thacker K, Flint G (2010) The role of lumboperitoneal shunts in the treatment of syringomyelia. J Neurosurg Spine 13(1):133 - 138.

[69] Toma AK, Dherijha M, Kitchen ND, Watkins LD (2010) Use of lumboperitoneal shunts with the Strata NSC valve: a single-center experience. J Neurosurg 113 (6):1304 - 1308.

[70] Udayakumaran S, Roth J, Kesler A, Constantini S (2010) Miethke Dual Switch Valve in lumboperitoneal shunts. Acta Neurochir 152(10):1793 - 1800.

[71] Yadav YR, Parihar V, Agarwal M, Bhatele PR, Saxena N (2012) Lumbar peritoneal shunt in idiopathic intra cranial hypertension. Turk Neurosurg 22(1):21 - 26.

[72] Yadav YR, Parihar V, Sinha M (2010) Lumbar peritoneal shunt. Neurol India 58(2):179 - 184.

[73] Abubaker K, Ali Z, Raza K, Bolger C, Rawluk D, O'Brien D (2011) Idiopathic intracranial hypertension: lumboperitoneal shunts versus ventriculoperitoneal shunts-case series and literature review. Br J Neurosurg 25(1):94 - 99.

[74] Kanazawa R, Ishihara S, Sato S, Teramoto A, Kuniyoshi N (2011) Familiarization with lumboperitoneal shunt using some technical resources. World Neurosurg 76(3 - 4):347 - 351.

[75] Stranjalis G, Kalamatianos T, Koutsarnakis C, Loufardaki M, Stavrinou L, Sakas DE (2012) Twelve-year hospital outcomes in patients with idiopathic hydrocephalus. (null). Acta Neurochir Suppl 113:115 - 117, Springer, Vienna.

[76] Tarnaris A, Toma AK, Watkins LD, Kitchen ND (2011) Is there a difference in outcomes of patients with idiopathic intracranial hypertension with the choice of cerebrospinal fluid diversion site: a single centre experience. Clin Neurol Neurosurg 113(6):477 - 479.

[77] Chern JJ, Tubbs RS, Gordon AS, Donnithorne KJ, Oakes WJ (2012) Management of pediatric patients with

pseudotumor cerebri. Childs Nerv Syst 28(4):575 - 578.

[78] El-Saadany WF, Farhoud A, Zidan I (2012) Lumboperitoneal shunt for idiopathic intracranial hypertension: patients' selection and outcome. Neurosurg Rev 35(2): 239 - 244.

[79] Niotakis G, Grigoratos D, Chandler C, Morrison D, Lim M (2013) CSF diversion in refractory idiopathic intracranial hypertension: single-centre experience and review of efficacy. Childs Nerv Syst 29(2):263 - 267.

[80] Yoshida S, Masunaga S, Hayase M, Oda Y (2000) Migration of the shunt tube after lumboperitoneal shunt-two case reports. Neurol Med Chir (Tokyo) 40(11):594 - 596.

[81] Anthogalidis EI, Sure U, Hellwig D, Bertalanffy H (1999) Intracranial dislocation of a lumbo-peritoneal shunt-catheter: case report and review of the literature. Clin Neurol Neurosurg 101(3):203 - 206.

[82] Alleyne CH Jr, Shutter LA, Colohan AR (1996) Cranial migration of a lumboperitoneal shunt catheter. South Med J 89(6):634 - 636.

[83] Satow T, Motoyama Y, Yamazoe N, Isaka F, Higuchi K, Nabeshima S (2001) Migration of a lumboperitoneal shunt catheter into the spinal canal-case report. Neurol Med Chir (Tokyo) 41(2):97 - 99.

[84] Rodrigues D, Nannapaneni R, Behari S et al (2005) Proximal migration of a lumboperitoneal unishunt system. J Clin Neurosci 12(7):838 - 841.

[85] Solaroglu I, Okutan O, Beskonakli E (2005) Foraminal migration of a lumboperitoneal shunt catheter tip. J Clin Neurosci 12(8):956 - 958.

[86] Kimura T, Tsutsumi K, Morita A (2011) Scrotal migration of lumboperitoneal shunt catheter in an adult-case report. Neurol Med Chir (Tokyo) 51(12):861 - 862.

[87] Liao YJ, Dillon WP, Chin CT, McDermott MW, Horton JC (2007) Intracranial hypotension caused by leakage of cerebrospinal fluid from the thecal sac after lumboperitoneal shunt placement. J Neurosurg 107(1): 173 - 177.

[88] Sullivan LP, Stears JC, Ringel SP (1988) Resolution of syringomyelia and Chiari I malformation by ventriculoatrial shunting in a patient with pseudotumor cerebri and a lumboperitoneal shunt. Neurosurgery 22(4):744 - 747.

[89] Huang WY, Chi CS, Shian WJ, Mak SC, Wong TT (1995) Lumboperitoneal shunt complicated with chronic tonsillar herniation: a case report. Zhonghua Yi Xue Za Zhi (Taipei) 55(5):417 - 419.

[90] Deginal A, Manoj TK, Parthiban J, Vinodan K, Rao ANS (1998) Radiculopathy-a complication in lumboperitoneal shunt. Neurol India 46(1):78 - 79.

[91] Aoki N, Mizutani H (1988) Acute subdural hematoma due to minor head trauma in patients with a lumboperitoneal shunt. Surg Neurol 29(1):22 - 26.

[92] Barash IA, Medak AJ (2013) Bilateral subdural hematomas after lumboperitoneal shunt placement. J Emerg Med 45(2):178 - 181.

[93] Sood S, Gilmer-Hill H, Ham SD (2008) Management of lumbar shunt site swelling in children. J Neurosurg Pediatr 1(5):357 - 360.

[94] Muthukumar N, Palaniappan P, Gajendran R (1996) Tension pneumocephalus complicating lumboperitoneal shunt. J Indian Med Assoc 94(12):457,459.

[95] Garcia ME, Morales IG, Fernandez JM, Giraldez BG, Sacoto DD, Bengoechea PB (2013) Episodes of loss of consciousness in a patient with a background of cerebral venous thrombosis. Epileptic Disord 15(2): 175 - 180.

[96] Castillo L, Bermejo PE, Zabala JA (2008) Unusual complications of the lumboperitoneal shunt as treatment of benign intracranial hypertension. Neurologia (Barcelona, Spain) 23(3):192 - 196.

[97] Ohba S, Kinoshita Y, Tsutsui M et al (2012) Formation of abdominal cerebrospinal fluid pseudocyst. Neurol Med Chir (Tokyo) 52(11):838 - 842.

[98] Fischer EG, Welch K, Shillito J Jr (1977) Syringomyelia following lumboureteral shunting for communicating hydrocephalus. Report of three cases. J Neurosurg 47 (1):96 - 100.

[99] Pollak TA, Marcus HJ, James G, Dorward N, Thorne L (2011) Adult hydrocoele complicating a lumboperitoneal shunt. Br J Neurosurg 25(5):647 - 648.

[100] Samandouras G, Wadley J, Afshar F (2002) Life-threatening intra-abdominal haemorrhage following insertion of a lumboperitoneal shunt. Br J Neurosurg 16 (2):192 - 193.

[101] Tang RA, Dorotheo EU, Schiffman JS, Bahrani HM (2004) Medical and surgical management of idiopathic intracranial hypertension in pregnancy. Curr Neurol Neurosci Rep 4(5):398 - 409.

[102] Landwehr JB Jr, Isada NB, Pryde PG, Johnson MP, Evans MI, Canady AI (1994) Maternal neurosurgical shunts and pregnancy outcome. Obstet Gynecol 83(1): 134 - 137.

脑室-胸腔分流术并发症

Complications Specific to Pleural Type of CSF Shunt

15

Marcelo Galarza and Patricia Martínez

陈 功 译,毛 颖 审校

引 言

当脑室-腹腔(ventriculoperitoneal,VP)分流术和脑室-心房(ventriculoatrial,VA)分流术不适合作为有效的脑脊液(cerebrospinal fluid,CSF)分流方式时,通常可以考虑行脑室-胸腔(ventriculopleural,VPL)分流术。由于担心可能引起胸腔积液的风险,VPL 分流术很少作为首选方案[2,6,7]。也有一系列的文献证明了 VPL 分流术和硬脑膜下-胸腔分流术的可行性和安全性[1,16,21,34,39,40,45]。个别作者甚至将其作为脑积水的首选治疗[39]。VPL 分流术最常见的并发症为张力性胸腔积液导致的呼吸窘迫[1,2,6,43]。有些报道指出胸腔积液与年龄相关[46],因此特别在儿童中,VPL 分流术的应用受到影响[33]。相反地,也有学者认为在 3 岁儿童,VPL 分流术可以作为 CSF 分流的有效替代方案[21,34]。

VPL 分流术的技巧是避免早期并发症及早期失效的必要条件,我们的技巧与之前报道的相同[31]。对所有的儿童均行全身麻醉,并经口气管插管。颅腔操作部分与脑室-腹腔分流术相同。将脑室导管经顶枕后部、顶骨粗隆后下方,避开感觉运动皮质,尖端指

向额角置入。备皮后将患者后颈部伸展,分流侧头部向上,通常选择右侧分流以避开优势大脑半球。以颅骨钻孔处为中心,作"C"形头皮切口,切开皮肤及帽状腱膜,用自动牵开器固定皮瓣,用皮下开隧道装置打通头皮与胸腔切口间的皮下隧道,并将导管经该装置置入隧道后移除装置。在第 3～5 前肋间隙作横行皮肤切口,带有分流阀的导管远端经皮下隧道置入胸腔切口。根据肋骨解剖结构小心操作以避开肋神经(图 15.1),肋神经

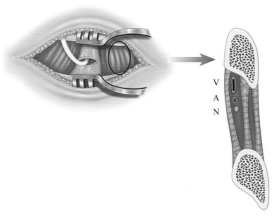

图 15.1 VPL 分流术胸腔端的手术技巧示意图。经第 3～5 前肋间隙作横行皮肤小切口,将带有分流阀的导管远端经皮下隧道置入胸腔切口,分离胸大肌和肋间肌,显露胸膜,根据肋骨解剖结构小心操作以避开肋神经。N:神经;A:动脉;V:静脉

如果损伤,后期会发展成慢性神经炎。分离胸大肌和肋间肌,显露胸膜。待麻醉师排气使肺缩小后,将胸膜壁层切开一长约 3 mm 切口,将分流导管置入,位于合适位置以确保引流通畅。需要的话,可以通过脑室端导管核实 CSF 压力,采集 CSF 作细胞计数、革兰染色及蛋白质、葡萄糖测定。剪去脑室端导管多余长度后连接分流阀和分流管。在分流管末端检测 CSF 流量,然后将末端置入胸腔,再将肺复张,复位肌肉,缝合皮肤。手术结束时拍摄胸部 X 线片。术后患者在儿科监护室观察 6 小时后转入神经外科病房。术后 5～7 天出院,出院前复查胸片和 CT。

作为替代方案,Rengachary[42] 报道了经横膈入路进胸腔的术式,但我们没有这方面的经验。

回顾历史,Heile[15] 最早提出了 VPL 分流术,而 Ingraham 和 Sears[18] 最先报道将 CSF 引流至胸导管和胸腔,随后,Ransohoff 分别在 1954 年[40] 和 1963 年[41],Fein 和 Rovit[8],Venes(1979)[45] 以及 Hoffmann (1983)[19] 相继报道了一系列 VPL 分流术来支持这一观点。尽管如此,很多关于 VPL 分流术并发症的报道掩盖了其在临床应用中的益处。

尽管很早就有报道,但直到 1954 年 Ransohoff 才首次报道用标准的 VPL 分流术来治疗脑积水。他指出该手术步骤相对简单,而且胸膜表面能很好地吸收 CSF。在最初报道的 6 例病例中,胸腔积液并不是很严重的问题。

1962 年 Nixon[37] 指出很多外科医师在 VPL 分流术中都遇到了胸腔积液的问题,所以推荐采用分流阀来避免这一并发症,并在 3 例病例中起到了很好的效果。

Jones 等报道了在 1969—1979 年有 29 例患儿,1979—1982 年又增加了 52 例病例接受了 VPL 分流术。

1979 年,Venes 和 Shaw 描述了他们在胸腔放置分流管的技巧,借用一种套管针将分流管穿入胸腔,并提到进行 VPL 分流术时气胸的发生率在 10%～20%。

随后 Hoffman 等[16] 的报道也支持这一观点,但同样没能有效避免并发症。

Megison 和 Benzel[33] 回顾性分析了 88 例行 VPL 分流术的病例,与胸膜有关的并发症的发生率为 7%,包括胸膜端功能性或结构性堵管、胸腔积液、气胸及其他技术性问题。没有发生因分流失效或其他并发症导致的死亡。VPL 分流术在做好适当的预防措施和细致选择患者后,可以作为一种治疗成人脑积水的替代方案。胸腔积液和气胸作为特有的并发症,发生的概率并不高,因此当其他术式无法采用时可以采用 VPL 分流术。

Piatt[39] 在他的病例分析中指出脑室-胸膜分流术与脑室-腹腔分流术在生存率上并无显著差异。

表 15.1 展示了文献描述的相关并发症的发生率,其中也包括了我们的病例。

在这里,我们将讨论这一术式的可能并发症。

气胸和皮下气肿

气胸是指胸腔内异常积聚的空气或气体,将肺与胸壁隔开,从而可能影响正常呼吸。气胸的另一个定义为胸腔内存在任何气体,它可以发生在将导管经胸壁置入胸腔的过程中(图 15.2),当气体迁移至皮下时则发生皮下气肿。它也可以在对患有肺部严重疾病患者体格检查时被发现。

表 15.1　脑积水脑室-胸腔分流术相关的胸腔并发症

并发症	参考文献
张力性气胸	[16]
张力性胸腔积液	[2]
硬脑膜下-胸膜分流术相关的张力性胸腔积液	[6]
复发性胸腔积液	[33]
积脓	[19]
分离	[39]
移行	[20]
移位/卷曲	[34]
胸膜粘连	[45]
腹腔积液	[47]
肋神经炎	我们的病例
CSF 乳漏	[35]
脑室-腹膜分流术相关的胸腔积液	[13]
脑室-心房分流术相关的胸膜炎伴清液	[10]
脑室-心房分流术相关的梗塞性肺炎	[44]
心脏压塞和心力衰竭	[50]
儿童纤维胸	[49]
神经胶质肿瘤转移	[46]
成人纤维胸	[22]

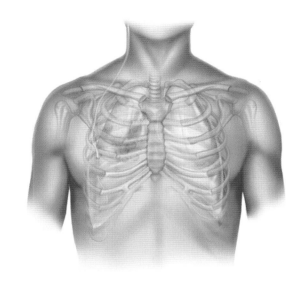

图 15.2　气胸或胸腔内出现气体示意图

手术通常通过胸腔镜[26]或肋间切口将导管置入胸腔,这种操作可能会导致气胸。

预防

预防源于麻醉技术,术中外科医师和麻醉师之间需要保持持续的沟通和进行反馈。麻醉师可以通过许多细节措施来预防气胸和皮下气肿等并发症,如全麻气管插管时避免因自主呼吸导致的咳嗽、避免使用 N_2O、在进入胸膜壁层时使用人工通气使肺缩小等[14]。

在用单根可吸收线缝合手术分开的肌肉时,麻醉师可以作持续正压通气以最大限度地减少胸腔内的空气残留[33]。

通常胸膜入口处不需要进行荷包缝合[31,38]。

鉴别

如果并发皮下气肿,体检触诊时可发现捻发音,胸部听诊示呼吸音减弱。胸部 X 线检查是诊断气胸的标准程序,最好能拍摄直立正位片。如果患者无法直立,可以拍摄侧卧位片,并使可疑气胸侧靠上。呼气时摄片可能加重气胸,但多数胸外科医师尚未发现这一方法在临床应用中的实用性,以避免增加射线暴露。通常,X 线片中肺萎陷的程度往往被低估。当存在皮下气肿时通过 X 线片也可以发现皮下的气体影。

CT 检查可以很好地评估气胸的严重程度,但这一做法的经济效益仍值得考虑[28]。

气胸导致的生理影响可以几乎没有症状,如肺萎陷 10% 的年轻人,但也可以危及生命,如已经存在心肺功能受损的老年人,出现张力性气胸,因纵隔移位和受对侧肺压迫而导致病情恶化[9]。

处理

健康人出现轻度气胸时可以对其观察随访直至气体被吸收。吸氧理论上可以加快气胸中气体的吸收,但人们对实际产生的经济效益存在争议。Kircher 和 Swartzel[23] 估算出每 24 小时吸收约 1.5% 气体。

对于延期诊断的气胸采用单纯抽吸法对轻度气胸特别有效,说明随着时间的推移,气胸存在自限性。

在观察随访无效或不可行时需要行胸腔穿刺术。对患有症状性心脏疾病或慢性肺部疾病的患者或肺萎陷大于 30% 的气胸需行胸腔置管引流术,以加快恢复。我们喜欢用 24～28F 的导管在肺尖作引流。这种医源性的气胸很少需要更激进的手术如胸腔镜甚至胸廓切开术。胸腔穿刺术的并发症包括气胸加重(可见于 3%～20% 的患者)、血胸、肺水肿、肺内出血及咯血。其他少见的并发症包括迷走神经抑制、空气栓塞、皮下气肿、支气管胸膜瘘、脓胸、恶性肿瘤细胞经针管播散,以及刺破肝脏和脾脏。

皮下气肿直接和气胸相关,并且随着气胸的治愈也会自愈[9],不需要作特殊处理。

胸腔积液、积脓和纤维胸

如果没有呼吸道症状,仅在胸片上观察到 VPL 分流术后胸腔内出现液体积聚(图 15.3a),则意义不大[21]。在我们看来[31],如果发现无症状的患者出现少量胸腔积液恰好

说明分流在起作用。因为张力性胸腔积液可以出现在任何时候,如调节分流阀压力或胸腔吸收能力出现变化时[21,25],所以我们认为必须对 VPL 分流的患者定期随访。毕竟,VPL 分流术最常见的并发症还是症状性张力性胸腔积液导致的呼吸窘迫[2](图 15.4)。

当胸腔积液未消除时,纤维化改变将形成,但胸腔内严重的纤维化改变仍是不常见的 VPL 分流术后并发症,目前只有两例纤维

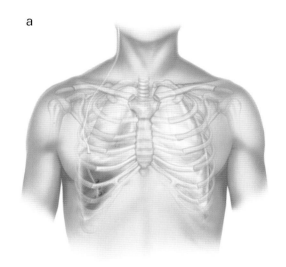

a

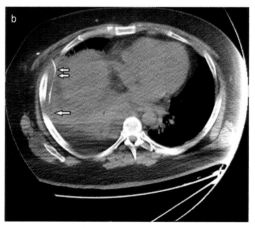

图 15.3 (a)图示在胸片上观察到的 VPL 分流后胸腔内液体积聚;(b)胸部 CT 影像上可以见到继发于 CSF 引流的液体积聚(单箭头所示),并且和分流管远端(双箭头所示)关系密切

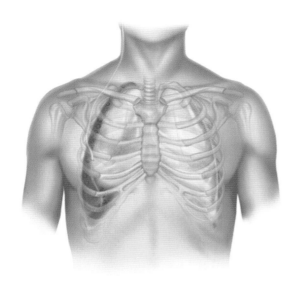

图 15.4　症状性张力性胸腔积液导致呼吸窘迫示意图

胸的报道[22,49]。尽管不会因为这些病例而放弃将胸腔作为 CSF 分流的备选方案,但对于这一并发症需要提高认识。

　　纤维化的进展被认为与 CSF 中的化学成分有关,一种是免疫相关的机制,另一种是存在轻度感染。这种严重改变所需的时间似乎差异很大。目前尚不清楚抗虹吸装置是否可以预防这种并发症,故仍需要通过长期随访来观察是否存在纤维化过程。

预防

　　Megison 和 Benzel[33]对存在肺部疾病的患者进行 VPL 分流提出警示,特别是对于那些存在脊膜脊髓膨出的脊柱后侧凸及 Chiari 畸形的患者,需要额外考虑通气功能储备。对于这些通气功能已经受限的患者,胸腔积液的负担可能直接导致呼吸功能衰竭[39]。

　　Jones 等[21]通过抗虹吸装置连接分流阀来预防有临床意义的胸腔积液。在报道的 52 例儿童中只有 1 例出现症状性胸腔积液

而需要改行脑室-腹腔分流术。

　　然而,抗虹吸装置为了有效控制颅内高压而被设限在狭小范围内,这种装置在儿童中使用常常会导致症状性引流不足[31]。

　　VPL 分流可能导致人体虚弱,因此对于体弱或免疫功能不全的患者应该谨慎使用,以避免发生胸腔严重纤维化改变而导致肺萎陷[22]。

　　一般的治疗措施包括评估胸腔积液及其排除功能、吸氧、静脉补充容量,以及经验性抗生素治疗同时存在的感染。建议仔细观察后进行综合评估或调整 VPL 分流。拔除胸腔分流管需要慎重考虑,除非证实存在感染。

鉴别及特殊处理

胸腔积液

　　液体积聚在胸腔内降低了肺容量,增加了胸内压,从而引起刺激和胸痛(图 15.3b)。检查时,患者可表现为呼吸急促、缺氧、低血压、受累侧胸部叩诊呈浊音、胸壁扩张减弱和颈静脉扩张。

　　胸腔内液体积聚相对缓慢,从而使机体可以通过调节血容量和反射性心动过速来代偿[25]。一旦这半侧胸腔达到临界体积和压力,将出现回心血量减少和低血压[48]。

　　胸腔积液的形成是由于净胸膜液产生和吸收的流体动力学改变(表 15.2)。VPL 分流术后胸腔积液的积聚机制尚未明了,胸腔内出现分流管本身也可能造成局部刺激效应,包括慢性亚临床的炎症反应。在胸腔积液中发现淋巴细胞增多可支持这一观点。炎症导致胸腔内液体产生增加,淋巴回流受损,引起胸腔积液积聚和肺萎陷,并进一步减少胸膜表面积,使胸腔积液净吸收减少。CSF 的持续增加又加重了这个问题,导致大量胸腔积液的快速增加[2]。

表 15.2　胸腔积液形成机制

系统性的静水压升高

微循环胶体渗透压下降

胸膜微循环渗透性增加

肺间质液增加

淋巴回流受阻

流动的液体来自胸壁或其他来源,如腹腔、腹膜后腔、脑脊髓腔、导管外

胸腔负压降低

胸腔血管破裂

胸导管破裂

β₂ 转铁蛋白水平作为一种新的诊断策略,可以在胸腔引流管中采集引流液而检测。这种转铁蛋白异构体几乎仅存在于 CSF 中,少量存在于耳蜗外淋巴和眼球玻璃体液与房水中。多项研究证实,用 β₂ 转铁蛋白来检查 CSF 漏的敏感性和特异性分别达到 100％ 和 95％。Huggins 和 Sahn[17] 报道用 β₂ 转铁蛋白来鉴别老年患者胸膜双侧瘘的胸腔积液中有无 CSF 存在,此前从未用来鉴别脑室-腹腔分流术后儿童的 CSF 性胸腔积液。

胸片上显示密度增加通常是由于软组织渗透,这实际代表了胸腔积液。游离的胸腔液体可以通过侧卧位胸片、B 超和 CT 检查证实,而包裹性积液最好由 B 超检查来确认[9]。

局部麻醉下行细针胸腔穿刺术抽吸胸腔积液是可行的,如果液体是良性的、非包裹性的、可以接近或完全被吸除的,那么胸腔穿刺术可能是必要的且足以控制病情。对引流液需进行白细胞计数、革兰染色、细菌培养、细胞学检查、葡萄糖水平和 LDH 测定,如果结果阴性,问题通常就解决了;如果生化检测、革兰染色、细菌培养呈阳性,那就成了脓胸,

需要停止胸腔穿刺术[30]。

生化和微生物学分析可以证实胸膜内并发症,如脓胸。胸腔积液的外观,葡萄糖、LDH、pH、蛋白质水平(详见 Light 标准[29])和白细胞计数以及微生物的出现(革兰染色)或经细菌培养证实为复杂的渗出性胸腔积液,则需要行胸腔置管引流术。

单纯性的胸腔积液是非化脓性的,革兰染色、细菌培养呈阴性,通常可以自由流动。通过生化分析,Light 等指出单纯性胸腔积液 pH 应大于 7.30,葡萄糖水平正常,LDH浓度低于 1 000 U/L。

对于包裹性胸腔积液,可能需要采用像尿激酶等一样的胸膜内纤维蛋白溶解剂。尽管胸腔置管引流术联合酶溶解是有效的,但有些学者[24,27,29]认为经视频胸腔镜(video-assisted thoracoscopy, VATS)手术能达到更好的效果、更高的成功率、更短的住院时间以及更少的费用支出。

以我们的经验来看,治疗 VPL 分流术导致的胸腔积液真的很少需要用到视频胸腔镜手术。

VP 分流术后很少引起胸腔积液,VP 分流管末端通常被放置在肝上区域或盆腔内。有一例关于肝上分流管穿破横膈进入胸膜腔的报道。仍有一些学者因为会频发胸腔积液而很少采用 VPL 分流术,因为这可能导致分流效力降低和呼吸功能损害[12]。

一例慢性透析的脊柱裂儿童患者在 VPL 分流后出现胸腔积液,第三脑室造瘘术成了 CSF 分流的可选方案[11]。

长期呼吸机辅助通气患者在行 VPL 分流术后,可服用乙酰唑胺以减少 CSF 的产生[4]。

Tonn 等[44]报道了少见却危及生命的脑室-心房分流术后并发梗死性肺炎和胸腔积液的病例。这是一名长期接受脑室-心房分

流术治疗中脑导水管硬化的女性患者，出现反复发作的呼吸困难、胸痛及单侧胸腔积液。检查结果显示 D-二聚体试验阳性、双侧基底浸润和胸腔积液，食管超声证实右心房血栓，实验室血栓形成倾向试验提示纯合子凝血因子 V 基因突变。通过重新进行分流手术解决了问题。1977 年 Gerbeaux 等[10]也报道了类似的病例。

当临床上怀疑存在感染，或者当侧卧位胸片提示胸腔积液厚度超过 10 mm 时，有必要进行特殊的处理包括细针胸腔穿刺术[32]。

张力性胸腔积液

张力性胸腔积液是一种紧急情况，需要及时诊断并治疗，以期望获得最大化的生存机会。胸腔积液患者因为半侧胸腔缓慢积聚液体而通常表现为亚急性症状（图 15.4）。低血压、缺氧、心动过速是临床失代偿表现，说明胸膜腔内液体积聚已经导致心肺功能受损。

Davidson 和 Zito[6]报道了一例硬脑膜下-胸腔分流术后张力性胸腔积液的病例，这名 3 岁儿童因双侧慢性硬脑膜下血肿行硬脑膜下-胸腔分流术而成功治疗，两个月后患儿因 CSF 性胸腔积液导致严重呼吸窘迫，在移除分流管后胸腔积液消除。

Hadzikaric 等[13]报道了一例罕见的脑室-腹腔分流术后导致张力性胸腔积液的病例。这是一名 16 个月患有先天性脑积水和 Dandy-Walker 囊肿的男孩，表现为严重的呼吸窘迫，检查发现右侧胸腔积液、喉咙充血，进行了 10 天胸腔穿刺引流仍然无法改善胸腔积液。在腹腔内注射碘海醇（欧乃派克）造影剂，并摄胸部 X 线片，在注射前后抽取胸腔积液进行化验，在胸腔内发现了造影剂。改行脑室-心房分流术后，胸腔积液和胸部症状立刻完全消失。这确实非常罕见。

当张力性胸腔积液患者出现呼吸困难时必须立即行胸腔置管引流术。急诊科医师应该意识到这种潜在的并发症，在 VPL 分流术后患者出现心肺窘迫时需对其进行鉴别诊断[48]。

脓胸和纤维胸

当细菌侵入无菌胸腔时会出现脓胸。1962 年 Andrews[29]将这一过程分为连续的 3 个阶段。第一阶段以炎症和肿胀的胸膜表面通透性增加、出现渗出性胸腔积液为特征，这个阶段为单纯性无菌的胸腔积液。

随着细菌的入侵，演变为纤维素性脓性的第二阶段，开始出现积脓或 Light 复杂性胸腔积液（Light，1980[30]）：白细胞计数大于 $500×10^9/L$，蛋白质水平高于 2.5 mg/L，pH 低于 7.20，LDH 高于 1 000 U/L。在两层胸膜都出现严重的纤维蛋白沉积，以壁层胸膜更为严重，胸腔积液变成化脓性，白细胞计数大于 $15\ 000×10^9/L$；在生化方面，pH 低于 7.00，葡糖糖水平低于 2.80 mmol/L，LDH 高于 1 000 U/L。

第三阶段出现在感染 1 周后，胶原组织沉积于两层胸膜，导致肺萎陷。这个过程 3～4 周后发展成熟，沉积在胸膜壁上的胶原纤维被称为纤维板[32]。

通常，脓胸是造成全身性感染的一个原因（图 15.5），会加重患者的临床症状，如果得不到及时、正确的治疗，会发展成为致命的败血症。

分流术后感染是 VPL 分流的一个并发症，当患者出现不明原因的发热，需要高度怀疑存在 CSF 或胸腔积液感染。早期化验 CSF 或胸腔积液可以直接迅速地指导抗感染用药，并行分流管外置术以防止进展为脓胸[19]。

慢性环境是纤维胸形成的必要条件，其

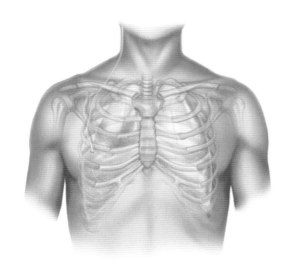

图 15.5 VPL 分流术后继发脓胸示意图,脓胸通常是造成全身性感染的一个原因

特征表现为浓密的纤维化,收缩并限制肺运动,出现肺不张,使半侧胸腔容量减小。侵犯胸壁并使肋间隙缩窄被认为是纤维胸的最后阶段[32,49]。

对于脓胸和纤维胸的特殊处理包括两个方法。经视频胸腔镜可以进行胸腔清创和粘连松解术,被认为是复杂的脓胸基础治疗后的主要手段,不论是否胸腔置管引流。

尽管经视频胸腔镜手术具有手术显露好、患者易耐受等优点,但开胸清创术仍是治疗脓胸和纤维胸的有效办法。脓胸切除术现在已很少被采用,因为是经胸膜外切除壁层胸膜和包裹性积液囊腔,而且需要同时进行不必要的肺切除。通常对被纤维板包裹导致长期萎陷的肺进行胸膜纤维板剥脱术也能达到同样的治疗效果[32]。

这种并发症非常少见,仅有两例报道,1992 年 Yellin 等[49] 报道了一例开胸行胸膜纤维板剥脱术,在这个儿童病例中,分流管被移除,胸膜纤维板剥脱术用以减轻严重的呼吸道症状。Khan 和 Kahlil 于 2008 年也报道了类似病例[22]。

过 度 引 流

在将 CSF 引流至胸腔引起颅内压改变时出现了一个有趣的问题。在呼吸过程中,胸腔内压始终是低于大气压的,这可能产生一种持续吸入 CSF 的效应而降低颅内压。至少理论上来说,VPL 分流术都会造成过度引流而出现相应的症状和体征。1998 年,Munshi 通过遥测传感器记录了 VPL 分流术后的颅内压,4 个患者在平卧和头部抬高到 90°时遥感监测其颅内压,他们发现由呼吸产生的胸腔负压引起的颅内压始终低于行腹腔分流的患者[36],说明 VPL 分流术可能更适合于需要将颅内压降到很低才能缓解脑积水症状的患者[36]。这和 Chiang 等[5] 报道的病例有些类似。

通过安装抗虹吸装置很可能防止这一不良作用,实际上,很多学者都已经强调了在 VPL 分流术中采用这种装置的重要性[21,36]。

抗虹吸装置被认为可以防止过度引流,一组为期 2.5 年的短期随访结果提示它可以有效防止胸腔积液[31]。

但在儿童中,抗虹吸装置为了有效控制颅内压增高而被设限在狭小范围内,通常会导致引流不足[21]。Martínez-Lage 等[31] 采用了非标准压力阀很好地解决了这个问题。

有理由相信,应用体外可调压阀,可以将压力调节至患者的合适范围,能够有效地避免脑室的虹吸效应和大量胸腔积液的产生[31]。

移 行

由于患者的生长发育和胸腔积液的联合

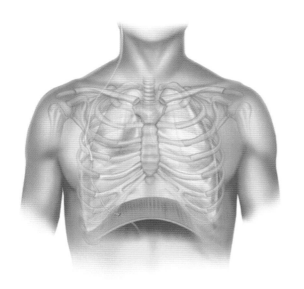

图 15.6　VPL 分流管经横膈移行的示意图

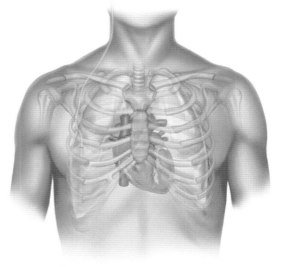

图 15.7　罕见的分流管远端经肺静脉移行至心房的示意图

作用可以导致 VPL 分流管的移行。Johnson 和 Maxwell[20] 报道了一个迟发的病例,同时在 Pearson 等[38] 的报道中患者的分流管远端移位至肋骨和胸膜之间而导致失效。

我们曾见到一例分流管经横膈移行至腹部的病例(图 15.6),还有一例更罕见的分流管远端经肺静脉移行至心房的病例(图 15.7),也有一例移行至纵隔导致心包积液的报道。这后面两例都是非常罕见的。

近端和远端堵塞

胸腔炎症反应致胸腔积液和胸膜表面纤维蛋白沉积可能导致分流管远端堵塞,这种并发症往往与胸腔积液和分流管故障有关,不一定伴有感染。

治疗措施包括更换和移除胸腔内分流管。

分 离 和 卷 曲

分流管分离是常见的并发症,主要是手术操作的原因,需要再次手术重新连接两端。

我们曾遇到两例胸腔内分流管卷曲的病例,分流管远端过长可能是主要原因(图 15.8)。

脑脊液乳漏

当分流管远端移行或伴随胸腔积液时,CSF 可扩散至附近组织如乳房,持续地渗透至皮下和乳房导致乳房增大,CSF 经乳头溢出。它可能是由于 CSF 在乳房内积聚后自发从乳头溢出或手术引流造成,这种十分罕见的并发症与分流管远端退出胸腔有关[35]。

以我们的经验,最近收治了一名因脑室-

a
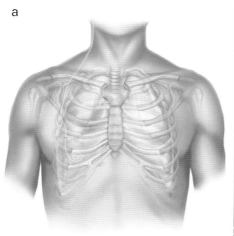
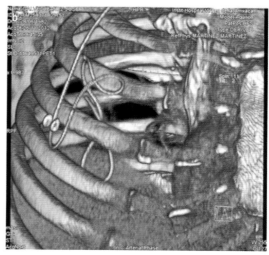

图 15.8　(a)图示胸膜腔内分流管远端卷曲；(b)从胸部三维 CT 重建中可以看出分流管远端过长可能是主要原因

腹腔分流失败而行脑室-胸腔分流术后 CSF 乳漏的年轻男性患者，表现为无症状的包裹性胸腔积液伴早期纤维化改变，从而阻碍了 CSF 再吸收，CSF 沿周边组织（乳腺脂肪组织）播散，形成类似脓肿型乳腺炎（图 15.9）。

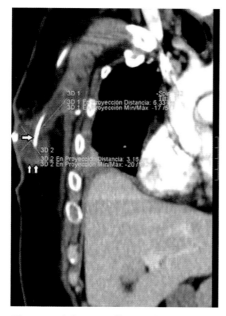

图 15.9　胸部 CT 影像显示脓肿型乳腺炎（双箭头所示），CSF 从 VPL 分流管远端（单箭头所示）流动至乳腺脂肪组织

患者通过手术引流，并做了微生物学培养及分流管远端外置。

具体措施有 CSF 微生物学培养、全身性抗感染、移除分流管、病灶部位手术引流、第三脑室造瘘术等来缓解其脑积水症状。

肿瘤经导管播散

分流作为一种人工接合为肿瘤细胞通过 CSF 播散提供了路径，最早在 1954 年由 Ransohoff 报道，而且恰好是 VPL 分流术[40]。大部分病例是后颅的髓母细胞瘤或其他高度恶性肿瘤经脑室-腹腔分流播散种植。全球有近 100 篇文献报道与分流相关的脑瘤转移。必须认识到肿瘤经分流管向颅外转移也是分流手术的可能并发症。有其他学者报道了肿瘤通过分流管经脑室转移至胸腔[46]。

Brust 等[3]报道了一例神经胶质瘤经分流管转移至胸腔致大量胸腔积液。

如果有指征的话，需要行化疗和（或）放疗。

如果发生张力性胸腔积液,则需要行胸腔穿刺术或胸腔置管引流术。

心 脏 压 塞

Zaman 等[50]报道了一例不常见的病例,因 VPL 分流术后出现大量心包积液而出现心力衰竭的症状和体征。影像学检查显示分流管末端由胸腔移行至纵隔内,患者在重新调整分流管后恢复。这样的病例十分少见,我们仅遇到过一次类似情况。

总而言之,VPL 分流术是被神经外科认可的手术方式,尽管技术上可行且相对简单,但仍然无法完全避免具体并发症,当脑室-腹腔分流术不可行时可以作为备选方案。如何避免并发症直接与分流管置入技巧相关,也包括麻醉师的因素和合适的患者选择。如何预防分流失效也和上述因素相关,还有分流部件的内在因素。尽管如此,在所有的 CSF 分流手术中仍然有很多需要认识的内容。

参考文献

[1] Arsalo A, Louhimo I, Santavuori P, Valtonew S (1977) Subdural effusion: results after treatment with subdural pleural shunts. Childs Brain 3:79 – 86.

[2] Beach C, Manthey DE (1998) Tension hydrothorax due to ventriculopleural shunting. J Emerg Med 16:33 – 36.

[3] Brust JC, Moiel RH, Rosenberg RN (1968) Glial tumor metastases through a ventriculo-pleural shunt. Resultant massive pleural effusion. Arch Neurol 18(6):649 – 653.

[4] Carrion E, Hertzog JH, Medlock MD, Hauser GJ, Dalton HJ (2001) Use of acetazolamide to decrease cerebrospinal fluid production in chronically ventilated patients with ventriculopleural shunts. Arch Dis Child 84(1):68 – 71.

[5] Chiang VL, Torbey M, Rigamonti D, Williams MA (2001) Ventriculopleural shunt obstruction and positive-pressure ventilation. Case report. J Neurosurg 95(1): 116 – 118.

[6] Davidson RI, Zito J (1982) Acute cerebrospinal fluid hydrothorax: a delayed complication of subduralpleural shunting. Neurosurgery 10:503 – 505.

[7] Detwiler PN, Porter RW, Rekate HL (1999) Hydro-cephalus-clinical features and management. In: Choux M, Di Rocco C, Hockley A, Walker M (eds) Pediatric neurosurgery. Churchill-Livingstone, London, pp 253 – 274.

[8] Fein JM, Rovit RL (1973) The ventriculo-pleural fenestration shunt. Surg Neurol 1(4):205 – 208.

[9] Fry WA, Paape K (2000) Pneumothorax. In: Shields TW (ed) General thoracic surgery, vol 1. Lippincott Williams & Wilkins, Philadelphia, pp 675 – 679.

[10] Gerbeaux J, Baculard A, Laugier J, Combe P, Grimfeld A, Van Effenterre R (1977) Pleurisy with clear liquid. Rare complication of ventriculo-cardiac shunt: Pudenz valve [Article in French]. Ann Med Interne (Paris) 128 (3):289 – 294.

[11] Grunberg J, Rébori A, Verocay MC, Ramela V, Alberti R, Cordoba A (2005) Hydrothorax due to ventriculopleural shunting in a child with spina bifida on chronic dialysis: third ventriculostomy as an alternative of cerebrospinal diversion. Int Urol Nephrol 37(3):571 – 574.

[12] Gupta AK, Berry M (1994) Ventriculo-peritoneal shunt presenting with recurrent pleural effusion: report of a new complication. Pediatr Radiol 24:147.

[13] Hadzikaric N, Nasser M, Mashani A, Ammar A (2002) CSF hydrothorax-VP shunt complication without displacement of a peritoneal catheter. Childs Nerv Syst 18(3 – 4):179 – 182,2001.

[14] Haret DM, Onisei AM, Martin TW (2009) Acute-recurrent subcutaneous emphysema after ventriculopleural shunt placement. J Clin Anesth 13:352 – 354.

[15] Heile B (1914) Sur chirurgischen Behandlung des Hydrocephalus internus durch Ableitung der Cerebrospinalflüssigkeit nach der Bauchhöhle und nach der Pleurakuppe. Arch Klin Chir 105:501 – 516.

[16] Hoffman HJ, Hendrick EB, Humphreys RP (1983) Experience with ventriculopleural shunts. Childs Brain 10:404 – 413.

[17] Huggins JT, Sahn SA (2003) Duro-pleural fistula diagnosed by beta-2-transferrin. Respiration 70:423 – 425.

[18] Ingraham FD, Sears RA (1949) Further studies on the treatment of experimental hydrocephalus: attempts to drain the cerebrospinal fluid into the pleural cavity and the thoracic duct. J Neurosurg 6(3):207 – 215.

[19] Iosif G, Fleischman J, Chitkara R (1991) Empyema due to ventriculopleural shunt. Chest 99:1538 – 1539.

[20] Johnson MC, Maxwell MS (1995) Delayed intrapleural migration of a ventriculoperitoneal shunt. Childs Nerv Syst 11:348 – 350.

[21] Jones RF, Currie BG, Kwok BC (1988) Ventriculopleural shunts for hydrocephalus: a useful alternative. Neurosurgery

23:753 - 755.

[22] Khan TA, Khalil-Marzouk JF (2008) Fibrothorax in adulthood caused by a cerebrospinal fluid shunt in the treatment of hydrocephalus. J Neurosurg 109:478 - 479.

[23] Kircher LT Jr, Swartzel RL (1954) Spontaneous pneumothorax and its treatment. J Am Med Assoc 155 (1):24 - 29.

[24] Krasna MJ (1996) Introduction to thoracoscopic surgery: indications, basic techniques, and instrumentation. Semin Laparosc Surg 3(4):201 - 210.

[25] Küpeli E, Yilmaz C, Akçay S (2010) Pleural effusion following ventriculopleural shunt: case reports and review of the literature. Ann Thorac Med 5(3):166 - 170.

[26] Kurschel S, Eder HG, Schleef J (2003) Ventriculopleural shunt: thoracoscopic placement of the distal catheter. Surg Endosc 17:1850.

[27] Landreneau RJ, Keenan RJ, Hazelrigg SR, Mack MJ, Naunheim KS (1996) Thoracoscopy for empyema and hemothorax. Chest 109(1):18 - 24.

[28] Lesur O, Delorme N, Fromaget JM, Bernadac P, Polu JM (1990) Computed tomography in the etiologic assessment of idiopathic spontaneous pneumothorax. Chest 98(2):341 - 347.

[29] Light RW (2000) Physiology of pleural fluid production and benign pleural effusion. In: Shields TW (ed) General thoracic surgery, vol 1. Lippincott Williams & Wilkins, Philadelphia, pp 687 - 693.

[30] Light RW, Girard WM, Jenkinson SG, George RB (1980) Parapneumonic effusions. Am J Med 69(4):507 - 512.

[31] Martínez-Lage JF, Torres J, Campillo H, Sanchez-del-Rincón I, Bueno F, Zambudio G, Poza M (2000) Ventriculopleural shunting with new technology valves. Childs Nerv Syst 16:867 - 871.

[32] McLaughlin JS, Krasna MJ (2000) Parapneumonic empyema. In: Shields TW (ed) General thoracic surgery, vol 1. Lippincott Williams & Wilkins, Philadelphia, pp 703 - 708.

[33] Megison DP, Benzel EC (1988) Ventriculo-pleural shunting for adult hydrocephalus. Br J Neurosurg 2:503 - 505.

[34] Milhorat TH (1972) Hydrocephalus and the cerebrospinal fluid. Williams & Wilkins, Baltimore, pp 208 - 210.

[35] Moron MA, Barrow DL (1994) Cerebrospinal fluid galactorrhea after ventriculo-pleural shunting: case report. Surg Neurol 42:227 - 230.

[36] Munshi I, Lathrop D, Madsen JR, Frim DM (1998) In-traventricular pressure dynamics in patients with ventriculopleural shunts: a telemetric study. Pediatr Neurosurg 28:67 - 69.

[37] Nixon HH (1962) Ventriculoperitoneal drainage with a valve. Dev Med Child Neurol 4:301 - 302.

[38] Pearson B, Bui CJ, Tubbs RS, Wellons JC III (2007) An unusual complication of a ventriculopleural shunt. J Neurosurg 106(5 suppl): 410.

[39] Piatt JH Jr (1994) How effective are ventriculopleural shunts? Pediatr Neurosurg 21:66 - 70.

[40] Ransohoff J (1954) Ventriculopleural anastomosis in treatment of midline obstructional masses. J Neurosurg 11:295 - 301.

[41] Ransohoff J, Marini G, Shulman K (1963) The ventriculo-pleural shunt. Minerva Neurochir 12:68 - 70, Italian.

[42] Rengachary SS (1997) Transdiaphragmatic ventriculo-peritoneal shunting: technical case report. Neurosurgery 41(3):695 - 697; discussion 697 - 8.

[43] Sanders DY, Summers R, Derouen L (1997) Symptomatic pleural collection of cerebrospinal fluid caused by a ventriculoperitoneal shunt. South Med J 90:831 - 832.

[44] Tonn P, Gilsbach JM, Kreitschmann-Andermahr I, Franke A, Blindt R (2005) A rare but life-threatening complication of ventriculo-atrial shunt. Acta Neurochir (Wien) 147(12):1303 - 1304.

[45] Venes JL, Shaw RK (1979) Ventriculopleural shunting in the management of hydrocephalus. Childs Brain 5: 45 - 50.

[46] Wakamatsu T, Matsuo K, Kawano S, Teramoto S, Matsumara H (1971) Glioblastoma with extracranial metastasis through ventriculopleural shunt: case report. J Neurosurg 34:697 - 701.

[47] Willison CD, Kopitnik TA, Gustafson R, Kaufman HH (1992) Ventriculoperitoneal shunting used as a temporary diversion. Acta Neurochir (Wien) 115:62 - 68.

[48] Wu TS, Kuroda R (2011) Tension hydrothorax in a pediatric patient with a ventriculopleural shunt. J Emerg Med 40(6):637 - 639.

[49] Yellin A, Findler G, Barzilay Z, Simansky DA, Lieberman Y (1992) Fibrothorax associated with a ventriculopleural shunt in a hydrocephalic child. J Pediatr Surg 27:1525 - 1526.

[50] Zaman M, Akram H, Haliasos N, Bavetta S (2011) Cardiac tamponade and heart failure secondary to ventriculopleural shunt malfunction: a rare presentation. BMJ Case Rep pii: bcr1220092548. doi: 10. 1136/bcr. 12. 2009. 2548.

特殊类型脑脊液分流术并发症

Complications Specific to Rare Type Procedures of CSF Shunting

16

Bernard Trench Lyngdoh

史之峰　毛　颖　译

引　言

　　脑积水患者会出现一系列临床问题,比如,婴儿脑积水患者会出现体重过低、脑膜炎/脑室炎,以及肺结核引起的慢性感染导致脑室内出血,这种情况可以发生在任何年龄段,这些临床问题很难通过脑室-腹腔(VP)分流术、脑室-心房(VA)分流术或内镜下脑室造瘘术来解决。

　　当客观条件不允许时,常规的分流方法会存在应用局限,比如,CSF 性状改变,或者由于继发感染、反复腹部手术等(图 16.1)因

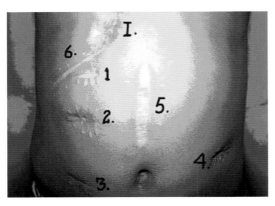

图 16.1　多处腹部伤口瘢痕表明发病率增加。瘢痕 1～5 是继发于假性囊肿后的低位堵塞。Ⅰ型瘢痕是由于 CSF 反流造成分流通道受到侵蚀,引起感染。瘢痕 6 是标准的肋下切口,用于完成脑室-胆囊分流术

素造成的腹膜吸收能力下降。另外,局部和全身感染是否存在,一般情况是否耐受,都是影响分流实施和效果的主要因素,而这些情况在儿童人群中尤其常见。

　　在发展中国家,结核性脑膜炎非常多见,随着免疫力的下降,这一疾病逐渐成为全球性的医疗问题。

　　面对这些问题,需要采用暂时的分流来解决,但是现有的一些手段,如脑室穿刺、腰大池穿刺,或者脑室外引流、腰大池持续引流都存在一定的风险,还存在引流不足、脑室减压不充分等情况。

　　这里我们将介绍几种特殊的分流方法,应用于分流管远端部位受限的情况,这些方法能够在远端部位愈合之前起到暂时分流的作用。本专题介绍的方法在一些极端条件下被报道是安全、有效的,一部分接受此类方法治疗的患者仍然在临床随访中,并且不需要更换分流方案[14,22,25]。

　　这些特殊的分流方法包括脑室-胆囊分流术、脑室-帽状腱膜下分流术、脑室-静脉窦分流术和脑室-输尿管分流术。

　　这些方法主要在常规分流手术失败时才采用,多为临时性的。从技术上来说,要求较高,存在一定并发症,很难或基本不可能有二

次修补的机会。这里我们将重点讨论这些手术操作的要点和存在的并发症，以及术后如何管理。

脑室-胆囊分流术

这项操作将 CSF 分流至胆囊，Yarzagaray 于 1958 年首次报道[29]，Lyngdoh 在此基础上作了进一步完善[22]。

胆囊是一个比较适合接受分流的远端器官，处于无菌环境；它的主要作用是去除水分和电解质。胆囊出口的液体流速为 25 ml/h，在此过程中 90% 的水分都被去除[29]。CSF 的吸收符合生理功能，向胆囊引流能够避免 CSF 逆流，从而保证 CSF 引流。

通过标准的右侧肋下切口暴露胆囊基底部，然后在分流管进口做一个内层的荷包缝合，再做一个外层的荷包缝合。从分流管阀门到分流管末梢保留 7 cm 距离，剪断多余长度的分流管，用一个连接转换器将两个断端接拢，用丝线在连接处打结固定，避免滑脱。在原胆囊基底进行细针穿刺，穿刺口的大小需足以让分流管进入。这样做的目的是：①为了测量胆囊内压力；②为了留取一些胆汁样本做细菌培养[29]。将连接转换器置入胆囊，内层荷包缝合固定，内层和外层之间是胆囊浆膜层，这是为了防止低位的导管滑脱，最后再把所有器件纳入后做荷包缝合[25]。对于儿童患者，腹膜层导管要保留 20 cm 的长度，以保证患者的生长发育。

采用此种术式进行 CSF 分流的许多术后患者目前仍然在随访中，其中一部分患者随访了 6 年[29,31]，分流管仍然保持着 CSF 引流功能[22]。另一些患者在腹膜伤口愈合和重吸收功能恢复后，还是需要调整为脑室-腹腔分流术[29]。

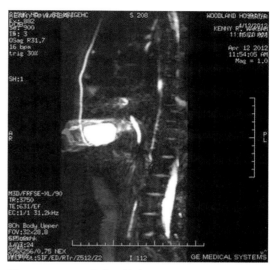

图 16.2　MRI 胆道造影检查显示脑室-胆囊分流 3.4 年后胆囊内远端分流管的情况，胆囊存在轻度水肿（Lyngdoh 和 Islam[22]）

一部分病例在手术后数周内会出现分流管口堵塞，主要是由于胆囊管流出端压力过高所致，还有一些病例需要做置管调整，当然还会出现一些感染的情况。胆囊内置管的调整很难做到[25]。胆汁-脑室反流在一些病例的报道中出现，所导致的脑室炎往往是致命的，需要对脑室系统灌洗后症状才会好转。胆管炎、胆汁循环通路的感染和胆石症的发生未见相关报道[29]。MRI 胆管造影检查时偶尔会发现存在胆囊积水（图 16.2）[25,29]。

脑室-帽状腱膜下分流术

这是一个很有意思也具有一定创新性的 CSF 分流方法，在帽状腱膜下创造一个袋状空间，然后将脑室端的 CSF 引流至此，称为脑室-帽状腱膜下（ventriculosubgaleal, VSG）分流术。

Von Mikulicz 或许是最早应用这个技术的，当时是 1893 年[6]。从此之后，这项技术就被广泛应用[5,7,8,15,16,21,26,27]。

这项技术最适用于早产儿和新生儿患者,这些患者多伴有脑室出血、脑膜炎(伴或不伴脑室炎)、多发的先天性异常,如脊髓脊膜膨出伴肛门闭锁,接受过结肠造口术。另外早产儿腹膜的吸收功能很差。

短时间的脑室-帽状腱膜下分流通常能够有效缓解脑室系统内的压力。对于伴有脑积水的早产儿来说,这项技术的优势无可比拟[18]。其他临时的分流方法存在较多并发症,比如:反复的脑室穿刺会造成患儿脑室穿通畸形[17];多次腰穿既费时,又引流不充分;一些并发症如引起骨髓炎还曾被报道[3];脑室外引流的持续时间又不长。这些操作都存在感染的风险。

利用脑室导管在标准的冠状穿刺点进行侧脑室穿刺,用一个直角的转接头将穿刺管和远端阀门连接,转接头和阀门间距 3 cm。阀门能够确保引流液和一些脑室内碎片单向分流。将转接头固定在硬脑膜上。从冠状穿刺点前外侧和后外侧两个方向进行钝性分离,创造一个帽状腱膜下口袋。将分流导管放置在这个"口袋"里[17]。这个空间会被CSF 填充,几天后可以通过穿刺部位进行外引流。

部分病例可以在术后 2 周改为脑室-腹腔分流,但有些患者可能不需要[28]。对于那些新生儿脑积水患者,如果不适合进行脑室-腹腔分流术,许多中心都将这一术式作为一个合适的替代方案[17]。

当然这一术式也存在一些并发症,如伤口漏,需要移除分流管。还有一些常见的脑室分流并发症,如脑室压力快速下降后引起的出血、脑室端分流管移位和滑脱。但很少有报道指出有感染并发症[17,26,27,28],Sklar 在1992 年的研究中报道感染的发生率在 10%

左右[30]。

脑室-静脉窦分流术

过去的 35 年,有许多报道提出上矢状窦是一个天然的,而且便于操作的远端分流管放置部位[1,4,19,33]。

最近,El-Shafei 成功展示了一例脑室-静脉窦分流手术[7]。这个手术来源于他的理论依据和前期研究[9-13],研究称"CSF 分流是将过多产生的 CSF 引流到颈内静脉上方末端,或者引流到与血流方向相反的硬脑膜静脉窦,如逆流的脑室-颈静脉(RVJ)分流和逆流的脑室-静脉窦(RVS)分流。血流的流体动力学保证了整个引流腔是不漏水的,这样就不会出现 CSF 漏"[10]。

这里我们将重点讨论脑室-静脉窦分流术。

任何年龄段的患者都能接受这一手术,手术操作很简单、耗时也短,是一项微侵袭操作[12,13],适用于各种原因、各种类型、各种程度、不同病程的脑积水,适应证非常广泛,而且成功率很高。如果婴儿大脑皮质厚度少于1.0 cm,同时又存在复杂的交通性脑积水,这一术式是绝对禁忌证[14]。

通常会推荐使用无阀门脑室分流管,前方入路(冠状缝前)或后方枕叶入路均可,建议采用后者[14]。脑室端置管时,最好将导管放在侧脑室前脚,这样就能避免硬脑膜开口处出现 CSF 漏,将静脉端放置在上矢状窦内,两者间距离适中,与血流方向相反[14]。

根据长期随访的结果来看(最长 15 年,最短 4 个月,平均 6 年零 3 个月),这是一项成功率很高的术式,95.78%的患者都会从中获益[14]。

这项操作也存在一定的失败率和并

发症。

硬脑膜损伤和分流管周边不恰当的硬脑膜缝合会导致 CSF 漏。由于新生儿上矢状窦狭窄，或者错误的结扎（医源性）导致的继发性上矢状窦闭塞，都会压迫分流管远端。分流后扩张的脑室回缩，会导致静脉窦内的导管滑出，脑室端导管滑出进入脑实质。存在 5% 的感染率。圆形硬脑膜切口及切口小于脑室分流管是避免 CSF 漏的关键技术。整个操作尽可能轻柔，避免使用针头去探查婴儿的上矢状窦。对于婴儿患者，静脉窦端的导管应尽可能留得长些（5 cm），以防止因为儿童生长引起的导管滑出。

脑室-输尿管分流术

1951 年，Matson 首次报道 CSF 输尿管分流[24]。手术时需要部分切开肾脏，从而使分流管和输尿管连接。随着脑室-腹腔和脑室-心房分流技术的发展，输尿管已经不被推荐作为一个远端分流管放置的部位了。

因此，这里我们只能回顾性研究一些病例报道[2,20,25,32]。

远端放置位置的反复调整，特别是腹腔，会造成局部粘连，从而引起吸收能力下降。一些少用的远端放置部位，通常手术操作难以达到，而且并发症的发生率可能更高，造成很严重的临床后果[25]。而且再次调整的可能性很小，操作难度更大。

有 3 篇报道介绍脑室-输尿管分流技术。

Smith[32] 的技巧更值得推崇。在排除输尿管感染之后，在距离膀胱上方 10 cm 处离断输尿管，将分流管远端和输尿管断端远端连接，将分流管远端底部固定于腰大肌，和输尿管连接，切勿缝合过于紧密。输尿管的近侧残端通过黏膜下通道在靠近原先残端处再次植入膀胱。固定于腰大肌的原因是可以降低缩短的输尿管的张力。

Behrendt 和 Nau[2] 描述了一种方法，将分流管置入肾盂，然后用荷包缝合固定[20]。Irby 则提出了将分流管和左侧输尿管连接，然后再进行输尿管-输尿管吻合术。

Smith 方法的优势在于只需要对一侧输尿管进行操作[20]，这样分流管就能避免影响尿流，降低了瓣膜形成和感染的风险[25]。这项手术的前提必须是不存在膀胱输尿管反流或阻塞，以及膀胱的结构和功能正常。神经源性膀胱是绝对禁忌证[32]。

并发症包括分流管移位、从尿道口凸出等[23]。分流管的调整几乎不可能，因为手术本身会造成瘢痕及输尿管扭曲，一旦二次手术调整会产生更多的并发症。

参考文献

[1] Becker DP, Jane JA, Nulsen FE (1965) Investigation of sagittal sinus for venous shunt in hydrocephalus. Surg Forum 16:440－442.

[2] Behrendt H, Nau HE (1987) Ventriculo-renal shunt in the therapy of hydrocephalus (in German). Urologe A 26:331－333.

[3] Bergman I, Wald E, Meyer J, Painter M (1983) Epidural abscess and vertebral osteomyelitis following serial lumber punctures. Pediatrics 72:476－480.

[4] Borgesen SE, Gjerris F, Agerlin N (2002) Shunting to the sagittal sinus. Acta Neurochir Suppl (Wien) 81:11－

14.

[5] Dardenne G (1964) Le traitement par le drainage ventriculaire sous-cutane des fistules de liquid cephalorachidienpostoperatoiresrebelles. Acta neurol Psychiatr belg 64:1202－1211.

[6] Davidoff L (1929) Treatment of hydrocephalus. Arch Surg 18:1737－1762.

[7] Dereynaeker A (1948) De l'utilite du drainage ventriculairepreo peratoiredans les tumeurs de la fosse posterieure chez l'enfant. Acta Neurol Psychiatr Belg 48:68－78.

[8] Dogliotti A (1938) Sempliceprocedimento per la deriva-zionesottocutanea del liquor ventriculare. Arch Ital Chir 51:749 - 752.

[9] El-Shafei IL (1985) Ventriculo-jugular shunt against the direction of blood flow: a new approach for shunting the cerebrospinal fluid to the venous circulation. Childs Nerv Syst 1:200 - 207.

[10] El-Shafei IL (1987) Ventriculo-jugular shunt against the direction of blood flow II. Theoretical and experimental basis for shunting the cerebrospinal fluid against the direction of blood flow. Child Nerv Syst 3:285 - 291.

[11] El-Shafei IL, El-Rifaii MA (1987) Ventriculo-jugular shunt against the direction of blood flow. I. role of the internal jugular vein as an antisiphonage device. Childs Nerv Syst 3:282 - 284.

[12] El-Shafei IL, El-Shafe HI (2001) The retrograde ventriculo-sinus shunt: concept and technique for treating hydrocephalus by shunting the cerebrospinal fluid to the superior sagittal sinus against the direction of blood flow. Preliminary report. Childs Nerv Syst 17:457 - 465.

[13] El-Shafei IL, El-Shafe HI (2005) The retrograde ventriculo-sinus shunt (El-Shafei RVS shunt): rationale, evolution, surgical technique and long term results. Pediatr Neurosurg 41:305 - 317.

[14] El-Shafei IL, El-Shafe HI (2010) The retrograde ventriculovenous shunts: the El-Shafei retrograde ventriculojugular and ventriculosinus shunts. Pediatr Neurosurg 46:160 - 171.

[15] Ferreira N, Correa J (1972) Derivacaoliquoricaventriculo-subcutaneanaterapeuticacirurgica das fistulas liquoricaspos-operatoriasrebeldes. Neurobiologica 35: 97 - 104.

[16] Fischer R (1967) Surgery of the congenital anomalies. In: Walker A (ed) A history of neurological surgery. Hafner Publishing, New York, pp 339 - 341.

[17] Fulmer BB, Grabb PA, Oakes W, Jerry W (2000) Neonatal ventriculosubgaleal shunts. J Neurosurg 47(1): 80 - 84.

[18] Gurtner P, Bass T, Gudeman S, Gudeman S, Penix J, Philput C, Schinco F (1992) Surgical management of post hemorrhagic hydrocephalus in 22 low birth weight infants. Childs nerv Syst 8:198 - 202.

[19] Hash CJ, Shenkin HA, Crowder LE (1979) Ventricle to sagittal sinus shunt for hydrocephalus. Neurosurgery 4: 394 - 400.

[20] Irby PB III, Wolf JS Jr, Schaeffer CS, Stoller ML (1993) Long term follow up of ventriculoureteral shunts for treatment of hydrocephalus. Urology 42:193 - 197.

[21] Koljubakin S (1924) Die operative therapie der hirnwassersucht. Arch Klin Chir Berl 128:151 - 161.

[22] Lyngdoh BT, Islam MS (2012) Ventriculocholecysto shunt: a solution to recurrent shunt complications in comorbid post-tubercular hydrocephalus with tubercular adhesive peritonitis. Acta Neurochir 154(12): 2267 - 2270.

[23] Mador DR, Marshall FC (1981) Ventriculoureteral shunts for hydrocephalus without nephrectomy. J Urol 126:418.

[24] Matson DD (1951) Ventriculo-ureterostomy. J Neurosurg 8:398 - 404.

[25] Ohaegbulam C, Peters C, Goumnerova L (2004) Multiple successful revisions of a ventriculoureteral shunt without nephrectomy for the treatment of hydrocephalus: case report. Neurosurgery 55: E1027 - E1031.

[26] Perret G, Graf C (1977) Subgaleal shunt for temporary ventricle decompression and subdural drainage. J Neurosurg 47:590 - 595.

[27] Perret G, Graf C (1978) Subgaleal shunt for ventricular and subdural drainage. J Neurosurg 49:474 - 475 (letter).

[28] Rahman S, Teo C, Morris W, Lao D, Boop FA (1995) Ventriculosubgaleal shunt: a treatment option for progressive post hemorrhagic hydrocephalus. Childs Nerv Syst 11:650 - 654.

[29] Raimondi AJ (1998) Hydrocephalus. In: Raimondi AJ (ed) Theoretical principles-art of surgical techniques. (Pediatric neurosurgery). Springer, Berlin/Heidelberg/New York, pp 549 - 619.

[30] Sklar F, Adegbite A, Shapiro K, Miller K (1992) Ventriculosubgaleal shunts: management of posthemorrhagic hydrocephalus in premature infants. Pediatr Neurosurg 18:263 - 265.

[31] Smith GW, Moretz WH, Pritchard WL (1958) Ventriculo-biliary shunt. A new treatment of hydrocephalus. Surg Forum 9:701 - 705.

[32] Smith JA Jr, Lee RE, Middleton RG (1980) Ventriculoureteral shunt for hydrocephalus without nephrectomy. J Urol 123:224 - 226.

[33] Wen HL (1982) Ventriculo-superior sagittal sinus shunt for hydrocephalus. Surg Neurol 17:432 - 434.

远期并发症：颅脑不相称

Cranio-cerebral Disproportion as a Late Complication

Concezio Di Rocco and Paolo Frassanito

倪 伟 顾宇翔 译

17

引 言

颅脑不相称（cranio-cerebral dispro-portion，CCD）是一个宽泛的定义，是指所有类型的颅内容量和内容物体积之间出现不匹配。这类错配通常发生在病理状态下，其特征是 CSF 量过大（如脑积水）或脑组织体积过大（较少见，如巨头畸形、半侧巨脑畸形）。CCD 也可能出现于颅骨容积过小，无法容纳脑组织生长（如某些类型的颅缝早闭）的情况。此外，CCD 作为一种硬脑膜外 CSF 分流术的并发症，是指 CSF 逐渐经硬脑膜分流口丢失，导致颅内压降低，颅骨生长受限，最终导致婴儿患者出现异常的小颅畸形，无法容纳正常发育的脑组织。在后期一些特定的生理条件下，会出现脑内容物体积一过性增长。本专题中，获得性颅脑不相称（acquired cranio-cerebral disproportion，ACCD）是指特殊类型的获得性错配，几乎全部出现于硬脑膜外 CSF 分流术后的婴儿或幼儿患者[1]。由于 ACCD 患者几乎全部出现侧脑室狭缝样改变，文献报道中裂隙脑室综合征（slit ventricle syndrome，SVS）导致的体积错配常与继发性 ACCD 互换概念。SVS 是一组临床症候群，包括头痛、呕吐和因 CSF 分流

导致的意识障碍，在 20 世纪 60 年代早期由 Becker 和 Nulsen[2] 提出，常在脑积水患者中出现，由于 CSF 引流不当，导致侧脑室体积过小。遗憾的是，目前对于 SVS 的认识有限，在 CSF 分流术[3] 后的脑积水患儿中，脑室过小的情况十分常见，因此 SVS 的定义可能适用于各种病理状态。由于大多数患儿没有任何临床症状，有学者[4] 建议舍弃这一概念，也有学者[5] 建议使用脑室非顺应性综合征的概念，特指一类与 CSF 分流术无关，而由侧脑室壁硬化导致的侧脑室扩大。其中一些能够解释为因引流过量或分流装置部分阻断导致的间歇性 CSF 分流异常，以及在未接受分流手术的患者（如假性脑瘤）出现的侧脑室过小[6] 等病理现象。为了区分这一类患者，非顺应性综合征的概念得以接受。因此，SVS 的严格定义为具有颅内压增高的表现，影像学证实与分流系统相关的一类临床表现。SVS 可独立出现，也可与 ACCD 相关，后者是 SVS 的一种亚型。

颅脑不相称的发病机制：三人一台戏

分流效果"过好"也会出现 CSF 慢性丢失的并发症[7]。这组并发症包括硬脑膜下积

液、分流术后颅缝早闭、SVS 及 ACCD,其发病机制可能相同,但仍未充分阐明[8]。

20 世纪 80 年代神经影像技术发展迅速,SVS 成为研究热点。有学者发现脑积水患者术后出现侧脑室狭缝样改变的比例非常高。在传统 CSF 引流障碍的病例中,颅内压增高可能会使患者出现头痛、呕吐和嗜睡等症状,甚至进展为昏迷或死亡。相反,如果是间歇性 CSF 引流障碍,经内科治疗后上述症状可能消失。出现并发症的机制为,裂隙样脑室的室壁与引流管头端接触,导致间歇性引流不畅,随即出现脑室扩张,引流管阻塞得到改善,CSF 分流得以继续进行,从而缓解了颅内高压。这也解释了临床表现中间歇性发作的特点[9]。由于这一过程可随着引流管堵塞而终止,由分流障碍引发的症状应当比长期间歇性的症状更明显,因此这一假设起初受到质疑。在临床实践中,对于接受 CSF 分流手术的患者,已有很多保持引流管通畅的方法,但因室管膜细胞或胶质细胞碎片局部堵塞脑室引流管的问题仍尚未解决。即使在这种情况下,大部分引流设备依然通畅。此外,反对这一假设最有力的证据是,60% ~ 70%的脑积水患儿接受分流术后,CT 检查仍提示有裂隙样脑室改变,这种解剖结构容易使患者出现脑室引流管“间歇性”堵塞,但其中仅少数(少于 1%)病例有脑脊液分流不充分的临床表现[6]。

由于绝大部分患者被错误地归为 SVS,现有文献中缺乏 ACCD 的相关数据。SVS 的发病率从 1%(文献报道仅症状性 SVS[6])到 37%(具有影像学意义的 SVS[10])不等。同理,症状性 SVS 中也存在漏识别的 ACCD,仅有少量文献研究其具体特征和发病机制。SVS 和 ACCD 可能是同一病程中的不同状态,其发病机制相同。这一动态变化导致了脑积水分流术并发症的出现。这一并发症如同一台戏,其中的三位演员即为分流装置、脑组织和颅骨。

分流装置

硬脑膜外 CSF 分流装置无疑是这台戏的主角,其存在和功能对于 ACCD 的进展至关重要。因此,学者对 CSF 分流装置很感兴趣的原因就能很好地被理解了。

置入 CSF 引流系统能够迅速减少脑室内 CSF 量,引发颅内低压。由于术后 CSF 的自然生成和人工加速吸收之间形成新的“生理”平衡,机体能够适应这一状态,术后即刻出现的颅内低压通常会在几天到几周内消失。然而,在缺乏临床干预时,由 CSF 引流过量导致的颅内低压可能无法代偿。特别是婴儿的直立姿势会产生“抽吸”效应,当分流装置的引流作用已经足够时,这一效应能够加强引流效率。从置入引流装置到出现颅内压过低的临床症状,两者具有严格的时序关系,通过这一点能够指导我们及时发现引流过度的状况,并及时予以纠正。

当 CSF 引流过度的临床表现出现较晚时(即置入引流装置数月或数年后),识别引流过度则更加困难。与术后早期即出现症状的并发症不同,这类并发症的临床特点在于发病周期较长,多与体位无关,呈间歇性发作(表 17.1),表现为头痛、呕吐,最终出现一定程度的意识障碍,即偏头痛。准确的神经功能评估和反复的神经影像学检查有助于发现病因,并与症状相似的其他疾病作出鉴别。大部分脑积水患儿在分流术后脑室变小,但无临床症状,为此,脑室裂隙样改变亦可能有助于诊断。

一些轻微的“引流过度”可能存在多年,但无任何临床症状,这种情况则更难识别。虽

表 17.1　症状性 CSF 引流过度、SVS 和 ACCD 的鉴别要点

	特　点	CSF 引流过度	SVS	ACCD
临床特点	实施分流手术年龄	不相关	<3 岁	<3 岁
	分流阀压力	通常低	不相关	不相关
	临床症状延迟	短期	中-长期	长期
	体位相关症状	有	无	无
	症状持续时间	持续性	间歇性	间歇性
	裂隙样脑室	有	有	有
	急性引流过度的表现（如硬脑膜下积液/血肿）	有	无	无
影像特点	蛛网膜下腔	显示良好	显示一般	不显示
	后颅凹狭小	无	无	有（可能合并 Chiari 畸形）
	颅骨变形	无	无	有

然缺乏充分的研究，但在某些分流术后患者中，由于分流器材的置入，部分硬脑膜内区域出现外翻，CSF 经此缓慢丢失，进而出现颅内低压和 CSF 量不足。这一现象在影像上常以裂隙样侧脑室为典型的先兆改变。事实上，CT 或 MR 检查能够轻易发现侧脑室容量减少，但其伴随的脑池和大脑凸面蛛网膜下腔容积减少，则常常在临床中被忽视。该现象十分常见，侧脑室体积进行性减少，伴有外周蛛网膜下腔的缩小，常被视为 CSF 分流术的"正常"效果或引流装置有效的依据。若要了解这种现象对 ACCD 病程的影响，还需谈及戏中其余两位"演员"。

脑组织

脑组织是全戏的"配角"，与临床症状密切相关。事实上，当这个演员无法表演，即出现脑萎缩时，ACCD 随之成为一种异常状态。静水压梯度是加剧引流过度最主要的因素，尽管成年人的静水压梯度高于儿童，但 ACCD 很少发生在成年患者中，这更加说明

脑组织是出现并发症的根本原因。换句话说，脑组织能够通过扩张来补偿脑室、脑池及外周蛛网膜下腔的体积缩小，是 ACCD 出现的必要条件。这种扩张可以是发生在生命初期的正常脑组织生长，更常见于以后的年龄。由于分流装置使 CSF 不断减少，颅内压相应下降，颅内静脉扩张，致使脑组织肿胀，进而导致上述变化。从长期来看，这种现象呈进行性变化，进一步导致 CSF 分布空间减少，影像中可出现蛛网膜下腔消失和脑室裂隙样改变。脑组织弹性增加、颅内静脉结构扩张及 CSF 体积缩小使患者难以适应短暂性颅内压升高，同时降低了脑室系统扩张的可能。事实上，学者们的注意力一直都集中在最后一个方面，即脑室过小且无法恢复，即使患者出现 CSF 分流障碍，脑室依然不能扩大。最普遍的解释是，CSF 的缓慢丢失会导致脑室壁硬化，从而限制脑室容积增加。根据动物实验，也有人认为长期存在的脑室引流管会促进室管膜胶质增生，导致脑室壁硬化[11]。然而，体外研究[12]已经证实，对于脑室引流

障碍的患者,无论脑室是否扩张,室管膜下神经胶质增生的程度均相同。

因此,脑室壁硬化可能是分流装置长期作用导致室壁顺应性失衡的结果,但更可能由于分流装置出现短暂性、间歇性故障引起,进而出现相应的临床表现。

在 ACCD 病程中可能存在受损的静脉流出道,其作用仍需讨论。尽管在一些 ACCD 病例中[13]已经发现明显的静脉窦狭窄,现阶段静脉流出道受损仍作为一种假说[14],归因于"毛细血管汇集延迟"。对于这一问题,目前尚无法得出任何明确结论,因为 ACCD 中静脉受损既能引起颅内压增高,也可以作为其结果出现。两种情况都能引起脑组织弹性改变,导致其无法对颅内容积增加作出代偿[15]。

脑室容量变化受到广泛关注,但人们往往忽视了蛛网膜下腔容积的改变。虽然 SVS 患者存在脑室压降低、蛛网膜下腔压力增高的分离现象,蛛网膜下腔这一区域仍可作为脑组织代偿性扩大的空间。另一方面,如果脑池及外周 CSF 空间全部消失,脑组织无法扩张,将导致更严重情况,此时这一区域的存在可以缓解上述情况。

颅骨

这台戏中的第三个"演员"是颅骨。Hoffman 在 1976 年发现,放置 CSF 分流装置后,脑组织生长所需的压力急剧降低,进而限制了颅骨的生长。因此,"当脑室减小,脑组织将相应扩张以填充这部分空间,颅骨也应随之扩大。但生长停滞后,颅骨很难继续生长。这一现象最终可能导致脑组织体积超过颅内容积,出现颅脑不相称"[16]。上述情况可引起继发性"颅缝早闭",常见于婴儿和分流术后 1 个月的患者。颅内容物产生的压

力作用于颅骨,能够维持其成骨与破骨平衡,而持续多年的小型"分流过度"甚至分流本身均能降低这一压力。CSF 压力下降和长期的低颅压导致颅骨内侧板层骨质过度沉积。这是颅骨为代偿颅内容物减少而出现的被动改变。正常情况下,蛛网膜下腔能够为脑组织生长提供空间,适应由脑血流引起的生理性容积变化。然而,在一些患者,颅骨骨质增生可以导致这一空间缩小。分流术后 CSF 长时间丢失引起颅骨重构,进而出现颅骨增厚、颅缝早闭、窦内积气和后颅凹充盈等影像学改变。

这一"代偿"阶段可持续数年,患者无临床症状。然而,脑组织顺应性和脑室扩张度在这一阶段逐渐降低,直到不断缩小的颅内容量无法适应脑血流变化,进而出现症状性 ACCD。

总之,三位演员相互作用,共同影响这一台戏。然而,在特定的病例,可以根据其临床表现判断病因。颅骨因素可能表现为骨硬化病或颅缝早闭;脑组织因素可能表现为假性脑瘤;分流装置因素可表现为 CSF 引流过度。上述情况均可见于 CCD,其病因也就容易区分了。ACCD 由多因素共同作用,其病程长达几年,因此在早期难以诊断。在 CCD 整个病程中,三个因素的作用时间不同,临床表现也有差异。举例来说,CSF 引流过度会导致颅骨和脑组织体积错配,可并发硬脑膜下血肿。两种因素共同作用,可导致脑组织肿胀和 SVS(有分流装置时)。此时没有颅骨因素的影响,但若萎缩的脑组织不能充分扩张,这一因素将发挥作用。Faulhauer 和 Schmitz[17]发现,病程后期随着颅脑生长,分流装置可引起颅缝重合和早闭。分流功能障碍及其他两个因素,在临床上仅被理解为引流导管部分阻塞,出现相应症状。而手术修正通常只能缓解症状(图 17.1)。

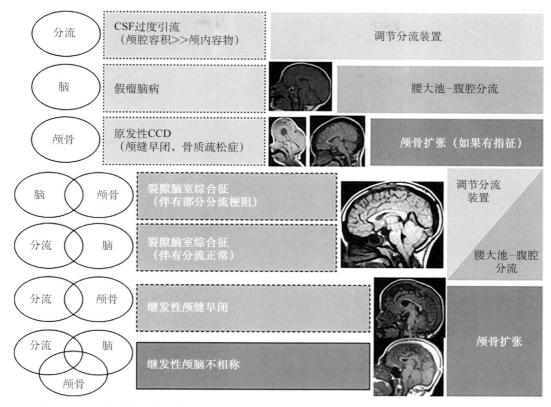

图 17.1　根据分流装置常规功能、脑组织和颅骨的关系，简述 ACCD 发病机制及相关症状（详见正文）

诊　断

通常有脑积水病史，并在 2～3 岁前行分流手术，也有因蛛网膜囊肿行分流术后出现 ACCD 的病例报道[18-20]。

头痛为首发症状。诊断旨在区分自发性头痛和因分流障碍、SVS 或 ACCD 引起的头痛[5]。对于偏头痛可予以诊断性治疗，从而明确诊断。同理，由分流障碍引起的头痛可在纠正 CSF 分流障碍后消失。确诊头痛与分流故障相关并予以纠正后即可起效，且效果稳定（除非分流装置再次出现问题）。另一方面，对于 SVS 和 ACCD 的鉴别需要综合考虑临床症状和设备参数，随着分流设备的调整，临床症状可能呈间歇发作或有好转。对

于慢性神经衰弱性头痛的患者，判断其临床症状可能十分困难。这类患者的疼痛部位常为头颈部，提示可能存在小脑扁桃体疝入椎管（图 17.2）。总之，不断恶化的病情可能对患者的生活质量产生影响。有时可能误诊为心理或"功能性"障碍而延误诊断。当合并间歇性颅内压异常的症状和体征时，临床表现可能更加复杂，可有复视、共济失调、头晕和嗜睡等表现。有必要强调的是，需要及时诊断，由 ACCD 引起的急性神经功能障碍往往进展迅速，甚至有猝死的报道[1]，对此应予以重视。

塌陷的脑室和蛛网膜下腔容积减小或消失及颅骨骨质增厚是 ACCD 常见的影像学表现（图 17.3）。需要说明的是，颅骨内侧板层骨质过度沉积可导致进展性颅骨增厚，出现

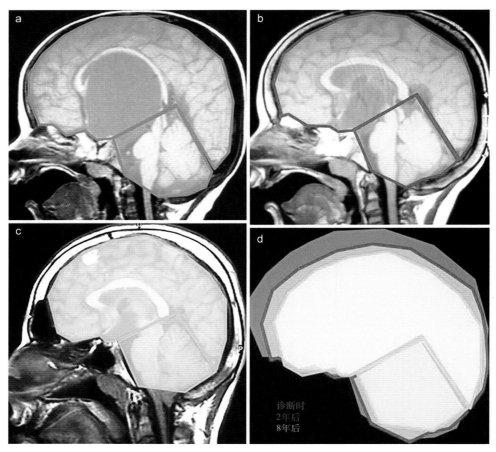

图 17.2　(a)5 月龄患儿,MRI 影像提示大型鞍上蛛网膜囊肿;(b、c)行囊肿-脑室-腹腔分流术后 2 年和 8 年的 MRI 影像;(d)术后逐渐缩小的幕上和幕下颅内容积

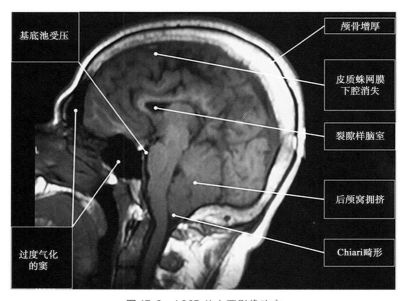

图 17.3　ACCD 的主要影像改变

"铜打样颅骨""拇指印"样改变及颅窦内积气。头颅 X 线平片或 CT 平扫骨窗像能够发现这一变化。当出现皮质外蛛网膜下腔缩小、脑池消失、后颅凹充盈（伴或不伴小脑扁桃体疝）[1]等改变时，可有裂隙样脑室、大脑凸面 CSF 缺乏等表现。CT 平扫组织窗像或 MRI 检查可发现这些改变。大多数患者通过颅内容量检查，能够证实颅脑容积缩小。一些情况下，后颅凹容积明显缩小，导致上小脑蚓部向上疝入 Galen 静脉池，下小脑蚓部和小脑扁桃体向下移位，这种现象通常被称为 Chiari Ⅰ 型畸形[20,21]。随着出生后小脑的迅速生长，后颅凹充盈程度加剧[22]，这一区域的脑血管结构往往受此影响，在年轻患者中症状较重。

总之，颅骨的异常重塑和蛛网膜下腔缩小，是鉴别 ACCD 和 SVS 的关键。

根据分流障碍引起的临床表现及影像学改变，通常能够明确诊断。一些学者提倡进行颅内压监测，这一检查能够在记录高原波的同时滤掉颅内压增高的情况，从而发现脑组织顺应性降低的改变[1]。

预　防

ACCD 是 CSF 分流术后固有的并发症，为预防这类并发症的发生，避免分流装置的使用是唯一可靠的方法。事实上，目前已有一些脑积水患者在脑室镜的辅助下接受这种治疗方法。当无法进行内镜下第三脑室造瘘术时，通常凭借选择合适的引流装置，降低出现引流过量的风险，来预防 ACCD。尽管目前有许多可选设备，临床实践中仍然没有"完美"的分流装置。一些器械公司宣称自己的产品效果更好，能够避免过度引流。当患者站立时，颅内静水压可能发生变化，这些分流装置的共同目标是避免或减少这一变化产生的影响。主要通过改良引流装置的阀门，控制 CSF 的引流速度，使其尽可能地保持恒定，且不受患者体位和颅内压力的影响；当患者处于站立位时，通过阀门限制 CSF 的流动，从而避免虹吸效应。相比之前的抗虹吸装置，目前这种阀门的效果更好，可以配备于硬脑膜外 CSF 分流系统，根据大气压变化作出相应改变。实际上，这类阀门被安置在引流导管远端，随着局部皮肤移动，其限流作用可能会逐渐减弱。

治　疗

对 ACCD 的治疗并不容易，因而对于本并发症更强调预防。

脑积水患者在 CSF 分流术后会出现多种类型的分流障碍，其中一些分流障碍的发病机制尚不清楚，鉴别不同类型的分流障碍亦十分困难。对于这些并发症有许多不同的手术方式，其疗效也已得到认可。

一些方法单纯用于延缓颅脑不相称的进展，限制过度引流，重建正常的脑室容积。更新分流设备的调压阀[2]或在原有设备上添加抗虹吸装置[23,24]，是这一策略的常见方法，但对其结果仍存有争议[25,26]。更符合生理特征的方法是行内镜下第三脑室造瘘术，并移除已有的分流装置，从而达到纠正失衡状态、延缓病程进展的目的。然而，侧脑室和第三脑室过小，以及脑组织顺应性降低，共同限制了这类手术的开展，使其仅适用于一些特定的病例[27]。另有一种手术方法，其原理更加复杂：通过构建不同的压力梯度，使脑室内压力降低，蛛网膜下腔压力升高，从而引流外周的 CSF。基于这一原理，临床最常见的手术方式是置入腰大池-腹腔分流系统，其中大多数医师选择脑室-腹腔分流装置。推崇这种术式的医师认为，腰大池-腹腔分流装置治疗 SVS 或假性脑瘤的效果良好。而 SVS 和假性脑瘤在临床表现和发病机制上与 ACCD 相似——均见于年轻患者、均存在 CSF 引流不当、均有脑组织肿胀和顺应性降低[4,28,29]。然而，这一术式的长期效果备受质疑[1]，主要原因为蛛网膜下腔的慢性引流可能最终导致 ACCD 恶化，出现小脑扁桃体尾端疝入上颈段的情况。

也有人尝试用治疗 SVS 的方法治疗 ACCD，但未成功。1974 年 Epstein 提出采用颞下颅骨切除的方法，使脑室得以扩张，引流管从而在脑组织肿胀时仍可发挥引流作用[30]。然而这一术式在临床实践中的疗效不确切，由于局部颅骨被移除，这一区域的大气压相应升高，并对引流系统产生影响，实际上加重了引流过度的状态，并最终抵消了脑室扩张的趋势，这一现象在术后即可出现。最近提出了一种改良技术[31]，通过开放硬脑膜和蛛网膜使裂隙样脑室得以扩张。这一术式可能和 Epstein 的方法有同样的风险，即可能因大气压变化而降低手术疗效。

还有一种方法，通过控制 ACCD 的临床症状，延缓其进一步进展，这类方法对于部分患者有效。此方法将分流系统中一定比例的 CSF 引流到颈部蛛网膜下腔。通过一根带有 Y 形阀的导管，一端连接于分流装置远端，一端连接脊髓的蛛网膜下腔。其原理是在不损耗 CSF 量的同时，通过分流装置调节颅内压力。事实上，当脑组织和颅骨顺应性降低，或因颅骨内层骨质增生导致 CSF 量减少时，常出现 CSF 搏动加剧。在相关研究[32]中，其他促进脑室扩张的因素已被阐明，但这一因素可能未被重视。

另一类治疗 ACCD 的方法是不改变分流装置，而是对继发性颅骨"发育不良"进行纠正。手术目的在于扩张颅顶，从而不同程度地增加颅内容积。随着近年对颅缝早闭治疗的进展[33]，颅骨重塑技术不断进步，这些技术也被广泛推崇（图 17.4）。对于继发性下颌后移的患者，切除前额骨得到游离骨瓣并合理地将其重新回纳，这一方法能够改善畸形，修正额骨在颅底的夹角。若出现顶骨双侧外向扩张合并颅底青枝骨折时，可借助骨牵张器予以纠正，该手术效果肯定，但无益于美观[34,35]。若枕后区及后颅凹骨质增厚，可引起颅内容量减少，随之出现的 ACCD 可导致小脑扁桃体尾端下疝，上小脑蚓部上移，并疝入上蚓池和 Galen 静脉池，对于这种情况应首选枕后区和后颅凹扩张术。枕骨区和后颅凹容量减小会对这一区域的脑组织和脑血管产生影响，通过槽内移动或借助弹簧或牵张器，可使枕骨和枕鳞移位，从而缓解这种影响。对于颅骨广泛增厚的病例，可对病态的骨内表面和板障进行单纯钻孔，并将其放回原位，从而增加颅内容积（图 17.5）。

结　论

ACCD 是一种迟发性并发症，常见于脑积水放置硬脑膜外 CSF 引流装置后。其原因是多因素的，由 CSF 慢性流失和继发性脑组织顺应性和颅内容积变化共同导致。在病程发展的初期，ACCD 应被视为分流作用的理想效果，然而，随着脑室容量减少，周围脑组织和颅骨限制了 CSF 正常循环，患者将出现间歇的病理性颅内压升高。最佳预防方法为尽可能避免硬脑膜外 CSF 引流装置的使用。当其难以避免时，合理选择 CSF 分流装置可能有助于降低发生并发症的风险。一旦使用分流装置，可通过更改其功能特性（如使

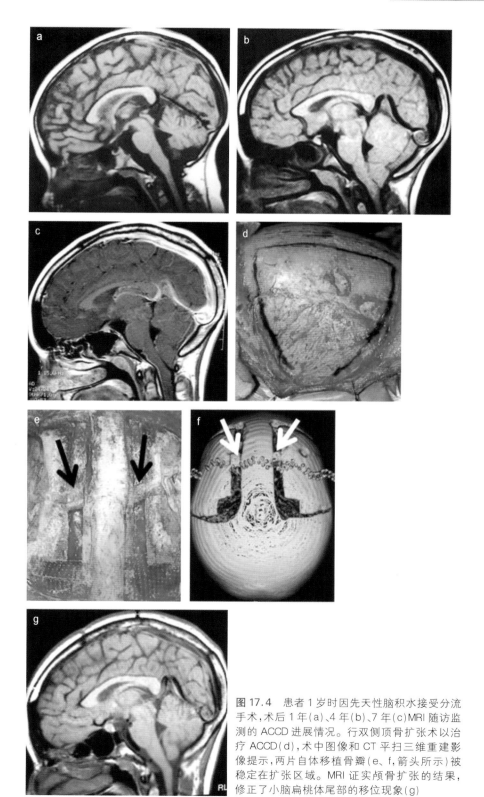

图 17.4 患者 1 岁时因先天性脑积水接受分流手术，术后 1 年(a)、4 年(b)、7 年(c)MRI 随访监测的 ACCD 进展情况。行双侧顶骨扩张术以治疗 ACCD(d)，术中图像和 CT 平扫三维重建影像提示，两片自体移植骨瓣(e、f，箭头所示)被稳定在扩张区域。MRI 证实颅骨扩张的结果，修正了小脑扁桃体尾部的移位现象(g)

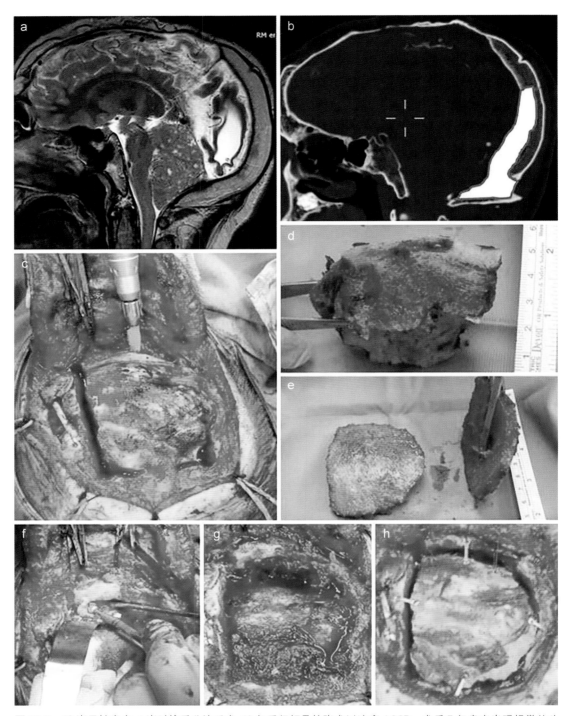

图 17.5　18 岁男性患者,1 岁时接受分流手术,10 年后行颅骨扩张术以治疗 ACCD。术后 7 年患者出现轻微的头颈部疼痛,矢状位 MRI 提示广泛性后颅凹 ACCD(a)。行枕骨扩张术后矢状位 CT 平扫提示颅内空间(白色区域)增加(b)。手术关键步骤:使用摆锯开颅(c);颅骨骨质增生(d);分离骨瓣(e);使用高速磨钻和咬骨钳,行枕骨下区和枕骨大孔颅内减压(f、g);骨瓣外固定(h)

用其他的 CSF 分流系统，或新增一条 CSF 引流路径），从而控制 ACCD 的进展。然而多数情况下，手术增加颅内容积等方法已得到广泛接受，成为治疗颅缝早闭最安全有效的手段。

参考文献

［1］ Sandler AL，Goodrich JT，Daniels LB 3rd，Biswas A，Abbott R (2013) Craniocerebral disproportion：a topical review and proposal toward a new definition，diagnosis，and treatment protocol. Childs Nerv Syst 29(11)：1997 - 2010.

［2］ Becker DP，Nulsen FE (1968) Control of hydrocephalus by valve-regulated venous shunt：avoidance of complications in prolonged shunt maintenance. J Neurosurg 28(3)：215 - 226.

［3］ Rekate HL (1993) Classification of slit-ventricle syndromes using intracranial pressure monitoring. Pediatr Neurosurg 19(1)：15 - 20.

［4］ Sood S，Barrett RJ，Powell T，Ham SD (2005) The role of lumbar shunts in the management of slit ventricles：does the slit-ventricle syndrome exist? J Neurosurg 103(2 Suppl)：119 - 123.

［5］ Olson S (2004) The problematic slit ventricle syndrome. A review of the literature and proposed algorithm for treatment. Pediatr Neurosurg 40(6)：264 - 269.

［6］ Di Rocco C (1994) Is the slit ventricle syndrome always a slit ventricle syndrome? Childs Nerv Syst 10(1)：49 - 58.

［7］ Walker ML，Fried A，Petronio J (1993) Diagnosis and treatment of the slit ventricle syndrome. Neurosurg Clin N Am 4(4)：707 - 714.

［8］ Cheok S，Chen J，Lazareff J (2014) The truth and coherence behind the concept of overdrainage of cerebrospinal fluid in hydrocephalic patients. Childs Nerv Syst 30(4)：599 - 606.

［9］ Epstein F，Lapras C，Wisoff JH (1988) 'Slit-ventricle syndrome'：etiology and treatment. Pediatr Neurosci 14(1)：5 - 10.

［10］ Serlo W，Heikkinen E，Saukkonen AL，von Wendt L (1985) Classification and management of the slit ventricle syndrome. Childs Nerv Syst 1(4)：194 - 199.

［11］ Oi S，Matsumoto S (1986) Morphological findings of postshunt slit-ventricle in experimental canine hydrocephalus. Aspects of causative factors of isolated ventricles and slit-ventricle syndrome. Childs Nerv Syst 2(4)：179 - 184.

［12］ Del Bigio MR (2002) Neuropathological findings in a child with slit ventricle syndrome. Pediatr Neurosurg 37(3)：148 - 151.

［13］ Bateman GA (2013) Hypertensive slit ventricle syndrome：pseudotumor cerebri with a malfunctioning shunt? J Neurosurg 119(6)：1503 - 1510.

［14］ Jang M，Yoon SH (2013) Hypothesis for intracranial hypertension in slit ventricle syndrome：new concept of capillary absorption laziness in the hydrocephalic patients with long-term shunts. Med Hypotheses 81(2)：199 - 201.

［15］ Pang D，Altschuler E (1994) Low-pressure hydrocephalic state and viscoelastic alterations in the brain. Neurosurgery 35(4)：643 - 655；discussion 55 - 6.

［16］ Hoffman HJ，Tucker WS (1976) Cephalocranial disproportion. A complication of the treatment of hydrocephalus in children. Childs Brain 2(3)：167 - 176.

［17］ Faulhauer K，Schmitz P (1978) Overdrainage phenomena in shunt treated hydrocephalus. Acta Neurochir (Wien) 45(1 - 2)：89 - 101.

［18］ Lazareff JA，Kelly J，Saito M (1998) Herniation of cerebellar tonsils following supratentorial shunt placement. Childs Nerv Syst 14(8)：394 - 397.

［19］ Di Rocco C，Tamburrini G (2003) Shunt dependency in shunted arachnoid cyst：a reason to avoid shunting. Pediatr Neurosurg 38(3)：164.

［20］ Di Rocco C，Velardi F (2003) Acquired Chiari type I malformation managed by supratentorial cranial enlargement. Childs Nerv Syst 19(12)：800 - 807.

［21］ Osuagwu FC，Lazareff JA，Rahman S，Bash S (2006) Chiari I anatomy after ventriculoperitoneal shunting：posterior fossa volumetric evaluation with MRI. Childs Nerv Syst 22(11)：1451 - 1456.

［22］ Knickmeyer RC，Gouttard S，Kang C，Evans D，Wilber K，Smith JK et al (2008) A structural MRI study of human brain development from birth to 2 years. J Neurosci 28(47)：12176 - 12182.

［23］ Portnoy HD，Schulte RR，Fox JL，Croissant PD，Tripp L (1973) Anti-siphon and reversible occlusion valves for shunting in hydrocephalus and preventing post-shunt subdural hematomas. J Neurosurg 38(6)：729 - 738.

［24］ Gruber RW，Roehrig B (2010) Prevention of ventricular catheter obstruction and slit ventricle syndrome by the prophylactic use of the Integra antisiphon device in shunt therapy for pediatric hypertensive hydrocephalus：a 25-year follow-up study. J Neurosurg Pediatr 5(1)：4 - 16.

［25］ Drake LA，Shear NH，Arlette JP，Cloutier R，Danby FW，Elewski BE et al (1997) Oral terbinafine in the treatment of toenail onychomycosis：North American multicenter trial. J Am Acad Dermatol 37(5 Pt 1)：740 - 745.

［26］ Major O，Fedorcsak I，Sipos L，Hantos P，Konya E，Dobronyi I et al (1994) Slit-ventricle syndrome in shunt operated children. Acta Neurochir (Wien) 127(1 - 2)：69 - 72.

［27］ Baskin JJ，Manwaring KH，Rekate HL (1998) Ventricular shunt removal：the ultimate treatment of the slit ventricle syndrome. J Neurosurg 88(3):478 - 484.

[28] Pudenz RH，Foltz EL（1991）Hydrocephalus：over-drainage by ventricular shunts. A review and recom-mendations. Surg Neurol 35(3):200 - 212.

[29] Le H，Yamini B，Frim DM（2002）Lumboperitoneal shunting as a treatment for slit ventricle syndrome. Pediatr Neurosurg 36(4):178 - 182.

[30] Epstein FJ，Fleischer AS，Hochwald GM，Ransohoff J（1974）Subtemporal craniectomy for recurrent shunt obstruction secondary to small ventricles. J Neurosurg 41(1):29 - 31.

[31] Roth J，Biyani N，Udayakumaran S，Xiao X，Friedman O，Beni-Adani L et al（2011）Modified bilateral subtemporal decompression for resistant slit ventricle syndrome. Childs Nerv Syst 27(1):101 - 110.

[32] Di Rocco C，Pettorossi VE，Caldarelli M，Mancinelli R，Velardi F（1978）Communicating hydrocephalus induced by mechanically increased amplitude of the intraventricular cerebrospinal fluid pressure：experimental studies. Exp Neurol 59(1):40 - 52.

[33] Weinzweig J，Bartlett SP，Chen JC，Losee J，Sutton L，Duhaime AC et al（2008）Cranial vault expansion in the management of postshunt craniosynostosis and slit ventricle syndrome. Plast Reconstr Surg 122(4):1171 - 1180.

[34] Martinez-Lage JF，Ruiz-Espejo Vilar A，Perez-Espejo MA，Almagro MJ，Ros de San Pedro J，Felipe Murcia M（2006）Shunt-related craniocerebral disproportion：treatment with cranial vault expanding procedures. Neurosurg Rev 29(3):229 - 235.

[35] Sandler AL，Daniels LB 3rd，Staffenberg DA，Kolatch E，Goodrich JT，Abbott R（2013）Successful treatment of post-shunt craniocerebral disproportion by coupling gradual external cranial vault distraction with continuous intracranial pressure monitoring. J Neurosurg Pediatr 11(6):653 - 657.

远期并发症：癫痫

Epilepsy as a Late Complication

Mehmet Turgut and Ahmet Tuncay Turgut

孙一睿　周良辅　译

18

引　言

在儿童，脑积水的发病率为 1/1 000～3/1 000[20,27]，癫痫的发生率为 4/1 000～9/1 000[27]。目前，手术是治疗先天性或后天性脑积水的一种方法。分流术后并发癫痫是一个医患双方普遍关注的问题，令人疑惑的是我们对其发生机制所知甚少[11,16,20,22,23,27,34,36,38,42,43,47]。

本专题将详细回顾脑积水与癫痫这一并发症的关系，为患者家属、神经外科医师和神经病学专家提供脑积水患者手术预后的相关信息。

脑积水患者癫痫的发病率

普遍认为癫痫在脑积水患儿中是常见的，虽然其机制尚不清楚[3]。在目前的文献报道中，脑积水患者伴发癫痫的发病率并不一致，范围为 9％～65％[11,16,20,22,23,27,34,36,38,42,43,47]。

基于对 200 名脑积水患儿的回顾性分析，Hosking[22] 报道，在 5 年的随访过程中，30％的患者发生过癫痫。Blaauw 随后[4] 发表了一篇回顾性报道，发现在 323 名脑积水患儿中有 34％因各种原因曾发生癫痫，其中

包括出血和感染。此外，Leggate 等[30] 发现，在 56 例脑积水患者中，16％曾癫痫发作。与此相似，Saukkonen 和 von Wendt[42] 也报道，在对 168 例患者 9 年的随访过程中，有 80 例出现过癫痫。1992 年，有报道在 68 例先天性脑积水患者中有 49％出现过癫痫发作[36]。在对 464 名患者的回顾性分析中，Piatt 和 Carlson[38] 报道 12％的患者在确诊脑积水时就有癫痫病史（图 18.1）。

癫痫对脑积水病因的影响

在目前的文献中，一般认为造成脑积水的病因可能在癫痫的发展中也起着至关重要的作用，但是相关研究结果却存在矛盾[4,22,24,36,38]。Piatt 和 Carlson[38] 认为脑积水的病因与癫痫发生的风险相关。脑积水的病因可概括为出血、感染、颅内肿瘤、脊髓脊膜炎、其他先天性畸形如导水管狭窄、蛛网膜囊肿、dandy-walker 畸形，以及特发性脑积水[20]（图 18.2）。

已发现继发于出血和感染的脑积水患者中癫痫的发生率最高，这可能与复杂的大脑病理改变和脑功能低下状态相关。1974 年，Hosking[22] 报道脑积水可继发于新生儿颅内

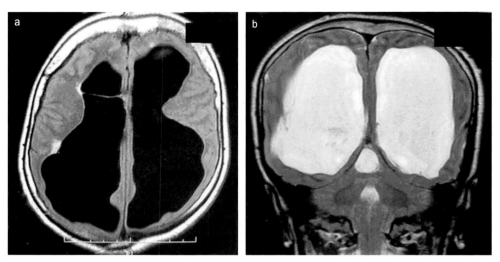

图 18.1　(a、b)一名 28 岁女性的 MRI 检查结果提示慢性(无进展)脑积水。该患者童年时学习困难,最近出现持续近 3 个月的弥漫性头痛,并在入院前 1 个月出现全身癫痫大发作。患者接受保守治疗,服用抗癫痫药物(丙戊酸),未行脑室-腹腔分流术,随访 15 个月后预后良好(感谢 Ali Akhaddar MD, Rabat, Morocco)

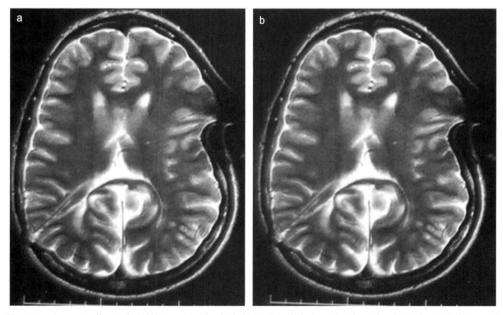

图 18.2　(a、b)一位 19 岁女性的 MRI 图像,其有部分胼胝体发育不全,接受过双侧分流,近来出现记忆改变、学校成绩下降、自动症。脑电图提示颞叶癫痫(感谢 Jogi V. Pattisapu, MD, Orlando, FL)

出血或脑膜炎。随后,Blaauw[4] 发现脑积水相关性癫痫的发生率比分流术后感染的发生率更高。

　　值得注意的是,脑积水患者若伴有各种先天性异常,如脊髓脊膜囊肿或蛛网膜囊肿,

其癫痫的发生率要高很多[28]。1978 年,Lorber 等[34] 报道了 49% 的脑积水和中枢神经系统形态学异常的患者发生癫痫,而且他们认为癫痫发作经常出现于身体或精神残疾的患者。随后,Noetzel 和 Blake[36] 在对 68

例脑积水患者的长期随访中发现，智障者和中枢神经系统畸形与癫痫发作有关。Keene 和 Ventureyra[27]也发现，有运动或智力损害的脑积水患儿，其癫痫发生的风险随大脑异常的程度而增加。

在一项纳入 10 名患结节性硬化症和脑室内室管膜下巨细胞星形细胞瘤的脑积水患儿的研究中，Di Rocco 等[14]报道对 7 名患者直接手术切除病变，另外 3 名患者先接受脑室-腹腔（VP）分流术，再手术切除脑室内肿瘤。Di Rocco 等[14]发现手术切除肿瘤后，癫痫的发生显著改善，他们的结论是手术切除是治疗结节性硬化症和相关脑积水最合适的方案。

有趣的是，作为新生儿脑积水相关性癫痫的原因之一，由于 β 甘露糖苷酶缺乏导致的 β 甘露糖苷贮积症在人类是一个极其罕见的疾病[6]。Broomfield 等[6]建议应把其列为与新生儿癫痫和继发性脑积水鉴别的疾病，但另一些报道则显示该疾病与癫痫发作和脑积水形成之间没有关联[12,27,42]，在这些患者中，临床表现如颅骨改变和顽固性癫痫发作在新生儿期就产生了。

脑积水患者伴发癫痫后对颅内分流术的影响

在神经外科，各种分流技术如 VA 和 VP 分流术是儿童和成人脑积水的标准治疗方法。一些作者报道接受分流手术的患者处于癫痫发生的高危状态，癫痫是一种外科并发症，但脑积水与分流术后癫痫发作的关系仍有争议[28,33,40]。

今天，一个早已被接受的事实是放置脑室导管后癫痫的发生率上升为 5% ～ 58%[5,10,12,23,24,27,28,43]。到目前为止，已有许多作者报道了大量脑积水患者在颅内放置分流导管后发生癫痫的病例。1986 年，Stellman 等[43]研究了 202 名脑积水分流术后的患儿，他们发现因先天性或获得性原因引起癫痫的发生率为 39%。Dan 和 Wade[12]报道 207 名脑积水分流术后患者中有 9.4% 曾癫痫发作。除此之外，Johnson 等[24]发现 817 名脑积水分流术后患儿中 38% 患有癫痫。在对 182 名患者的回顾性分析中，Klepper 等[28]报道 12% 的患者发生分流术相关性癫痫。在回顾性分析 197 例因脑积水接受分流术的患者中，Keene 和 Ventureyra[27]发现 17% 的脑积水患者发生癫痫。

有几位作者研究了分流手术对脑积水患者癫痫形成的作用。在对 92 名脑积水患者的回顾性分析中，Ines 和 Markand[23]发现分流术组癫痫的发病率高（分流组 65%，非分流组 18%）。Venes 和 Deuser[47]开展的回顾性研究发现 93 例脑积水患者中有 24 名在分流术前就曾有癫痫发作，而分流术后新发癫痫病例数只有 5 例。随后，在一项纳入 168 例接受分流手术的脑积水患儿的研究中，Saukkonen 等[42]发现 48% 的患者有癫痫发作；22% 的患者在分流术前曾有癫痫发作，26% 的患者在分流术后发生癫痫。此外，Klepper 等[28]发现 182 例患者中有 37 例（20%）发生癫痫，其中 15 例（8%）发生在分流术前，22 例（12%）发生在分流术后。

从病因学的角度来看，一些作者考察了脑积水对分流术后患者癫痫发生的影响。在一项纳入 315 例脑积水分流术后患儿的回顾性研究中，Lorber 等[34]发现只有 4 名有先天性病因的脑积水患者在分流术前发生癫痫，15 名患者的癫痫发作与分流装置有关。随后，Klepper 等[28]报道在 182 例脑积水分流术后患者中有 37 例（20%）发生癫痫，这些脑积水患者的病因不同,包括出血(5%)、感染(4%)、脊髓脊膜囊肿(2%)和导水管狭窄(0%)。在对 802 名脑积水儿童的回顾性研究中,Bourgeois 等[5] 报道 32% 的患者曾有癫痫发作,发病的原因可能是由于曾发生颅内压增高事件或分流装置成为形成癫痫的病灶。此外,Kao 等[26] 发现脑膜炎后脑积水患者出现癫痫的比例最高,为 40%,可能是由于这类患者需要进行分流管调整术的比例较高。

在临床实践中,证实分流手术对癫痫产生影响的发现有:①手术后发生癫痫;②脑电图(EEG)显示在分流术区存在局灶性放电;③存在对侧癫痫发作[10,23,42,47]。此外,Ines 和 Markand[23] 报道在所有分流术后发生癫痫的患者中,右侧置入分流管并在左侧发生局灶性癫痫的情况最常见[23]。根据对分流管对侧躯体出现癫痫的观察,Copeland 等[10] 认为癫痫的发生可能与分流手术相关。

因脑积水接受分流手术患者发生癫痫的病因

在接受了分流术的脑积水患儿中,人们普遍认为癫痫发作是由于分流手术造成的,其实,这既可以是手术的并发症,也可能是脑积水本身造成的。

在这一节,我们将专注于讨论分流管放置后癫痫发生率增加的风险,可能的风险因素包括分流手术时患者的性别和年龄、分流管调整的次数、分流管的位置(额叶、顶叶)、使用何种分流系统、分流管故障、分流伴感染、裂隙脑室综合征(SLVS)、皮质畸形、颅内出血、腹部假性囊肿引起的低钠血症、颅内压(ICP)升高,以及体位相关性低颅压(表18.1)。

表 18.1　脑积水分流术后患者诱发癫痫的因素

癫痫的原因
患者的性别和年龄
分流管调整的次数
分流管位置和分流系统的使用
分流管故障
分流伴感染
裂隙脑室综合征
皮质畸形
颅内畸形
腹部假性囊肿引起的低钠血症
颅内压升高
体位相关性低颅压

分流手术患者的性别和年龄

研究表明,脑积水患者的性别与癫痫发生之间没有联系[28]。另一方面,已经有确凿的证据表明,患者在接受分流术时的年龄可能是一个重要因素。与年长的患者相比,研究表明 2 岁以下儿童接受分流术有较高的癫痫发生风险,这可能与分流管故障的风险增加相关[40]。正如预期,年幼时进行分流手术是一个众所周知的分流管堵塞的决定性风险因素,并与较高的癫痫发生风险有关[10,28,40]。相应的,Dan 和 Wade[12] 发现 207 例脑室分流术后患者中有 9% 发生癫痫,其中婴儿癫痫发生率为 15%,50 岁以上为 7%。Noetzel 和 Blake[36] 根据他们的回顾性研究结果指出脑积水患者癫痫发作的危险因素包括了接受分流术时的年龄,然而,癫痫的发生与患者接受第一次分流术时的年龄并没有关联[27,38]。

分流管调整的次数

在之前的一项研究中,报道表明接受分

流管调整术的患者中有 24% 发生了癫痫，而没有接受分流管调整的患者中只有 6% 发生癫痫[12]。根据一项回顾性研究的结果，Noetzel 和 Blake[36] 指出脑积水分流术后患者发生癫痫的风险因素包括分流管调整次数。然而，Johnson 等[24] 报道显示，医院急诊收治患者中有 3% 进行了分流管调整术，而 1% 的分流管调整术后患者并发癫痫。

在多次分流管调整的情况下，由于脑积水分流对脑组织的损伤，癫痫更常见[4,10,12,22,23,24,34,36,38,40,42,43,47]。重要的是，Heinsbergen 等[20] 发现接受超过两次分流管调整术的患者有很高的癫痫发生率。尤其是脑膜炎后脑积水患者，与其他原因引起脑积水的患者相比分流管调整的概率更高[26]。

然而，也有人认为癫痫发作与分流管调整的次数无关[27,28,38,42]。在一项对 168 名脑积水儿童进行的研究中，Saukkonen 等[42] 发现癫痫发作与分流管调整没有相关性。他们一致认为多次分流管调整对癫痫的发生率没有影响，分流管调整次数在癫痫组和非癫痫组之间也没有差异[27,28,38,42]。

分流管位置和分流系统的选择

许多研究都特别强调了分流管置入的解剖学位置对癫痫发生的重要影响[10,12,22,23,34,36,38,40,42,43,47]。1986 年，Dan 和 Wade[12] 报道 168 例在顶叶放置分流管的患者中有 6% 发生癫痫，与此相比 11 例在额叶放置分流管的患者中有 55% 发生癫痫。然而，其他作者却发现颅骨钻孔与分流管置入的位置，无论在额叶还是顶叶，都与癫痫大发作或局灶性发作无关[24,27,43,47]。

进一步的研究调查了分流管作为异物对癫痫发生的作用，提示癫痫组和非癫痫组之

间没有区别[28,40]。

分流管故障

一般认为分流管故障与癫痫发作相关是合乎逻辑的（图 18.3）。在一项对 200 名脑积水患儿的分析中，10 例患者由于分流管阻塞引起癫痫[22]。Faillace 和 Canady[18] 回顾性分析了 15 例在分流管故障时出现癫痫的脑积水患者，他们发现其中的 8 例之前没有癫痫病史。他们认为，在首次分流或分流调整术后如果出现癫痫新发或复发，应考虑分流管故障的可能[18]。

另一方面，在对一些病例的研究中癫痫发作并不总是与分流管故障相关[4,19,27,34,36,38,42,43]。因此认为，存在癫痫这一单一因素并不是分流管故障的可靠指标[19]。

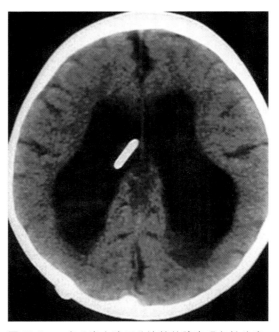

图 18.3 一名 4 岁女孩因分流管故障出现急性头痛、全身癫痫发作。CT 扫描提示脑室扩大。最后一次外科手术是 3 年前进行的分流术（感谢 Jogi V. Pattisapu, MD, Orlando, FL）

分流术伴发感染

许多回顾性分析提示癫痫发生的风险在接受分流术和（或）CSF 感染的患者中明显增加[10,22,24,36,37,40,43,45]。但是，在对 168 例脑积水患儿的分析中，Saukkonen 等[42]发现癫痫发作与分流术后感染之间没有联系。同样地，Piatt 和 Carlson[38]报道癫痫发作风险与分流术后感染病史没有相关性。但不论在何种情况下，脑积水分流术后如果发生癫痫，分流术伴发感染应被考虑。

裂隙脑室综合征（SLVS）

通常，SLVS 的特征是 CT 或 MRI 扫描显示非常小的（"裂隙样"）脑室，这在少数分流术后或分流管调整术后因过度引流引起脑室塌陷的患者中可以见到（图 18.4）。作为分流术后癫痫发生的病因，在 182 名脑积水患者中仅观察到 3 例 SLVS，与目前文献报道的 0.9%～3.3% 发生率相呼应[41,42]。在分流手术后，44% 的 SLVS 患者发生癫痫，而无 SLVS 组癫痫的发生率为 6%[41]。在 141

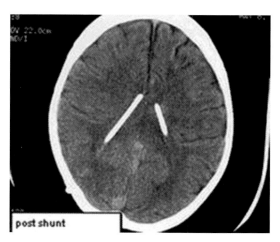

图 18.4　CT 扫描显示一个 32 个月大的男孩脑室塌陷，其在分流术后 5 周出现脑室快速减压和失神癫痫发作（感谢 Jogi V. Pattisapu, MD, Orlando, FL）

例脑积水分流术后患者中，31 名 SLVS 患者出现癫痫，其中有 7 例在随访过程中出现正常或扩张的脑室[42]。更重要的是，同样的作者还发现 SLVS 患者经治疗后癫痫发生减少[41]。因此，推测在随访过程中对分流术后患者进行系列脑电图检查是有益的。

皮质发育畸形

根据回顾性研究结果，Noetzel 和 Blake[36]注意到脑积水分流术后患者癫痫发生的风险因素包含神经影像学发现的皮质畸形。目前，人们普遍认为癫痫的组织病理学病因如皮质发育不良、巨脑综合征和 Rasmussen 脑炎也是脑积水形成最重要的决定因素[37]。

颅内出血

癫痫发作是新生儿、儿童和成人颅内出血常见的临床表现。Talwar 等[45]注意到 81 名患儿中有 3 名可能因分流管调整手术后并发出血而发生癫痫。同样地，Johnson 等[24]也指出急性颅内出血患者癫痫的发生更频繁。

腹部假性囊肿引起的低钠血症

有趣的是，Buyukyavuz 等[7]首先报道了一例脑室-腹腔分流术后并发腹部假性囊肿而引起低钠血症的病例。但目前为止，据我们所知，文献资料还没有这类病例的报道。

颅内压升高事件

有意思的是，在对 802 名脑积水患儿的回顾性研究中，Bourgeois 等[5]的报道显示 32% 的患儿有癫痫发作，可能与颅内压增高事件相关或分流装置成了癫痫发生的病灶。

体位相关性低颅压

有趣的是，Agrawal 和 Durity[1] 描述了一个 VP 分流术后患儿，其癫痫发生与体位相关，推测可能由于低颅压引起。

分流术后癫痫发作的时间

1981 年，Copeland 等[10] 报道了 58% 的患者在分流术后第一个月出现癫痫。与此相似，Dan 和 Wade[12] 发现经过多次脑室分流管调整术的患者有较高的癫痫发生率，癫痫的发生风险从术后第一年的 5% 降到第三年的 1%。Johnson 等[24] 发现 817 名脑积水分流术后患儿中有 22% 在最初接受分流术后发生首次癫痫，有 38% 的患者出现至少一次癫痫发作。

根据长期随访的回顾性研究，Saukkonen 等[42] 报道 14% 的患者在分流术后 6 个月内出现癫痫发作，25% 的患者在术后第一年发生癫痫，40% 在两年内发生癫痫，其余 61% 的患者在术后 2～15 年内出现癫痫。随后，在对 464 名脑积水患者的回顾性分析中，Piatt 和 Carlson[38] 报道了 12% 的患者在诊断脑积水时就曾出现癫痫，而分流术后每年癫痫发生的风险为 2%，分流术后 10 年有 33% 的患者发生了癫痫。

脑积水患者接受分流与否的脑电图变化

脑积水患者的脑电图发现

迄今为止，许多作者都报道了脑积水伴发癫痫患者比没有癫痫的脑积水患者有更高的脑电图异常率，包括广泛的慢波活动、单侧或局灶性脑电抑制、局灶性棘波或尖波放电[10,12,23,36,41,42,44,45,47]。另外，Carballo 等[8] 报道了 9 例脑积水患者出现癫痫相关的慢波睡眠期持续棘慢波（CSWS）。

脑积水患者分流术后局部脑电图变化

到目前为止，发现脑积水脑室分流术后患儿的脑电图存在各种局灶性癫痫异常。Al-Sulaiman 和 Ismail[2] 研究了 68 例脑积水患者的脑电图，他们发现分流术后的患者有局灶性或广泛的异常，包括慢波 26 例、癫痫波活动 26 例、心律失常 4 例、高幅节律失常 2 例，总体异常率超过 90%。

此外，Veggiotti 等[46] 报道 95% 儿童的局灶性脑电图异常的位置与分流装置的位置在同一侧（图 18.5）。一般来说，分流术引起的脑损伤及颅内异物的存在，会导致分流装置同侧脑电图异常和对侧局灶性癫痫[10,12,22,23,33,34,36,38,42,43,46,47]。Ines 和 Markand[23] 发现脑积水分流术后患者有很高的脑电图异常率，在未分流组患者中脑电图异常率为 50%，而在分流术组几乎所有患者都出现脑电图异常，提示分流管作为一种异物可能与这种现象相关。同样地，Liguori 等[33] 对 40 例脑积水患者的脑电图进行分析，发现特异性和非特异性脑电异常在有分流装置的这侧半球（19 例）比无分流装置侧半球（8 例）出现的频率更高，提示脑室分流管是脑电病灶的起因。

此外，Saukkonen 等[41] 提出脑积水分流术后患者如果出现任何局灶性脑电异常，应怀疑分流管故障。最近，Posar Parmeggiani[39] 描述了一例早期脑积水引起部分癫痫发作的病例，这是一种特殊的 EEG 发现，称为 CSWS，可能与额叶、顶叶、枕叶有关。

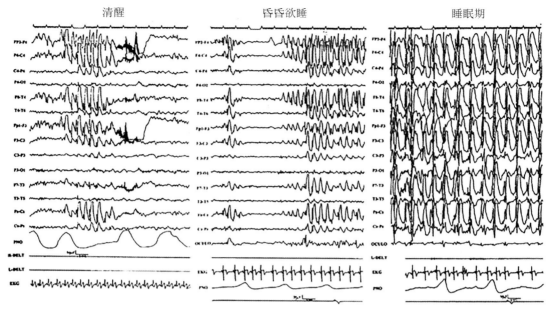

图 18.5　一名儿童脑积水患者的脑电图显示局灶异常(左)、继发双侧同步(中央)、睡眠期持续棘慢波(右)(经 Veggiotti 等[46]同意引用)

在 113 名分流术后的儿童病例中，Saukkonen 等[41]研究了分流术后出现 SLVS 者癫痫发作与脑电图变化之间的关系。他们发现在 63 名分流术后 SLVS 病例中出现广泛棘波和尖波活动(SWA)的比例为 81%，而在无 SLVS 的病例中为 54%[41]。重要的是，SLVS 经治疗后脑电图异常消失[41]。

然而，关于脑室分流装置是否是局灶性脑电异常的起因这一问题，目前的数据是存在相互矛盾的。在共计 168 例脑积水患者中，45% 的患者在分流术前脑电图出现了泛化 SWA，而 9% 的患者在分流术后出现了部分癫痫[42]。然后，Veggiotti 等[46]报道 95% 的患儿在分流术同侧出现局灶性脑电异常，证实了其在癫痫发生中可能的作用。然而，与此相反，Saukkonen 等[42]报道分流管在哪一侧与脑电图癫痫波活动的位置无关。

因此，Saukkonen 等[41]报道脑积水患儿在分流术后第一年常被见到脑电局灶性异常，局灶性慢波可能源于扩大的第三脑室或

后颅窝，而与分流导管的置入无关。同样地，Klepper 等[28]发现 16 名患者中有 14 名(88%)的局灶性脑电异常与分流装置的解剖学位置有关，而分流术对侧的局灶癫痫发作和分流术同侧的局灶性脑电异常仅在 3 名患者(2%)中存在。基于这些发现，Klepper 等[28]提出了判断手术是否会造成癫痫的 3 个标准：①手术后出现癫痫；②局灶性癫痫发作在分流装置的对侧；③分流装置同侧存在异常脑电。综上所述，他们推测癫痫是由脑积水引起的，而不是分流术本身引起，癫痫是一个被过高估计的颅内分流并发症[28]。

脑积水患者分流术后癫痫与心理或生理残疾的关系

一些作者提出多种危险因素，包括精神或身体残疾，是脑积水分流术后患者发生癫痫的危险因素[29,36,40]。Stellman 等[43]发现精神或身体残疾患儿经常由于分流术相关问

题引起癫痫。之后,Keene 和 Ventureyra[27] 观察到癫痫在脑积水相关的运动和(或)认知障碍患者中出现,提示脑的病理改变是癫痫发作的重要病因。

大脑半球切除术后脑积水患者伴发癫痫

从手术的角度来看,有各种大脑半球切除术,如解剖学、功能和改良手术,其中改良手术对患有半球皮质发育不全及小脑室和(或)畸形脑室的儿科患者有一些优势[9,25]。在 9 个因顽固癫痫接受手术的半脑畸形儿童中,Di Rocco 等[15] 报道在大脑半球切除术后,所有儿童的癫痫发作均显著改善。随后,Di Rocco 等[13] 报道,15 名患者中有 5 名在大脑半球切除术后出现继发性脑积水。

不幸的是,顽固性癫痫的患儿在接受大脑半球切除术后脑积水的发生率很高,这是一个众所周知的实情[9,25,31,32]。Phung 等[37] 提出了大脑半球切除术对 CSF 流动改变导致脑积水的几种机制。Di Rocco 等[13] 的回顾性研究发现,年龄因素在术后脑积水的发展中似乎起了关键作用,所有 5 名大脑半球切除术后有并发症的儿童,在接受手术时的年龄均不超过 9 个月。在最近的一项对 736 名接受大脑半球切除术患者的研究中,Lew 等[32] 报道,脑积水被认为是一种早期或晚期的手术并发症,从术后早期到术后 8.5 年均有发生。最近,同样的作者报道说,在对癫痫患者行大脑半球切除术(一种安全的外科技术)时使用 Avitene(艾微停),会导致术后更高的脑积水发病率(56％ vs. 18％)[31]。

脑积水伴发癫痫患者的预后

一般来说,脑积水的病因是决定脑积水伴发癫痫患者预后的决定性因素。截至目前,已有大量的研究关注脑积水伴发癫痫患者分流术的预后[20,21,26]。根据对接受分流术脑积水患者的研究结果,Saukkonen 等[42] 报道在没有预防性抗癫痫治疗的情况下,所有患者均发生癫痫,而在预防性抗癫痫的情况下,68％的患者没有出现癫痫。

随后,Heinsbergen 等[20] 发现,各种先天性畸形包括脊柱裂引起脑积水的患儿与其他患者相比有较好的预后。另一方面,Heinsbergen 等[20] 提出脑积水患者如果存在以下危险因素则预后较差:①围生期及产后出血;②超过 1 个月未进行 CSF 引流;③患儿小于 2 岁;④伴随病理改变,如 Dandy-Walker 畸形、导水管狭窄、脊膜膨出和蛛网膜囊肿[35,40]。

实际上,Bourgeois 等[5] 提出癫痫本身就是接受分流手术患儿预后不良的一个重要预测因素。如前所述,这可能是脑积水分流管故障的征兆。关于手术和抗癫痫药的作用,Faillace 和 Canady[18] 观察到对分流管故障患者进行调整手术和药物治疗后,癫痫发作停止了。

未来治疗的选择

即使在今天,不幸的是,抗癫痫药在大多数情况下对分流术后癫痫是无效的[40]。此外,治疗脑积水的分流手术有较高的并发症发生率[11,17]。另一方面,尽管普遍认同手术对控制脑积水患者癫痫是有效的,但选择何种手术技术来预防各种分流术并发症仍然存在争议。基于对脑积水病理生理学的理解,有学者建议发展更多符合生理学的新手术技术,如神经外科内镜下第三脑室造瘘术,在未来可能对预防并发症有作用[17,40]。我们根据病例报道或病例系列研究制订的治疗策略目前非常有限，因此建议对脑积水接受分流手术的患者开展前瞻性研究，以确定诱发癫痫的因素，提高患者的生存质量[5]。我们坚信，脑积水分流术与癫痫的关系在未来会通过进一步的动物模型研究被更好地揭示。

结　　论

癫痫这一主题对于脑积水患者非常重要，因为据报道分流术后患儿癫痫的发生率高达 50%。除了脑积水的病因，分流管功能障碍或各种分流术后并发症都可能导致脑积水患者癫痫发作。我们的意见是，对于脑积水分流术后癫痫发生机制的理解以及脑积水治疗措施的改进，在未来将无疑减少这些并发症发生。目前，每个神经外科医师都应该了解脑积水患者伴发癫痫这一问题，因为它在分流术后患者中有很高的发病率。

参考文献

［1］ Agrawal D，Durity F（2006）Seizure as a manifestation of intracranial hypotension in a shunted patient. Pediatr Neurosurg 42：165 - 167.

［2］ Al-Sulaiman AA，Ismail HM（1998）Pattern of electro-encephalographic abnormalities in children with hydro-cephalus：a study of 68 patients. Childs Nerv Syst 14：124 - 126.

［3］ Battaglia D，Pasca MG，Cesarini L，Tartaglione T，Acquafondata C，Randò T，Veredice C，Ricci D，Guzzetta F（2005）Epilepsy in shunted posthemorrhagic infantile hydrocephalus owing to pre-or perinatal intra-or periventricular hemorrhage. J Child Neurol 20：219 - 225.

［4］ Blaauw G（1978）Hydrocephalus and epilepsy. Z Kinderchir 25：341 - 345.

［5］ Bourgeois M，Sainte-Rose C，Cinalli G，Maixner W，Malucci C，Zerah M，Pierre-Kahn A，Renier D，Hoppe-Hirsch E，Aicardi J（1999）Epilepsy in children with shunted hydrocephalus. J Neurosurg 90：274 - 281.

［6］ Broomfield A，Gunny R，Ali I，Vellodi A，Prabhakar P（2013）A clinically severe variant of β-mannosidosis，presenting with neonatal onset epilepsy with subsequent evolution of hydrocephalus. JIMD Rep 11：93 - 97.

［7］ Buyukyavuz BI，Duman L，Karaaslan T，Turedi A（2012）Hyponatremic seizure due to huge abdominal ce-rebrospinal fluid pseudocyst in a child with ventriculo-peritoneal shunt：a case report. Turk Neurosurg 22：656 - 658.

［8］ Caraballo RH，Bongiorni L，Cersósimo R，Semprino M，Espeche A，Fejerman N（2008）Epileptic encephalopathy with continuous spikes and waves during sleep in children with shunted hydrocephalus：a study of nine cases. Epilepsia 49：1520 - 1527.

［9］ Cook SW，Nguyen ST，Hu B，Yudovin S，Shields WD，Vinters HV，Van de Wiele BM，Harrison RE，Mathern GW（2004）Cerebral hemispherectomy in pediatric patients with epilepsy：comparison of three techniques by pathological substrate in 115 patients. J Neurosurg 100（2 Suppl Pediatrics）：125 - 141.

［10］ Copeland GP，Foy PM，Shaw MDM（1982）The incidence of epilepsy after ventricular shunting operations. Surg Neurol 17：279 - 281.

［11］ Corber J，Sillanpaa M，Greenwood N（1978）Convulsions in children with hydrocephalus. Z Kinderchir 25：346 - 351.

［12］ Dan N，Wade M（1986）The incidence of epilepsy after ventricular shunting procedures. J Neurosurg 65：19 - 21.

［13］ Di Rocco C，Iannelli A（2000）Hemimegalencephaly and intractable epilepsy：complications of hemispherectomy and their correlations with the surgical technique. A report on 15 cases. Pediatr Neurosurg 33：198 - 207.

［14］ Di Rocco C，Iannelli A，Marchese E（1995）On the treatment of subependymal giant cell astrocytomas and associated hydrocephalus in tuberous sclerosis. Pediatr Neurosurg 23：115 - 121.

［15］ Di Rocco C，Iannelli A，Marchese E，Vigevano F，Rossi GF（1994）Surgical treatment of epileptogenic hemimegalencephaly（in Italian）. Minerva Pediatr 46：231 - 237.

［16］ Dinopoulos A（2010）Hydrocephalus and epilepsy. In：Mallucci C，Sgouros S（eds）Cerebrospinal fluid disorders. Taylor & Francis，New York/London，pp 528 - 531.

［17］ Drake JM，Kestle JR，Tuli S（2000）CSF shunts 50 years on past，present and future. Childs Nerv Syst 16：800 - 804.

［18］ Faillace W，Canady A（1990）Cerebrospinal fluid shunt malfunction signalled by new or recurrent seizures. Childs Nerv Syst 6：37 - 40.

［19］ Hack C，Ennile B，Donat J，Kosnik E（1990）Seizures in relation to shunt dysfunction in children with menin-gomyelocele. J Pediatr 116：57 - 60.

［20］ Heinsbergen I，Rotteveel J，Roeleveld N，Grotenhuis A（2002）Outcome in shunted hydrocephalic children. Eur J Paediatr Neurol 6：99 - 107.

［21］ Hirsh JF（1994）Consensus statement. Long-term outcome in hydrocephalus. Childs Nerv Syst 10：64 - 69.

[22] Hosking G（1974）Hits in hydrocephalic children. Arch Dis Child 49：633 - 635.

[23] Ines D，Markand O（1977）Epileptic seizures and abnormal electroencephalographic findings in hydrocephalus and their relation to shunting procedure. Electroencephalogr Clin Neurophysiol 42：761 - 768.

[24] Johnson D，Conry J，O'Donnell R（1996）Epileptic seizures as a sign of cerebrospinal fluid shunt malfunction. Pediatr Neurosurg 24：223 - 228.

[25] Jonas R，Nguyen S，Hu B，Asarnow RF，LoPresti C，Curtiss S，de Bode S，Yudovin S，Shields WD，Vinters HV，Mathern GW（2004）Cerebral hemispherectomy：hospital course，seizure，developmental，language，and motor outcomes. Neurology 62：1712 - 1721.

[26] Kao CL，Yang TF，Wong TT，Cheng LY，Huang SY，Chen HS，Kao CL，Chan RC（2001）The outcome of shunted hydrocephalic children. Zhonghua Yi Xue Za Zhi（Taipei）64：47 - 53.

[27] Keene DL，Ventureyra EC（1999）Hydrocephalus and epileptic seizures. Childs Nerv Syst 15：158 - 162.

[28] Klepper J，Büsse M，Strassburg HM，Sörensen N（1998）Epilepsy in shunt-treated hydrocephalus. Dev Med Child Neurol 40：731 - 736.

[29] Kulkarni AV，Donnelly R，Shams I（2011）Comparison of hydrocephalus outcome questionnaire scores to neuropsychological test performance. J Neurosurg Pediatr 8：396 - 401.

[30] Leggate J，Baxter P，Minnes R，Steers AJW（1988）Epilepsy following ventricular shunt placement. J Neurosurg 68：318 - 319.

[31] Lew SM，Koop JI，Mueller WM，Matthews AE，Mallonee JC（2014）Fifty consecutive hemispherectomies：outcomes，evolution of technique，complications，and lessons learned. Neurosurgery 74：182 - 195.

[32] Lew SM，Matthews AE，Hartman AL，Haranhalli N，Post Hemispherectomy Hydrocephalus Workgroup（2013）Posthemispherectomy hydrocephalus：results of a comprehensive，multiinstitutional review. Epilepsia 54：383 - 389.

[33] Liguori G，Abate M，Buono S，Pittore L（1986）EEG findings in shunted hydrocephalic patients with epileptic seizures. Ital J Neurol Sci 7：243 - 247.

[34] Lorber J，Sillanpää M，Greenwood N（1978）Convulsions in children with hydrocephalus. Z Kinderchir 25：346 - 351.

[35] Mori K，Shimada J，Kurisaka M，Sato K，Watanabe K（1995）Classification of hydrocephalus and outcome and treatment. Brain Dev 17：338 - 348.

[36] Noetzel MJ，Blake JN（1992）Seizures in children with congenital hydrocephalus. Neurology 42：1277 - 1281.

[37] Phung J，Krogstad P，Mathern GW（2013）Etiology associated with developing posthemispherectomy hydrocephalus after resection-disconnection procedures. J Neurosurg Pediatr 12：469 - 475.

[38] Piatt J，Carlson C（1996）Hydrocephalus and epilepsy：an actuarial analysis. Neurosurgery 39：722 - 728.

[39] Posar A，Parmeggiani A（2013）Neuropsychological impairment in early-onset hydrocephalus and epilepsy with continuous spike-waves during slow-wave sleep：a case report and literature review. J Pediatr Neurosci 8：141 - 145.

[40] Sato O，Yamguchi T，Kittaka M，Toyama H（2001）Hydrocephalus and epilepsy. Childs Nerv Syst 17：76 - 86.

[41] Saukkonen AL，Serlo W，von Wendt L（1988）Electroencephalographic findings and epilepsy in the slit ventricle syndrome of shunt-treated hydrocephalic children. Childs Nerv Syst 4：344 - 347.

[42] Saukkonen AL，Serlo W，von Wendt L（1990）Epilepsy in hydrocephalic children. Acta Paediatr Scand 79：212 - 218.

[43] Stellman GR，Bannister CM，Hillier V（1986）The incidence of seizure disorder in children with acquired and congenital hydrocephalus. Z Kinderchir 41（Suppl 1）：38 - 41.

[44] Sulaiman A，Ismail H（1998）Pattern of electroencephalographic abnormalities in children with hydrocephalus. Childs Nerv Syst 14：124 - 126.

[45] Talwar D，Baldwin M，Horbatt C（1995）Epilepsy in children with meningomyelocele. Pediatr Neurol 13：29 - 32.

[46] Veggiotti P，Beccaria F，Papalia G，Termine C，Piazza F，Lanzi G（1998）Continuous spikes and waves during sleep in children with shunted hydrocephalus. Childs Nerv Syst 14：188 - 194.

[47] Venes J，Deuser R（1987）Epilepsy following ventricular shunt placement. J Neurosurg 66：154 - 155.

第 3 部分

内镜治疗(鞘内分流)的并发症

Complications of Intrathecal Shunts-Endoscopic Treatment

脑脊液分流术并发症的流行病学进展、手术失败及其并发症

Introduction：The Changed Epidemiology of CSF Shunt Complications，Failures Versus Complications

Mehmet Saim Kazan and Ethem Taner Göksu

寿雪飞　王镛斐　译

19

引　言

脑积水的治疗至今仍是神经外科领域的研究热点之一。关于脑积水的研究成果已有很多，其内容涵盖了各种治疗策略所使用的不同措施、疗效与并发症；还包括脑室鞘外分流术相关的大量临床数据——这一术式已成为神经外科最常见的两大术式之一[13,35]。随着技术的发展，内镜在脑积水治疗中的应用变得越来越广泛，这也使得疾病并发症的性质随之发生了变化。

脑室分流术作为治疗脑积水的常见术式，常可造成某些并发症，并引起一系列相关的临床表现，主要包括：因机械性因素导致的并发症，如分流管堵塞、位置不当、移位、脱落、断裂等；引流过度导致的并发症，如硬脑膜下血肿、裂隙样脑室综合征、分流术后颅缝早闭等；感染相关的并发症；脑室-腹腔分流术相关的腹部并发症等[14,31,39,45,46]。还有报道在脑室-心房分流术后会出现的心血管系统的相关并发症[26,49]。上述并发症都需要至少一次外科手段进行干预，且可能造成显著的并发症率与病死率[15]。有报道认为术后 2 年内发生分流失败的概率约为 50%。

另有一项回顾性研究显示，分流术后 12 年分流管仍畅通有效者仅占 19%[13,39]。内镜的发展使脑积水的治疗进入了一个崭新的时代。新的技术帮助患者摆脱了 CSF 分流术的依赖，同时也使过去常见的分流相关并发症被内镜相关并发症所取代，且后者的发生率要明显低于前者。

神经内镜的适应证

目前，神经内镜的主要用途如下：

- 建立 CSF 循环旁路（第三脑室造瘘术）[34]。
- 恢复 CSF 正常流动（内镜下导水管成形术、透明隔造瘘术、室间孔成形术）[3,12,17,29,41,48]。
- 减少 CSF 生成（脉络丛电凝术）[33,40]。
- 在复杂的多腔脑积水的治疗中，建立各腔间的通路[4,30,44]。

为进一步详述神经内镜在脑积水及其并发症治疗中的使用现状，现对神经内镜技术的发展历程做一个历史回顾。1910 年，L'Espinasse 完成了第一例神经外科内镜手术以及第一例内镜下脉络丛电凝术。他使用硬式膀胱镜，为两名患有脑积水的儿童实施

了手术,完成了脉络丛的电凝。其中一位患儿于术后不幸死亡,另一位被成功治愈。这次手术并没有引起太多关注[1,15]。1922 年,Walter Dandy 完成了一例脑积水病例开颅直视下终板造瘘术,并介绍了第三脑室造瘘术的手术入路。此外,在此前已有 4 例开颅脉络丛切除术的基础上,Dandy 还尝试实施了内镜下脉络丛切除术。但这次手术并没有取得成功,而 Dandy 也没有再做进一步的尝试[1]。不久,Mixter 于 1923 年使用泌尿系内镜成功完成了第三脑室造瘘术。这是内镜首次被用于此类手术中。Stookey 和 Scarff 在 1936 年,Scarff 在 1951 年,均详细介绍了他们创建的第三脑室造瘘术方法。由于当时技术水平十分有限,放大和照明效果很差,手术难度大,安全性差,进而导致术后并发症率和病死率都居高不下[1,15]。1970 年,Scarff 汇总了内镜下脉络丛电凝术治疗脑积水的全部资料。95 例接受了上述治疗,有 14 例(15%)死亡,52 例(60%)的治疗取得了初步成功[40]。此后,在 1970—1980 年代,开颅或微创的第三脑室造瘘术又获得了许多新进展,其中经皮质第三脑室造瘘术尤其值得关注。这一技术由加拿大多伦多的 Hoffmann 提出,主要用于梗阻性脑积水的治疗[20,21]。手术的总成功率达到 53% 左右。开颅手术的病死率约为 10.3%,而经皮质手术的病死率仅为 3.5%。Hoffman 总结后认为,在非交通性脑积水的治疗中,选择经皮质第三脑室造瘘术不仅创伤更小,疗效也更加显著[21]。1990 年代以后,随着光学系统的进步以及神经放射成像技术的发展,内镜的应用也逐渐变得越来越频繁。

神经内镜术后并发症的预防

为了尽可能减少术后并发症,需要充分研究每个患者各自的神经影像学特征,从而深入了解各自的手术相关解剖特点[5,28,34,37,41]。在侧脑室中初步确认脉络丛的位置后,即可沿其走向,通过 Monro 孔找到第三脑室。因此,当无法在内镜下直接找到 Monro 孔时,就可以依靠脉络丛的走向来辨认脑室解剖结构。即使是在脊柱裂畸形这类解剖结构异常的病例中,脉络丛也可作为一个可靠的参照物。其他相关解剖结构在内镜下脑室造瘘术中也易被辨认,包括穹隆、下丘脑、第三脑室及 Lillequist 膜等。内镜下脑室造瘘术包括多个操作步骤:镜头的操控、组织的分离、球囊扩张第三脑室及使用生理盐水或林格液冲洗等,而这些操作都需要一定水平的专业技巧来完成[1,10,15,32,36-38]。不当的手术操作可能引发一连串的并发症,包括在阻塞未解除的情况下于 Monro 孔附近持续冲洗导致的术中急性脑积水、在第三脑室附近造成的下丘脑损伤、内分泌功能紊乱,甚至基底动脉和(或)分支损伤等更为严重乃至致命的并发症(图 19.1)[2,6,7,9,11,16,18,19,22-25,27,42,43,47]。

结 论

总而言之,作为传统分流术(脑室-腹腔分流术、脑室-心房分流术)的替代方案,内镜下第三脑室造瘘术已成为脑积水的常规治疗措施之一。与早期造瘘术式相比,内镜下第三脑室造瘘术的成功率更高,而并发症率与病死率更低。手术效果主要与患者脑积水的成因、个体的临床表现及其影像学特点有关[23]。导水管阻塞引起的脑积水治疗成功率最高,而其他原因(感染、出血、脑膜脑膨出、分流术失败)导致的脑积水,治疗成功率较低[8,24]。虽然内镜操作看上去较为简单,但在某些特殊情况下也会遇到困难,甚至发生

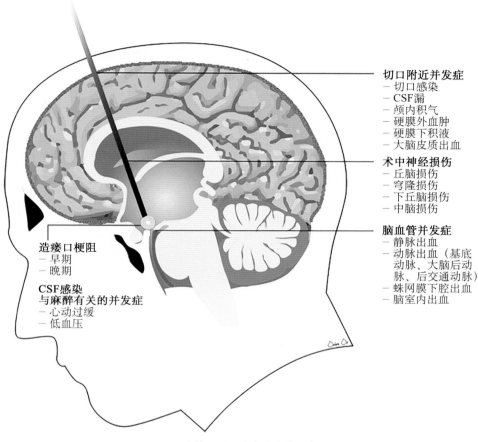

切口附近并发症
- 切口感染
- CSF漏
- 颅内积气
- 硬膜外血肿
- 硬膜下积液
- 大脑皮质出血

术中神经损伤
- 丘脑损伤
- 穹隆损伤
- 下丘脑损伤
- 中脑损伤

脑血管并发症
- 静脉出血
- 动脉出血（基底动脉、大脑后动脉、后交通动脉）
- 蛛网膜下腔出血
- 脑室内出血

造瘘口梗阻
- 早期
- 晚期

CSF感染
与麻醉有关的并发症
- 心动过缓
- 低血压

图 19.1　内镜下第三脑室造瘘术并发症示意图

危险。不当的手术操作或对解剖结构的不了解可能导致一些术中并发症的发生。此外，关于术后早期、晚期并发症（如感染、CSF、颅内积气、硬脑膜下血肿、造瘘口再闭等）将在后续专题中进一步讨论。

参考文献

[1] Abbott R（2004）History of neuroendoscopy. Neurosurg Clin N Am 15:1 - 7.

[2] Abtin K（1998）Basilar artery perforation as a complication of endoscopic third ventriculostomy. Pediatr Neurosurg 28(1):35 - 41.

[3] Aldana PR，Kestle JRW，Brockmeyer DL，Walker ML（2003）Results of endoscopic septal fenestration in the treatment of isolated ventricular hydrocephalus. Pediatr Neurosurg 38:286 - 294.

[4] Andresen M，Juhler M（2012）Multiloculated hydrocephalus: a review of current problems in classification and treatment. Childs Nerv Syst 28:357 - 362.

[5] Aquilina K，Pople IK，Sacree J，Carter MR，Edwards RJ（2012）The constant flow ventricular infusion test: a simple and useful study in the diagnosis of third ventriculostomy failure. J Neurosurg 116:445 - 452.

[6] Basaldella L，Fiorindi A，Sammartino F，De Caro R，Longatti P（2013）Third ventriculostomy site as a neuroreceptorial area. Childs Nerv Syst. doi: 10. 1007/sw00381-013-2289-z.

[7] Baykan N，Isbir O，Gerçek A，Dagçınar A，Özek MM（2005）Ten years of experience with pediatric neuroendoscopic third ventriculostomy. Features and perioperative complications of 210 cases. J Neurosurg Anesthesiol

17:33 - 37.

[8] Boschert J, Hellwig D, Krauss JK (2003) Endoscopic third ventriculostomy for shunt dysfunction in occlusive hydrocephalus: long-term follow up and review. J Neurosurg 98:1032 - 1039.

[9] Bouras T, Sgouros S (2012) Complications of endoscopic third ventriculostomy: a systematic review. Acta Neurochir Suppl 113:149 - 153.

[10] Brockmeyer D (2004) Techniques of endoscopic third ventriculostomy. Neurosurg Clin N Am 15:51 - 59.

[11] Cinalli G, Sainte-Rose C, Chumas P, Zerah M, Brunelle F, Lot G, Pierre-Kahn A, Renier D (1999) Failure of third ventriculostomy in the treatment of aqueductal stenosis in children. J Neurosurg 90: 448 - 454.

[12] Cinalli G, Spennato P, Savarese L, Ruggiero C, Alberti F, Cuomo L, Cianciulli E, Maggi G (2006) Endoscopic aqueductoplasty and placement of a stent in the cerebral aqueduct in the management of isolated fourth ventricle in children. J Neurosurg 104(1 Suppl): 21 - 27.

[13] Drake JM, Kestle JRW, Milner R, Cinalli G, Boop F, Piatt J, Hainess S, Schiff SJ, Cochrane DD, Steinbok P, MacNeil N (1998) Randomized trial of cerebrospinal fluid shunt valve design in pediatric hydrocephalus. Neurosurgery 43:294 - 305.

[14] Drake JM, Kulkarni AV, Kestle J (2009) Endoscopic third ventriculostomy versus ventriculoperitoneal shunt in pediatric patients: a decision analysis. Childs Nerv Syst 25:467 - 472.

[15] Enchev Y, Oi S (2008) Historical trends of neuroendoscopic surgical techniques in the treatment of hydrocephalus. Neurosurg Rev 31:249 - 262.

[16] Fukuhara T, Voster SJ, Luciano MG (2000) Risk factors for failure of endoscopic third ventriculostomy for obstructive hydrocephalus. Neurosurgery 46: 1100 - 1111.

[17] Gangemi M, Maiuri F, Donati PA, Signorelli F, Basile D (1999) Endoscopic surgery for monoventricular hydrocephalus. Surg Neurol 52:246 - 250.

[18] Hader WJ, Drake J, Cochrane D, Sparrow O, Johnson ES, Kestle J (2002) Death after late failure of third ventriculostomy in children. Report of three cases. J Neurosurg 97:211 - 215.

[19] Hellwig D, Giordano M, Kappus C (2013) Redo third ventriculostomy. World Neurosurg. doi: 10. 1016/j. wneu.2012.02.006.

[20] Hoffman HJ (1976) The advantages of percutaneous third ventriculostomy over other forms of surgical treatment for infantile obstructive hydrocephalus. In: Morley TP (ed) Current controversies in neurosurgery. WB Saunders, Philadelphia, pp.691 - 703.

[21] Hoffman HJ, Harwood-Nash D, Gilday DL (1980) Percutaneous third ventriculostomy in the management of non-communicating hydrocephalus. Neurosurgery 7: 313 - 321.

[22] Hopf NJ, Grunert P, Fries G, Resch KDM, Perneczky A (1999) Endoscopic third ventriculostomy: outcome

analysis of 100 consecutive procedures. Neurosurgery 44:795 - 806.

[23] Iantosca MR, Hader WJ, Drake JM (2004) Results of endoscopic third ventriculostomy. Neurosurg Clin N Am 15:67 - 75.

[24] Kadrian D, van Gelder J, Florida D, Jones R, Vonaou M, Teo C, Stening W, Kwok B (2005) Long-term reliability of endoscopic third ventriculostomy. Neurosurgery 56:1271 - 1278.

[25] Kehler U, Regelsberger J, Gliemroth J (2003) The mechanism of fornix lesions in 3rd ventriculostomy. Minim Invasive Neurosurg 46(4):202 - 204.

[26] Kluge S, Bauman HJ, Regelsberger J, Kehler U, Gliemroth J, Koziej B, Klose H, Meyer A (2010) Pulmonary hypertension after ventriculoatrial shunt implantation. J Neurosurg 113(6):1279 - 1283.

[27] Kurschel S, Ono S, Oi S (2007) risk reduction of subdural collections following endoscopic third ventriculostomy. Childs Nerv Syst 23(5):521 - 526.

[28] Lindert EJV, Beems T, Grotenhuis JA (2006) The role of different imaging modalities: is MRI a conditio sine qua non for ETV? Childs Nerv Syst 22:1529 - 1536.

[29] Mohanty A (2003) Endoscopic third ventriculostomy with cystoventricular stent placement in the management of Dandy-Walker malformation: technical case report of three patients. Neurosurgery 53:1223 - 1229.

[30] Oi S, Abbott R (2004) Loculated ventricles and isolated compartments in hydrocephalus: their patho-physiology and the efficacy of neuroendoscopic surgery. Neurosurg Clin N Am 15:77 - 87.

[31] Oi S, Matsumoto S (1985) Slit ventricles as a cause of isolated ventricles after shunting. Childs Nerv Syst 1: 189 - 193.

[32] Oka K, Yamamoto M, Nonaka T, Tomonaga M (1996) The significance of artificial cerebrospinal fluid as perfusate and endoneurosurgery. Neurosurgery 38:733 - 736.

[33] Pople IK, Ettles D (1995) The role of endoscopic choroid plexus coagulation in the management of hydrocephalus. Neurosurgery 36:698 - 702.

[34] Rekate HL (2004) Selecting patients for endoscopic third ventriculostomy. Neurosurg Clin N Am 15:39 - 49.

[35] Ribaupierre S, Rilliet B, Vernet O, Regli L, Villemure JG (2007) Third ventriculostomy vs ventriculoperitoneal shunt in pediatric obstructive hydrocephalus: results from a Swiss series and literature review. Childs Nerv Syst 23:527 - 533.

[36] Romero L, Ros B, Ibanez G, Rius F, Gonzalez L, Arraez MA (2014) Endoscopic third ventriculostomy: can we predict success during surgery? Neurosurg Rev 37 (1):89 - 97.

[37] Ros B, Romero L, Ibanez G, Iglesias S, Rius F, Perez S, Arraez MA (2012) Success criteria in pediatric neuroendoscopic procedures. Proposal for classification of results after 67 operations. Childs Nerv Syst 28: 691 - 697.

[38] Roth J, Constantini S (2012) Selective use of intra-

catheter endoscopic-assisted ventricular catheter placement: indications and outcome. Childs Nerv Syst 28:1163 - 1169.

[39] Sainte-Rose C, Piatt JH, Renier D, Pierre-Kahn A, Hirsch JF, Hoffman HJ, Humpreys RP, Hendrick EB (1991) Mechanical complications in shunts. Pediatr Neurosurg 17:2 - 9.

[40] Scarff J (1970) The treatment of nonobstructive (communicating) hydrocephalus by endoscopic cauterization of the choroid plexus. J Neurosurg 33:1 - 18.

[41] Schroeder HWS, Gaab MR (1999) Endoscopic aqueductoplasty: technique and results. Neurosurgery 45:508 - 518.

[42] Schoeder HW, Niendorf WR, Gaab MR (2002) Complications of endoscopic third ventriculostomy. J Neurosurg 96:1032 - 1040.

[43] Schroeder HWS, Schweim C, Schweim KH, Gaab MR (2000) Analysis of aqueductal cerebrospinal fluid flow after endoscopic aqueductoplasty by using cine phase-contrast magnetic resonance imaging. J Neurosurg 93: 237 - 244.

[44] Schulz M, Bohner G, Knaus H, Haberl H, Thomale U-

W (2010) Navigated endoscopic surgery for multiloculated hydrocephalus in children. J Neurosurg Pediatr 5: 434 - 442.

[45] Stone JJ, Walker CT, Jacobson M, Philips V, Silberstein HJ (2013) Revision rate of pediatric ventriculoperitoneal shunts after 15 years. J Neurosurg Pediatr 11(1):15 - 19.

[46] Surchev JK, Georkiev KD, Enchev Y, Avramov RS (2002) Ventriculoperitoneal shunt in children-our 14-year experience. Childs Nerv Syst 18:259 (abstr).

[47] Walker ML (2004) Complications of third ventriculostomy. Neurosurg Clin N Am 15:61 - 66.

[48] Wong TT, Lee LS (2000) Membranous occlusion of the foramen Monro following ventriculoperitoneal shunt insertion: a role for endoscopic foraminoplasty. Childs Nerv Syst 16:213 - 217.

[49] Yavuz C, Demirtas S, Calıskan A, Kamasak K, Karahan O, Guclu O, Yazıcı S, Mavitas B (2013) Reasons, procedures, and outcomes in ventriculoatrial shunts: a single-center experience. Surg Neurol Int 4: 10. doi:10.4103/152-7806.

医源性和感染性并发症

Iatrogenic and Infectious Complications

David A. Chesler and George I. Jallo

李智奇　胡　锦　译

20

引　言

　　神经内镜是神经外科医师治疗脑积水的常用设备。神经内镜技术（包括对脑室内病变的治疗如脑积水）源自 Antonin Desormeaux 在 19 世纪 50 年代发明的内镜。内镜首次被用于临床是切除尿道乳头状瘤[1-3]。继这一重大成就后，内镜设计得到了改进，也使得泌尿科医师改良了膀胱镜和输尿管镜技术，这些改进包括加入内部光源和采用制作精细的棱镜作为镜头，具体可参见 Nitze-Leiter 膀胱镜[4]。1910 年，芝加哥的泌尿科医师 Victor Darwin Lespinasse 利用尿道镜进行了第一例已知的神经内镜手术，他通过电灼侧脑室脉络丛治疗了两例儿童脑积水病例[3,5]。虽然 Lespinasse 是首位采用内镜治疗脑积水的医生，但 Walter Dandy 和 William Mixter 才是被公认的对神经内镜技术和现代脑室内镜手术产生重大影响的医生。

　　脑室内镜是现代神经外科医疗装置中治疗脑积水的宝贵工具。传统的分流技术主要使用合成管道与机械阀门，一起将 CSF 引流至轴外部位（如胸膜腔、腹膜腔、心房），然而这种技术风险很大，患者可能日后要进一步

接受许多其他手术，并面临留置外源性材料引起感染的风险，而神经内镜提供了一种建立 CSF 引流轴内通路的替代方法，为脑积水患者提供持久的治疗，同时很少需要在体内留置外源性材料。

　　使用这些技术的成功案例已被广泛报道，因而有学者认为，对一些合适的患者，采用这类技术可以使他们不再依靠长期分流生存，但医源性并发症的发病率、患病率和重要性却很少在文献中被关注，只见于零散的病例报道[6-13]。

　　在本专题中，我们将讨论神经内镜在治疗脑积水过程中的医源性和感染性并发症，并特别关注相关解剖和注意事项，目的是帮助临床医师避免这些并发症的发生。

神经内镜治疗脑积水的技术

　　虽然内镜治疗脑积水所采用的脑室内技术有很多种，但本专题仅讨论大多数神经外科医师最可能使用的方法。这些技术间的细微差别将在其他专题中进行更详细的讨论。

　　William Mixter 于 1923 年首先描述了内镜下第三脑室造瘘术（ETV），它是最常用

228

的内镜技术,用于治疗由第三脑室底部病变引起的梗阻性脑积水[3,14,15]。通过皮质入路进入侧脑室,再经 Monro 孔到达第三脑室,然后在直视下使用刚性器械,如内镜镊子、Bugbee 导丝或 3 号、4 号 Fogarty 球囊导管,在第三脑室底部造瘘,建立与脑桥前池的交通。有时在 ETV 手术中,术者可以烧灼脉络丛(CPC),以进一步减少 CSF 产生[16-19]。该术式主要用于因先天性导水管狭窄造成梗阻性脑积水的 CSF 分流,同时也可治疗继发于后颅窝肿瘤所引起的 CSF 流出道梗阻[20,21]。如果发现解剖结构不适合进行 ETV,作为经典 ETV 中在第三脑室底部造瘘的替代方案,可以考虑终板造瘘[22]。

作为 ETV 的替代方案,直接导水管成形术(有时还同时置入支架)可用于解决中脑导水管的短段狭窄和(或)膜性梗阻[22-25]。与 ETV 一样,常用技术是通过皮质入路进入侧脑室,再经 Monro 孔到达第三脑室。在导水管成形术中,如果选择更靠前方的内镜入路,则镜头通过 Monro 孔时行径路线更靠后,可以更容易地看到及通过中脑导水管。在将导管插入导水管后,使用 3 号 Fogarty 球囊轻轻地扩张造成梗阻的狭窄处或打穿造成梗阻的网膜。在孤立性第四脑室扩大或幕上脑室解剖不适合从此处进入导水管时,可以采用逆行路线,通过内镜直视第四脑室,从下方进入导水管[22,25]。

若单侧 Monro 孔阻塞导致同侧侧脑室封闭和扩大,可以进行透明隔膜造口术,使患侧侧脑室 CSF 经对侧正常的 Monro 孔流出[22,26]。与前述过程一样,通过皮质建立进入侧脑室的通道,并使用内镜观察脑室,找到透明隔后,用与内镜下第三脑室造瘘术类似的方式在透明隔膜上造口。

内镜手术的医源性并发症

与分流手术相比,虽然脑积水内镜手术的每例风险(per-case risk)较高,但成功的内镜手术能使患者不必再依赖分流,有望使其面临的终身风险降低。据报道神经内镜治疗脑积水的总体并发症率低,为 0~20%。在考虑并发症时,包括无显著临床表现的(如无症状性挫伤)和有显著临床表现的(如导致记忆丧失的穹隆损伤),以及不可避免的(如由于再狭窄或造瘘口闭塞造成的手术失败)和可避免的(如由于过度扩张造瘘口引起的下丘脑功能障碍)(表 20.1)[6,7,13,27]。这些并发症中的一些最终可能难以避免,然而,认识这些并发症及致病原因也许可以降低发生率。

在已经发表的研究成果中[6-13,27-29],Teo 等对 152 例患者进行了 173 次内镜手术,并发症发生 33 次(19%),其中有显著临床表现的占 13%,无显著临床表现的占 7.5%。无显著临床表现的病例住院时间延长 0.4 天。在根据手术类型评价并发症发生率时,Teo 等发现导水管成形术的并发症率最高。经验也是影响无显著临床表现并发症发生的重要因素,在该文章第一作者开展内镜手术的早期,无显著临床表现并发症的发生率更高;有意思的是,有显著临床表现并发症的发生率却保持恒定,与术者经验无关[6]。

相比之下,Schroeder 等发表了对 188 例患者进行 193 次内镜下第三脑室造瘘术的经验,其并发症发生率为 12%,其中致死性并发症占 1%,导致永久性缺陷的占 1.6%,导致一过性缺陷的占 7.8%,导致术中操作困难但未造成患者损害的并发症占 4.7%。这些病例中有 2 例(1%)死亡,其中一例由于浅表伤口感染造成感染性多器官功能衰竭而死

表 20.1　文献报道的脑室内镜手术并发症[6-13,27-29]

术　式	并发症
第三脑室造瘘术	动眼神经或外展神经损伤
	CSF 瘘
	形成轴外血肿或积液
	术后脑积水无改善
	偏瘫
	脑疝
	垂体或下丘脑功能受损（尿崩症、停经或食欲改变）
	低体温
	感染/脑膜炎
	脑室内出血
	记忆丧失
	抽搐
	短时记忆功能减退
	蛛网膜下腔出血/血管损伤
导水管成形术	CSF 瘘
	眼球共轭运动障碍
	形成轴外血肿或积液
	脑疝
	低体温
	感染/脑膜炎
	脑室内出血
	抽搐
	短时记忆功能减退
脑室内隔膜造口术	CSF 瘘
	形成轴外血肿或积液
	脑疝
	低体温
	感染/脑膜炎
	脑室内出血

亡，另一例由于 Fogarty 球囊扩张导致基底穿支动脉痉挛，引起致死性蛛网膜下腔出血而死亡。与 Teo 的研究一致，Schroeder 等发现并发症发生率随经验增加而减少[6,8]。但是，与之相反，Schroeder 等发现随着作者们经验的增加，所有类型的并发症都会减少[8]。Beems 和 Cinalli 等也报道了和 Teo、Schroeder 等相似的结果，并发症发生率分别为 1.6% 和 13.8%[30,31]。

感染并不是内镜手术常见的并发症，报道的发生率为 0~5%[6-13,27-29]。在许多病例中，感染仅限于浅表的伤口。但是，考虑到这些手术建立了直接脑室通道，有引起脑膜炎/脑室炎的风险，从而导致永久性致残或死亡。

如上所述，曾报道一例病例死于继发于伤口感染的感染性多器官功能衰竭[8]。

避免并发症

如同其他手术操作一样，避免和最大限度地减少脑积水内镜治疗的并发症，需要术者理解相关解剖的复杂性、清楚手术步骤并知道所选用手术器械的优缺点。

首先要考虑手术室的布局，包括手术台、助手、仪器、器械及显示器的位置。要确保术者能从方便的位置对患者头部进行手术操作，同时能通过显示器看到内镜视野，而无须用不舒服或不便利的姿势进行操作。此时，助手也必须能够跟上手术进度，协助术者完成手术，而不会在空间上干扰手术操作。

在体位摆放方面，合适的体位既要方便暴露术野，也要尽可能地符合人体工学，从而便于医生操作。这包括选择手术床的高度、患者头部屈伸或旋转的角度和患者头部的支撑方式（在手术床上放头圈固定、马蹄形固定或头钉固定）。在决定患者头部位置时，还必须考虑手术入路及颅骨钻孔的位置。选择颅骨钻孔的位置必须同时满足最大化地暴露目标结构、使内镜移动幅度最小以及避免对敏感区域不必要的压迫，为了做到这几点，需要充分理解手术目的。应该避免内镜在脑室内大幅度扫动，因为这会对内镜穿过的皮质和位于视野盲区的结构如血管或穹隆造成直接损伤[6,27,32,33]。

术者应该确保所需的手术器械在手术室内并且功能正常。要花时间确保内镜摄像头已正确校准，以维持准确的手术定位；在开始操作前，术者必须确保内镜的图像质量和足够的光源亮度。此外，术者还必须判断是否准备了适当尺寸的手术器械。例如：就ETV而言，Monro孔扩张到什么程度？所选内镜的直径是否足以保证其安全穿过该孔？若用尺寸不合适的内镜穿过Monro孔，则有损伤穹隆和丘脑及相关血管结构如脉络膜、透明隔静脉和尾状核静脉的风险。以及镜面角度（如选用0°、12°抑或30°镜头）是否合适？是否能让术者充分看到手术区域结构，同时能让手术器械在直视下穿过操作通道？

仍然以ETV为例，手术者应该在何时及如何进行第三脑室造瘘术？该操作可能损伤的结构包括外侧的丘脑、下丘脑、乳头体、皮质脊髓束、后方的脑干、前方的漏斗部及视觉通路，还有下方的动眼神经、基底动脉及其所联系的各动脉分支。理想的造瘘位置应选在中线位置上，即漏斗隐窝和乳头体中间，这样对毗邻结构（特别是下丘脑、漏斗部及脑干结构）的损伤最小。钝性造瘘使用Fogarty球囊或Bugbee导丝，可能有助减少血管损伤的风险，但同时却增加了下丘脑损伤的风险[27]。而锐性造瘘使用闭口镊子、双极刀或激光，旨在减少从上方牵拉第三脑室底从而

损伤下丘脑的风险，但同时又增加了损伤血管结构和从脑室底深面穿行的脑神经的可能，也可能引起邻近结构的热损伤[6,7,27,28]。

与此同时，进行中脑导水管成形术时，选择合适尺寸和镜面角度的镜头不仅是成功通过Monro孔的必备条件，也是术中成功看到中脑导水管出口的关键。此外，当扩张导水管或放置支架时，对球囊尺寸、充入球囊的气体/液体量及支架的外直径都务必慎重考虑。导水管的顶部是中脑顶盖，对压力极其敏感，该结构损伤会导致患者眼外肌麻痹，出现凝视，特别是垂直凝视，是极为常见的现象[23-25,27,31,34]。

注意术中灌注可以很大程度地避免低体温和脑疝等并发症的发生。除了调节室温、注意保暖等一般措施外，将灌洗液预热至体温可以有效地避免发生低体温。控制液体入量及保证出量（较前者更重要）则可以防止脑疝。在镜头上预留一个开放且未使用的工作通道，可以保证液体流出不受阻，或者可以在镜鞘内壁和镜头外壁间留出一定空间，便于液体流出[6,27]。

为了减少感染率，必须严格注意手术部位的清洁和手术准备，同时要正确铺巾和遵守无菌手术的原则。围手术期应选用可以快速输入的二代或更新的头孢类抗生素，或者其他合适的足以覆盖皮肤菌群的抗生素，并在手术开始的30分钟内使用[35,36]。

结　　论

内镜治疗脑积水使得一些患者可以不再依赖引流。虽然就单个患者而言，并发症的风险高于引流手术，但是大多数内镜手术病例是一次性手术，因此总的不良预后发生率更低。然而，根据评估并发症发生率文献的

报道,内镜技术具有特别陡峭的学习曲线[6,8-13,27,31],因此,丰富的经验和对并发症及其发生原因的了解,对减少内镜手术相关并发症的发生率至关重要。

从他人的经验中学习,事先进行模拟培训(尸体和计算机模拟手术),以及关注细节、充分准备都有助于降低脑积水内镜治疗的医源性和感染性并发症。

参考文献

[1] Abbott R (2004) History of neuroendoscopy. Neurosurg Clin N Am 15:1 - 7.

[2] Hsu W, Li KW, Bookland M, Jallo GI (2009) Keyhole to the brain: Walter Dandy and neuroendoscopy. J Neurosurg Pediatr 3:439 - 442.

[3] Schmitt PJ, Jane JJA (2012) A lesson in history: the evolution of endoscopic third ventriculostomy. Neurosurg Focus 33: E11.

[4] Herr HW (2006) Max Nitze, the cystoscope and urology. J Urol 176:1313 - 1316.

[5] Walker ML (2001) History of ventriculostomy. Neurosurg Clin N Am 12:101 - 110, viii.

[6] Teo C, Rahman S, Boop FA, Cherny B (1996) Complications of endoscopic neurosurgery. Childs Nerv Syst 12:248 - 253; discussion 253.

[7] Abtin K, Thompson BG, Walker ML (1998) Basilar artery perforation as a complication of endoscopic third ventriculostomy. Pediatr Neurosurg 28:35 - 41.

[8] Schroeder HWS, Niendorf W-R, Gaab MR (2002) Complications of endoscopic third ventriculostomy. J Neurosurg 96:1032 - 1040.

[9] Schroeder HWS, Oertel J, Gaab MR (2004) Incidence of complications in neuroendoscopic surgery-Springer. Childs Nerv Syst 20:878 - 883.

[10] Navarro R, Gil-Parra R, Reitman AJ, Olavarria G (2006) Endoscopic third ventriculostomy in children: early and late complications and their avoidance-Springer. Childs Nerv Syst 22:506 - 513.

[11] Dusick JR, McArthur DL, Bergsneider M (2008) Success and complication rates of endoscopic third ventriculostomy for adult hydrocephalus: a series of 108 patients. Surg Neurol 69:5 - 15.

[12] Erşahin Y, Arslan D (2008) Complications of endoscopic third ventriculostomy. Childs Nerv Syst 24:943 - 948.

[13] Bouras T, Sgouros S (2011) Complications of endoscopic third ventriculostomy. J Neurosurg Pediatr 7:643 - 649.

[14] Mixter W (1923) Ventriculoscopy and puncture of the floor of the third ventricle: preliminary report of a case. Boston Med Surg J 188:277 - 278.

[15] Jallo GI, Kothbauer KF, Abbott IR (2005) Endoscopic third ventriculostomy. Neurosurg Focus 19: E11.

[16] Warf BC (2005) Comparison of endoscopic third ventriculostomy alone and combined with choroid plexus cauterization in infants younger than 1 year of age: a prospective study in 550 African children. J Neurosurg 103:475 - 481.

[17] Warf BC, Kulkarni AV (2010) Intraoperative assessment of cerebral aqueduct patency and cisternal scarring: impact on success of endoscopic third ventriculostomy in 403 African children. J Neurosurg Pediatr 5:204 - 209.

[18] Warf BC (2013) The impact of combined endoscopic third ventriculostomy and choroid plexus cauterization on the management of pediatric hydrocephalus in developing countries. World Neurosurg 79: S23. e13 - 25.

[19] Warf BC, Tracy S, Mugamba J (2012) Long-term outcome for endoscopic third ventriculostomy alone or in combination with choroid plexus cauterization for congenital aqueductal stenosis in African infants. J Neurosurg Pediatr 10:108 - 111.

[20] Ruggiero C, Cinalli G, Spennato P, Aliberti F (2004) Endoscopic third ventriculostomy in the treatment of hydrocephalus in posterior fossa tumors in children-Springer. Childs Nerv Syst 20:828 - 833.

[21] Fritsch MJ, Doerner L, Kienke S, Mehdorn HM (2005) Hydrocephalus in children with posterior fossa tumors: role of endoscopic third ventriculostomy. J Neurosurg Pediatr 103:40 - 42.

[22] Schroeder HWS, Oertel J, Gaab MR (2007) Endoscopic treatment of cerebrospinal fluid pathway obstructions. Neurosurgery 60:44 - 52.

[23] Schroeder HW, Gaab MR (1999) Endoscopic aqueductoplasty: technique and results. Neurosurgery 45:508 - 515; discussion 515 - 508.

[24] Teo C, Burson T, Misra S (1999) Endoscopic treatment of the trapped fourth ventricle. Neurosurgery 44:1257 - 1261; discussion 1261 - 1252.

[25] Sansone JM, Iskandar BJ (2005) Endoscopic cerebral aqueductoplasty: a trans — fourth ventricle approach. J Neurosurg 103:388 - 392.

[26] Hongo K, Morota N, Watabe T, Isobe M, Nakagawa H (2001) Giant basilar bifurcation aneurysm presenting as a third ventricular mass with unilateral obstructive hydrocephalus: case report. J Clin Neurosci 8:51 - 54.

[27] Yadav Y, Kher Y, Parihar V (2013) Complication avoidance and its management in endoscopic neurosurgery. Neurol India 61:217.

[28] McLaughlin MR, Wahlig JB, Kaufmann AM, Albright AL (1997) Traumatic basilar aneurysm after endoscopic third ventriculostomy: case report. Neurosurgery 41:1400 - 1403; discussion 1403 - 1404.

[29] Oumar S, Sergio B, Valérie L-C, Martin D, Franck-

Emmanuel R（2010）Endoscopic third ventriculostomy: outcome analysis in 368 procedures. J Neurosurg Pediatr 5:68 - 74.

[30] Beems T, Grotenhuis JA（2004）Long-term complications and definition of failure of neuroendoscopic procedures-Springer. Childs Nerv Syst 20:868 - 877.

[31] Cinalli G, Spennato P, Savarese L, Ruggiero C, Aliberti F, Cuomo L, Cianciulli E, Maggi G（2006）Endoscopic aqueductoplasty and placement of a stent in the cerebral aqueduct in the management of isolated fourth ventricle in children. J Neurosurg 104:21 - 27.

[32] Chen F, Chen T, Nakaji P（2013）Adjustment of the endoscopic third ventriculostomy entry point based on the anatomical relationship between coronal and sagittal sutures. J Neurosurg 118:510 - 513.

[33] Bonanni R, Carlesimo GA, Caltagirone C （2004） Amnesia following endoscopic third ventriculostomy: a single case study. Eur Neurol 51:118 - 120.

[34] Erşahin Y（2006）Endoscopic aqueductoplasty. Childs Nerv Syst 23:143 - 150.

[35] Bratzler DW, Houck PM（2005）Antimicrobial prophylaxis for surgery: an advisory statement from the National Surgical Infection Prevention Project. Am J Surg 189:395 - 404.

[36] Steinberg JP, Braun BI, Hellinger WC, Kusek L, Bozikis MR, Bush AJ, Dellinger EP, Burke JP, Simmons B, Kritchevsky SB （2009） Timing of antimicrobial prophylaxis and the risk of surgical site infections. Ann Surg 250:10 - 16.

脑脊液流体动力学校正不足引起的并发症：脑脊液漏

21

CSF Fistulae as a Complication Due to Insufficient Correction of Altered CSF Dynamics

Jogi V. Pattisapu

吴雪海　译

目　　标

本专题将概述与脑积水患者 CSF 动力学相关的问题。将介绍其症状、相关因素、必要的诊断测试和治疗的临床思路，并讨论潜在的可避免的并发症。

简　　介

颅腔内维持理想的 CSF 动力学水平有几个重要的因素。CSF 稳定地产生、血流搏动、正常的循环和适当压力下的吸收是维持中枢神经系统（central nervous system，CNS）结构和功能所必需的。CSF 流体动力学异常常导致脑积水，而对于 CSF 动力机制或潜在潴留引起的疾病知之甚少。

与 CSF 流体动力学异常相关的常见情况包括 CSF 产生和吸收的不平衡、CSF 漏或异常的解剖结构如巨头畸形/小头畸形。Clark 等认为脑积水引起的颅内压升高可能导致 CSF 漏，Schlosser 认为特发性颅内高压也可以导致 CSF 漏[3,29]。伴有低颅压的患者有时可能会出现类似高颅压的症状，促使将分流手术作为一种治疗方案。

颅内低压可能是由于创伤性硬脑膜撕裂、腰椎穿刺术后或慢性颅内压升高患者持续性 CSF 漏引起的[4,7]。这种情况可能发生是由于硬脑膜修补不当后或脑室分流后伴有过度引流和虹吸现象的持续性 CSF 漏引起的。已有文献报道了自发性颅内低压病例，其病因多样，如脱水、尿毒症、代谢性昏迷或胸外科手术后[21,33]。

颅内低压可能起因于肥胖症后改变、空蝶鞍综合征或其他可能影响结构或压力的因素。CSF 流体动力学改变可能会导致与脑室扩大相关的颅内低压，一种被称为"低压性脑积水"的情况，Bannister 等描述了 8 名低颅压脑积水（"boggy brain"）患儿接受了分流手术后令人失望的结局，推荐使用"负压引流"的方法以增加脑室外引流量，从而改善脑黏弹性[2]。这一概念被 Foltz 进一步发展以治疗"零压脑积水"，该研究中患者的脑顺应性丧失[9]。

尽管估计发生率为 1/50 000，并且与慢性颅内压增高、创伤和产后状态有关，但是慢性 CSF 漏或自发性颅内低压的确切发病率仍然未知[26,27]。此外，长期存在的颅内高压可能导致 CSF 缓慢地通过小硬脑膜腔隙或硬脑膜薄弱部位逸出[15]。

症　　状

颅骨及其内容物在头颅有限空间内维持着精密的平衡，这需要压力-体积的动态平衡。CSF 产生和吸收过程引起的颅内压改变通常导致多种症状，如头痛、视力变化、脑神经症状或精神症状。颅内低压的最常见症状是体位性头痛，有时伴有颈部疼痛、恶心和呕吐[1,28]。头痛与活动相关，经常自发性缓解或经休息和补液后缓解。

在某些情况下，由颅内低压导致的症状（通常与体位性头痛有关）难以与颅内高压症状区分。畏光、耳鸣和注意力衰退是颅内低压患者常见的继发症状，可能被误认为是颅内压升高的征象，从而促使分流术作为缓解症状的治疗方案。

由于低颅压对硬脑膜结构产生持续的牵引力或压力作用，故持续性 CSF 漏和颅内低压的患者常常出现昏睡症状。尽管确切的机制尚不清楚，EEG 异常如弥漫性非特异性减慢或癫痫持续状态已被报道[10]。一些患者表现出可能与慢性头痛相关的视物模糊或注意力衰退，尽管不清楚皮质功能紊乱或其他特定现象是否可能与这一发现有关[12]。

低颅压的患者也可以出现如正常压力脑积水（NPH）[17,27] 步态异常一样的症状。这一发现可能与白质纤维在扩张的脑室中延伸或因慢性头痛导致的全脑皮质功能紊乱伴随全身乏力有关。尽管低颅压患者的步态异常没有特殊的模式，但有时会出现神经根症状和麻木症状。

影像学检查

自发性 CSF 漏的成像在使用鞘内染色的 CT 扫描或增强 MRI 的研究文献中有很好的描述[30]（图 21.1）。CSF 漏可能出现在创伤、空蝶鞍综合征、产后状态或其他能表现出颅内低压症状的情况[14]。在许多情况下，人们注意到与轻度脑室扩大相关的硬脑膜增厚和增强的影像学表现，在某些情况下，可表现为空蝶鞍综合征[31]。在颞叶凹陷或其他小的增强区有时可看到硬脑膜缺口或脑疝，提示存在局部 CSF 漏[26]。

讨　　论

任何能够导致精密的颅内压力-体积平衡异常都可能引起症状的出现。因分流术进行 CSF 引流而导致的 CSF 流体动力学改变会在很多方面影响脑功能，有时会导致一些提示间歇性功能障碍的症状。颅内压下降改变了 CSF 流出阻力，并且在某些情况下，过度引流可能会引起脑室塌陷并伴有分流故障的相关症状。

植入分流装置建立了一种更接近生理的 CSF 循环通路，其中 CSF 流出的阻力受到影响，终末平台压和基线压力被改变，同时补偿性 CSF 潴留被改善[23]。由于阻力减小，分流管经常会引流大量的 CSF，导致在某些情况下暂时性的过度引流现象。很明显，这种对压力-体积关系的影响是引起症状的重要因素。

CSF 漏导致颅内低压和脑顺应性减弱，如正常压力脑积水是由于脊髓液体积减少而不是由于压力降低造成的一样[6,26-28]。与 CSF 漏患者分流有关的主要问题包括脑顺应性下降或低颅压症状的进一步恶化[8,9,22,25]。

分流后，硬脑膜缺口在某些情况下并不完全封闭，形成了微生物及空气进入颅内的潜在通道，增加了后续感染或张力性气颅的

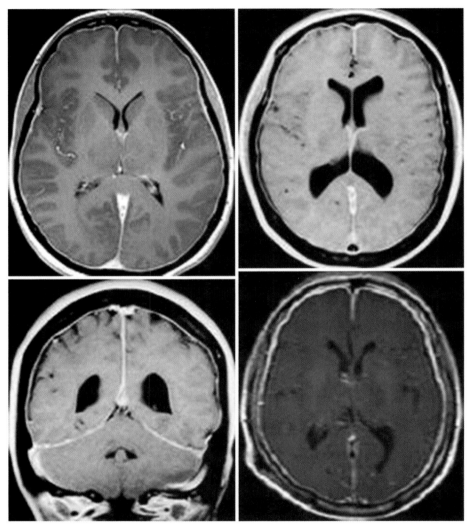

图 21.1 颅内低压病例硬脑膜增强 MRI 成像分析

风险[24]。研究表明,分流术后持续的 CSF 漏使患者具有非常高的感染率,这是任何神经外科医师都必须在手术时不能忽略的主要因素[13,16]。通常,修正/替换分流装置的积极措施是有必要的,因为负压可能使空气进入颅腔[11]。在创伤性 CSF 漏病例中,双重撕裂通常会导致球阀效应,这成为空气进入颅内的通道。

接受过脊髓栓系松解术的患者可能会发展为持续的 CSF 漏,导致分流故障[32]。虽然确切机制未知,但可能原因是 CSF 流体动力学精确平衡的颠倒,或脊髓液中的血液成分堵塞了正在运行的分流装置。手术过程中因 CSF 流失而导致的脑室壁塌陷或接合是另一种导致暂时性分流故障的可能原因。持续性 CSF 漏的恶性循环导致的分流障碍或错误开放分流导致的压力增加,都很可能导致脊髓栓系松解处的持续性 CSF 漏。

大多数分流装置的作用就像每天能调节流速和颅内压的开关装置一样。虽然分流后

CSF 流体动力学受到怎样的影响缺乏依据，明确该机制在脑积水管理中的作用是非常有趣并且可能十分有益的。通常来讲，在各种压力下分流装置的开、闭并不完全复制生理反应，有时只是模拟间歇性故障的症状（Czosnyka[5,23]）。虽然从影像学或临床可能无法观察到 CSF 流体动力学的改善，但 CSF 流出阻力（RCSF）随着分流的运作而下降，这改善了 ICP 波形的血管成分（如呼吸、脉搏和 B 波）[34]。目前还不清楚抗虹吸装置是否能起到预期的作用和完全校正这一现象，尽管研究进展中的流入调节阀机制降低了整体的修正率。

众所周知，由便秘引起的腹内压异常可能导致暂时性分流故障。影响 CSF 流动率的 CSF 流体动力学在这种情况下被改变，因升高的腹内压降低了脑室-腹腔压力梯度[18]。两例儿科病例因伴有颅内压升高的脑室-腹腔分流障碍而被报道。这些孩子在便秘解除后自发改善。以前也有学者报道过类似的描述[19]。

选择内镜下第三脑室造瘘术或脑室-腹腔引流术治疗中脑导水管狭窄总让人进退两难，明确某些参数可能有助于决策过程。Oi 和 Di Rocco 提出了关于 CSF 流体动力学的新思路，解释了为什么内镜下第三脑室造瘘术不能完全矫正约 1/3 婴儿的症状，这表明不正确发展的"次要途径"可能在成年期是必需的[20]。这种"CSF 流体动力学中的进化论"可能提示了颅腔内正常循环和 CSF 吸收途径的较新机制。作者提出了生长过程中 CSF 动力学的 5 个阶段，后两个阶段在出生后发展。通过蛛网膜外位点的 CSF 吸收的"次要途径"于出生后不久就发挥重要作用，直至 1 周岁，而"主要途径"在大约 6 个月时才开始生效。两种途径间的这种重叠可能解释了为什么我们进行内镜下第三脑室造瘘术的初步尝试可能不会如此成功的部分原因。

在后期的发展阶段，由分流障碍导致的颅内压升高可能需要这些"次要（蛛网膜外）途径"，而这些途径在某些急性情况下不再可用。然而，某些患者仍保有这些"次要"的 CSF 吸收途径，在间歇性分流障碍期间可以根据需要利用这些途径，或者作为过量需求期间的缓冲器[20]。明确这些因素可以更好地理解纠正异常的 CSF 流体动力学的尝试。

CSF 漏患者伴有改变的颅内流体动力学，纠正这种异常的方法需要个性化考虑。例如，对一些患者采用分流装置置入术作为主要治疗，而不是采用控制 CSF 漏出的治疗方法；然而，直接治疗 CSF 漏出部位比将 CSF 转移更合适（影响整体压力-体积平衡）。虽然 CSF 漏的局部治疗可以通过多种方法来实现，但是如果 CSF 漏以通气孔的形式来降低压力，则患者会经常持续存在颅内压升高的症状。

功能性分流后伴有持续性 CSF 漏可能由于相对负压而引起空气或微生物进入颅腔入口。术后气颅有时发生在隐匿性 CSF 漏患者分流术后，如果与感染、肺炎或持续性颅内压低的症状相关，则脑积水患者的管理更加困难[16]。

结　论

本专题回顾了与脑积水患者 CSF 动力学相关的问题。讨论了症状与相关因素、临床思维和对治疗患者有帮助的影像学研究以及潜在的可避免的并发症。

颅内 CSF 流体动力学在脑积水、CSF 漏和分流术后患者中的改变复杂且显著。压力-体积关系、CSF 流出阻力及随波形变化的搏动是已知的特征,其为平衡产生微妙的变化,导致难以归因于特定现象的各种症状。本专题提供了一些有关影响这些患者各种参数之间的力学和相互作用的见解,进一步的研究有助于更完整地了解这些机制。

问　题

• 描述脑积水与 CSF 漏之间的关系。

患者 CSF 漏可能因慢性增加的颅内压(ICP)而发展为脑积水,其中硬脑膜逐渐变薄和侵蚀,导致 CSF 渗漏。

• 哪些症状可能值得考虑两种问题都存在的情况?

虽然许多症状都经常同时在这两种疾病中见到,但颅内低压患者常常会出现体位性头痛(其他如视力障碍或精神集中的问题,并且脑神经症状可能发生于这两种疾病)。

• CSF 漏患者的 CSF 流体动力学改变是什么?

许多患者由于慢性 CSF 泄漏而出现低颅压症状,在直立位引起脑膜和脑神经的牵拉。通常报道的主诉为体位性头痛、注意力衰退、视力下降或背部疼痛。

• 什么是 CSF 漏患者分流术的一些潜在问题和(或)并发症?

颅内压降低可能导致空气进入颅腔,导致气颅或感染。在某些情况下,通过分流系统逐渐减少引流量可能会导致分流失败。

• 需要分流的 CSF 漏患者如何避免和(或)最小化并发症?

通过对潜在 CSF 漏患者的警惕性观察和不断的监测,外科医师应在分流装置植入前识别并治疗 CSF 漏的原因。在某些情况下,可能需要临时引流才能控制这种情况,直到可以使用更持久的方式。应立即解决来自手术部位的任何 CSF 漏,以便降低分流术后感染的风险。

参考文献

[1] Angelo F, Giuseppe M, Eliana M, Luisa C, Gennaro B (2011) Spontaneous intracranial hypotension: diagnostic and therapeutic implications in neurosurgical practice. Neurol Sci 32 (Suppl 3): S287 - S290.

[2] Bannister CM (1972) A report of eight patients with low pressure hydrocephalus treated by C. S. F. Diversion with disappointing results. Acta Neurochir (Wien) 27 (1): 11 - 15.

[3] Clark D, Bullock P, Hui T, Firth J (1994) Benign intracranial hypertension: a cause of CSF rhinorrhoea. J Neurol Neurosurg Psychiatry 57(7): 847 - 849.

[4] Cohen-Gadol AA (2009) Acute ventriculoperitoneal shunt malfunction following opening of the spinal subarachnoid space. Childs Nerv Syst 25(5): 599 - 600.

[5] Czosnyka M, Czosnyka Z, Momjian S, Pickard JD (2004) Cerebrospinal fluid dynamics. Physiol Meas 25 (5): R51 - R76.

[6] De Bonis P, Mangiola A, Pompucci A, Formisano R, Mattogno P, Anile C (2013) CSF dynamics analysis in patients with post-traumatic ventriculomegaly. Clin Neurol Neurosurg 115(1): 49 - 53.

[7] Dias MS, Li V, Pollina J (1999) Low-pressure shunt 'malfunction' following lumbar puncture in children with shunted obstructive hydrocephalus. Pediatr Neurosurg 30 (3): 146 - 150.

[8] Filippidis AS, Kalani MY, Nakaji P, Rekate HL (2011) Negative-pressure and low-pressure hydrocephalus: the role of cerebrospinal fluid leaks resulting from surgical approaches to the cranial base. J Neurosurg 115(5): 1031 - 1037.

[9] Foltz EL, Blanks J, Meyer R (1994) Hydrocephalus: the zero ICP ventricle shunt (ZIPS) to control gravity shunt flow. A clinical study in 56 patients. Childs Nerv Syst 10(1): 43 - 48.

[10] Hedna VS, Kumar A, Miller B, Bidari S, Salardini A, Waters MF, Hella M, Valenstein E, Eisenschenk S (2014) Intracranial hypotension masquerading as nonconvulsive status epilepticus: report of 3 cases. J Neurosurg 120(3): 624 - 627.

[11] Honeybul S, Bala A (2006) Delayed pneumocephalus following shunting for hydrocephalus. J Clin Neurosci 13 (9): 939 - 942.

[12] Hong M, Shah GV, Adams KM, Turner RS, Foster NL (2002) Spontaneous intracranial hypotension causing

reversible frontotemporal dementia. Neurology 58(8): 1285 – 1287.

[13] Jeelani NU, Kulkarni AV, Desilva P, Thompson DN, Hayward RD (2009) Postoperative cerebrospinal fluid wound leakage as a predictor of shunt infection: a prospective analysis of 205 cases. Clinical article. J Neurosurg Pediatr 4(2):166 – 169.

[14] JosÈ G-U, Luis L, Avelino P, Gonzalo B (1999) Spontaneous cerebrospinal fluid fistulae associated with empty sellae: surgical treatment and long-term results. Neurosurgery 45(4):766 – 773.

[15] Kenning TJ, Willcox TO, Artz GJ, Schiffmacher P, Farrell CJ, Evans JJ (2012) Surgical management of temporal meningoencephaloceles, cerebrospinal fluid leaks, and intracranial hypertension: treatment paradigm and outcomes. Neurosurg Focus 32(6): E6.

[16] Kulkarni AV, Drake JM, Lamberti-Pasculli M (2001) Cerebrospinal fluid shunt infection: a prospective study of risk factors. J Neurosurg 94(2):195 – 201.

[17] Marmarou A, Bergsneider M, Relkin N, Klinge P, Black PM (2005) Development of guidelines for idiopathic normal-pressure hydrocephalus: introduction. Neurosurgery 57(3 Suppl): S1 – S3; discussion ii – v.

[18] Martinez-Lage JF, Martos-Tello JM, Ros-de-San Pedro J, Almagro MJ (2008) Severe constipation: an underappreciated cause of VP shunt malfunction: a case-based update. Childs Nerv Syst 24(4):431 – 435.

[19] Muzumdar D, Ventureyra EC (2007) Transient ventriculoperitoneal shunt malfunction after chronic constipation: case report and review of literature. Childs Nerv Syst 23(4):455 – 458.

[20] Oi S, Di Rocco C (2006) Proposal of evolution theory in cerebrospinal fluid dynamics and minor pathway hydrocephalus in developing immature brain. Childs Nerv Syst 22(7):662 – 669.

[21] Paldino M, Mogilner AY, Tenner MS (2003) Intracranial hypotension syndrome: a comprehensive review. Neurosurg Focus 15(6): ECP2.

[22] Pang D, Altschuler E (1994) Low-pressure hydrocephalic state and viscoelastic alterations in the brain. Neurosurgery 35(4):643 – 655; discussion 655 – 656.

[23] Petrella G, Czosnyka M, Keong N, Pickard JD, Czosnyka Z (2008) How does CSF dynamics change after shunting? Acta Neurol Scand 118(3):182 – 188.

[24] Pitts LH, Wilson CB, Dedo HH, Weyand R (1975) Pneumocephalus following ventriculoperitoneal shunt. Case report. J Neurosurg 43(5):631 – 633.

[25] Rekate HL (1994) The usefulness of mathematical modeling in hydrocephalus research. Childs Nerv Syst 10 (1):13 – 18.

[26] Schievink WI (2013) Novel neuroimaging modalities in the evaluation of spontaneous cerebrospinal fluid leaks. Curr Neurol Neurosci Rep 13(7):358.

[27] Schievink WI, Maya MM, Louy C, Moser FG, Sloninsky L (2013) Spontaneous intracranial hypotension in childhood and adolescence. J Pediatr 163(2):504 – 510.

[28] Schievink WI, Schwartz MS, Maya MM, Moser FG, Rozen TD (2012) Lack of causal association between spontaneous intracranial hypotension and cranial cerebrospinal fluid leaks. J Neurosurg 116(4):749 – 754.

[29] Schlosser RJ, Wilensky EM, Grady MS, Bolger WE (2003) Elevated intracranial pressures in spontaneous cerebrospinal fluid leaks. Am J Rhinol 17(4):191 – 195.

[30] Schuknecht B, Simmen D, Briner HR, Holzmann D (2008) Nontraumatic skull base defects with spontaneous CSF rhinorrhea and arachnoid herniation: imaging findings and correlation with endoscopic sinus surgery in 27 patients. AJNR Am J Neuroradiol 29(3):542 – 549.

[31] Shetty PG, Shroff MM, Fatterpekar GM, Sahani DV, Kirtane MV (2000) A retrospective analysis of spontaneous sphenoid sinus fistula: MR and CT findings. AJNR Am J Neuroradiol 21(2):337 – 342.

[32] Tubbs RS, Pugh J, Acakpo-Satchivi L, Wellons JC 3rd, Blount JP, Oakes WJ (2009) Acute ventriculoperitoneal shunt malfunction following opening of the spinal subarachnoid space: a case series. Childs Nerv Syst 25 (5):599 – 600; discussion 601 – 605.

[33] Wang EW, Vandergrift WA 3rd, Schlosser RJ (2011) Spontaneous CSF leaks. Otolaryngol Clin North Am 44 (4):845 – 856, vii.

[34] Weerakkody RA, Czosnyka M, Schuhmann MU, Schmidt E, Keong N, Santarius T, Pickard JD, Czosnyka Z (2011) Clinical assessment of cerebrospinal fluid dynamics in hydrocephalus. Guide to interpretation based on observational study. Acta Neurol Scand 124(2):85 – 98.

硬脑膜下积聚：水瘤和出血

Subdural Collections：Hygroma and Haematoma

22

Miguel Gelabert-González，Eduardo Aran-Echabe，and Ramón Serramito-García

虞 剑 胡 锦 译

引 言

脑积水是一个既没有病理实体也无法给予简单有效定义之病理过程。它代表了形形色色临床情况下所具有的一个共同的特征，即由于脑脊液（CSF）生成和吸收不平衡导致的颅内压（ICP）增高。脑积水的总体发病率未知，因为这种常见的神经外科疾病往往伴发其他先天或后天的疾病[31]。

除少数患者通过药物治疗有效外，无论是儿童还是成人目前治疗脑积水最有效的手段还是手术。目前有 3 个主要的手术方式供选择：①脑室分流包括脑室-腹腔分流术或脑室-心房分流术；②腰大池-腹腔分流术（lumboperitoneal）；③内镜技术，内镜下第三脑室造瘘术。其他技术，如 Torkildsen 分流术（即脑室-脑池引流术）目前已不被广泛使用。

在现代儿童神经外科实践中手术治疗脑积水是最常见的手段。CSF 分流手术被广泛开展于脑积水的治疗，而对于孤立位置阻塞造成的脑积水则选择第三脑室造瘘术。虽然 CSF 分流装置作为神经外科医疗领域最重要的设备之一，且相比其他颅脑手术挽救了更多的生命和保留了神经功能，但是与其相关的一系列并发症（最常见的机械性故障

和感染）也是不容忽视的。

与改变 CSF 流体动力学相关的并发症包括：①硬脑膜下 CSF 积聚；②硬脑膜下出血（急性或慢性硬脑膜下血肿）；③感染性积聚（积脓）。

脑室分流后的硬脑膜下 CSF 积聚

硬膜下 CSF 积聚出现在硬脑膜的边界细胞（dural border cell，DBC）层，其为一层松散的细胞层，缺乏细胞间胶原蛋白和紧密连接，位于两层脑膜之间：硬脑膜一边与丰富的细胞间胶原蛋白相连，另一边与蛛网膜细胞一起固定于基底膜上[16]。DBC 层波形纤维母细胞平行延伸很长一段距离并形成一层有多层细胞组成的厚脑膜。这些细胞经常出现在窦并且交错出现。

这种疾病的病理生理机制基于早期和快速的脑室容积减小、崩溃，导致大脑周围的硬膜下 CSF 积聚。然而，对这种机制还存在争议，即有时它可能由于低颅压促进蛛网膜自硬脑膜内层剥离产生小口而使 CSF 漏至硬脑膜下。漏出的 CSF 可能导致分离的硬脑膜和蛛网膜之间压力增加。另一种假说提出，在头部外伤情况下，颅内血管的渗透性可能增加。

脑室分流后硬脑膜下水瘤

通常在年龄较大的儿童进行脑室分流手术后会出现轴外的 CSF 聚积，随着脑室的缩小，大脑/脑脊液脑室内的体积也减少，但硬脑膜下的空间增加。据文献报道，脑室分流术后硬脑膜下水瘤的发生率是 1% ～ 10%[27]。一项随机对照试验收集儿童病例，发现 12/344(3.4%)例病例出现硬脑膜下水瘤，但此与脑积水的病因学无关[8]。

硬脑膜下积液的患者大多无症状，尤其是年龄较大的儿童和成年人，这类患者的诊断往往通过成像技术如 CT 或 MRI 检查。当婴幼儿、儿童出现硬脑膜下积液时，往往伴随并出现临床症状，增加硬脑膜下腔的压力可能会导致一个完整的囟门快速扩大，并伴有呕吐、嗜睡等症状，而大龄患者还可出现头痛、行为障碍和无法集中注意力，如动作和语言等。

大多数患者的 CT 或 MRI 检查可表现为大脑表面月牙形低密度影，而另一部分患者表现为双侧对称性硬脑膜下积液(图 22.1)。

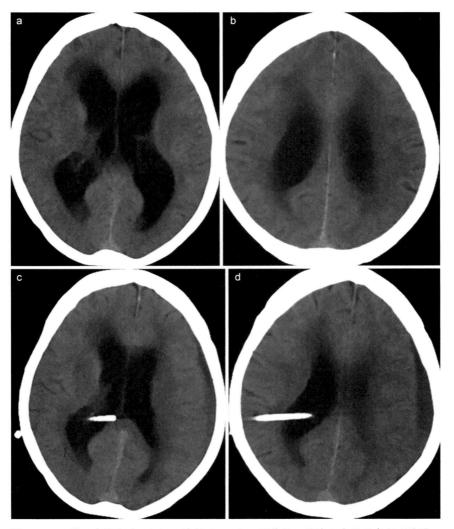

图 22.1　正常压力脑积水。(a)CT 诊断；(b～d)CT 影像显示分流 3 个月后出现硬脑膜下水瘤

当儿童或成人出现轴外 CSF 积聚并引起临床症状时可选择手术治疗，如果症状不明显可选择观察保守治疗。手术治疗包括经皮穿刺引流、钻孔引流（开放或封闭系统引流）、积液腹腔分流以及其他体内腔隙分流或开颅手术[24]。在所有情况下，通过阻断分流或结扎分流管以提高脑室压，从而减少硬脑膜下和脑室之间的腔隙。

基于以下几个原因提出了几种治疗方案[3]：

（1）保守治疗：年轻患者中 85% 的硬脑膜下水瘤可自行吸收。

（2）外科手术引流和去除分流装置：Carmel 等学者认为手术是好的治疗方案，但是有些患者需要再次行分流手术。

（3）提高分流阀压力或阻断引流：这是最有效的治疗方法，如果患者有一个可调节阀，可提高开启压力；如果使用固定压力阀，应更换高压力阀；如果无法耐受阀门置换手术，则必须进行水瘤分流手术（图 22.2）。

预防硬脑膜下积液的关键在于正确选择合适的分流装置。尽管多数学者认为可以通过调节可调压阀的压力来降低硬脑膜下水瘤的发病率，但其他作者认为可调压阀与固定压力阀相比较并不能降低硬脑膜下积液的发病率[44]。虹吸效应是差压阀门系统固有的效应，它使脑室压力突然下降进而造成硬脑膜下水瘤。外科医师不能正确选择阀门是硬

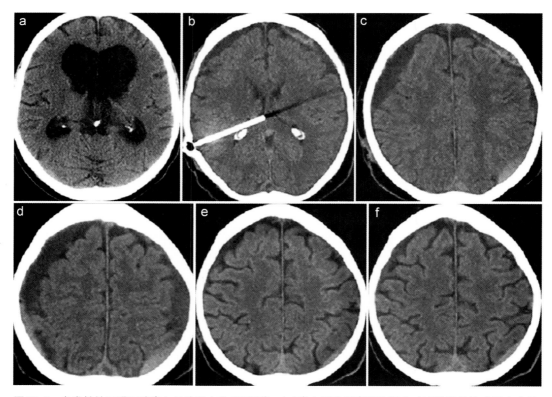

图 22.2　自发性蛛网膜下腔出血后脑积水的 CT 图像。(a)出血吸收后出现脑积水;(b)脑室分流术后 1 个月;(c～e)出现硬脑膜下水瘤和分流后硬脑膜下血肿;(f)提高阀门压力后 1 个月，积液和血肿消失

脑膜下水瘤形成的原因之一。来自荷兰学者的数据表明，对于正常压力脑积水的研究发现置入低压分流装置后，71%的患者出现硬脑膜下积液，置入中压分流装置后34%的患者出现硬脑膜下积液[2]。Zemack 和 Romner[46]的研究进一步证实可调压分流装置可以使患者获益，他得出的结论是：采用非侵袭性方式置入可调压脑室分流管治疗正常压力脑积水，随访5年后患者的生存率为80.2%，其中78.1%的患者预后良好。

脑室分流后硬脑膜下血肿

早期发表的报道显示，与脑积水治疗相关的硬脑膜下血肿的发生率为4.5%～21%，但随着 CT 扫描成为常规分流手术患者的随访方法后，这个数字已经急剧下降到4%～5%。尽管大多数脑积水患者治疗后会出现硬脑膜下血肿，但不管采用何种手术技术发生急性、亚急性、慢性硬脑膜下血肿的病例都曾被报道[17]。

尽管从发病机制考虑硬脑膜下血肿形成的病因学是相同的，但分流术后 CSF 的引流造成了脑室内负压可能是一个重要的额外诱发因素[29,38]。

在1 000例（12～100岁）22年内进行慢性硬脑膜下血肿手术的系列病例研究中，仅6例（0.6%）以前曾置入脑室-腹腔分流管[14]。然而，真正分流后引发慢性硬脑膜下血肿的发病率目前还是未知。

Samuelson 等[34]研究一组脑积水分流手术患者，发现正常压力脑积水患者分流手术后发生硬脑膜下血肿的发病率要高于高压力脑积水行脑室分流治疗的患者。

在大多数情况下分流患者发生硬脑膜下血肿时不会引起特征性的症状，而表现为头痛、混乱、嗜睡、呕吐这些常见的局部神经障碍症状，这些症状与分流术后分流装置失效的症状类似。

当血肿引起患者出现神经功能症状时，就需要考虑手术治疗。根据血肿的类型（慢性或急性）考虑使用钻孔或开颅手术，同时应结扎分流管，以防止硬脑膜下血肿复发或扩大。

然而，预防这一并发症最关键的因素是使用可调节阀分流管。这种类型的分流管不仅可以使用非手术手段来增加阀门压力，在防止硬脑膜下积液的同时还可以在高压力下引流 CSF，帮助治疗硬脑膜下血肿（图22.3）。

内镜手术治疗后硬脑膜下积聚

脑室镜技术可以用于治疗颅内胶样囊肿（colloid cysts）及进行蛛网膜囊肿开窗术等，然而目前应用脑室镜行第三脑室造瘘术（endoscopic third ventriculostomy，ETV）已经成为治疗阻塞性脑积水的常用方法[12]。

ETV 治疗脑积水的主要优势是避免了 CSF 分流手术，从而降低了患者由于分流手术而出现并发症的风险。这一治疗方式具有优势，但同时也存在缺点，如出现术中和术后并发症。文献报道了 ETV 技术造成的并发症，如对心血管系统的副作用、损伤的穹隆导致记忆损伤、下丘脑功能障碍、损伤基底动脉或脑神经等[7,41]。

内镜手术治疗后硬脑膜下水瘤

硬脑膜下积液是一种罕见的并发症，但发病率可能比文献报道的要高[43]。ETV 治疗后，同侧、对侧或双侧硬脑膜下积液都可能发生，但主要出现在术侧或两侧，很少发生在对侧。成人患者 ETV 治疗后发生硬脑膜

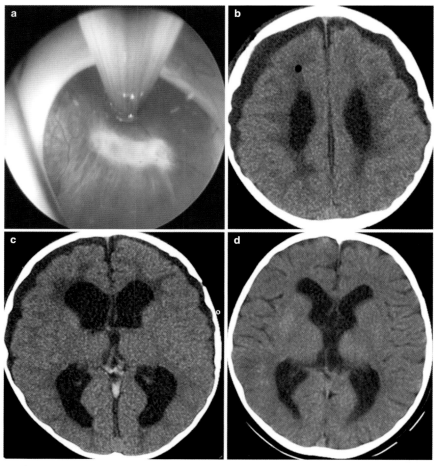

图 22.3　颅脑创伤后脑积水。(a)CT 扫描诊断影像；(b～d)分流术 2 个月后右侧大脑半球慢性硬脑膜下血肿形成。患者没有头部受伤的证据

下积液是较罕见的并发症，Peretta 等报道其发生率＜2%[32]。Jones 等随访 355 例 ETV 治疗病例，其中 2 例出现硬脑膜下水囊瘤(0.6%)[18]。Schroeder 报道 101 例 ETV 治疗病例，其中 2 例出现硬脑膜下水囊瘤(2%)[35]。Ribaupierre 观察 188 例 ETV 治疗病例，其中 3 例出现硬脑膜下水囊瘤(1.5%)，但是发现婴儿和儿童应用 ETV 治疗后硬脑膜下水瘤的发病率较高(24 例病例中有 3 例出现硬脑膜下水瘤，发病率为 12.5%)[5]。

对婴幼儿进行 ETV 治疗后出现硬脑膜下水瘤，此并发症被过低报道主要有两个原因：在大多数情况下术后患者可能无症状和延迟几天后出现积液。Wiewrodt 等指出 ETV 治疗的婴幼儿患者(3 岁以下)出现硬脑膜下水瘤的概率比大一些的孩子更高[43]。出生 1 个月内和 1 年内的婴儿其发生硬脑膜下水瘤的风险根据年龄分布的分析目前仍不清楚，但是 12 个月后的儿童该并发症的发生率是减少的[43]。

进一步分析 ETV 术后出现硬脑膜下积液原因后发现存在性别差异，结果显示男童

的发病率高于女童[20,35]。新的病理生理假说认为 CSF 通过额叶传导束向硬脑膜膜下腔流动，而 CSF 重吸收机制需要随着年龄的增长而成熟，因此 CSF 沿最薄弱的通道溢出[10]。ETV 术后因突然失去过多的 CSF 造成脑皮质坍塌，从而进一步扩大了硬脑膜和大脑之间的空间[32,41,43]。

在大头畸形和颅脑不相称的儿童患者（脑室扩大、皮质变薄）中这类并发症也是常见的。相比之下，年龄较大的儿童和成年人倾向于出现硬脑膜下水瘤，主要是因为大脑结构已经成熟，当 ETV 术后大脑失去黏弹性时其脑室扩大的能力下降[20]。

进一步的解释是 ETV 手术使 CSF 从脑室流向蛛网膜下腔，侧脑室和第三脑室的容量减少，但 CSF 吸收未能迅速增加，导致 CSF 在蛛网膜下腔积聚。因此，病程较长的阻塞性脑积水患者其 CSF 的吸收能力可能不足[22,43]。

在许多情况下硬脑膜下积液是无症状的，只有在影像学上可以诊断。当出现症状时，其临床表现包括恶心、呕吐、头痛和意识水平下降。水瘤可能出现在脑室造瘘术后数天或数周，被认为是在一个最初无症状的 CSF 硬脑膜下积液的基础上发展而来[43]（图 22.4 和图 22.5）。

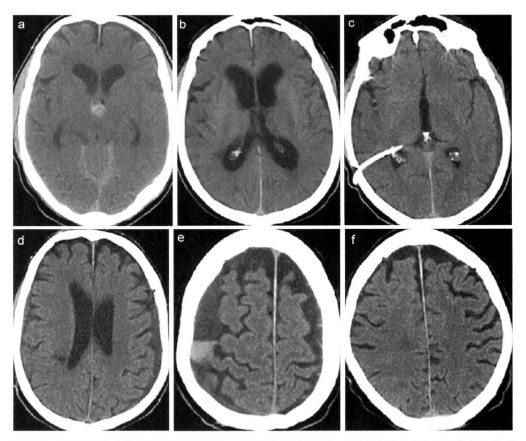

图 22.4　使用可调压阀治疗正常压力脑积水。(a)CT 影像诊断；(b～d)出现轻微头部外伤后慢性硬脑膜下血肿；(e、f)增加阀门压力后的 CT 表现

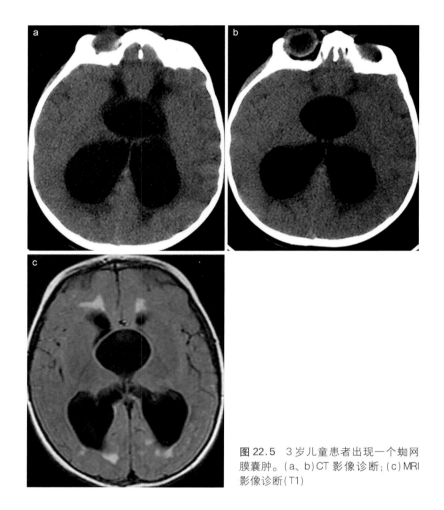

图 22.5　3 岁儿童患者出现一个蜘网膜囊肿。(a、b)CT 影像诊断；(c)MRI 影像诊断(T1)

多数 ETV 治疗的患者术后出现硬脑膜下水瘤时无症状。临床和影像学研究发现这一并发症具有自限性。当出现症状时可以通过钻孔引流方式解决,但当硬脑膜下积液复发时可以考虑行分流手术[23]。

为了预防并发症,先用细的脑针穿刺脑室,形成一个足够大(不必要太大)的允许插入内镜且不会引起脑位移的通道[40,43]。内镜的直径与术后水瘤的发生率相关,较大的脑室皮质瘘口可以引起 CSF 硬脑膜下腔积液。一些作者报道 ETV 术后使用纤维蛋白胶或止血剂密封胶封闭瘘口,减少了硬脑膜下积液的发病率。Sgaramella 等建议手术中

严格控制用于冲洗的林格液,并且避免脑脊液在术中溢出,一旦内镜撤回应快速关闭伤口[37]。

对于脑室扩大和皮质薄的患者,在手术中应该避免 CSF 大量快速溢出[30]。一些学者强调预防这种并发症可以在内镜鞘从侧脑室撤出时使用林格液灌注使脑室再扩张,从而避免了大脑皮质的塌陷和需用凝胶密封皮质瘘口[20,26]。

内镜手术治疗后硬脑膜下血肿

ETV 术后出现硬脑膜下血肿是罕见的并发症,目前只有少数病例报道[4,37,39]。尽

表 22.1　成人第三脑室造瘘术后慢性硬脑膜下积液

作　者	年龄和性别	脑积水病因	部　位	症　状	治疗方法
Beni-Adani 等	男性,20 岁	阻塞性	同侧	无症状	钻孔
Sgaramella 等	男性,69 岁	阻塞性	对侧	无症状	引流
Kim 等	男性,51 岁	阻塞性	双侧	头痛	钻孔
Kamel 等	男性,16 岁	阻塞性	同侧	头痛和步态障碍	开颅手术
Civelek 等	男性,42 岁	阻塞性	对侧	头痛	钻孔
Tekin 等	男性,21 岁	阻塞性	同侧	头痛	钻孔

管大多数硬脑膜下出血发生在术侧,但对侧或双侧血肿也有报道[1,37]。最近的一篇论文报道了一个 21 岁男性患者在内镜下脑室造瘘术后出现了硬脑膜下血肿。回顾文献发现在成年人中只有 5 例患者出现这种并发症,其中 2 例(33.3%)出现在对侧,1 例出现在双侧[39](表 22.1)。

尽管提出了几种假说解释了硬脑膜下血肿的发生,但目前仍无法在病理生理学上被证实。Schroeder 等研究[35]表明大直径的皮质穿刺针穿刺脑室可能导致患者出现硬脑膜下腔 CSF 积聚,从而导致硬脑膜下血肿,即首先出现一个硬脑膜下水瘤,然后导致静脉出血。Mohanty 等[30]认为其与在很短时间内 CSF 过度引流导致脑室压力骤降致脑室结构崩溃有关,并引发 CSF 引流期间硬脑膜下皮质静脉出血。对于慢性脑积水患者,脑室切开造瘘术创建了一个新的 CSF 通路,但又打破了原有的 CSF 产生-吸收的平衡。虽然在内镜下第三脑室造瘘术后第三脑室内的 CSF 通过瘘口流向环池的蛛网膜下腔,但因 CSF 吸收速度并没有迅速增加,所以导致蛛网膜下腔间隙的增宽[22]。当硬脑膜下积液持续存在超过几周,可能使硬脑膜边缘的炎症细胞向病灶迁移,并沿硬脑膜发展成血肿

外膜纤维组织。此外,吸收缓慢的硬脑膜下积液可导致由于桥静脉撕裂而形成的出血或假膜出血[20,23]。

硬脑膜下血肿的患者总是出现头痛、意识水平下降等症状,如果合并水瘤则需要钻孔或开颅手术,因为其很难自愈好转。但有关这类病例的报道往往显示预后良好。

脑积水手术治疗后硬脑膜下积脓

硬脑膜下积脓是一种较少发生的并发症,但可以引起继发性静脉窦感染,因静脉存在静脉瓣而通过板障引起颅内、外感染。少数情况下硬脑膜下积脓是由于手术后硬脑膜下腔积水或血肿进行引流造成的。

脑室-腹腔分流术后出现硬脑膜下积脓极其罕见,只有少数病例报道,第一则报道是一位先天性脑积水采用 VP 分流术治疗的患儿,分流术后患者出现发烧、呕吐和癫痫发作。拔除感染的分流管后,CT 扫描发现右侧纵裂积液,强化明显。细菌培养提示为阴沟肠杆菌[6]。

硬脑膜下积脓通常出现在分流术后几天或几周,然而有一个案例报道出现在 VP 分流术后 9 年[21]。治疗包括开颅手术进行积脓引流、分流管拔除、抗生素治疗 4～

6周。一旦感染控制可以植入新的分流装置。

蛛网膜囊肿手术治疗后硬脑膜下积聚

蛛网膜囊肿(arachnoid cyst，AC)是一种常见的颅内病变,占所有颅内病变的1%,估计发生率为0.5%～2.6%。最优治疗方式目前仍然存在争议。囊肿-腹腔(cyst-peritoneal，CP)分流术被认为是一种安全有效,可以快速缓解症状和减小囊肿,特别是对年幼有症状的儿童AC的治疗方法[47]。首先,CP分流术是大多数神经外科医师所熟悉的安全的手术。然而植入一个CP分流装置会发生多种并发症,有18%的脑积水患者会出现各种因阀门导致过度引流而发生的并发症[28]。CP分流后出现硬脑膜下、硬脑膜外积液的情况较为少见。在我们的经验中,49例儿童CP分流术后随访1年无硬脑膜下积液出现[15]。当患者出现症状时可以更换更高压力的阀门,而如果是可调压阀只需增加阀门的关闭压力。

神经内镜已经成为手术治疗颅内AC的选择,因为它遵循外科袋形缝合术的基本原则,同时避免了开颅术的创伤,并且也避免了分流手术引起的并发症[9]。

神经内镜治疗AC可以在硬脑膜下频繁发生积液或水瘤,并在内镜手术后第一周内的影像上可观察到无症状的水瘤。大部分水瘤不需要手术治疗而自然吸收(图22.5和图22.6)。外生性囊肿手术时因为囊肿可穿通硬脑膜,所以没有大脑皮质来阻挡CSF外流。然而,中线位置的囊肿需要穿过大脑,必须强调在内镜手术时要尽可能选择大脑皮质较厚的位置穿刺。

脑积水手术治疗后其他髓外积聚

据文献报道脑室分流术后硬脑膜外血肿是一种罕见的并发症,只有少数病例被报道[13]。这些血肿主要发生于年轻和中年患者,通常出现在远离钻孔的位置,穹隆前部较常见[45]。大多数血肿出现在术侧,但也有一些病例出现在对侧[33]。

可能的假说认为硬脑膜外血肿在分流术后脑组织坍塌造成脑膜中动脉及其分支被牵拉而形成(比较松散地附着于颅内内层)[25]。Fujimoto等报道1例儿童先天性X因子缺乏患者在分流术后出现一个巨大的硬脑膜外血肿[11],同时他们建议为了减少颅内压降低而造成的硬脑膜与头骨内表面之间的剥离,可以采用降低导静脉血流量或硬脑膜血流量的方法,这些血管在儿童中非常丰富。此外,儿童与成人相比其硬脑膜更易剥离,特别是在颅骨的凸面部位。其他作者提出在某些患者头骨-硬脑膜粘连可能比蛛网膜-脑膜粘连更为薄弱,这导致分流术后脑组织坍塌时硬脑膜剥离而形成硬脑膜外血肿[36]。

开颅清除硬脑膜外血肿是治疗选择,术中选择大骨瓣且严密止血。预防方法应考虑清除血肿后提高压力阀或关闭阀门系统,以及向脑室内注射生理盐水[11]。

腰大池-腹腔(lumboperitoneal，LP)分流术被广泛用于CSF分流,尤其是交通性脑积水患者。LP分流术不需要大脑穿刺,所以颅内并发症的风险是最小的,它所导致的临床并发症少于VP分流术[19]。出现髓外血肿相当罕见,目前只有少数病例被报道,但腰椎CSF引流也可导致CSF容量减少和相应的颅内压下降,手术后CSF过度引流可以导致颅内血肿[42]。

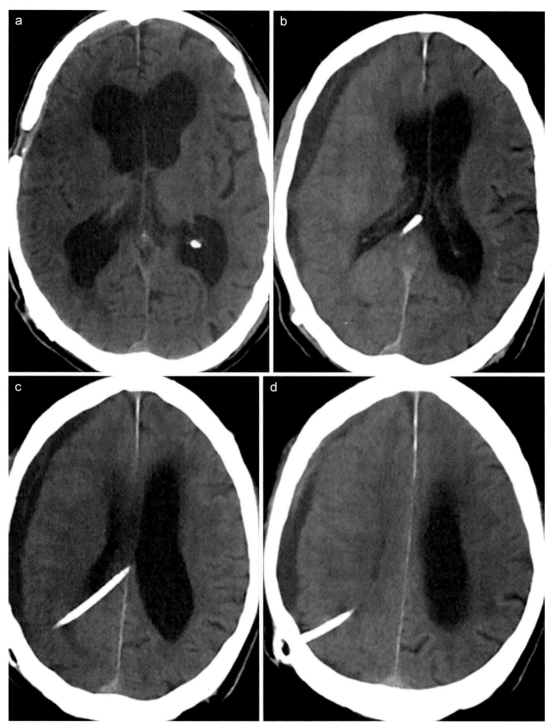

图 22.6　与图 22.4 为同一名患者。(a)行内镜手术；(b、c)内镜术后 48 小时 CT 影像显示双侧硬脑膜下水瘤；(d)手术后 4 周 CT 影像显示硬脑膜下水瘤已被吸收

参考文献

[1] Beni-Adani L, Siomin V, Segev Y, Beni S, Constantini S (2000) Increasing chronic subdural hematoma after endoscopic III ventriculostomy. Childs Nerv Syst 16:402 - 405.

[2] Boon AJ, Tans JT, Delwel EJ et al (1998) Dutch normal-pressure hydrocephalus study: randomized comparison of low-and medium-pressure shunts. J Neurosurg 88:490 - 495.

[3] Carmel PW, Albright AL, Adelson PD et al (1999) Incidence and management of subdural hematoma/hygroma with variable-and fixed-pressure differential valves: a randomized, controlled study of program-mable compared with conventional valves. Neurosurg Focus 7(4): e7.

[4] Civelek E, Cansever T, Karasu A et al (2007) Chronic subdural hematoma after endoscopic third ventriculostomy: case report. Turk Neurosurg 17:289 - 293.

[5] de Ribaupierre S, Rilliet B, Vernet O et al (2007) Third ventriculostomy vs ventriculoperitoneal shunt in pediatric obstructive hydrocephalus: results from a Swiss series and literature review. Childs Nerv Syst 23:527 - 533.

[6] Dickerman RD, Piatt JH, Hsu F, Frank EH (1999) Subdural empyema complicating cerebrospinal fluid shunt infection. Pediatr Neurosurg 30:310 - 311.

[7] Di Rocco C, Massimi L, Tamburrini G (2006) Shunts vs endoscopic third ventriculostomy in infants: are there different types and/or rates of complications? A review. Childs Nerv Syst 22:1573 - 1589.

[8] Drake JM, Kestle JR, Milner R et al (1998) Randomized trial of cerebrospinal fluid shunt valve design in pediatric hydrocephalus. Neurosurgery 43:294 - 303.

[9] El-Ghandour NMF (2013) Endoscopic treatment of quadrigeminal arachnoid cysts in children. J Neurosurg Pediatr 12:521 - 528.

[10] Freudenstein D, Wagner A, Ern U et al (2002) Subdural hygroma as a complication of endoscopic neurosurgery. Neurol Med Chir 42:554 - 559.

[11] Fujimoto Y, Aguiar PH, Carneiro JDA et al (1999) Spontaneous epidural hematoma following a shunt in an infant with congenital factor X deficiency. Neurosurg Rev 22:226 - 229.

[12] Furlanetti LL, Santos MV, de Oliveira RS (2013) Neuroendoscopic surgery in children: an analysis of 200 consecutive procedures. Arq Neuropsiquiatr 71:165 - 170.

[13] Gelabert-González M, Bollar A, Garcia A et al (1987) Epidural hematoma as a complication of ventrículo-peritoneal shunt. Present of a new case and literature review. Rev Neurol XV (76):189 - 191.

[14] Gelabert-González M, Iglesias-Pais M, García-Allut A et al (2005) Chronic subdural hematoma: surgical treatment and outcome in 1000 cases. Clin Neurol Neurosurg 107: 223 - 229.

[15] Gelabert-González M (2011) Cisto-peritoneal shunt in the surgical treatment of intracranial arachnoid cysts: an analysis of 49 cases. Arch Argent Pediatr 53:357 - 361.

[16] Haines DE, Harkey HL, al-Mefty O (1993) The "subdural space" a new look at an outdated concept. Neurosurgery 32:111 - 120.

[17] Hayes J, Roguski M, Riesenburger R (2012) Rapid resolution of an acute subdural hematoma by increasing the shunt valve pressure in a 63-year-old man with normal-pressure hydrocephalus with a ventriculoperitoneal shunt: a case report and literature review. J Med Case Rep 6:393.

[18] Jones RFC, Kwok BCT, Stening WA et al (1994) The current status of endoscopic third ventriculostomy in the management of non-communicating hydrocephalus. Minim Invasive Neurosurg 37:28 - 36.

[19] Kamiryo T, Hamada J, Fuwa I et al (2003) Acute subdural hematoma after lumboperitoneal shunt placement in patients with normal pressure hydrocephalus. Four case reports. Neurol Med Chir (Tokyo) 43:197 - 200.

[20] Kamel MH, Murphy M, Aquilina K et al (2006) Subdural haemorrhage following endoscopic third ventriculostomy. A rare complication. Acta Neurochir (Wien) 148:591 - 593.

[21] Kasliwal MK, Sinha S, Kumar R et al (2009) Giant hemicranial calcified subdural empyema-unusual complication following ventriculoperitoneal shunt insertion. Indian J Pediatr 76:651 - 652.

[22] Kim BS, Jallo GI, Kothbauer K, Abbott IR (2004) Chronic subdural hematoma as a complication of endoscopic third ventriculostomy. Surg Neurol 62:64 - 68.

[23] Lee KM (1998) The pathogenesis and clinical significance of traumatic subdural hygroma. Brain Inj 12:595 - 603.

[24] Litofsky NS, Raffel C, McComb JG (1992) Management of symptomatic chronic extra-axial fluid collections in pediatric patients. Neurosurgery 31:445 - 450.

[25] Louzada PR, Requjo PR, Viana M et al (2012) Bilateral extradural haematoma after acute ventricular over-drainage. Brain Inj 26:95 - 100.

[26] Maeda Y, Inamura T, Morioka T et al (2000) Hemorrhagic subdural effusions complicating and endoscopic III ventriculostomy. Childs Nerv Syst 16:312 - 314.

[27] Martínez-Lage JF, Pérez-Espejo MA, Almagro MJ et al (2005) Syndromes of overdrainage of ventricular shunting in childhood hydrocephalus. Neurocirugia (Astur) 16:124 - 133.

[28] Martínez-Lage JF, Ruíz-Espejo AM, Almagro MJ et al (2009) CSF overdrainage in shunted intracranial arachnoid cysts: a series and review. Childs Nerv Syst 25:1061 - 1069.

[29] McCullough DC, Fox JL (1974) Negative intracranial pressure hydrocephalus in adults with shunts and its relationship to the production of subdural hematoma. J Neurosurg 40:372 - 375.

[30] Mohanty A, Anandh B, Reddy MS et al (1997) Contra-

lateral massive acute subdural collection after endoscopic third ventriculostomy: a case report. Minim Invasive Neurosurg 40:59 – 61.

[31] Pattisapu JV (2001) Etiology and clinical course of hydrocephalus. Neurosurg Clin N Am 12:651 – 659.

[32] Peretta P, Ragazzi P, Galarza M et al (2006) Complications and pitfalls of neuroendoscopic surgery in children. J Neurosurg 105(3 Suppl): 187 – 193.

[33] Power D, Ali-Khan F, Drage M (1999) Contralateral extradural haematoma after insertion of a programmable-valve ventriculoperitoneal shunt. J R Soc Med 92:360 – 361.

[34] Samuelson S, Long DM, Chou SN (1972) Subdural hematoma as a complication of shunting procedures for normal pressure hydrocephalus. J Neurosurg 37:548 – 551.

[35] Schroeder HWS, Niendorf WR, Gaab MR (2002) Complications of endoscopic third ventriculostomy. J Neurosurg 96:1032 – 1040.

[36] Seyithanoglu H, Guzey FK, Emel E et al (2010) Chronic ossified epidural hematoma after ventriculoperitoneal shunt insertion: a case report. Turk Neurosurg 20:519 – 523.

[37] Sgaramella E, Castelli G, Sotgiu S (2004) Chronic subdural collection after endoscopic third ventriculostomy. Acta Neurochir 146:529 – 530.

[38] Sternbach GL (2005) Subdural hematoma in a shunted patient. J Emerg Med 29:483 – 484.

[39] Tekin T, Colak A, Kutlay M et al (2012) Chronic subdural hematoma after endoscopic third ventriculostomy: a case report and literature review. Turk Neurosurg 22: 119 – 122.

[40] Teo C, Rahman S, Boop FA, Cherny B (1996) Complication of endoscopic neurosurgery. Childs Nerv Syst 12: 248 – 253.

[41] Teo C (2004) Complications of endoscopic third ventriculostomy. In: Cinalli G, Maixner WJ, Sainte-Rose C (eds) Pediatric hydrocephalus. Springer, Milano, pp 411 – 420.

[42] Wang VY, Barbaro NM, Lawton MT et al (2007) Complications of lumboperitoneal shunts. Neurosurgery 60:1045 – 1049.

[43] Wiewrodt D, Schumacher R, Wagner W (2008) Hygromas after endoscopic third ventriculostomy in the first year of life: incidence, management and out-come in a series of 34 patients. Childs Nerv Syst 24:57 – 63.

[44] Xu H, Wang ZX, Liu F et al (2013) Programmable shunt valves for the treatment of hydrocephalus: a systematic review. Eur J Paediatr Neurol 17:454 – 461.

[45] Yue CP, Mann KS (1985) Chronic epidural haematoma: a rare complication of ventriculo-peritoneal shunt. J Neurol Neurosurg Psychiatry 48:953 – 955.

[46] Zemack G, Romner B (2002) Adjustable valves in normal-pressure hydrocephalus: a retrospective study of 218 patients. Neurosurgery 51:1392 – 1401.

[47] Zhang B, Zhang Y, Ma Z (2012) Long-term results of cystoperitoneal shunt placement for the treatment of arachnoid cyst in children. J Neurosurg Pediatr 10:302 – 305.

包裹性脑积水内镜开窗术相关并发症

Complications Related to Endoscopic Fenestration in Loculated Hydrocephalus

Yoshua Esquenazi and David I. Sandgerg

沈　明　王镛斐　译

23

引　言

当脑内形成多个充满脑脊液（CSF）的隔室，且与脑室或相互之间不相通时，可导致包裹性脑积水（loculated hydrocephalus，LH）。这些隔室被隔膜分隔，且可以逐步扩大。LH的病因多种多样，但它已被认为与脑室内出血、产伤、中枢神经系统感染以及肿瘤相关[7,10,11,13,16,21,23]。神经外科医师对于这些患者的诊治是很有挑战性的，尽管采取了很多措施，其预后多数较差。治疗选择包括放置多重分流系统[12]、内镜下隔膜开窗术[8,14,17-19,24,26]、开颅手术[16,22]，或者上述方法的联合应用。治疗目标是恢复被孤立而充满CSF的隔室之间的联系，以利于缓解患者的症状，使颅内压正常化，并且避免采用多根分流管的复杂分流系统。在本专题，我们将回顾该病的病因、病理生理、诊断以及治疗策略。

病因和病理生理

LH的病因多种多样，但最常与新生儿细菌性脑膜炎及脑室内出血（intraventricular hemorrhage，IVH）[2,7,11,13,23]相关，也被描述为与产伤及肿瘤相关[10]，其诱发因素包括低出生体重、早产、围生期并发症及先天性CNS畸形[27]。新生儿重症监护的重大进展已使得低出生体重的婴儿能够存活，而这些婴儿倾向于患有早产相关疾病，诸如感染和IVH。由革兰阴性菌导致的脑膜炎看似尤其与后续LH的发生相关[11,13]。LH同样可以发生在没有CNS感染的IVH患者中[7]。鉴于很多LH患者同时具有IVH和CNS感染的病史，确定何种因素在LH的发病机制中起主导作用往往是困难的[22]。引起包裹性小腔的隔膜有可能代表了由脑室炎导致的脑室内渗出和残渣的形成。位于室管膜表面的炎症反应被认为可促进室管膜下胶质组织增殖，导致渗出和残渣组织形成纤维胶质网。室管膜内层被膜破坏后产生的病灶可成为形成横跨脑室隔膜的发源地。这些隔膜改变了脑室的解剖结构，并且破坏了正常的CSF流动，形成被隔离的隔室，并逐渐扩大，最终导致颅内压升高和相关症状[16]。隔膜可以在单个脑室腔内形成人工分隔，也可以阻塞室间孔、中脑导水管及第四脑室出口[11]。LH的常见表现为脑室扩张和厚薄不一的半透明薄膜状分隔。在显微镜下，这些隔膜由纤维胶质组织和多形核细胞组成[23]。

诊　　断

　　术前影像学评估在给 LH 患者设计最优治疗策略和减少手术操作数量方面具有至关重要的作用。虽然影像学检查可以提供脑室解剖的形态学定义，但是对于 CSF 流动和梗阻位置的精确评估仍具挑战性。在过去几十年中，多种成像模式已被用于对脑积水患者进行评估。在 LH 患者评估中最重要的因素之一，是选择一种能够显示 CSF 通路中所有潜在梗阻性病理过程的成像模式[5]。

　　在出生后前囟仍开放的最初 12～18 个月中，超声检查提供了关于脑室的有用信息，并且可被用作床旁筛查。检查时可以很容易地观察到侧脑室的大小和形状，但是不容易评估第三脑室和第四脑室的解剖结构。超声检查的质量依赖于使用者，并且它的可重复性不高[4]。

　　CT 检查是一种易于操作、快速、可靠的工具，并且 CT 检查对于分流管的显像优于其他影像学工具。但 CT 检查不提供任何关于 CSF 流体动力学的信息。再者，对于儿童期需要接受多次影像学检查的 LH 患儿来说，暴露于电离辐射的限制是一个重要的问题[4]。因此，CT 在 LH 患者管理中的应用是有限的。

　　MRI 是首选检查方法，因为它提供了最详细的脑室解剖学评估、最佳的包裹性 CSF 隔室视角以及分隔这些隔室隔膜的厚度（图 23.1）。以往，T1 加权，特别是 T2 加权序列是最常被用于 LH 患者的 MRI 序列。现今，涌现出了能够提供关于 CSF 通路和梗阻位置额外信息的新型 MRI 序列。在规划内镜手术入路时，脑池内有或没有出血及其相关隔膜是有价值的，因此，采用对含铁血黄素敏感的序列，如梯度回波（GRE）T2 或磁敏感加权成像（SWI）是有帮助的。3D CISS 序列提

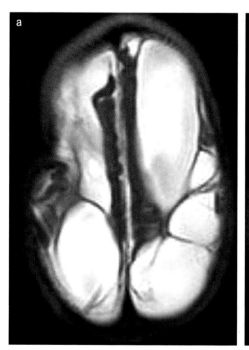 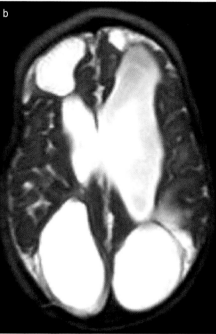

图 23.1　轴位 T2 加权 MRI 影像显示一例 7 月龄患者由于早产和疑似脑膜炎导致的多房包裹性脑积水。该患者已经在出生后 7 个月内接受了 4 次手术，包括贮液囊植入、内镜下 LH 开窗加第三脑室造瘘术和脉络丛电灼、分流管植入、分流管调整

供了关于 CSF 通路的最佳形态图像和良好的解剖细节，并被证明在对于隔膜的显示（尤其是在后颅窝和脑池内）方面优于传统MRI[1,3]。3D CISS 序列对于术前决策和术后评估都是有价值的[3]，但是 3D CISS 序列需要人工操作并且扫描时间较长[9]。

CT 脑池造影检查能提供关于 CSF 流动的功能学数据，但是其空间分辨率和多维显像能力较差，并且其应用受辐射暴露的限制。MRI 脑池造影检查具有避免电离辐射、直接的多维显像能力、避免骨性干扰、空间分辨率和对比度高的优势[9]。综上所述，MRI 检查是既可以获得解剖学又可以获得功能学信息的唯一最佳成像模式。为除外感染，推荐采用更为复杂的多种 MRI 序列及静脉注射钆造影剂的增强扫描[4]。充分利用形态学和功能学数据可为指导 LH 患者采取合适的外科处理提供极大的帮助。

治 疗 选 择

LH 患者治疗的首要目标是缓解由扩大的包裹性 CSF 隔室引起的症状。理想化的情况下，此目标可通过以下方法实现，即利用一根（或者少数情况下不用）分流管，最大限度地打通 CSF 隔室并保证足够的 CSF 循环。开窗术需要的分流管较少，其阻塞、断开、感染的机会更少。再者，当由于分流故障导致患者出现症状和体征时，更少的分流管有利于识别故障来源。开窗术通常可通过内镜技术来完成，但对于隔膜较厚以及解剖非常复杂的患者来说，开颅手术也是一种选择。很多 LH 患者在他们的儿童期需要接受包括分流手术和开窗术（开颅或内镜）在内的几次或多次手术。鉴于 LH 的复杂性，其治疗选择必须个体化并且仔细规划，以减少并发症和

不必要的治疗[27]。

分 流 手 术

大多数 LH 患者尽管接受了开窗术，将仍需要一次 CSF 改道分流手术。LH 患者的分流故障发生率非常高。Nida 和 Haines[16]及 Lewis 等[15]在他们的队列研究报道中，每年进行调整性分流手术的中位次数分别为2.75 次和 3.04 次。在现代神经内镜出现之前，很多 LH 患者在其不同的包裹性隔室中被植入了多根分流管。当这部分患者出现新发症状时，常常难以准确评估需要进行何种外科干预来缓解这些症状。很多 LH 患者的发展是显著延迟的，这使得对有临床意义的分流故障的初始诊断很有挑战性，并且在多个分流系统中并联结构的设置具有相当的难度和误导性[22]。再者，当分流术后感染时，需要做多个切口来移除所有的潜在定植菌。因此，当前推荐通过内镜技术、开颅手术或联合手术将包裹性 CSF 隔室开窗，以尽可能地减少所需分流管的数量。

内 镜 治 疗

内镜的新近发展，诸如光学设计的改良、明亮的冷光源、小口径硬镜和软镜等，扩大了神经内镜在脑室内病灶和 LH 治疗方面的用途[26]。已有许多作者报道，内镜手术或许可以降低 LH 患者分流术的翻修率[6,15,25,26]。内镜开窗术相较于开颅手术的主要优势包括其微侵袭性和较短的恢复期[15]。仔细计划的内镜手术可通过单个小切口和颅骨孔，广泛地到达双侧包裹性 CSF 隔室[24]。开窗术所作的窗口应该尽可能宽大，以利于持久、有效。当开窗太小时，因囊壁的低压差和疾病

的炎症起源,其早期再闭率较高[26,27]。可使用镊子、剪刀、Fogarty 球囊,或者联合应用这些器械扩大窗口范围[27]。

当进行内镜开窗术时,外科医师必须仔细评估所需开窗的囊壁对侧的结构,因为在某些具有挑战性的病例中,很容易失去解剖定位。一旦开窗成功,应将内镜通过该窗口来观察囊壁对侧的结构。内镜手术治疗LH 的挑战包括由于既往出血、感染或先天畸形所致的解剖变异。因囊肿通常缺少定位标记,由囊肿开窗和 CSF 引流引起的解剖移位同样具有挑战性。因此,整合应用神经导航规划术前计划和术中定向,以及导航内镜和术中 MRI 的应用越来越受欢迎[19,24]。同样可以运用超声检查来实时助力内镜开窗术,尤其在前囟未闭的婴儿中。虽然超声声像图的分辨率低于 MRI 影像,但是超声检查具有为包裹性 CSF 隔室提供实时特殊定向的优势。

尽管内镜开窗术在技术上是成功的,大多数 LH 患者仍需要重复多次内镜开窗术和(或)分流术。术后影像可能提示一些 CSF 隔室缩小了,但其他隔室有所扩大,或者新发硬脑膜下 CSF 积聚(图 23.2)。

开 颅 开 窗 术

在 LH 的处理中采用开颅的方式行脑室内隔膜开窗术的文献报道较少[16,20,22,27]。手术显微镜较现有的内镜技术提供了更广泛和深在的视野,并且能够利用的显微器械更多。因此,通过开颅显微镜下行开窗术或许能够更好地观察隔室和隔膜,开窗范围更广泛。在手术显微镜下止血较内镜下容易,因为在内镜下少量出血即可能显著干扰视野。该手术的劣势包括更大的头皮切口、需要开颅及更长的手术时间。在很多情况下,开颅手术和分流调整术同时进行,只需要将分流术原切口略微延伸即可[22]。既往报道,LH 开颅开窗术[22]未导致新发的神经功能障碍。然而,这很难被真实地评估,因为该报道中绝大多数患者是严重发育迟滞的。

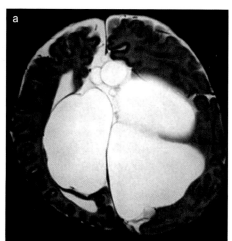
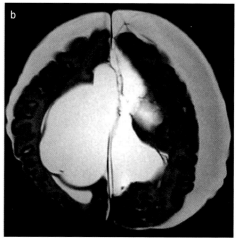

图 23.2 (a)一例疑似宫内 CSF 感染相关脑积水的 4 月龄患者的术前轴位 T2 加权 MRI 影像;(b)内镜囊肿开窗术后 MRI 影像。一些包裹性隔室虽然相通,但是观察可见新发的硬脑膜下 CSF 隔室

结　论

随着成像模式及微侵袭手术技术的进步,这些年来对于 LH 患者的治疗选择有所增加,但 LH 仍是小儿神经外科临床实践中最具挑战性的疾病之一。尽管采取了神经外科手术干预措施,大多数的患者最终的生活质量仍然很差,并且在生理和认知上是受损的,预后仍令人失望。因此,应谨慎地制订治疗目标,以减少神经外科操作的总次数,并且为每一个患者提供可能达到的最好结果。

参考文献

［1］ Aleman J, Jokura H, Higano S, Akabane A, Shirane R, Yoshimoto T (2001) Value of constructive interference in steady-state three-dimensional, Fourier transformation magnetic resonance imaging for the neuroendoscopic treatment of hydrocephalus and intracranial cysts. Neurosurgery 48(6):1291 – 1295; discussion 1295 – 1296.

［2］ Brown LW, Zimmerman RA, Bilaniuk LT (1979) Polycystic brain disease complicating neonatal men-ingitis: documentation of evolution by computed tomography. J Pediatr 94(5):757 – 759.

［3］ Dincer A, Kohan S, Ozek MM (2009) Is all "communicating" hydrocephalus really communicating? Prospective study on the value of 3D-constructive interference in steady state sequence at 3 T. AJNR Am J Neuroradiol 30(10):1898 – 1906.

［4］ Dincer A, Ozek MM (2011) Radiologic evaluation of pediatric hydrocephalus. Childs Nerv Syst 27(10):1543 – 1562.

［5］ Dincer A, Yildiz E, Kohan S, Memet Ozek M (2011) Analysis of endoscopic third ventriculostomy patency by MRI: value of different pulse sequences, the sequence parameters, and the imaging planes for inves-tigation of flow void. Childs Nerv Syst 27(1):127 – 135.

［6］ El-Ghandour NM (2013) Endoscopic cyst fenestration in the treatment of uniloculated hydrocephalus in children. J Neurosurg Pediatr 11(4):402 – 409.

［7］ Eller TW, Pasternak JF (1985) Isolated ventricles following intraventricular hemorrhage. J Neurosurg 62(3):357 – 362.

［8］ Fritsch MJ, Mehdorn M (2002) Endoscopic intraven-tricular surgery for treatment of hydrocephalus and loculated CSF space in children less than one year of age. Pediatr Neurosurg 36(4):183 – 188.

［9］ Gandhoke GS, Frassanito P, Chandra N, Ojha BK, Singh A (2013) Role of magnetic resonance ventricu-lography in multiloculated hydrocephalus. J Neurosurg Pediatr 11(6):697 – 703.

［10］ Handler LC, Wright MG (1978) Postmeningitic hydro-cephalus in infancy. Ventriculography with special ref-erence to ventricular septa. Neuroradiology 16:31 – 35.

［11］ Jamjoom AB, Mohammed AA, al-Boukai A, Jamjoom ZA, Rahman N, Jamjoom HT (1996) Multiloculated hydrocephalus related to cerebrospinal fluid shunt infection. Acta Neurochir 138(6):714 – 719.

［12］ Kaiser G (1986) The value of multiple shunt systems in the treatment of nontumoral infantile hydrocephalus. Childs Nerv Syst 2(4):200 – 205.

［13］ Kalsbeck JE, DeSousa AL, Kleiman MB, Goodman JM, Franken EA (1980) Compartmentalization of the cerebral ventricles as a sequela of neonatal meningitis. J Neurosurg 52(4):547 – 552.

［14］ Kleinhaus S, Germann R, Sheran M, Shapiro K, Boley SJ (1982) A role for endoscopy in the placement of ven-triculoperitoneal shunts. Surg Neurol 18(3):179 – 180.

［15］ Lewis AI, Keiper GL Jr, Crone KR (1995) Endoscopic treatment of loculated hydrocephalus. J Neurosurg 82(5):780 – 785.

［16］ Nida TY, Haines SJ (1993) Multiloculated hydrocepha-lus: craniotomy and fenestration of intraventricular septations. J Neurosurg 78(1):70 – 76.

［17］ Nowoslawska E, Polis L, Kaniewska D, Mikolajczyk W, Krawczyk J, Szymanski W, Zakrzewski K, Podciec-howska J (2003) Effectiveness of neuroendo-scopic pro-cedures in the treatment of complex compartmentalized hydrocephalus in children. Childs Nerv Syst 19(9):659 – 665.

［18］ Oi S, Hidaka M, Honda Y, Togo K, Shinoda M, Shimoda M, Tsugane R, Sato O (1999) Neuroendoscopic surgery for specific forms of hydrocephalus. Childs Nerv Syst 15(1):56 – 68.

［19］ Paraskevopoulos D, Biyani N, Constantini S, Beni-Adani L (2011) Combined intraoperative magnetic resonance imaging and navigated neuroendoscopy in children with multicompartmental hydrocephalus and complex cysts: a feasibility study. J Neurosurg Pediatr 8(3):279 – 288.

［20］ Rhoton AL Jr, Gomez MR (1972) Conversion of mul-tilocular hydrocephalus to unilocular. Case report. J Neurosurg 36(3):348 – 350.

［21］ Salmon JH (1970) Isolated unilateral hydrocephalus fol-lowing ventriculoatrial shunt. J Neurosurg 32(2):219 – 226.

［22］ Sandberg DI, McComb JG, Krieger MD (2005) Craniotomy for fenestration of multiloculated hydro-cephalus in pediatric patients. Neurosurgery 57 (1 Suppl):100 – 106; discussion 100 – 106.

［23］ Schultz P, Leeds NE (1973) Intraventricular septations

complicating neonatal meningitis. J Neurosurg 38（5）：620－626.

[24] Schulz M，Bohner G，Knaus H，Haberl H，Thomale UW（2010）Navigated endoscopic surgery for multi-loculated hydrocephalus in children. J Neurosurg Pediatr 5（5）：434－442.

[25] Spennato P，Cinalli G，Ruggiero C，Aliberti F，Trischitta V，Cianciulli E，Maggi G（2007）Neuroendoscopic

treatment of multiloculated hydrocephalus in children. J Neurosurg 106（1 Suppl）：29－35.

[26] Teo C，Kadrian D，Hayhurst C（2013）Endoscopic management of complex hydrocephalus. World Neurosurg 79（2 Suppl）：S21. e1－7.

[27] Zuccaro G，Ramos JG（2011）Multiloculated hydro-cephalus. Childs Nerv Syst 27（10）：1609－1619.

远期手术失效

Late failure

Federico Di Rocco

陈峻叡　秦智勇　译

引　言

一般情况下内镜手术的致死率及永久致残率较低（Schroeder 等在 344 例神经内镜手术中的致死率及永久致残率分别为 0.6% 及 4.4%[30]），但仍有部分并发症可能危及生命[17]。文献报道的并发症发生率差异较大，为 0~20%，有的数据来自同一作者或医疗机构，也有较为罕见的并发症报道[4,26,27,29,30]。

临床观察发现不同的神经内镜手术方式，如第三脑室造瘘术（EVT）或脑室镜透明隔囊肿开窗术、脑室内肿瘤脑室镜活检术及肿瘤切除术等，导致的内镜手术并发症的种类及发生率各不相同[1,3,4,7,11,15,23-26,31-34]。

术后并发症可根据手术对患者预后的影响程度进一步分类（暂时性或永久性、有症状或无症状的并发症）；也可根据发生的时间分为不同的亚型（术中发生的、术后近期或术后远期并发症）。

本专题主要总结了近期文献中关于内镜手术的远期并发症的发生时间及临床表现。但目前对早期或远期并发症的定义尚无共识[20]。有作者认为可将任何发生于内镜术后 6 个月内的并发症定义为早期并发症[22]。

早期或远期并发症的鉴别有一定的临床意义，如根据脑室镜下第三脑室造瘘术（EVT）术后并发症的出现时间，可大致推测其发生原因：术后立即出现的并发症多由于手术操作不当或手术指征选择不佳所致；而晚期并发症则多因为造瘘口闭合所致。

仅根据并发症的发生时间分类也存在局限性，临床上可能缺乏对并发症的早期认识，而延误诊断为远期并发症[2]。同样地，有时候判断手术迟发性造瘘口堵塞导致的临床症状加重也同样困难。一般不会将术后数年猝死的患者归类为远期并发症。某些患者由于术后失访等原因，增加了术后并发症长期随访的难度。

远期并发症：脑室镜术后造瘘口闭合

EVT 术后远期并发症，主要是术后迟发性造瘘口闭合，导致脑积水相关症状复发，已经有相关病例报道[5,6,11]，其发生时间可以在手术后数周到数月甚至数年。

一般来说，成功的 EVT 术后远期并发症的概率较低（Erşahin 等报道为 3.4%，平均发生时间为 105 周[12]），也有术后 6、7 年

发生造瘘口闭合的报道[5,6,10,20,22]。远期
EVT 术后 CSF 分流障碍的发生率低于脑室
外分流术。

危险因素

术后远期造瘘口闭合主要受两个因素影
响：术中造瘘的质量及导致脑积水的发病
机制。

造瘘口质量是早期并发症发生与否的关
键因素。即使造瘘不佳，临床上可能也要数
周后才会出现明显脑积水复发症状。

脑积水的病因也与造瘘口闭合的发生率
有关。

EVT 术后远期造瘘闭合可发生在不同
原因导致的脑积水 EVT 术后，如先天畸形、
肿瘤或感染等[20]，但不同病因的脑积水术
后，其漏口闭合的发生率有较大的差别。众
所周知，EVT 治疗单纯中脑导水管阻塞性脑
积水的疗效，比脑出血或感染后脑积水更好。
而远期造瘘口闭合发生率也因脑积水的发生
原因而有所不同，如颅内感染后多个脑室梗
阻形成的脑积水高于单纯导水管阻塞的脑积
水。EVT 术后造瘘口闭合，也可发生于后颅
窝肿瘤术后，与肿瘤的病理类型（后颅窝室管
膜瘤或髓母细胞瘤的发生率高于其他肿瘤，
如毛细胞星形细胞瘤）及手术切除程度有关
（常见于脑干低级别胶质瘤）。

在一篇 EVT 治疗 141 例后颅窝肿瘤术
后脑积水的儿童患者中，14 例（约 10%）患者
在 44.7 个月的随访中出现了远期造瘘口闭
塞，其中 6 例行第二次脑室镜手术，另外 8 例
行脑室-腹腔分流术。患者的病理类型主要
为低级别脑干胶质瘤、室管膜瘤及复发的髓
母细胞瘤。

在松果体区及中脑顶骨的肿瘤中，脑积
水复发的概率和肿瘤类型也有关。

根据笔者就职的临床中心的统计，在因
中脑顶骨病变导致脑积水而接受 EVT 治疗
的患者中，近 40% 出现了术后造瘘口闭合，
而松果体区病变的患者则为 26%（图 24.1～
图 24.4）。

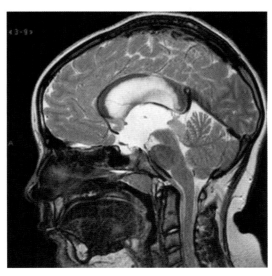

图 24.1　头颅 MRI 影像显示中脑顶骨部位病灶所致的
脑积水，临床表现为颅内压增高、眼球震颤及共济失调

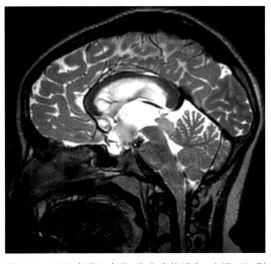

图 24.2　EVT 术后 6 个月，患者症状消失，头颅 MRI 影
像显示脑室缩小、蛛网膜下腔增大，并且第三脑室底可
见液体流空信号

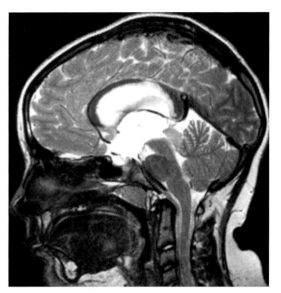

图 24.3　术后 1 年,患者因急性脑积水复发入院,头颅 MRI 影像显示脑室扩大、蛛网膜下腔受压及流空效应消失

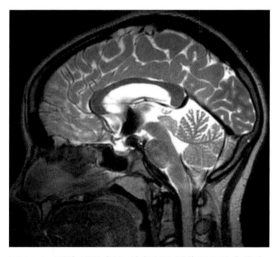

图 24.4　再次 EVT 术后,头颅 MRI 影像显示脑室缩小、蛛网膜下腔增大及液体流空信号。脑积水临床症状消失

临床表现

造瘘口迟发性闭合可出现既往症状复发和临床症状进行性加重,需要临床医师作出迅速诊断。根据一些作者的观点,造瘘口闭合后临床症状快速出现可能取决于脑积水的

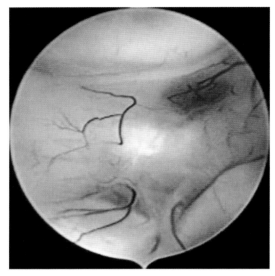

图 24.5　术前脑室镜检查提示瘢痕组织使第三脑室底部的造瘘口闭合

发生机制[20]。脑积水在 EVT 术前较早出现临床症状者,术后若出现造瘘口闭合容易快速出现症状复发[20]。因为文献的数量少,难以判断上述临床表现与并发症之间的关联性。

文献曾报道 EVT 术后迟发性猝死的病例[10,16,20],经尸体解剖或行二次 EVT 术时发现,造瘘口闭合[5,20,35]大多由瘢痕组织或新形成的膜性结构所致(图 24.5),由血凝块或肿瘤生长造成瘘口闭合的情况相当少见[13,20,21]。

由于颅内压增高的潜在不良后果,对患者及家属进行关于瘘口迟发性闭塞的危害性的宣教十分重要,有利于及时发现症状并进行治疗。再次 EVT 能使堵塞的瘘口再通,症状缓解。

对既往接受脑室外引流术的 EVT 术后患者(如分流管堵塞的患者),也应对患者本人及其家属进行术后相关教育,及时发现并处理 EVT 术后的迟发性并发症。

造瘘口迟发性闭合也可见于其他内镜手术,如颅内囊肿开窗引流术后,患者可能出现囊肿增大及临床症状反复(Tamburrini 等的报道中,23 例患者中有 2 例复发[23])。必须在囊壁上建立一个较大的瘘口来防止囊肿复发[14]。将囊肿和脑室或脑池之间打通(囊肿脑池或囊肿脑室造瘘术),可降低瘘口闭合的概率[8]。

影像学随访

对 EVT 术后患者建议定期进行影像学检查随访,观察内镜手术的疗效。

脑室体积缩小、蛛网膜下腔增大、造瘘口是否有流空影,以及术后脑室形状的改变等,为术后头颅 MRI 检查的主要观察指标[13,14,19,28]。然而,因脑积水增大的脑室可能在术后依然维持相同大小,因此术后长期脑室增大不适合作为手术失败的依据[14,19]。

即使 EVT 手术成功,有时脑室缩小并不明显,上述影像学检查观察指标可以判断造瘘口是否通畅及手术效果。

MRI 影像可以观察到 CSF 在造瘘口的流动。MRI 流空信号是由于造瘘口造成的幕上及幕下之间的压力差,使第三脑室底部朝下的凸面因 CSF 向下流动而呈现低信号。

流空信号的出现与 EVT 手术成功及造瘘口通畅有关。若术后复查 MRI 未见明显的流空影,可能提示造瘘口堵塞。

另一个主要评价手术效果的指标是术后 MRI 影像上可见增大的蛛网膜下腔。此影像学特征一般在术后数周出现,提示造瘘口通畅。如果造瘘口阻塞,可见蛛网膜下腔缩小[9]。

术后定期复查头颅 MRI 应被视为必要的检测项目。在 EVT 术后造瘘口闭塞的病例中,影像学特征可能比患者的临床症状更早出现,可以让临床医师更早发现并及时处理。

对 EVT 的术后随访周期尚无共识,但是鉴于造瘘口阻塞可发生于手术后数年,建议持续随访 8~10 年。

并发症的预防

术后早期并发症的预防主要在于合理选择手术适应证患者及规范手术技巧,而对于远期并发症的预防尚无针对性方案。一些医学中心常规在脑室镜手术后,头皮下植入贮液囊(如 Ommaya 等),以便在 EVT 造瘘口堵塞造成急性脑积水时,可迅速引流 CSF[20,22],但其临床实用性尚不明确。随着手术和发生造瘘口闭塞所间隔时间的延长,植入的贮液囊发生堵塞或位移的可能性也增加,且植入物会显著增加感染率。

其他远期并发症

文献曾报道 EVT 术后发生如慢性硬脑膜下血肿、神经精神障碍等远期并发症[2,18],大多是对早期并发症的认知不足,而并非实际意义上的远期并发症。

参考文献

[1] Beems T,Grotenhuis JA(2004)Long-term complications and definition of failure of neuroendoscopic procedures. Childs Nerv Syst 20(11-12):868-877.

[2] Benabarre A,Ibáñez J,Boget T,Obiols J,Martínez-

Aran A, Vieta E (2001) Neuropsychological and psychiatric complications in endoscopic third ventriculostomy: a clinical case report. J Neurol Neurosurg Psychiatry 71 (2):268 - 271.

[3] Cappabianca P, Cinalli G, Gangemi M, Brunori A, Cavallo LM, de Divitiis E, Decq P, Delitala A, Di Rocco F, Frazee J, Godano U, Grotenhuis A, Longatti P, Mascari C, Nishihara T, Oi S, Rekate H, Schroeder HW, Souweidane MM, Spennato P, Tamburrini G, Teo C, Warf B, Zymberg ST (2008) Application of neuroen-doscopy to intraventricular lesions. Neurosurgery 62 (Suppl 2):575 - 597.

[4] Cinalli G, Spennato P, Ruggiero C, Aliberti F, Trischitta V, Buonocore MC, Cianciulli E, Maggi G (2007) Complications following endoscopic intracranial procedures in children. Childs Nerv Syst 23(6):633 - 644.

[5] Cinalli G, Sainte-Rose C, Chumas P, Zerah M, Brunelle F, Lot G, Pierre-Kahn A, Renier D (1999) Failure of third ventriculostomy in the treatment of aqueductal stenosis in children. J Neurosurg 90(3):448 - 454.

[6] Cinalli G, Sainte-Rose C, Chumas P, Zerah M, Brunelle F, Lot G, Pierre-Kahn A, Renier D (1999) Failure of third ventriculostomy in the treatment of aqueductal stenosis in children. Neurosurg Focus 6(4): e3.

[7] Di Rocco C, Massimi L, Tamburrini G (2006) Shunts vs endoscopic third ventriculostomy in infants: are there different types and/or rates of complications? A review. Childs Nerv Syst 22(12):1573 - 1589.

[8] Di Rocco F, Yoshino M, Oi S (2005) Neuroendoscopic transventricular ventriculocystostomy in treatment for intracranial cysts. J Neurosurg 103(1 Suppl): 54 - 60.

[9] Di Rocco F, Grevent D, Drake JM, Boddaert N, Puget S, Roujeau T, Blauwblomme T, Zerah M, Brunelle F, Sainte-Rose C (2012) Changes in intracranial CSF distribution after ETV. Childs Nerv Syst 28(7): 997 - 1002.

[10] Drake J, Chumas P, Kestle J, Pierre-Kahn A, Vinchon M, Brown J, Pollack IF, Arai H (2006) Late rapid deterioration after endoscopic third ventriculostomy: additional cases and review of the literature. J Neurosurg 105(2 Suppl): 118 - 126.

[11] Enchev Y, Oi S (2008) Historical trends of neuroendoscopic surgical techniques in the treatment of hydrocephalus. Neurosurg Rev 31(3):249 - 262.

[12] Erşahin Y, Arslan D (2008) Complications of endoscopic third ventriculostomy. Childs Nerv Syst 24(8): 943 - 948.

[13] Fukuhara T, Luciano MG, Kowalski RJ (2002) Clinical features of third ventriculostomy failures classified by fenestration patency. Surg Neurol 58(2):102 - 110.

[14] Gangemi M, Maiuri F, Colella G, Sardo L (1999) Endoscopic surgery for intracranial cerebrospinal fluid cyst malformations. Neurosurg Focus 6(4): e6.

[15] Goumnerova LC, Frim DM (1997) Treatment of hydrocephalus with third ventriculocisternostomy: outcome and CSF flow patterns. Pediatr Neurosurg 27(3):149 - 152.

[16] Hader WJ, Drake J, Cochrane D, Sparrow O, Johnson ES, Kestle J (2002) Death after late failure of third ventriculostomy in children. Report of three cases. J Neurosurg 97(1):211 - 215.

[17] Handler MH, Abbott R, Lee M (1994) A near-fatal complication of endoscopic third ventriculostomy: case report. Neurosurgery 35(3):525 - 527; discussion 527 - 528.

[18] Kim BS, Jallo GI, Kothbauer K, Abbott IR (2004) Chronic subdural hematoma as a complication of endoscopic third ventriculostomy. Surg Neurol 62(1):64 - 68.

[19] Kulkarni AV, Drake JM, Armstrong DC, Dirks PB (2000) Imaging correlates of successful endoscopic third ventriculostomy. J Neurosurg 92(6):915 - 919.

[20] Lipina R, Palecek T, Reguli S, Kovarova M (2007) Death in consequence of late failure of endoscopic third ventriculostomy. Childs Nerv Syst 23(7):815 - 819.

[21] Massimi L, Tamburrini G, Caldarelli M, Di Rocco F, Federica N, Di Rocco C (2006) Late closure of the stoma by spreading of a periaqueductal glioma: an unusual failure of endoscopic third ventriculostomy. Case report. J Neurosurg 104(3 Suppl): 197 - 201.

[22] Navarro R, Gil-Parra R, Reitman AJ, Olavarria G, Grant JA, Tomita T (2006) Endoscopic third ventriculostomy in children: early and late complications and their avoidance. Childs Nerv Syst 22(5):506 - 513.

[23] Oi S, Abbott R (2004) Loculated ventricles and isolated compartments in hydrocephalus: their patho-physiology and the efficacy of neuroendoscopic surgery. Neurosurg Clin N Am 15(1):77 - 87.

[24] Oi S, Shibata M, Tominaga J, Honda Y, Shinoda M, Takei F, Tsugane R, Matsuzawa K, Sato O (2000) Efficacy of neuroendoscopic procedures in minimally invasive preferential management of pineal region tumors: a prospective study. J Neurosurg 93(2):245 - 253.

[25] Oi S, Hidaka M, Honda Y, Togo K, Shinoda M, Shimoda M, Tsugane R, Sato O (1999) Neuroendoscopic surgery for specific forms of hydrocephalus. Childs Nerv Syst 15 (1):56 - 68.

[26] Oertel J, Baldauf J, Schroeder HW, Gaab MR (2009) Endoscopic options in children: experience with 134 procedures. J Neurosurg Pediatr 3:81 - 89.

[27] Peretta P, Ragazzi P, Galarza M, Genitori L, Giordano F, Mussa F, Cinalli G (2006) Complications and pitfalls of neuroendoscopic surgery in children. J Neurosurg 105 (3 Suppl): 187 - 193.

[28] Preul C, Hübsch T, Lindner D, Tittgemeyer M (2006) Assessment of ventricular reconfiguration after third ventriculostomy: what does shape analysis provide in addition to volumetry? AJNR Am J Neuroradiol 27(3): 689 - 693.

[29] Schroeder HW, Niendorf WR, Gaab MR (2002) Complications of endoscopic third ventriculostomy. J Neurosurg 96(6):1032 - 1040.

[30] Schroeder HW, Oertel J, Gaab MR (2004) Incidence of

complications in neuroendoscopic surgery. Childs Nerv Syst 20(11 - 12):878 - 883.

[31] Siomin V, Cinalli G, Grotenhuis A, Golash A, Oi S, Kothbauer K, Weiner H, Roth J, Beni-Adani L, Pierre-Kahn A, Takahashi Y, Mallucci C, Abbott R, Wisoff J, Constantini S (2002) Endoscopic third ventriculostomy in patients with cerebrospinal fluid infection and/or hemorrhage. J Neurosurg 97(3):519 - 524.

[32] Tamburrini G, D'Angelo L, Paternoster G, Massimi L, Caldarelli M, Di Rocco C (2007) Endoscopic management of intra and paraventricular CSF cysts. Childs Nerv Syst 23(6):645 - 651.

[33] Teo C, Jones R (1996) Management of hydrocephalus by endoscopic third ventriculostomy in patients with myelomeningocele. Pediatr Neurosurg 25(2):57 - 63.

[34] Teo C (1999) Complete endoscopic removal of colloid cysts: issues of safety and efficacy. Neurosurg Focus 6 (4): e9.

[35] Wellons JC 3rd, Tubbs RS, Banks JT, Grabb B, Blount JP, Oakes WJ, Grabb PA (2002) Long-term control of hydrocephalus via endoscopic third ventriculostomy in children with tectal plate gliomas. Neurosurgery 51(1): 63 - 67.